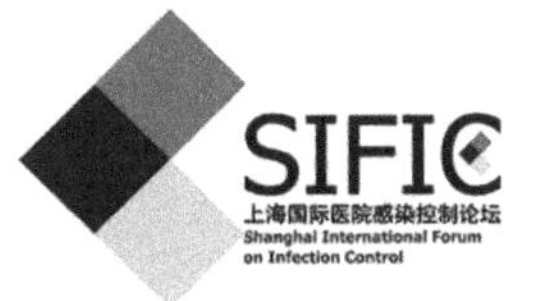

国际医院感染防控研究进展

International Progress of Researches on Hospital Infections Control and Prevention

主　编　胡必杰　高晓东　陈文森　杨　乐
副主编　乔　甫　徐　虹　廖　丹　王广芬　刘聚源

上海科学技术出版社

图书在版编目(CIP)数据

国际医院感染防控研究进展 / 胡必杰等主编. —上海：
上海科学技术出版社，2017.5
ISBN 978 - 7 - 5478 - 3573 - 9

Ⅰ.①国… Ⅱ.①胡… Ⅲ.①医院—感染—控制
Ⅳ.①R197.323

中国版本图书馆 CIP 数据核字(2017)第 087804 号

国际医院感染防控研究进展

主　编/胡必杰　高晓东　陈文森　杨　乐

副主编/乔　甫　徐　虹　廖　丹　王广芬　刘聚源

上海世纪出版股份有限公司
上海科学技术出版社　出版
(上海钦州南路 71 号　邮政编码 200235)

上海世纪出版股份有限公司发行中心发行
200001　上海福建中路 193 号　www.ewen.co

字数：550 千　　　　印张 21.5
2017 年 5 月第 1 版　2017 年 5 月第 1 次印刷
ISBN 978 - 7 - 5478 - 3573 - 9/R · 1373
定价：68.00 元

内容提要

    本书介绍近年来国际顶级期刊上发表的感染相关的重要文献，并邀请国内外相应领域的著名感染病学专家和感染控制专家进行点评和解读，旨在帮助国内感染控制相关工作人员了解国内外感染研究的最新进展，从而为感染控制工作提供循证依据，拓展工作思路。

    书中介绍了大量重点部门、重点病原和重点环节的感染防控及治疗相关研究，点评精要、有针对性，能帮助读者迅速把握目前感染病和感染控制研究的热点、重点和难点。

    本书的读者对象为感染控制相关人员，感染病专家也可以借本书了解最新的感染病诊疗、预防与控制前沿知识。

编者名单

刘运喜　中国人民解放军总医院
吕　媛　北京大学临床药理研究所
马红秋　安徽医科大学第一附属医院
马小军　北京协和医院
倪晓平　杭州市疾病预防控制中心
潘　珏　复旦大学附属中山医院
宋晓岩　Children's National Health System，George Washington University
孙树梅　南方医科大学南方医院
索继江　中国人民解放军总医院
王力红　首都医科大学宣武医院
王任贤　中国台湾防疫学会
王选锭　浙江大学医学院附属第二医院
吴安华　中南大学湘雅医院
鲜于舒铭　海南省人民医院
肖永红　浙江大学医学院附属第一医院
薛文英　首都医科大学附属北京世纪坛医院
颜　青　国家卫生计生委医院管理研究所
俞云松　浙江大学医学院附属邵逸夫医院
张卫红　江苏省人民医院
张秀月　中国医科大学附属盛京医院
章仲恒　浙江大学医学院附属邵逸夫医院
郑　波　北京大学临床药理研究所
钟　鸣　复旦大学附属中山医院
卓　超　广州医科大学附属第一医院
宗志勇　四川大学华西医院

编　　者(按汉语拼音排序)

陈虹冰　厦门市妇幼保健院
陈文森　江苏省人民医院
陈亚男　连云港市第一人民医院
陈志辉　温州市人民医院
戴薇郦　德国保赫曼集团
邓　粮　广州市番禺区何贤纪念医院
杜　霈　河北医科大学第三医院
杜庆玮　瑞安市人民医院
冯诚怿　常州市第一人民医院
符文娟　常州市武进中医医院
付婷婷　郫县人民医院
傅建国　厦门大学附属中山医院

干铁儿　浙江省中医院
甘文思　温州市中西医结合医院
高晓东　复旦大学附属中山医院
郭群秀　广西医科大学第一附属医院
韩玲样　铜川市妇幼保健院
胡必杰　复旦大学附属中山医院
胡潇云　遵义医学院附属医院
黄辉萍　厦门大学附属第一医院
黄小强　中山市小榄人民医院
江佳佳　江苏大学附属澳洋医院
孔晓明　溧阳市人民医院
孔　懿　南京大学医学院附属鼓楼医院
雷晓婷　江苏省中医院
李　薇　厦门市海沧医院
李婧闻　四川大学华西医院
李兰兰　广西医科大学第一附属医院
李若洁　安徽医科大学第二附属医院
梁　亮　广西壮族自治区人民医院
廖　丹　广西壮族自治区妇幼保健院
林　凯　杭州市浙江医院
刘　滨　柳州市工人医院
刘　欢　湖北文理学院附属襄阳市中心医院
刘　菁　中国人民解放军第 174 医院
刘聚源　北京医院
刘荣辉　宜昌市中心人民医院
刘玉岭　宿州市立医院
龙　岩　中国人民解放军第 463 医院
卢先雷　成都市第五人民医院
罗万军　华中科技大学同济医学院附属武汉儿童医院
倪玲美　浙江大学医学院附属第一医院
倪晓平　杭州市疾病预防控制中心
潘　磊　武汉市武昌医院
潘　瑜　上海市虹口区卫生和计划生育委员会监督所
乔　甫　四川大学华西医院
秦维霞　厦门大学附属第一医院
石尚世　镇江市第一人民医院
史庆丰　复旦大学附属中山医院
宋　舸　常州市第二人民医院

宋晓岩　Children's National Health System，George Washington University
孙庆芬　赤峰学院附属医院
孙　众　首都医科大学附属北京中医医院
覃　婷　柳州市妇幼保健院
覃金爱　广西医科大学第一附属医院
唐　俊　江西省肿瘤医院
田媛媛　无锡市第二人民医院
万艳春　淮安市第一人民医院分院
王　鹏　新疆医科大学第一附属医院
王广芬　宁波市医疗中心李惠利医院
王明达　赤峰学院附属医院
吴春霖　四川省肿瘤医院
吴义城　杭州市中医院
徐　虹　杭州市疾病预防控制中心
徐若冰　南京市儿童医院
徐子琴　温州市人民医院
闫小娟　重庆市三峡中心医院
杨　乐　常州市第二人民医院
喻玲丽　新疆医科大学第一附属医院
张　翔　江苏省人民医院
张丽伟　常州市第一人民医院
张培金　常州市第四人民医院
张卫红　江苏省人民医院
张永祥　江苏省人民医院
赵　静　包头市中心医院
赵丽华　鄂东医疗集团市中心医院
郑　鹏　常州市武进人民医院
周艳芝　甘肃省妇幼保健院
朱敬蕊　蚌埠医学院第一附属医院
朱秋丽　上海交通大学附属第一人民医院
朱晓露　溧阳市人民医院
邹鹤娟　复旦大学附属华山医院

前　言

　　近年来，随着医疗技术的不断发展，外科手术、介入操作、创伤性诊疗等各类新技术不断得到准入和普遍应用，肿瘤放化疗、抗菌药物、糖皮质激素和免疫抑制剂应用日益广泛；另外，人口老龄化程度不断提高，疾病谱也发生着变化，这些因素使医院感染问题日益突出。医院感染已成为全球瞩目的公共卫生问题，导致医疗资源的浪费，延长患者的住院时间，增加患者的经济负担，甚至导致患者死亡。

　　我国的医院感染控制工作相较临床其他学科而言起步晚，从 1986 年卫生部医政司成立医院感染监控研究协调小组至今，30 多年来，医院感染控制与管理在组织建设、法律法规体系建设、科研水平、学科发展等方面都取得了长足进步，逐步缩短了与国际先进水平的差距。中华预防医学会医院感染控制分会主任委员、复旦大学附属中山医院感染病科主任胡必杰教授首次提出了中国的感染防控需要走"循证感控"之路，并在 2015 年创建上海国际医院感染控制论坛官方微信（简称 SIFIC 官微），组建"SIFIC 循证感控团队"，团队成员包括了感染病学、临床微生物学、公共卫生、药学等多个专业背景的近百位专业人员。为了方便广大医院感染控制与管理人员了解国际研究进展，查询循证依据，"SIFIC 循证感控团队"检索国际知名期刊发表的感染控制相关研究后进行介绍，通过 SIFIC 官微每日推送这些介绍文章。截至 2017 年 2 月 28 日，SIFIC 官微已推送此类文章近 500 篇，受到了感控相关工作人员的广泛关注。

　　为了让大家更好地理解目前国际上医院感染相关研究的新进展，"SIFIC 循证感控团队"系统回顾了近年来已经发表在国际一流期刊的感染相关研究文献，并邀请国内外各专业顶级专家对文献进行针对性的点评。希望通过这些文献的介绍和点评给大家的工作带来启发，也希望感染控制学科建设和团队建设能得到更多重视。

　　衷心感谢各位编者、点评专家，他们以非常负责的态度投入了本书的编写，在生活节奏快、工作强度大的情况下，加班加点日夜辛劳，高质量、高效率地完成了编写工作，使本书如期与读者见面。在此向他们认真、严谨的职业精神表示由衷的敬意。

　　由于编写时间仓促，书中出现错误在所难免，敬请各位同仁批评指正；也可以在 SIFIC 感染网（http://www.sific.com.cn）相关板块上提出改进意见、建议及交流讨论。

编委会
2017 年 4 月

目　录

第七章　重点病原医院感染预防与控制新进展　　170

第九章　高危人群感染预防与控制新进展　　278

第十章　传染病预防与控制新进展　　281

1. 感染防控投入，值吗

解读文献:《感染预防控制项目的卫生经济学评价——医疗质量和医疗安全项目值得投资吗》

文献标题:Health economic evaluation of an infection prevention and control program: are quality and patient safety programs worth the investment.

原文作者:Raschka S, Dempster L, Bryce E.

刊载信息:American Journal of Infection Control，2013,41(9):773 - 777.

很多医务人员不了解医院感染防控带来的经济效益，对医院感染防控的经济学依据也了解不足。有人认为医院感染防控只花钱不产出，要减少投入。如何评价感染防控的投入与产出？加拿大学者2013 年发表在《美国感染控制杂志》上的文献，通过多地区联合的感染防控项目，对选定的医院感染发病率的降低幅度及经济负担，以及感染发病率降低带来的最大经济效益进行评估，回答了医院感染防控投入到底值不值得这个问题。采用成本-效益分析的方法评估地区感染防控项目预防医院感染发生的效果，他们将 4 年间管理医院感染所需费用以及感染防控项目运行成本与降低的医院感染发生率进行比较，计算医院感染发病率同比减少所节省的费用来评估效益。

地区感染防控项目包括了标准化的政策、操作规范及方案。4 年间(2007—2011 年)卫生部门花费大约 6 630 万加元来管理 24 937 例医院感染病例。每种类型医院感染中每例感染的平均花费如下:手术部位感染 42 640 加元，菌血症 11 535 加元，中央导管相关血流感染 11 535 加元，尿路感染(UTI)

1 007加元，耐甲氧西林金黄色葡萄球菌(MRSA)感染 18 240 加元，耐万古霉素肠球菌(VRE)感染 17 709 加元，艰难梭菌感染 2 789加元。其中 UTI、VRE 和菌血症花费最多。UTI(4 年共 18 900 例)为最常见的感染，占所有选定感染的 75％。对医院感染进行管理的地区用于医院感染的费用呈降低趋势，主要是由于 UTI、菌血症及中央导管相关血流感染的减少带来的收益。

该项目实施 4 年间所选的医院感染发生率降低 19％，共减少 4 739 例医院感染病例，节省费用 910 万加元，期间感染防控项目花费 670 万加元。从第 2 年起感染防控项目节约费用超过成本，在项目的第 3 年和第 4 年尤为明显，节约费用约 720 万加元(占总节约费用的 79％)，最终计算成本/效益为 1:1.36。作者还计算了预防每种医院感染所能节省的费用，找出最有可能节约费用的医院感染。其中 UTI 因为其发病率高，进一步节约费用的潜力大，被定为最应优先关注的感染。VRE、MRSA 感染和菌血症因其管理花费较高，也具有进一步节省费用的可能。研究还发现 MRSA 的检出率随着手卫生依从性的升高而呈现减少趋势。

（胡潇云　郑伟　徐子琴　黄辉萍）

点 评

在全球范围内——无论是在发达国家或地区，还是在发展中国家或地区，医疗服务资源稀缺与人们对享有更优质医疗服务的期望都是一对难以调和的矛盾。对作为医疗服务直接提供者的医疗机构而言——无论是公共还是私人医疗机构，都共同面临着如何在提供更优质的诊疗服务同时尽可能控制服务成本的挑战。这一问题的提出，使得卫生经济学在医疗服务供需领域中的实践应用受到越来越广泛的重视。

卫生经济学评价的目的，是通过对医疗服务供需情况进行识别、价值衡量和成本-效益分析等，评估并比较不同医疗服务供给策略和实践模式所折合的货币价值。在编译本文之前，本书编撰团队未查寻到公开发表的比较患者安全改进策略的经济学分析文献，此篇文献通过对卫生行政部门连续4年推

行感染防控项目的实际花费与由于项目实施降低医院感染发生率所节省的费用支出进行成本-效益分析、时间序列分析，得出三个重要的、颇具启迪价值的结论：一是医院感染防控项目属于医疗质量与患者安全管理领域中的投入产出比（不仅仅包括直接经济效益，也包括可折合成货币价值计算的社会效益）较佳、值得予以投入的目标对象；二是项目产出大部分（79％）来自于项目实施的第3年和第4年，表明各年度投入回报不仅能够逐年叠加，而且持续时间较长，因此，适合制订长期投入计划；三是针对不同医院感染采取的控制措施所带来的收益也不一样，例如，通过有效防控发病率较高的尿路感染的风险，减少感染者人数，释放出节约费用的巨大潜力，收益最高，因此，最应给予优先关注。这些研究结论及获取其的研究过程，为包括政府相关行政管理部门和医疗卫生服务提供机构在内的医院感染管理主体科学确定医院感染防控投入策略和优先方向提供了借鉴思路和循证支持。

（付强）

2. 感染控制干预能有效降低国家负担

解读文献：《2011年美国侵袭性耐甲氧西林金黄色葡萄球菌感染的国家负担》

文献标题：National burden of invasive methicillin-resistant staphylococcus aureus infections, United States, 2011.
原文作者：Dantes R, Mu Y, Belflower R, et al.
刊载信息：JAMA Intern Med，2013,173(21):1970-1978.

如何考量医院感染引起的经济负担及进行感染控制项目的成本-效益分析，一直困扰着感控人员。因感控项目产生的效率具有间接性、长远性特点，无法直接评估，因而造成公众的误解，认为感控费钱，只投入无产出，这也让感控工作的推行举步维艰。2013年这篇发表在 *JAMA* 上的文章通过层层剖析侵袭性 MRSA 感染的发病特点、根据疾病特征不断调整规划干预政策、估算国家负担，并评价、规划和追踪感控干预策略的有效性，合理地估算出医院感染引起的负担及产生的经济效益，为感控正名。

该研究从2005年至2011年，在美国9个都市圈通过实验室主动筛查 MRSA 阳性病例。采用美国国家人口普查数据及美国肾脏数据库数据作为分母，估算全国医疗保健相关社区（health care-associated community onset，HACO）感染、医院内（hospital-onset，HO）感染和社区相关（community-associated，CA）感染侵袭性 MRSA 感染的数量。侵袭性感染（从正常无菌部位中检出 MRSA）分类如下：

（1）HACO 感染：住院3天后检出 MRSA，并且/或者近一年内有透析、住院、手术、长期疗养机构

居住史,或培养前 2 天有中心静脉置管史。

（2）HO 感染:医院内发生的感染,入院超过 3 天后进行培养。

（3）CA 感染:不符合其他标准的社区相关感染。

研究结果显示,2011 年全国估计发生 80 461 例（95% CI, 69 515～93 914）侵袭性 MRSA 感染。其中 HACO 感染:48 353 例（95% CI, 40 195～58 642）;HO 感染:14 156 例（95% CI, 10 096～20 440）;CA 感染:16 560 例（95% CI, 12 806～21 811）。

从 2005 年起,HACO 感染的全国调整发病例数估值降低了 27.7%,HO 感染例数降低 54.2%;CA 感染例数仅降低了 5%。在近期住院过且无透析史的 CA 感染患者中,64% 是在出院后 3 个月或更短的时间内发生的,32% 来自于长期疗养机构。

近一年内有过住院治疗是常见的医疗保健暴露来源（2 291 例,79%）,特别是没有接受过透析的人群（1 622 例,80%）更是如此。对没有透析史的病例进行分层分析,发现多数病例（1 024 例,64%）在 MRSA 感染前 12 周内住过医院,几乎近 1/3 的病例（331 例,32%）来自长期照护机构。

美国新型感染项目——主要细菌主动监测（EIP-ABCs）网站报道,2011 年 4 445 名患者发生 4 872 例次侵袭性 MRSA 感染（8% 发生多次感染）。根据流行病学特征对其中的 4 746 例次（97%）病例进行分类:HACO 感染 2 912 例次（60%）,HO 感染 868 例次（18%）,CA 感染 966 例次（20%）;年龄中位数为 61 岁(范围为 0～103 岁);大部分病例为男性（60%）,男性病例中 56% 为白人,32% 是黑人;41% 诊断为糖尿病;有 21% 的侵袭性 MRSA 感染病例此前一年内接受过血液透析或腹膜透析,其中 61% 透析患者同时患有糖尿病。

大多数侵袭性 MRSA 感染血培养阳性（3 907 例,80%）并可以归类为血流感染。总体来说,55% 有除血管外的其他感染部位,45% 有血管感染部位或者没有明确的感染部位。在临床诊断为肺炎的 760 例侵袭性 MRSA 感染病例中,293 例（31%）通过影像学及呼吸道标本检测最终被确诊为 MRSA 下呼吸道感染。其他常见的 MRSA 感染症状包括皮肤感染（1 081 例,22%）和骨髓炎（629 例,13%）。有 650 例（13%）在医院内死亡,其中大部分发生在

初次 MRSA 培养阳性 7 天内（393 例,60%）。

估计全国有 11 285 例（95% CI, 8 039～16 545）侵袭性 MRSA 感染者住院期间因各种原因死亡。其中 HACO 感染 6 071 例（95% CI, 3 926～9 722）;HO 感染 3 126 例（95% CI, 1 589～6 419）;CA 感染 1 764 例（95% CI, 935～3 241）。

与 2005 年相比,侵袭性 MRSA 感染估算发病率下降了 31.2%。虽然发病率减少最多的是医院感染,减少了 54.2%,但其他类型感染也有明显下降,HACO 感染下降了 27.7%,社区感染下降了 5%。

2011 年侵袭性 MRSA 感染较 2005 年减少了 30 800 例。2011 年患者住院期间发生的感染低于没有医疗保健暴露史的社区人群。因此对急性病照护机构以外的人群采取有效的感染预防措施将会对全国范围内进一步降低侵袭性 MRSA 感染产生极大的影响。

值得注意的是,尽管侵袭性 MRSA 感染在减少,但社区或门诊中发生侵袭性 MRSA 感染仍然是个问题,并且在侵袭性 MRSA 感染占有大多数。未来的研究需要了解门诊医疗机构中定植和非侵袭性 MRSA 感染如何进展为侵袭性感染。今后的预防工作应该关注社区和卫生保健传播,尤其是患者近期有过住院经历时。

（刘荣辉　郑伟　张立国　秦维霞）

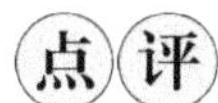

医院感染控制项目引起的经济负担及其成本-效益分析,一直是困扰感控界的一个难题,制约着感控事业的发展。通过相关感染项目的分析,系统客观地估算医院感染的经济负担和相关效益的学术文章更是凤毛麟角。本文作者利用 7 年时间,筛查搜集美国 9 个都市圈的 MRSA 感染资料,系统估算全国医疗保健相关社区感染、医院内感染和社区感染的数量及几年内的变化:2011 年与 2005 年相比,医疗保健相关社区感染下降了 27.7%,医院内感染下降了 54.2%,社区感染下降了 5%,这将产生巨大的经济效益和社会效益;同时通过详细分析感染人群的年龄、性别等人口学特征,合并其他感染情况及死亡比例等,指出尽管侵袭性 MRSA 感染在减少,但大多数社区或

门诊中侵袭性 MRSA 感染的问题仍有改进的空间，并指明未来的研究方向及预防工作应该关注社区和卫生保健相关传播，详细了解门诊医疗机构中定植和非侵袭性 MRSA 感染是如何进展为侵袭性感染的，尤其要针对近期有过住院经历的患者。

（李六亿）

3. 高收入国家的感染控制措施就做得更好吗

解读文献：《不同收入等级国家之间感控实践措施的差异分析》

文献标题：Gap analysis of infection control practices in low-and middle-income countries.

原文作者：Kristy Weinshel, Angela Dramowski, Ágnes Hajdu, et al.

刊载信息：Infection Control & Hospital Epidemiology, 2015, 00(0)：1-7.

与高收入国家相比，中低收入国家的医院感染率更高，从而导致更高的患者死亡率、致残率和额外的医疗费用。发展中国家最新估计的医疗保健相关感染（HAI）流行率为每 100 名患者中有 15.5 名（95% CI，12.6~18.9），相比之下，HAI 在美国的流行率就低得多，每 100 名患者中有 4 名，SSI 均是最常见的医院感染之一。那么，中低收入国家与高收入国家在感控实践措施上到底有什么差别呢？Weinshel 等于 2015 年 7 月发表在《感染控制与医院流行病学》杂志上的文献就这一问题展开研究。他们在阿根廷（高中收入）、希腊（高收入）、匈牙利（高中收入）、印度（中低收入）、尼泊尔（低收入）和南非（高中收入）设立六个国际站点，收集 5 个方面的信息：医疗机构信息和与感染控制计划相关的手术模块、外科手术的抗菌药物使用和手术器械处理流程、手术区域防控措施、仪器和静脉注射液的消毒灭菌以及手卫生。SHEA（美国卫生保健流行病学学会）国际大使通过网络对感染控制评估工具（ICAT）的使用进行了培训，在项目参与国中使用感染控制评价工具去评估感染控制实践措施的差异，根据模块计算每个国家的得分。

根据世界银行经济分类，对这些地点的数据进行汇总、评分和分析。用每个部分和模块在所有地点收到的总点数的中位数（范围）评估从低到高收入国家的 6 个地点的数据，洗手的观察清单单独进行评分。

在 121 项已完成的部分中，被推荐的感染控制措施得分少于 50% 的占 23 个（19%），得分在 50%~75% 之间的有 43 个（36%）。在不少站点，感染控制方案存在各种限制因素，医疗保健相关感染的监测无法持续性开展。即使是在高收入的国家也存在缺乏对围手术期抗菌药物使用的管理、手术仪器的消毒灭菌不充分、手卫生不到位的情况。很多医疗机构也缺乏书面界定的政策和流程。

研究结果表明被推荐的感染控制措施并没有被很好地执行。感染控制实践在几个方面都有改进的空间，这包括全院的感染控制实践与监测、抗菌药物管理、编写和发布横跨多个领域的指南和政策法规、外科器械的灭菌程序以及改进手卫生工作。

（刘荣辉　李婧闻　乔甫　徐子琴　黄辉萍）

点评

发展中国家的医院感染率及手术部位感染（SSI）率都高于发达国家，普遍认为是由于较低经济社会水平、感控资金投入不足导致。那么，在资源充足、财力强盛的发达国家是不是感控就做得很好了？对于中低收入国家，资金紧缺，有限的资源如何配置才最能提高效益？这些问题在 Weinshel 等的研究中均能找到答案。该研究通过感染控制评估工具网络收集 6 个来自不同收入水平国家的对感染控制实践措施的依从性资料，评估经济因素对感控项目的影响。研究表明最具成本-效益改善价值的是 SSI 预防控制，其中围手术期抗生素管理不规范及手卫生依从性低即使在希腊等高收入国家也同样存在，其主要问题通过完善感染控制监测、医务人员行为干预与教育培训、反馈等措施就可明显改善，并不需要太多财政投入。

（李六亿）

4. 医保支付政策对医院感染率的影响

解读文献：《医院感染的医保支付政策对安全网和非安全网医院的影响》

文献标题：Impact of medicare's hospital-acquired condition policy on infections in safety net and non-safety net hospitals.

原文作者：Louise Elaine Vaz, Kenneth P. Kleinman, Alison Tse Kawai, et al.

刊载信息：Infection Control & Hospital Epidemiology, 2015,36(6):649 - 655.

美国医疗保险和医疗补助服务中心（CMS）于 2008 年 10 月停止对某些被认定为可预防的医院获得性疾病进行额外支付。实施此项医院感染医保政策对安全网内的医院和非安全网内医院目标性医院感染率是否会产生影响？Vaz 等 2015 年 6 月发表在《感染控制和医院流行病学》杂志上、题目为《医院感染的医保支付政策对安全网和非安全网医院的影响》的研究探讨了这个问题。该研究采用中断时间序列研究方法，对比了 2007—2013 年安全网内（$N=80$）及网外（$N=287$）医院在医保政策实施前后的中心静脉导管相关血流感染和呼吸机相关肺炎感染率的变化。研究者从 2009 年美国医院协会的年度调查中得到了医院特点，包括地区（中西部、东北、南、西）、城市性质（城市、大都会、农村）、床位数（<100，$100\sim399$，$\geqslant400$）、教学状况（毕业、主要、次要、非教育）、护士与患者的比例和所有权类型（营利、非营利、公共）。使用国家医疗保健安全网（NHSN）关于医疗保健相关感染的定义代替来自于行政收费数据的国际疾病分类第 9 版编码（ICD-9），以提高识别医疗保健相关感染的敏感性。季度感染率包括了安全网和非安全网的成人医疗、手术和感染的医疗/外科重症监护治疗病房，中央导管相关血流感染（CLABSI）的研究时间从 2007 年 7 月至 2013 年 12 月，呼吸机相关肺炎（VAP）的研究从 2007 年 7 月至 2012 年 12 月（因为呼吸机相关肺炎监测从 2013 年 1 月被呼吸机相关事件报告所取代）。CMS 于 2008 年 10 月 1 日开始实施医院获得性感染事件（hospital-acquired condition，HAC）政策，通过对比实施前后 CLABSI 和 VAP 发生率在水平和斜率上的变化，评估付款政策的影响。使用 χ^2 或 Wilcoxon 秩和检验探讨医院特征的差异，使用负二项混合效应回归模型与偏移项中的日志设备天数分析 HAC 政策对安全网中及非安全网医院 CLABSI 的影响。独立变量包括医院类型（安全网或非安全网）、时间和周期。2008 年 CMS HAC 政策生效（简称政策期），包括他们的 2 重和 3 重交互项。用每 1 000 患者床日数标化护士工作量，因为人员配置水平与质量有关。采用 SAS 9.4 版本（SAS Institute）完成分析，$P<0.05$ 为统计学上有差异的标准。

367 家医院提供 CLABSI 数据，279 家医院提供 VAP 数据，所有报告 VAP 数据的医院也报告 CLABSI 数据。在 367 家报告 CLABSI 数据的医院，80 家（22%）为安全网医院。报告 VAP 的，58 家（21%）为安全网医院。我们研究的安全网和非安全网医院中，区域、大小、所有权类型、护士与患者的比例和教学状况的差异无统计学意义，城市化在两种类型的医院间分布差异有统计学意义（详见表 4-1）。安全网医院较多可能是公共的及非营利的，附属于学术中心，且床位数较多。

研究期间，安全网与非安全网医院的 VAP 发生率持续降低，但安全网医院 VAP 发生率降低趋势较明显，缩小了安全网医院和非安全网医院之间的差距，直至完全消失，这一结果与 CLABSI 发生率的变化趋势相似。

表 4-1　2007—2013 年报告 CLABSI 或 VAP 感染率的安全网内和安全网外医院的特征比较

医院的主要特征		安全网内医院（$N=80$）	安全网外医院（$N=287$）	P 值
所属地区	中西部	9%	18%	0.002
	东北部	34%	46%	
	南部	28%	22%	
	西部	30%	15%	
城市化程度	大都市	91%	83%	0.096
	市区	6%	13%	
	乡村	3%	4%	
床位数	<100	4%	15%	0.002
	100~399	51%	60%	
	≥400	45%	24%	
医院性质	营利性医院	18%	10%	<0.001
	非营利性医院	60%	83%	
	公立医院	23%	7%	
教学情况	研究生教学医院	20%	23%	<0.001
	以教学为主的医院	41%	17%	
	不以教学为主的医院	1%	8%	
	非教学医院	38%	52%	

安全网医院在政策实施前和后的 CLBSI 为 1.02（95% CI：0.89～1.17）和 0.98（95% CI：0.96～0.99）。在非安全网医院的发生率为 0.97（95% CI：0.88～1.08）和 0.97（95% CI：0.95～0.98）。实施前后安全网 CLBSI 发生率的比值比为 0.96（95% CI：0.84～1.09）和非安全网医院 0.99（95% CI：0.90～1.10），研究结果类似于 VAP。

结果表明，网络内医院和非网络内医院在政策实施前后均未见目标感染率趋势的改变［网络内医院：政策实施后的感染率/政策实施前的感染率为 0.96（95% CI：0.84～1.09），非网络内医院：政策实施后的感染率/政策实施前的感染率为 0.99（95% CI：0.90～1.10）］。与政策实施前的长期感染率趋势相比，网络内医院和网络外医院在政策实施后均未见差异（P 为双向交互，0.87）。

医疗保险和医疗补助服务中心医院感染支付政策并未产生积极或消极的影响，不管是网络内医院还是非网络内医院，其 CLABSI 率均已下降。因为在美国使用财政激励和惩罚的情况正在继续扩大，因此持续评估网络内医院医保支付政策的广泛影响仍然非常重要。

（刘玉岭　刘荣辉　覃婷　傅建国　黄辉萍）

点评

医疗保健相关感染（HAI）导致的患病人数、死亡人数和社会总医疗费用的增加，是包括美国在内的世界各个国家或地区在医疗服务管理领域面临的重大挑战。为减少医院感染对有限医疗服务资源的占用、消耗，提高医疗质量，保障医疗安全，节约社会医疗总费用，美国医疗保险和医疗补助中心服务（CMS）率先设计并采用了针对性的金融抑制政策——从 2008 年开始，CMS 对可预防的特定医院感染病种停止报销。

这篇文献是最早以 CMS HAC 政策对安全网与非安全网医院 HAI 潜在临床影响作为目标问题而开展研究评价的，采用中断时间序列研究对比 2007—2013 年安全网内（$N=80$）及网外（$N=287$）医院在医保政策实施前后的中心静脉导管相关血流感染（CLABSI）和呼吸机相关肺炎（VAP）感染率的变化。研究使用国家医疗保健安全网（NHSN）关于医疗保健相关感染的定义代替来自于行政收费数据的国际疾病分类第 9 版编码（ICD-9）作为质量改进指标，基于一个医院向 NHSN 报告数据的子集住院预付款系统获取数据，研究结果表明，CMS 实施的医院感染支付政策并未产生积极或消极的影响，安全网与非安全网医院 VAP 及 CLABSI 发生率均持续降低。这一研究结果提示我们，对于医院感染防控——至少是某些种类的医院感染防控来说，采用针对性的金融抑制政策进行干预——许多时候以医保支付政策的形式展现，其实际作用未必像人们推测的那么有效。尽管如此，正如文章作者在结尾部分所阐述的那样，随着医疗补助计划的扩张、医保付费项目的减少，为确保感染率和其他影响患者预后的关键差异不会出现在安全网医院内，开展相同或类似的政策相关研究仍是未来的热点。

（付强）

5. 患者安全文化该如何营造

解读文献:《安全文化与手术部位感染结局的相关性》

文献标题:Association of safety culture with surgical site infection outcomes.
原文作者:Fan CJ，Pawlik TM，Daniels T，et al.
刊载信息:J Am Coll Surg，2016，222(2):122-128.

文化建设是医院发展的灵魂。医院感染安全文化可以是医院个体的服务理念、信仰、期望、价值观等,包含非技术性的技巧,如团队合作、适时沟通、事件报告等。因此,患者安全领域的认识和发展显示了以往健康护理中被忽视的重要方面。

2016 年 *J Am Coll Surg* 上发表的一篇文章,评价了医院安全文化与手术部位感染(SSI)结局之间的关系。该文依据美国国家医疗安全网络和医院对患者安全问题态度的调研,产生医院感染安全文化的相关定义,而后在明尼芬达州社区医院的外科病房中开展研究。研究分别对院感安全文化的 12 个组成指标[沟通的开放性、对错误的反馈及交流、事件报告的频率、信息的交接、对患者安全性管理的支持、错误的非责罚性应答、有组织的学习(持续改进)、对安全性的整体认知、人力资源、监管人员对促进安全的期望和所采取的措施、跨科室的团队协作、科室内的团队协作]和结肠 SSI 率之间的关系进行了 Person 相关系数分析,并按手术量、美国麻醉医师协会(ASA)的分类进行标化。最终有 7 家医院参与了本次调查,平均应答率为 43%;7 家医院的 SSI 感染率为0~30%,外科病房安全文化评分在 16~92 分之间(总分值为 0~100分)。外科病房安全文化 12 个指标中,有 10 个与 SSI 感染率相关:包括跨科室的团队协作($r=-0.96$;95% *CI*，$-0.76\sim-0.99$)、有组织的学习($r=-0.95$;95% *CI*，$-0.71\sim-0.99$)、对错误的反馈及交流($r=-0.92$;95% *CI*，$-0.56\sim-0.99$)、对安全性的整体认知($r=-0.90$;95% *CI*，$-0.45\sim-0.99$)、对患者安全性管理的支持($r=-0.90$;95% *CI*，$-0.44\sim-0.98$)、科室内的团队协作($r=-0.88$;95% *CI*，$-0.38\sim-0.98$)、沟通的开放性($r=-0.85$;95% *CI*，$-0.26\sim-0.98$)、监管人员对促进安全的期望和所采取的措施($r=-0.85$;95% *CI*，$-0.25\sim-0.98$)、错误的非责罚性应答($r=-0.78$;95% *CI*，$-0.07\sim-0.97$)和事件报告的频率($r=-0.76$;95% *CI*，$-0.01\sim-0.96$)。按手术量、美国麻醉医师协会(ASA)的相关分类进行标化后,12 种外科病房安全文化指标中有 9 种能显著降低结肠 SSI 感染率。这 9 种外科病房安全文化指标分别是跨科室的团队协作、有组织的学习(持续改进)、对错误的反馈及交流、对安全性的整体认知、对患者安全性管理的支持、科室内的团队协作、沟通的开放性、监管人员对促进安全的期望和所采取的措施、错误的非责罚性应答。本研究显示正面医院感染管理安全和团队文化,可改善术后感染结局。

(陈文森　潘瑜　徐子琴　罗万军　周艳芝)

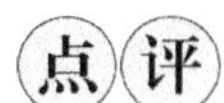

医院感染文化建设与某医院、某地区的文化主题息息相关,是一种精神层面的认知,更是一种职业道德素养。以往的研究很难将医院感染文化建设量化,甚至将文化建设与某种医院感染结局相关联,所以医院感染文化的概念一直比较空泛。本文将国家医疗安全网络和医院对患者安全问题态度的调研结果融合,对归结出的 12 条医院感染安全文化内容与结肠 SSI 结局之间的关系做了研究,得出 9 种医院感染安全文化内容能显著降低结肠 SSI 感染率的结论,显示良好的医院感染管理安全和团队文化,可改善术后感染结局。但医院感染文化的内涵不仅仅是本文研究的 12 条内容,不同地区、不同医院的医院感染安全文化也会有所不同,所以还需要大样本、多中心地研究,系统阐述文化建设对医院感染控制的促进作用。

(王力红)

6. 美国感染控制专业人员需要掌握的六大核心技能

解读文献:《感染预防能力:一个指导当前和今后实践的概念性方法》

文献标题:Competency in infection prevention:a conceptual approach to guide current and future practice.

原文作者:Murphy DM, Hanchett M, Olmsted RN, et al.

刊载信息:Am J Infect Control,2012,40(4):296-303.

美国感染控制协会指导性文件《感染预防能力:一个指导当前和今后实践的概念性方法》中提到了感染控制专业人员需要掌握的六大核心技能。

(1)识别感染性疾病的过程:①区分定植、感染和污染;②识别感染发生率、病原储存库、潜伏期、可传染期、传染模式、体征和症状、易感性;③解读诊断、化验报告结果;④识别用于诊断感染过程的不同种类试验的局限性和优点;⑤认识需要立即审核和调查的具有流行病学意义的微生物;⑥抗菌药物预防性、经验性治疗使用的区别;⑦确定需要进行环境微生物监测的适应证。

(2)监测和流行病学调查:①设计监控系统;②收集和汇总监测数据;③解读监测数据;④开展感染暴发调查。

(3)预防、控制感染病原的传播:①制订、审核感染预防和控制的政策和规程;②与公共卫生机构合作制订社区应对微生物(如炭疽杆菌、流感病毒)的计划;③确定和实施下列有关的感染预防与控制策略:a.手部卫生;b.清洗、消毒、灭菌;c.直接和间接的保健机构;d.与治疗和诊断操作和装置相关的感染风险;e.可能受污染的设备和用品的召回;f.隔离/屏障预防措施的启动与中止;g.患者安置、转运与出院;h.环境危害;i.患者护理产品和医疗器械的使用;j.给患者的免疫规划;k.患者接受治疗期间的建筑及装修;l.传染病患者的大量涌入。

(4)员工/职业健康:①审核和/或制订筛查和免疫规划;②传染病或职业暴露后,提供指导、跟进、工作限制和建议;③帮助分析职业暴露后感染发生趋势,职业健康和感染防控部门之间的信息交流;④职业暴露致感染性疾病风险评估。

(5)管理和沟通(领导力):①规划:a.进行组织的感染风险评估;b.制订、评估和修改感染预防和控制计划中的任务、目标、可衡量的目标和行动计划;c.针对感染预防和控制方案,推荐具体的设备、人员和资源;d.参与成本-效益评估、功效研究和产品评估;e.根据临床结果和财务情况,对实施提出修改建议。②沟通和反馈:a.向适当的个人、委员会、部门和单位,提供感染预防和控制的调查结果、建议、年度报告、政策和规程;b.与内部和外部客户进行沟通;c.与对不良和警戒事件鉴定和审查的风险管理/质量管理部门进行合作;d.评估、认证、监管和依从性改进。③质量/绩效改进和患者安全:a.参与感染预防和控制相关的质量/绩效改进和患者安全活动;b.通过使用图形工具,展示质量/绩效改进项目。

(6)教育和研究:①教育:a.评估需要,制订目标和可衡量目标,并准备课程教案;b.在教育策略和提供教育课程方面,采用适合成人学习的原则;c.针对各种感染的预防和控制议题,准备、展示或协调教育研讨会、讲座,进行讨论或一对一教育;d.评价教育和学习效果的有效性;e.指导患者、家属及其他访问者关于感染预防和控制的方法。②研究:a.运用批判性阅读能力,评估研究成果;b.通过教育和咨询,把研究成果转化为工作实践。

(胡必杰　杜霈　李薇)

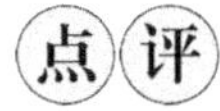

点　评

感染控制专业人员应该具备什么样的能力,才能有效开展医院感染管理工作? 美国感染控制协会指导性文件《感染预防能力:一个指导当前和今后实践的概念性方法》中提出了感染控制专业人员的六大核心技能,包括感染性疾病的识别、监测和流行病学调查、预防/控制感染病原的传播、员工/职业健康、管理和沟通、教育和研究等六大方面,对如何培养与提升我国专职人员具有重要的借鉴意义。

(李六亿)

7. 感染预防和医疗流行病学项目指南：医学流行病学专家的技能

文献标题：Guidance for infection prevention and healthcare epidemiology programs：healthcare epidemiologist skills and competencies.
原文作者：Kaye KS, Anderson DJ, Cook E, et al.
刊载信息：Infect Control Hosp Epidemiol. 2015;36(4):369-380.

自 19 世纪 60 年代开始有建立感染预防控制专业的想法以来，这个领域已经历了突飞猛进的发展。这个专业伴随着具有里程碑意义的医院感染控制的成效研究（SENIC）项目，成形于 19 世纪 70 年代。它的发展是在 19 世纪 80 年代，随着员工职业安全问题受到关注和多重耐药菌出现，其重要性逐渐显现。从 19 世纪 90 年代到 20 世纪，随着医院获得性感染（hospital-acquired infection，HAI）逐渐受到关注，感染预防控制专业在管理、患者安全和质量改进领域发挥了较大的作用。而今感染控制数据经常向公众公布，并影响着医院的财务状况和医疗保险报销。

医疗流行病学家（healthcare epidemiologist，HE）是任何一个感染预防/医疗流行病学项目的关键。在过去的几年中，医疗流行病学家的作用逐渐显现并日益重要。过去，医疗流行病学家几乎没有受过正规的流行病学培训，并且无法获取其与职务相应的待遇。如今，这个专业已成为医疗机构常规功能的一个重要组成部分。医疗流行病学家有着多重职责，包括监管审查、患者安全、质量改进、临床实践和教育、感染监管和信息公布，以及监测感染过程的数据。为了有效地履行这些职责，医疗流行病学家需要获得医院的支持，以确保有时间和精力完成工作；同时，医院应支持他们接受专业培训以提升能力，从而胜任工作。一个高效的医疗流行病学家需要大量的技能，这个指南强调了医疗流行病学家的角色定位、必要的技能和培训机会。医生是感染预防/医疗保健流行病学专家的最佳人选，因为医生对于医学临床实践和洞察患者护理方面的细微差别，对医院建立和完善感染预防控制流程至关重要。这种临床视角帮助他们提升影响临床和相关人员的关键能力，将促进医务人员医疗行为的改变。

尽管对感染预防工作者（infection preventionist）有一个正式认证程序，但是目前尚无对医疗流行病学家的正式认证。事实上，当今对于如何成为一个成功的医疗流行病学家，没有明确和全面的正式文件详述其所需的各种技能，也没有现成的可用的培训资源清单。在这篇文章中，我们的目标是：①描述在美国成为一个成功的医疗流行病学家的各种角色定位和所需技能；②描述正式和非正式的培训资源，可以帮助他们学习其角色定位和获得必要技能；③发现培训和所获得技能的差异，以增加培训和获得技能的有效性。本文详细介绍以下角色定位：医疗流行病学家（epidemiologist）、学科问题专家（subject-matter expert），质量和行为改进（quality and performance improvement）的领导者，管理/公共卫生联络员（regulatory/public health liaison），医疗管理人员（healthcare administrator），临床培训专家（clinician educator），预后评估和研究者（outcomes assessment evaluator and researcher）。本文的每个部分概述了感染预防/保健流行病学专家的一个重要角色，并详细说明了有效扮演这个角色所需的相关技能。感染预防/医疗保健流行病学专家技能分为适用于任何医疗机构的感染预防/医疗保健流行病学专家技能（基本技能），以及适用于特殊机构（如学术中心）或者有特定职业需求（如抗菌药物管理）和质量的技能（高级技能）。

（1）医疗流行病学家：作为医疗流行病学专家最重要的技能之一就是能够在医疗机构中应用流行病学的知识。作为其角色的一部分，医疗流行病学专家必须发现和理解疾病模式、病因以及不良结局，应用相关知识来促进患者的健康和安全。为了充分胜任这项工作，医疗流行病学专家必须拥有足够的疾病暴露与传播的知识，懂得发病率和患病率的计算（包括两者之间的区别），以及微生物学、细菌学、病毒学、真菌学方面的基础知识。考虑到越来越多的医疗服务向门诊转变，医院流行病学专家这个术语过时了，不再完全准确，作为一位流行病学专家必须监测疾病的结局及其在住院患者和门诊患者间的趋势。一个更为准确的术语是"医疗流行病学专家"。简而言之，流行病学家应该能够收集数据、合理解释数据、确定恰当的行动方案。然而，现代医疗数据变得越来越复杂，并且来源于不同的大数据。为了便于整理和解释数据，流行病学家必须熟悉基本的生物统计学，包括数据的分析与解释、数据运算以及模式识别。比如，最常见的数据类型之一是医院获得性感染的监测数据。即使简单类型的监测数据的计算和解释也涉及结局数据（分子）、暴露数据（分母）以及理想条件下如何收集数据，以用于风险调整。另一个综合评价和分析的例子是将发生率与基线值进行比较。基线值来源于某部门（例如 ICU）的监测数据与恰当的基准或目标值（比如美国 NHSN 发布的数据）的比较。基准比较可实现某医疗机构、部门或外科医生行为的关键性和可比性解释，来帮助医疗流行病学专家资源的分配以及感染预防/医疗保健流行病学项目的优化实施。无论如何，需要足够多的可能影响结局的感染风险和患者特征方面的知识，来确保恰当的与基线值比较。总体来讲，流行病学和生物统计学的原理使流行病学家关注和认识"人群水平"而不是个体患者水平的变化。流行病学家常被号召以简洁的、清楚的、可付诸实践的方式来解释和说明综合性的人口数据。

（2）学科问题专家：医疗流行病学专家必须在很多领域担任学科问题专家，包括但不局限于感染性疾病、疾病预防与控制原则、抗菌药物管理、感染性疾病相关的职业健康、医院获得性感染相关的质量改进过程以及管理要求。

1）感染性疾病及感染预防与控制原则：感染性疾病的知识包括发病机制、临床表现、传播途径、诊断方法、治疗和预防。医疗流行病学专家在这些领域的工作包括：模式识别、调查研究、暴发控制；与临床微生物实验室负责人在诊断和监测测试方法的发展与应用方面展开合作；感染性病原体传播预防循证指南的执行，例如，有效的手卫生、隔离、多重耐药菌的管理及抗菌药物管理项目。

2）特殊人群：在儿童医院或者在设置包含新生儿室和新生儿重症监护治疗病房的儿科的综合性医院工作的感染预防工作者，需要具备儿科感染性疾病的知识。认识、识别和理解对医疗环境和患者有非常重大影响的感染性病原体也非常重要。对工作在给特殊人群提供照护的医疗机构中的医疗流行病学专家来说，熟悉各种患者的感染并发症是非常有必要的，这些特殊人群包括了免疫抑制的患者（如造血干细胞和器官移植的患者）、接受重症监护的患者、烧伤的患者以及进行血液透析的患者。

3）建筑（环境）与感染预防和控制：当高危患者在医疗机构中暴露于建造或装饰工程中未加以限制的建筑粉尘时，医疗流行病学专家应该完全认识到获得性环境真菌感染的风险。医疗流行病学专家应该从最初的规划和设计到整个施工期间及试运行阶段，和建筑设计师及建设项目负责人展开合作。当计划建造或装饰工程时，进行感染控制风险评估（ICRA）是感染预防与控制的职责，实施评估时最好充分理解相关文献，这些文献描述了与建筑或任何破坏环境完整性活动相关的侵入性真菌感染的暴发。医疗流行病学家必须积极主动地提出证据，提出支持与建筑相关的、能够降低感染风险建议，还必须与相关单位的主要行政管理者或首席营运官建立相互支持的关系。

（3）抗菌药物管理：在这个多重耐药菌（MDRO）的时代，能有效控制这些病原体中最耐药的细菌的抗菌药物却非常有限，因此，抗菌药物的管理在医疗机构中越来越重要。医疗流行病学家应该和来自药房和临床微生物实验室的代表一起合作，以帮助开展抗菌药物管理项目。预防耐药性出现的措施包括谨慎开具处方、预防患者与患者之间的传播。在建立和支持抗菌药物管理的项目中，医疗流行病学家能发挥重要的作用。近来已有著作出版，更为详细地描述了作为抗菌药物管理领导者应该具备的核心能力。

（4）质量和绩效改进的领导者：医疗流行病学的范畴经过逐渐演变，到现在发挥着多种作用，包括质量管理/绩效改进。现在这些工具已经应用于许多其他医疗保健领域，虽然这些领域与预防感染性病原体的传播不一定有关。医疗流行病学家是质量改进领导的有价值的合作伙伴。感染预防与控制是建立绩效改进和使用成因分析的首要领域。虽然对于接受过传统传染病培训的内科医生来讲，质量管理技能似乎并无必要，但是它是感染预防项目成功的关键所在。医疗流行病学家必须具备领导和管理各种各类医务工作者的能力。

要发挥这个作用，需要理解患者安全相关的基本概念，以及感染预防/医疗流行病学项目如何与患者安全项目相互作用。患者安全的概念被定义为"预防医疗错误，并消除或减轻因医疗错误而导致患者伤害"。自从 1999 年《医学研究》刊登了《人非圣贤，孰能无过：建立一个更安全的医疗体系》以及 2001 年发表了《跨越质量鸿沟：21 世纪新的医疗体系》之后，包含了感染预防和控制的患者安全已经登上了医疗质量战略规划的中央舞台。医院感染被认为是患者主要的安全风险，并且在许多情况下，它被认为是可以预防的。因为医院感染数据的公开以及医疗保险和医疗补助服务中心（CMS）对医院感染相关费用的赔偿逐渐降低，患者安全在临床、公共关系与财政预算方面的重要性日益凸显。由于患者安全在医疗保健领域的重要性持续增加，医疗流行病学家的作用应该而且将会变得更加明显，对这一领域的实际影响也会增加。

医疗流行病学家需要具备各种技能以促进其在患者安全中发挥的作用。病例讨论、处置利益相关者与患者等需要沟通技巧，而分析导致医院感染的事件或核心操作中的难点（如对操作程序的依从性、遗漏错误）、医院感染率的改变时需要分析和演绎技能。

（5）监督管理/公共卫生联络：感染预防与控制日益成为联合委员会等团体监管审查和资格认证的重要组成部分。通过与感控专家合作，医疗流行病学家在监督管理评审准备和管理评审本身等方面，能够发挥典型的重要作用。

医疗流行病学家在与公共卫生部门的联络过程中也起着重要的作用。有些问题涉及医院（通常是由医疗流行病学家代表）与公共卫生部门之间的直接合作和沟通。此外，本地和区域的有关生物恐怖和流感大流行的应急准备工作也涉及公共卫生官员与医疗流行病学家之间的协作。由于 MDRO 的流行病学涉及不同类型的医疗机构，包括长期看护机构、流动诊所以及更广泛的社区，公共卫生部门的作用将继续增加，而医疗流行病学家和紧密相关机构之间的相互作用和协作，在频率、强度和重要性上都将提高。

由于医院感染数据公开的频率和强度增加，医疗流行病学家将最终负责公开报道数据并确保数据的有效性。许多州也将医疗流行病学家纳入州医院感染数据公开项目的顾问小组中，从而来发展和监督项目实施。

医疗流行病学家需要了解地方和州卫生部门的结构和功能。此外，他还需要精通法规要求的感染控制内容（如 TJC 法规）、保险赔偿（如 CMS）的度量和公开报道的数据。在资质认证调查中，医疗流行病学家经常充当医院和机构之间的关键管理者和质量联络员的角色。最后，医疗流行病学家可能会找机会为一些特殊人群呼吁［如儿童与预防接种、人类免疫缺陷病毒（HIV）筛查和治疗项目］，作为社区公共卫生拓展延伸的一部分。

（6）医疗保健行政人员：在过去的几十年中，医疗流行病学家的作用已经从纯粹专注于质量的提升，演变到越来越多地涉及行政管理责任。在成本节约对医院越来越重要的时代，医疗流行病学家必须在预算增长和投资回报方面能够提供专业意见。由于感染预防/医疗保健流行病学工作一般不直接产生收益，医疗流行病学家当务之急是如何体现成本节省和成本-效益，并阐明感染控制费用在提成整体质量和降低整体成本的作用。如何增加资源或经费，沟通技巧也很重要。沟通策略非常重要，如要求增加投入可能有用但也可能起反作用，因此学习如何正确地运用这些策略对于提高沟通技巧非常重要。对于医疗流行病学家来讲，如何理解行政管理人员的意向，尤其是那些没有医疗背景或没有经过医学培训的管理者的意向，以及如何向这些机构的领导者有效地传达信息，也同样重要。

决策能力是医疗流行病学家作为管理角色的重要特征。医疗流行病学家经常需要做出一些决策，它可能影响临床或相关管理部门，这些决策有时是不受欢迎的。与此同时，他必须始终善于接受来自不同专业领域的意见，并权衡新策略的利弊。医疗流行病学家还要参与风险管理，如医院感染导致意外死亡时医疗流行病学家承担相应角色。作为管理者，医疗流行病学家要统筹和参与政策的起草和修订，有效的表达技巧和说服力有助于提高医疗流行病学家在沟通、决策和政策起草中作为管理者的作用。

其他几种主要的管理能力，包括领导能力、组织能力和执行能力，也是医疗流行病学家必不可少的。

领导力包括通过有效利用人力和物力资源影响相关行为而达到想要的结果。医疗流行病学家应该掌握这项技能以成功推动预防感染。额外的管理技能包括委派他人和将活动划分优先级以及组织或发起团队活动的能力。

会议会耗费大量的人力资源，而当执行不理想时，往往未能达到预期目标。感染预防与控制委员会是多学科委员会中涉及预防感染的团体。医疗流行病学家可以通过利用一些重要的组织战略，如提前准备、制定议程、有效的时间管理、明确主题、频繁要求增加投入和向与会者反馈，从而提高会议的效率和实际意义。

医疗流行病学家将遇到的最大挑战之一是如何把循证实践应用于临床。有效的落实机制和组织变革需要以下几个关键的原则和技巧：首先，当设计和实施任何改善项目时要有过程为导向的思维。通过使用过程监控统计资料，医疗流行病学家可以展现行为和实践上的变化，并利用人类工程学设计干预措施，以确保预期的过程以一致和可靠的方式进行。

为了获得有意义的持续改进，一个医疗流行病学家必须努力提高"技巧性"和"适应性"。"技巧性"就是将循证应用到实践，包括对科学证据的总结、制定规范和统一的服务流程（如核查表和组合照护），并确保对一线工作人员服务过程的监管和反馈。此外，医疗保健模式改进机构（IHI）使用 PDSA（计划-执行-研究-行动）周期来评估干预措施，达到持续改进。

遗憾的是，单独的"技巧性"不能保证循证实践达到一致、可靠的效果。对严重事件或未遂事故的根源分析发现，缺乏团队精神和沟通不畅常常是事件发生的重要因素。"适应性"的实施涉及采用多学科的方法来解决区域性安全文化。成人和儿童医院协会的基础单元综合安全计划（原国家儿童医院协会及相关机构）开展的减少儿童中央静脉相关血流感染协作项目，改进了提高团队协作和沟通以及预防伤害的系统方法。密歇根州健康与医院协会 ICU 项目在减少中央静脉相关血液感染上所取得持续成功的例子，证明使用适应性和技术相结合能够促进质量的提升。

最后，作为一个有效的医疗保健管理者，医疗流行病学家应该有能力进行预算规划、衡量投资回报（ROI）和经济模式，能够与深谙这些方面的部门接触。

（7）培训临床医生的培训者：在医疗流行病学家经历的很多情况中，有效的教学与培训技能是确保感染防控最佳实践以及实施质量改进活动的必备要素。基于从感染预防课程的培训和知识中获得的临床信任度，医疗流行病学家应经常采用多种方式将知识转化传递给医院员工。

首先，医疗流行病学家可以采用实例教学，这是阐述最佳实践并确保医务人员执行这些措施的培训方式之一。这种教学类型非常适合诸如手卫生和根据传播预防措施选择个人防护用品的行为。其次，培训方法应包括激励区域和单位的佼佼者，以确保新的长期方案和制度通过核查表、日志和查房等方式出台、维持和验证。这种培训通常需要通过与医师佼佼者沟通、在教学会议上讲话（如大查房和护理交班）、准备教学工具和群发短信等方式。第三，医疗流行病学家应精通常规培训技能，包括新员工的岗前培训、开发计算机为基础的感染预防培训模块、在电子病历中设计电脑提示功能。最后，医疗流行病学家应在医院之外融入到一个学习团队中。通过地方和地区之间协作努力，分享和学习效率大大提高，在这里感染预防控制项目主管和员工可以分享书面政策、质量改进理念以及应对地方行为和国家任务的方法。

（8）成果评估员和研究员：医疗流行病学家的重要角色之一是成功地构思、设计和评估质量改进活动，以改善预防 HAI 的流程，或实施干预以降低这些事件相关预后的严重性，工作包括暴发调查、完善监测定义、评估避免医疗相关感染的产品效果等。流行病学培训为将问题转化成假定的干预措施和结局提供了非常关键的基础。这些技巧包括战略性的评估效应量、样本量（需要多少人或单位解决一个问题）以及项目工期（决定成败需要多长时间），以决定该项目方法是否可以在合理的时间内解决这个问题。

分析能力的培训与研究设计的培训同等重要。医疗流行病学家们需要熟练掌握结局评估，而且必须了解可能会导致错误结论的混杂因子。这些要有强大的分析能力，解决方案包括与其他医院的项目合作，或者有精通成本-效益分析的绩效改进团队或金融集团。

研究、陈述和发表成果也是医疗流行病学家们的重要职责，但这不是绝对的要求。传播经验与成果、分享重要发现给更多受众是至关重要的。

总之,随着感染预防和医疗流行病学的持续发展,医疗流行病学家的角色和职责也在发展。医疗流行病学家承担了许多不同的职责,因此,每一个医疗流行病学家都应该在技巧方面变得知识渊博并且经验丰富,以便用最佳的方式完成这些职责。当今世界,医疗流行病学家也应该处理一些与质量和绩效改进、监管准备、公共卫生、结局评价、医疗保健管理和临床医生培训有关的问题,而不是仅仅关注监测和疾病传播。虽然这种多层次的角色很具挑战性,但是这也使医疗流行病学家成为医疗流行病学的焦点,为医疗流行病学家积极影响患者和医务人员的医疗照护和安全提供了机会。

(付婷婷　罗万军　刘玉岭　秦瑾　叶青　赵丽华　张小明　陈文森　傅建国　干铁儿　江佳佳　覃金爱　乔甫　徐虹　宋晓岩　陈文森　高晓东　胡必杰　赵丽华　江佳佳)

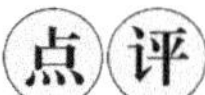

点评

医疗流行病学家是任何一个感染预防/医疗流行病学项目成功与否的关键。在过去的几年中,医疗流行病学家的作用逐渐显现并显得愈加重要。如今,这个专业已成为医疗机构常规功能的一个重要组成部分,医疗流行病学家有着多重职责,包括监管审查、患者安全、质量改进、临床实践和教育、感染监管和信息公布以及感染过程数据等。既往,医疗流行病学家几乎没有受过正规的流行病学培训,并且没有明确的职责定位。本研究对医学流行病学家应具备的技能加以研究和描述,并且对其职责定位予以明确。相信随着系统的逐渐建立与完善,医疗流行病学家将会发挥更大的作用。

(王力红)

8. 2016 年美国感染控制专业人员资格考试大纲

来源:http://www.cbic.org/certification/examination-content-outline

(1) 发现感染性疾病过程(22题)
- 解释诊断与实验室报告的相关性。
- 正确的标本采集、运送、处置和储存方法。
- 将临床症状体征与感染性疾病过程联系起来。
- 区分定植、感染和污染。
- 区分预防性、经验性和治疗性抗菌药物使用。

(2) 监测和流行病学调查(24题)

1) 监测系统的设计
- 对服务人群、提供的服务和法规或其他需求进行风险评估。
- 根据风险评估建立目标和宗旨。
- 根据风险评估结果建立监测计划。
- 定期评价监测计划的有效性,并及时调整。
- 根据监测计划建立通知系统,包括有流行病学意义的发现。
- 在医疗机构内整合监测活动(如日间病房、家庭保健、长期护理中心、医院)。
- 建立机制以发现传染患者,要求随访和/或根据传播途径进行隔离。

2) 收集和整理监测数据
- 使用系统方法记录监测数据。
- 组织和管理准备分析的数据。
- 计算感染的发生率或患病率。
- 计算特殊感染率/比(如某服务提供方感染专率、某病区感染专率、某项设备感染专率、某项操作感染专率、标准化感染比)。
- 使用标准化定义。

3) 解释监测数据
- 验证监测数据。
- 使用基本的统计技术描述数据(如平均值、标准差、率、比、比例)。
- 监测和解释抗生素敏感模式的相关性。
- 将监测结果与文献发表的数据和/或其他相关基准进行比较。

- 使用正确的方法分析和解释数据。
- 用正确的与听众/利益相关者有关的格式准备和展示结果（如图标、表格）。
- 根据监测结果制订和纠正行动方案。
- 何时落实对调查疾病的流行病学研究（如病例对照、队列研究）。

4）暴发调查

- 确认暴发。
- 与正确的人员合作建立病例定义、调查周期和发现病例的方法。
- 利用时间、地点、人员和风险因素确定问题。
- 根据传染源和传播模式形成假设。
- 落实和评价感控措施，包括正在进行的调查。
- 准备和发布报告。

（3）预防和控制感染源的传播（25 题）

1）建立循证的/有依据的感染预防与控制政策和方法。

2）与相关团体和机构合作，制订机构或社区应对生物危害和灾难的应急预案（如公共卫生、流感、炭疽）。

3）确定并落实与下列有关的感染预防控制策略：

- 手卫生。
- 清洁、消毒和灭菌。
- 任何提供医疗保健的场所（如病房、手术室、日间护理中心、家庭护理、院前护理）。
- 与治疗、诊断操作和设备相关的感染风险（如透析、血管造影、支气管镜、内镜、血管内设备、导尿管）。
- 召回可能污染的设备、食物、药品和物资。
- 基于传播途径的隔离。
- 正确选择使用和处置个人防护装备。
- 患者安置、转运和出院。
- 环境致病菌（如军团菌、曲霉菌）。
- 患者护理产品和医疗设备的使用。
- 患者免疫方案。
- 已知或疑似传染病患者大量涌入（如生物恐怖袭击、新发传染病、症状监测）。
- 执行安全注射原则（如肠外药物使用、注射器和针头的一次性使用、正确使用单剂量瓶装药物和多剂量瓶装药物）。
- 识别、落实和评价标准/常规预防措施（如呼吸卫生、咳嗽礼仪）。
- 抗生素管理。

（4）职业健康（11 题）

1）评价和/或建立筛查与免疫方案。

2）与其他部门合作有关传染病和/或暴露的咨询、随访和工作限制建议。

3）与职业健康部门合作评估感染预防相关数据，提供建议。

4）与职业健康部门合作发现工作人员存在的传播给患者、同事和社会的风险。

5）评估感染性疾病职业暴露的风险（如结核分枝杆菌、血源性病原体）。

（5）管理和沟通（13 题）

1）计划

- 为感染预防和控制项目建立、评估和修订任务、愿景、目标、衡量标准和行动计划。
- 评价需求，然后为感染控制和预防项目推荐特殊的设备、人员和资源。
- 参加产品的成本-效益分析、有效性研究、评估和标准化。
- 根据当前的证据、临床结局和经济影响，推荐改变实践措施。
- 结合商业模型判断医院感染预防和/或发生的价值（如成本-效益分析、投资回报）。

2）沟通与反馈

- 为适当的利益相关者提供感染预防和控制发现、建议和报告。
- 加快落实政策的方法和建议。
- 与内部和外部的利益相关者有效沟通（如转院、传报疾病报告）。
- 与内部和外部利益相关者合作发现和评价不良事件和警讯事件。
- 评价和推进认证标准、法律法规的依从性。
- 提供和建立个人发展计划（如建立目标、保持能力）。

3）质量改进和患者安全

- 参加与感控有关的质量改进和患者安全活动（如 FMEA、PDSA）。
- 建立、监测、衡量并评价质量改进指标，推动质量改进积极性。
- 选择和使用正确的质量、执行改进工具（如鱼骨图、柏拉图、流程图、SWOT 分析、GAP 分析等）。

（6）教育和研究（11 题）

1）教育

- 评价需求，对准备的教育项目建立可测量的客观目标。
- 准备、展现或调整适合受众的教育内容。
- 当发现实践中的问题时，立即进行反馈、教育和/或培训。
- 评价教育有效性和学习结果（如操作观察、过程监测等）。
- 促进对患者、家属和其他与预防和控制措施有关人员的有效教育。
- 落实患者、家属和其他人员参与针对预防感染的活动。

2）研究

- 进行文献综述。

- 对文献批判性评价。
- 把应用研究的发现整合到实践中。

（7）诊疗环境（14 题）

- 认识和监视影响安全医疗环境的重要因素（如加热-通风空调系统、水和建筑）。
- 评估医疗环境的建筑设计、施工和改建方面的感染风险。
- 在设计、建筑和改建过程中提供降低感染风险的建议。
- 在评估和监视环境清洁、消毒的实施和技术方面与其他部门合作。
- 与其他部门合作选择并评价环境消毒产品。

（8）清洁、消毒、灭菌和无菌（15 题）

- 认识和评价正确的清洁、消毒和灭菌过程。
- 与其他部门合作评价产品是否满足复用要求。
- 认识和评价清洁。

9. 2016 年美国感染控制人员职业考试样题

下列样题是考试形式的展示，并不代表考试的困难程度：

（1）一例疑似的食源性疾病暴发事件中，患者在吃火鸡沙拉后 2～4 小时发病，最可能的致病菌是（　　）

a. 肠炎沙门菌

b. 金黄色葡萄球菌

c. 副溶血性弧菌

d. 产气荚膜梭菌

（2）当出现下列哪一种甲型肝炎病毒抗体时，即可诊断急性甲型肝炎（　　）

a. IgG

b. IgM

c. IgE

d. IgD

（3）开展流行病学调查时，应从以下哪几方面着手（　　）

a. 时间、地点、人物

b. 媒介、宿主、环境

c. 媒介、宿主、发病时间

d. 时间、人物、发病时间

（4）发生医疗保健相关感染的患者住院天数分别为 12 天、12 天、12 天、13 天、15 天、15 天、16 天、20 天和 30 天，那么上述患者的住院天数中位数为（　　）

a. 12 天

b. 15 天

c. 16 天

d. 25 天

（5）以下最能减少脊髓损伤患者发生导尿管相关尿路感染风险的是（　　）

a. 预防性使用抗菌药物

b. 使用消毒剂进行膀胱冲洗

c. 间歇导尿

d. 将所有置入导尿管的患者放置在同一区域

（6）当使用呼吸机时，必须采取下列哪项预防措施（　　）

a. 设备组装时使用手套

b. 仅使用一次性器材

c. 储液罐中仅加入无菌水

  d. 每天丢弃药物未使用完的部分

（7）当一个学生向导师演示正确的气管切开吸痰术时，这是一个（ ）例子。

  a. 认知学习

  b. 精神运动学习

  c. 情感学习

  d. 理论学习

（8）一个长期护理机构有 180 名居住者，其中有 50 人留置了尿管，感染预防师（IP）在一个月内发现了 15 例置管患者发生了尿路感染，那么导尿管相关尿路感染的罹患率是（ ）

  a. 3.0%

  b. 8.3%

  c. 28.0%

  d. 30.0%

（罗万军 徐子琴 李薇）

10. 美国感控体系简介

  我们以美国国立儿童医院为例。美国国立儿童医院的管理框架是从医务人员反馈至感染预防与控制实践委员会简称感控委员会，再由感染控制团队进行具体管控。以医院流行病学家为主席的感染预防与控制实践委员会是医院感染预防与控制工作的管理机构。它的成员包括感染防控（感控）专家、微生物室人员、住院部护士、急诊护士、外科医生、供应中心人员、工程人员、突发应急人员和绩效改进人员。其中医院流行病学家以临床医生为主，而感控专家以注册护士为主。感控委员会涉及感控工作的计划、监测、评估、更新和培训，并且要制订基本感控制度，对特殊感控问题提供建议。

  那么感控委员会究竟如何进行具体的预防和控制感染的工作呢？其工作游刃有余的关键在于系统性计划、监测、评估、更新和培训。

  （1）计划：感控委员会应对感染预防与控制方案的工作计划进行审核批准，检查各项提议，识别潜在的问题，并推荐最佳的感控行动方案。

  （2）监测：感控委员会应做好日常监测，内容包括不同类别的感染（如中央导管相关血流感染）、病原体（如结核杆菌）、患者类别（如透析）、愈合（如手术部位感染）、过程（如医务人员手卫生依从性）。

  （3）评估：感控委员会定期对监测结果进行评估，确定不良原因并推荐必要的培训或改变提案。要对现状有清晰的认知，例如如何应对 ERCP 相关耐碳青霉烯类肠杆菌传播、社区麻疹暴发、埃博拉病毒以及中东呼吸综合征暴发等。

  （4）更新：根据疾病及医疗情况的不断变化，感控委员会应及时更新指南。例如，修订感控方案重新优先应对埃博拉，并根据联合委员会标准和当地状况重新调整应对措施。

  （5）培训：定期进行基本感控知识培训，如新员工岗前培训、员工年度培训，内容包括手卫生、呼吸防护方案、血源性病原体防控方案等。感控委员会应及时与员工沟通相关改变和更新。常采用在职人员培训、邮件或发布委员会会议纪要的形式。

（宋晓岩 杜霈 李薇）

11. 第 6 版《JCI 医院评审标准》中感控工作的新要求

  据国际联合委员会（JCI）最新发布的信息，2016 年 5 月 16 日至 17 日，JCI 标准咨询小组在马德里开会讨论更新 JCI 医院评审标准，《JCI 医院评审标准》第 6 版于 2017 年 1 月发布。该小组由 13 名全球卫生保健专家组成。

此次更新对感染控制工作的新增要求有：抗菌药物管理、全球感染的认识与应对、加强员工免疫接种。

虽然耐药菌防控的要求在第5版标准中被反复提及［如：腹泻患者入院时进行艰难梭菌筛查或特殊患者转入时进行耐甲氧西林金黄色葡萄球菌（MRSA）筛查；基于感控风险，对具有流行病学意义的多重耐药菌进行监测；采取相应的隔离措施降低感染风险等］，但均未将抗菌药物管理与之相联系。此次更新则意味着"抗菌药物管理项目"（antimicrobial stewardship program，ASP）将作为重要内容被正式提出，在下一轮评审中也将被纳入查核重点。

对全球感染的认识与应对，是在以前的标准中没有提到的。但是在此前的评审过程中，JCI专家一直强调并考核感控人员对全球感染的认识程度以及是否具备相应的应对能力。本次也将这些加入到对感控工作的要求中。

胡必杰教授点评道，这次更新表明了全球卫生保健专家都在积极推动抗菌药物管理，并且致力于提高感控人员的综合能力，同时也关注员工的健康。

新增条款的抗菌药物管理内容，正是去年开始我们在"感控医生研修项目"（SHIP）中强调的新内容，从这个方面来看，我们的感控理念，跟上了国际的步伐。

相对来说，消毒隔离、手卫生等工作属于感控的基础工作，这是感控的基本，必须做好。目前更新的评价内容则是对感控工作的提升，但是实施提升是有难度的。我国感控团队必须顺应需求，主动改造以提升自身的业务素质和工作能力。

（江佳佳　胡必杰　杜霈）

12. N95 口罩能阻挡血液、体液飞溅吗

解读文献:《美国国家职业安全与健康研究所批准的 N95 医用防护口罩和 N95 外科口罩的防血液渗透性》

文献标题:Resistance to synthetic blood penetration of National Institute for Occupational Safety and Health-approved N95 filtering facepiece respirators and surgical N95 respirators.

原文作者:Rengasamy S, Sbarra D, Nwoko J, et al.

刊载信息:American Journal of Infection Control,2015,43(11):1190-1196.

　　口罩是否具有防血液渗透性、能否在发生血液或体液喷溅时起到预期的防护效果,是每个医务人员关心的话题。美国国家职业安全卫生研究所(NIOSH)与第三方实验室(TPI)合作,参考 ASTM F 1862 标准方法分别测试了其已经批准的 N95 外科口罩和 N95 医用防护口罩对血液、体液渗透的阻挡作用,并将试验数据进行了比对。

　　该研究纳入 3 类、11 个样本模型的口罩,包括 6 个 NIOSH 批准的 N95 过滤式口罩(N95 FFR),模型 A、B、C、D、E 和 F;3 个 FDA 批准的 N95 外科口罩(外科 N95 FFR),模型 G、H 和 I;2 个 FDA 批准的外科口罩(SM),模型 J 和 K。NIOSH 和 TPI 分别模拟了 450 cm/s 和 635 cm/s 的血浆喷溅速度进行血液渗透性试验(此速度分别对应人体血压 80 mmHg 和 160 mm Hg)。研究结果显示,两个不同试验场所在两个不同速度下的血液渗透结果类似,总体通过率见表 12-1。

表 12-1　3 种口罩的血液渗透性在 450 cm/s 和 635 cm/s 速度的综合测试结果(通过率,%)

口罩类型	N95 FFR						外科 N95 FFR			SM	
	A	B	C	D	E	F	G	H	I	J	K
450 m/s	92	100	100	80	100	100	100	100	96	96	95
635 m/s	72	100	100	64	100	100	92	100	92	96	65

　　另外,该研究还发现不同模型条件下的通过率也不同,只有 4 个 N95 FFR(B、C、E 和 F)模型和 1 个外科 N95 FFR(H)模型在两个速度条件下均 100% 通过。而且,口罩的防血液渗透性与试验速度相关,随着试验速度的增加口罩防血液渗透作用降低。

(王凤田　刘凤迎　干铁儿　覃金爱　万艳春)

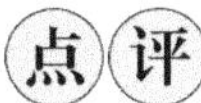

在可能发生血液、体液飞溅的情况时，按照相关规范、标准，要求选择外科口罩或 N95 防护口罩，但是这篇文章提示，即使是已经批准上市的口罩，其对血液、体液的阻挡作用仍然有限，不同的口罩之间对血液、体液渗透的阻挡作用也是有差别的。目前，我国医用防护口罩执行的最新标准是中华人民共和国国家标准 GB19083－2010《医用防护口罩技术要求》，外科口罩为中华人民共和国医药行业标准 YY0469－2011《医用外科口罩技术要求》，而普通医用口罩则印着 YZB 的各类厂标。因此，医护人员在临床工作中，应按需正确选择合适的口罩，才能有效保护自身的职业安全。

（李卫光）

13. 戴手套反而会增加门诊伤口护理人员的手污染概率

解读文献：《门诊医疗机构医务人员关键诊疗时刻手污染情况》

文献标题：Health care worker hand contamination at critical moments in outpatient care settings.

原文作者：Bingham J，Abell G，Kienast L，et al.

刊载信息：American Journal of Infection Control，2016,44(11):1198－1202.

在临床工作中，很多医务人员认为只要戴上手套就是安全的，就能有效地保护自己。但是理想和现实总是有差距的。2016 年发表在《美国感染控制杂志》上的研究以手卫生为切入点，对 4 个门诊伤口护理机构的 17 名医务人员的手进行采样，采样时机为医务人员在清洁或无菌操作前、体液暴露风险后，采样监测的病原体为 4 种常见的医院感染病原体，包括耐甲氧西林金黄色葡萄球菌（MRSA）、耐万古霉素肠球菌（VRE）、多重耐药不动杆菌属和艰难梭菌（CD）。该研究显示，在 2 个不同采样时机，病原体污染率均为 17.4%，手上检出 1 种及 1 种以上病原体的医务人员达到 28.3%，见表 13－1。

表 13－1　不同时机手部不同病原体污染率（%）

手卫生时机	MRSA	VRE	多重耐药不动杆菌属	CD	合计
清洁或无菌操作前	4.4	2.2	0	10.9	17.4
体液暴露风险后	10.9	0.0	2.2	4.4	17.4
患者护理过程	13.0	2.2	2.2	15.2	28.3

另外，该研究还发现医务人员护理时戴手套的手污染率高于不戴手套的。清洁或无菌操作前，戴手套的手污染发生率为 40%，不戴手套的手污染发生率为 14.6%；血液体液暴露风险后，戴手套的手污染发生率为 17.4%，不戴手套的手未监测；戴手套的手污染发生率合计为 19.6%，不戴手套的手污染发生率为 14.6%。监测数据显示医务人员戴手套的手污染状况不容乐观。研究中还发现有 64.2% 的被病原体污染的医务人员手与患者接触至少 1 次，而 16.7% 与患者接触至少 2 次。

研究人员认为，在门诊机构，医务人员污染的手对传播病原体有显著的风险。使用手套对手污染有一定的影响，必须加强正确的手卫生培训和监督。

（王静　张杰　于铁儿）

点评

手卫生是控制医院感染最重要的措施之一，这已经成为医务人员的共识，但是很多临床工作人员在手卫生方面还有很多误区。许多研究表明，医务人员在清洁或无菌操作前的手卫生依从性普遍低于血液体液暴露风险后，但本研究告诉我们在这 2 个不同时机中，手被病原体污染的概率是相同的。WS/T 313－2009《医务人员手卫生规范》明确指出戴手套不能代替手卫生。但是，在临床工作中仍然有很多医务人员不能正确认识这一点，反而使戴手套的手变成了污染源。本研究虽然存在着样本量较少、监测数据部分缺失的缺点，但从研究中仍然可以看出，正确规范执行手卫生，使其成为医务人员的"慎独"行为，我们还有很多工作要做。

（李卫光）

14. 来自医护人员服装和设备的污染物

解读文献：《系统综述：来自医护人员服装和设备的污染物》

文献标题：Healthcare personnel attire and devices as fomites: a systematic review.

原文作者：Haun N, Hooper-Lane C, Safdar N.

刊载信息：Infection Control & Hospital Epidemiology，2016，37(11)：1367 - 1373.

为评价医务人员服装和医疗设备被污染的程度，Nicholas Haun 等进行了一项系统综述。研究者运用联机医学文献分析和检索系统对多个数据库进行条件筛选，截至 2015 年 2 月 10 日，搜索到 1 175 个相关研究，其中 72 项研究符合纳入标准。

这 72 项研究分别来自于亚洲(24)、欧洲(19)、美国(18)、非洲(5)、北美其他国家(5)和大洋洲(1)等国家和地区。研究采用了多种采样技术和微生物检测技术，其中 94% 的手机采用拭子取样方法，而 60% 的服装采用直接接种固体培养基，最常见的微生物培养方法是选择性固体培养基。研究检测了医务人员各种物品的污染情况，包括听诊器、电子设备、白大衣、领带、笔和其他服装，检测病原体包括金黄色葡萄球菌、耐甲氧西林金黄色葡萄球菌(MRSA)、革兰阴性菌，部分研究检测了肠球菌、艰难梭菌和其他病原体。

研究显示各种病原体的污染率相差较大。24 个涉及听诊器的研究中，MRSA 的污染率为 0～42%，革兰阴性菌污染率 0～31%。28 个涉及数字通信设备的研究中，手机 MRSA 的污染率 0～20%，革兰阴性菌的污染率 0～75%。白大衣 MRSA 污染率 0～16%，革兰阴性菌污染率 0～42%。5 个提及领带的研究中，MRSA 污染率 3%～32%，革兰阴性菌污染率 11%～23%。肠球菌和艰难梭菌的污染状况研究较少，评价不明确。

该研究显示，尚没有证据说明医护人员服装或设备污染和临床分离菌株、患者感染之间有明确的直接关联。

研究者指出，由于研究方法的不一致性、采样方法的不同、微生物学检测方法异质性等因素，医务人员服装和设备与临床感染之间的关系还需要进一步研究，对艰难梭菌等耐药细菌的研究也需要增强。

（黄辉萍　周艳芝　覃婷　万艳春）

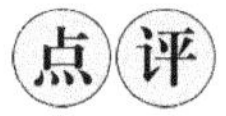

点评

系统综述（又称系统评价）是指应用明确的方法，查询、选择和严格地评价相关研究，从中提取数据并采用适当的统计学方法合并数据，得出综合性结论，为解决某一具体临床问题而提供证据。这篇系统综述提示细菌无处不在，医护人员的衣物和医疗设备可能会成为病原体的临时居所，增加病原体传播的潜在风险。然而，这种风险的大小目前还不清楚。研究结果提示随时关注细节，以减少感染的发生，但是研究结果差异显著，缺乏标准化的研究方法可能是重要原因之一。采样前设备或衣物的清洁度、周围环境、手卫生和其他清洁措施存在差异，采样技术、微生物检测技术不同，横断面的研究方法无法纵向评估病原菌的持续存在，要判断病原菌与医院感染之间存在直接关联，这些都需要进一步的研究。

（李卫光）

15.　患者参与手卫生的好办法：让患者看到或听到你清洁了双手

解读文献：《看到或听到手卫生：一种新颖的以患者为中心来促进手卫生的方式》

文献标题：Be seen and heard being clean: a novel patient-centered approach to hand hygiene.

原文作者：Caine LZ, Pinkham AM, Noble JT.

刊载信息：American Journal of Infection Control, 2016, 44(7): e103 - 106.

手卫生是预防感染传播最有效、最经济且最简单的措施。如何有效提高手卫生依从性？Concord 医院在一个 32 张床位的外科手术病区进行了一项新颖的提高手卫生依从性的研究。

医院开展以"看见和听见手卫生"为标语的活动，研究人员通过询问患者是否看到或听到医护人员进行手卫生来获得数据，并采用前后对照设计来评估该病区手卫生依从性的变化。

在干预前后各询问了 166 位患者，分别有 161 和 153 位患者回答了他们是否看到或听到医护人员进行了手卫生。干预前，约 65% 的患者看见或听到医护人员执行了手卫生，干预后达到 93%（$P <$ 0.001）。

研究结果表明，通过患者参与手卫生的监督和观察，医护人员的手卫生意识有所增强，尤其是在频繁接触患者的时候更会下意识地关注实施手卫生，同时也增加了与患者的沟通。另外一个意想不到的结果是速干手消毒剂或皂液的补充频率也明显增加。重要的是，患者在提醒医务人员执行手卫生方面变得更加积极。

（干铁儿　谢承峰）

点评

观察手卫生执行情况耗费了大量人力、物力和时间，并且存在严重的霍桑效应，让患者或家属参与监督不得不说是一个好方法。也许有人要问：中国目前的医患关系如履薄冰，是否应该让患者与家属参与手卫生的观察活动呢？我认为答案是肯定的。如果一方面提倡患者安全文化，另一方面又害怕患者参加安全文化，岂不是"叶公好龙"。医学伦理学的基本原则是不伤害原则、有利原则和尊重原则，执行手卫生是最好的体现。因此，提倡患者在医院内执行手卫生，当医护人员疏忽未执行手卫生时患者及时提醒，是多模式手卫生改进策略之一，是对医务人员和患者是双赢的。

（韩克军）

16.　医务人员不洗手接触你

解读文献：《鼓励患者提醒医护人员手卫生的策略有效性的系统综述》

文献标题：Systematic review of the effectiveness of strategies to encourage patients to remind healthcare professionals about their hand hygiene.

原文作者：Davis R, Parand A, Pinto A, et al.

刊载信息：Journal of Hospital Infection, 2015, 89(3): 141 - 162.

研究者们对 Medline、EMBASE 及 PsycINFO 数据库内 1980 年至 2013 年间的所有相关文献进行系统综述,对患者参与提醒医务人员手卫生这项策略的有效性进行评价。

检索 1959 篇文献,经过层层筛选(阅读题目、摘要、全文等)最终纳入符合要求的文献 28 篇(英国 12 篇、美国 9 篇、瑞士 3 篇、澳大利亚 1 篇、保加利亚 1 篇、中国台湾 1 篇,另外 1 篇综合了 43 个国家的数据)。文献发表时间为 1999 年至 2013 年。由于文献的研究方法异质性较大,无法进行 meta 分析。

单因素干预措施研究的文献共 16 篇,其中 1 篇的研究结论来自于两个独立的单因素措施研究。13 篇文献聚焦了患者参与的意愿,3 篇文献关注了患者的实际参与情况(1 篇基于患者的报告,2 篇基于患者和医务人员的报告)。

视频干预措施研究的文献 6 篇,视频包括《PINK 患者安全》视频(3 篇)、《手卫生挽救生命》视频(2 篇)、《Leigh Valley 医院和医疗保健网》视频(1 篇)。其中,使用视频的目的是鼓励患者参与(5 篇)和执行(1 篇)。

书面干预措施研究的文献 3 篇,其中 1 篇为《住院问答》传单,患者阅读传单有助于增强参与意识;2 篇为《在你的医护过程中,请帮忙预防错误》手册,使用手册宣传,干预组和对照组在患者指出医护人员手卫生的行为上,差异无统计学意义。另 1 篇文献中,患者阅读手册后感觉自身行为发生改变,在提醒医护人员手卫生时也不会觉得别扭;但医护人员认为手册对患者的行为改变影响非常小。

医护人员鼓励的有效性研究文献 8 篇,所有文献结果均显示患者的参与意识在得到医护人员的鼓励后增强,但 8 篇文献中均未对实际行为进行测量。

多因素干预措施(如传单与视频结合的方式)研究的文献 12 篇。其中 4 篇文献检验了患者的参与意愿。3 篇文献提供了患者自述行为的测量方法(间接通过含醇手消毒剂的使用量)。3 篇文献同时检验了患者参与意愿和行为测量。2 篇文献通过医护人员手卫生用品的消耗量间接测量患者的参与行为。

6 篇文献中,3 篇文献测量患者行为,在干预期间,90%～100%的患者自述他们会提醒护士进行手卫生,而仅 32%～40%患者会提醒医生进行手卫生。有 1 篇文献显示,超过 1/3 的医护人员报告在干预期间被患者质疑手卫生。另 1 篇文献表明,虽

然在干预期间患者报告他们的行为无改变,但医护人员报告被患者质疑较多。余下 1 篇基于患者自我报告结果的文献表明,相比用手册指导患者提醒医护人员手卫生,患者更喜欢用一张手写"感谢您洗手"的提示卡片来要求医务人员进行手卫生。

4 篇文献仅提供了患者参与意愿的数据。2 篇文献报道医务人员戴着胸牌鼓励患者提醒他们注意手卫生是最有效的方法;用来自医生或病房管理者的书信要求患者提醒医务人员手卫生,被认为是最不受欢迎的方法。1 篇文献发现,相比给一份有关医院感染的传单,患者更愿意在医务人员佩戴一个纽扣灯指示他们还没洗手时,提醒医务人员手卫生。还有 1 篇文献表明,患者如果被告知他们将从医院获得一瓶手消毒剂时,他们提醒医务人员手卫生的意愿增加。另外,60%的患者认为,如果医生戴着胸牌和他们说"没关系,尽管提醒",将更好地鼓励他们参与的积极性。

7 篇文献检验了医务人员手卫生依从性是如何提高的,其中 5 篇通过统计手卫生产品的消耗量,1 篇用观察法,1 篇由医务人员报告。3 篇文献报道了医务人员手卫生依从性增加有统计学意义,2 篇文献报道虽有所升高但无统计学意义,1 篇文献报道在内科 ICU 升高,但在其他病房(心外科 ICU 及普通病房)下降,但是差异无统计学意义。还有 1 篇文献报道没有一致的结果,无法说明问题。

无专业知识和有专业知识患者之间差别的研究文献 2 篇,有专业知识的患者有些本身就是医务人员(护士或实习医生)。基于 3 个对于无专业知识和有专业知识患者之间的比较研究(纳入方法相同),结果显示无专业知识的患者质疑医生和护士手卫生的意愿较差。另外,当得到医务人员鼓励时,三组参与意愿均提高,对无专业知识患者的影响大于实习医生患者和医务人员患者。另 1 篇文章报道,接受过临床培训的患者较未接受过培训的患者更乐于质疑医护人员手卫生,不管其是否受到医务人员鼓励,但文献中并没有报道其差异是否具有统计学意义。

从该系统综述结果可知,患者提醒医务人员手卫生的策略再结合其他方法,有助于持续提高医务人员的手卫生依从性。但该研究中未涉及的其他措施也对鼓励患者参与有肯定的作用,尤其是强调和重视患者的作用对成功鼓励患者参与有至关重要的意义。目前对如何确定符合患者和医务人员需求的

最佳方法仍有争议。

（周艳芝　徐虹　刘荣辉　李婧闻）

点评

　　医务人员污染的双手在医疗保健相关病原体的传播中起着至关重要的作用。有文献报道：手卫生依从性在 80% 以上，MRSA 感染风险显著降低。正确的手卫生是预防医院感染最有效的措施之一，也是感染防控措施"干预组合"（bundle）策略成功实施的前提。过去 30 年国内外各医疗机构越发重视手卫生的执行情况，并采用多模式手卫生改进策略推进手卫生的执行。国外不少研究提到鼓励患者参与手卫生可有效提高医务人员手卫生依从性和促进医院安全文化形成。本综述也证实该策略的有效性，也许在研究中同时对手卫生的正确性进行监测，能更好地体现该方法的价值。但是在我国尚未有这样的研究，尽管患者参与可能存在脆弱性、能力局限性，甚至可能干扰医患关系，但这都不足以成为实施障碍，不能"一噎之故，绝谷不食"。在充分考虑医疗机构背景和所有利益相关人的前提下，应大胆尝试。

（韩克军）

17. 反馈结果和患者参与真的能提高手卫生依从性吗

解读文献：《在已建立多种促进模式的机构中，通过强化反馈和患者参与模式联合促进医务人员手卫生依从性的单中心集群随机对照实验》

文献标题：Enhanced performance feedback and patient participation to improve hand hygiene compliance of health-care workers in the setting of established multimodal promotion: a single-centre, cluster randomised controlled trial.

原文作者：Stewardson AJ，Sax H，Gayet-Ageron A，et al.

刊载信息：Lancet Infectious Diseases，2016，16(12)：1345 - 1355.

　　尽管医院已采取标准化的多模式手卫生策略，但医务人员手卫生依从性仍不理想，急待寻求新干预措施的循证依据。日内瓦大学医院感染管理研究者 Stewardson 等发表在 *Lancet* 的一篇文章旨在探讨强化依从性结果反馈和联合患者参与改善手卫生依从性的效果。

　　在完成 15 个月的基线资料收集工作后，研究人员利用计算机对符合条件的病房进行随机区组（1:1:1)，并根据病房种类进行分层，随机分为对照组、强化反馈组和强化反馈联合患者参与组。对照组中的一个病房由于高度依赖性而在分析时将其排除。在基线资料收集期（2009 年 4 月 1 日到 2010 年 6 月 30 日）及干预期（2010 年 7 月 1 日到 2012 年 6 月 30 日），对照组手卫生依从性由 66%（95% *CI*：62%～72%)上升到 73%（95% *CI*：70%～77%)（*OR*=1.41；95% *CI*：1.21%～1.63%)；在强化反馈组由 65%（95% *CI*：62%～69%)上升到 75%（95% *CI*：72%～77%)（*OR*=1.61，95% *CI*：1.41%～1.84%)；强化反馈联合患者参与组由 66%（95% *CI*：62%～70%)上升到 77%（95% *CI*：74%～80%)（*OR*=1.73，95% *CI*：1.51%～1.98%)。强化反馈组与对照组相比有 3% 的绝对差异归因于干预措施（95% *CI*：0～7%，*P*=0.19)；强化反馈组联合患者参与组与对照组相比有 4% 的绝对差异归因于干预措施（95% *CI*：1%～8%，*P*=0.048)；干预后追踪观察（2013 年 1 月到 2014 年 11 月 31)结果显示三组手卫生依从性较基线值均显著增加。虽然三组手卫生依从性均有改善，但两个干预组与对照组比较均无显著的临床效果。对照组可能受到实验组干预措施的干扰，因此对行为改变的随机实验研究带来挑战。

（付婷婷　乔甫　李若洁）

（鲜于舒铭）

点评

　　欧美国家的医疗机构多年来采用多种方法提高手卫生依从性，普遍实施多种手卫生促进模式，并在此基础上寻找提高手卫生依从性措施的循证学依据。本研究中涉及两项手卫生干预措施：①增强版的手卫生情况反馈，包括即时的、个性化的、定期的、有统计分析的、标杆管理的以及目标设定的综合反馈措施；②患者参与，患者在入院时收到手卫生礼品包，并被告知患者应当看见并要求医务人员在接触自己前进行手卫生。尽管本研究中两组干预实验组的手卫生依从性与对照组相比无显著性差异，但干预组与对照组的手卫生依从性与基线相比均有显著提高，考虑到对照组受干预措施的干扰对实验结果的影响，可以认为该两项措施对医务人员的手卫生依从性有积极作用。

18. 教育培训能提高手卫生依从性吗

解读文献：《模拟教育作为单一干预措施并不能改善手卫生行为：随机对照随访研究》

文献标题：Simulation education as a single intervention does not improve hand hygiene practices: a randomized controlled follow-up study.

原文作者：Jansson MM, Syrjälä HP, Ohtonen PP, et al.

刊载信息：American Journal of Infection Control，2016，44(6)：625－630.

　　在我们平日的感控工作当中，常提到应当加强宣传教育提高医务人员的手卫生依从性。但是宣传教育到底有没有促进作用？对于医务人员的行为改变又有多大效用？我们一起来看看在芬兰开展的这项研究。

　　该研究是将芬兰一个 22 张床位的成人混合型外科重症监护治疗病房的护士，随机分配为干预组和对照组，进行为期两年的模拟教育随访试验。在40 名重症监护护士中，随机抽取 30 名参与基线测量，其中 17 名完成了所有研究步骤。只调查研究对象在气管内吸痰前后高危接触情况的手卫生依从性，采用直接、非参与方式进行观察。观察结束时对研究对象的手卫生知识进行评估。

　　研究结果表明，24 个月的干预结束后，总的手卫生依从性从基线值 40.8％上升至 50.8％（$P＝0.002$）。但经过 2 年的模拟教育，线性混合模型并未确定在研究组中存在组间差异（$P＝0.77$）或时间-组间交互作用的差异（$P＝0.17$），此外，模拟教育对参与者的手卫生知识并没有产生影响。

　　分析结果可知，在模拟教育后，重症监护治疗病房护士的手卫生依从性仍低于目标行为率，其手卫生持续时间仍低于推荐的 20～30 秒时间限制，在方法上除了双手互握旋转揉搓手背以及拇指旋转揉搓没有正确执行，其他步骤在接触患者前正确执行。

　　该研究表明通过单一的模拟教育试验，重症监护治疗病房护士对现行手卫生指南的认知和依从性仍低于目标值。

（干铁儿　谭莉　林凯　李婧闻）

点评

　　在平日的工作中，手卫生的认识和推广是个不断深化的过程。我们常提到应当加强教育培训，提高临床医务人员的手卫生意识与依从性，但总是发现宣传教育似乎并未达到我们预期的效果。那么，到底是教育的方法方式不理想还是模式不佳？这篇研究报道告诉我们，单一的教育模式，并不能达到预期目标。但是文中并未提及，如果教育模式不单一，采用多样化或者与其他方法结合的方式是否能够使研究对象的认知与依从性持续提高而达到目标值。或许我们可以开展针对单一教育模式与多样化模式的对照研究,更好地指导实际工作。

从该研究可知,虽然感控工作中宣传教育是必不可少的环节,但要想成功推进手卫生,或许我们更应当注重教育方式的多样性,注重与其他方法策略的结合,从而谋求最佳的预期效果。为确定采取单一或综合措施是否有利于提高医务人员手卫生依从性,仍需进一步研究。

（韩克军）

19.　互联网宣教手卫生可防控呼吸道传染病

解读文献:《通过互联网进行手卫生干预改变流感样疾病和
呼吸道感染传播:一个基层医疗中的随机试验》

文献标题:An internet-delivered handwashing intervention to modify influenza-like illness and respiratory infection transmission (PRIMIT)：a primary care randomised trial.

原文作者:Little P, Stuart B, Hobbs FD, et al.

刊载信息:Lancet, 2015,386(10004):1631-1639.

通过进行手卫生来预防呼吸道感染(RTI)传播的方法已经得到了广泛的认可,尤其是在 H1N1 大范围流行期间。但是,手卫生在其中所扮演的角色仍受到争议,在受到干预的成年人中,没有随机化证据可以证明手卫生的效力。我们来看看 Paul Little 等人所做的一个随机研究,这个研究评估通过互联网传送干预措施来改变洗手习惯,是否能降低成年人及其家人的呼吸道感染数量,再进行其他的文献回顾,对手卫生的效用进行综合评估。

Paul Little 等通过电子邮件,招募到了拥有家庭成员的志愿者,并将他们随机分配为干预组和非干预组。通过定制的自动化网络干预措施进行干预,包括最大限度地宣传洗手的作用、指导正确的洗手行为、为志愿者提供个性化的反馈、对有益的态度和规范行为进行强化,并对错误想法予以纠正。主要的结局指标为随机分配的人群中发生呼吸道感染的数量,参与评估的参与者均完成了 16 周的随访,属于改良意向性治疗(modified intention-to-treat)人群。结果显示,从 2011 年 1 月 17 日至 2013 年 3 月 31 日的三个冬季期间,研究组招募了 20 066 名志愿者,干预组 10 040 人,非干预组 10 026 人。16 908 名(84%)参与者完成了为期 16 周的随访(干预组 8 241 人,对照组 8 667 人)。16 周后,干预组内有 4 242 人(51%)报告发生了一次或多次呼吸道感染,而对照组内有 5 135 人(59%)(RR＝0. 86, 95% CI: 0. 83～0. 89, P＜0. 000 1)发生了呼吸道感染。呼吸道感染疾病的传播中,最主要的为手口传播。研究同时表明,干预措施降低了呼吸道感染在家庭成员之间的双向传播。干预组中自诉皮肤刺激症状有少量增加(干预组 4%,对照组 1%),并且没有报告严重不良事件。

该研究存在一些局限性。研究中对呼吸道感染的定义并不是 WHO 或 CDC 的标准定义,这不利于与其他公共卫生领域的相关实践进行比较。另一方面,随访 16 周后才确定最终结局,很可能会造成低报和误报的回忆偏差,虽然笔者在文中确信 16 周之内参与者对于感染的记忆会比较清晰。

（孔晓明　廖丹　杨乐　李若洁　孔懿）

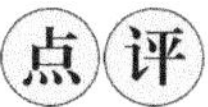

手卫生在降低感染性疾病传播方面的作用已经得到了广泛的认可,基于互联网的改变手卫生行为的干预措施,相对于传统的人力培训,效率高。Paul Little 等人的研究结论为:在没有传染病大流行的时期,旨在增加洗手行动的互联网干预措施可有效

降低呼吸道感染的传播。鉴于疾病大规模流行期间民众对互联网关注程度上升，以及互联网在提供建议方面的可能起到的作用，所以该干预措施也可能有效。而鉴于该研究的局限性和呼吸道感染传播途径的非单一性，手卫生在其中单独的效用仍存在争议。因此，基于互联网的宣教模式，值得推崇，但建议应采取综合干预措施来防止呼吸道感染的传播。

（李六亿）

20. 提高手卫生依从性的策略：除了五大改变还有信息

解读文献：《信息策略在改善手卫生依从性方面的效用》

文献标题：The role of message strategy in improving hand hygiene compliance rates.

原文作者：Taylor RE.

刊载信息：American Journal of Infection control，2015；43（11）：1166 - 1170.

尽管大家在过去的十几年中对手卫生的关注有所提高，但其依从性仍然较低。虽然手卫生科学技术方面有很多进展，但却鲜有关注促进手卫生的信息策略。

本研究总共有美国感染控制和流行病学专业学会（APIC）的 86 名医务人员参与，对 6 种信息策略的易懂性、可信度以及是否可以促进手卫生进行在线评估。6 项策略包括自我意识（受到良好专业教育的医务人员能帮助患者康复，他们遵从手卫生规范）、社会策略（你的家庭和朋友需要你别从医院携带细菌和疾病；洗手不仅是保护患者，也是保护你的家人和朋友）、感官策略（频繁洗手可致手干；使用含护肤成分的洗手液将感觉良好）、例行程序（洗手对于每个医务人员都是每日重要的工作内容；接触患者前后洗手很重要，无论其需要花费多少时间）、急迫性（洗手对于每个医务人员都是每日重要的工作内容，比如医务人员接触患者的体液后需要立即用皂液和水洗手）、道理（洗手对于每个医务人员都是每日重要的工作内容；洗手可减少感染的传播并预防疾病）。

评估结果显示，在自我意识、社会、感观、例行程序、急迫性需求以及道理 6 个策略中，社会策略被评为最有可能导致行动的策略。感观策略被视为不仅不能起效，而且适得其反。

因此在感控工作中，感控人员应将社会信息策略增加到交流过程中，以促进手卫生依从性的提高。尽管需要进一步测试，自我意识、例行程序和急迫性需求等策略为挖掘提高手卫生依从性的动机提供了希望。

（吴春霖　乔甫　李婧闻　李若洁）

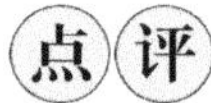

医务人员遵从手卫生指南的行为态度是复杂的、多因素的。了解手卫生依从性低的相关因素对促进手卫生最佳实践具有重要意义。本文指出：虽然手卫生科学技术方面有很多进展，但却鲜有关注促进手卫生的信息策略。因此在感控工作中，感控人员重视应将社会信息策略增加到交流过程中，以促进手卫生依从性的提高。

（韩克军）

21. 提高手卫生依从性，试试"正向偏差"吧

解读文献：《正向偏差：一个持续提高手卫生依从性的项目》

文献标题：Positive deviance：a program for sustained improvement in hand hygiene compliance.
原文作者：Marra AR，Guastelli LR，de Arau'jo CM，et al.
刊载信息：American Journal of Infection control，2011,39(1):1-5.

首先，我们应当知道什么是"正向偏差"(PD)。在管理过程中某些个人或团队在同样的资源和限制条件之下，能够比同事更好地解决问题，这些人被称为正向偏差者。所谓正向偏差，正是基于这个前提进行的一个社会和行为改变的过程。管理人员必须积极寻找组织内格外出色的成功团队或个人，促使"正向偏差"的成功战略成为企业的主流。

本研究通过一组少量的数据研究评价正向偏差能否持续改进手卫生依从性。该研究发现正向偏差同样适用于改善手卫生的依从性，并能降低设备相关感染发生率。

该研究纳入一所私立三级医院内两个 20 张床位的康复病房(step-down unit，SDU)进行对比研究。为期 3 个月的基线期(2008 年 4～6 月)使用电子洗手计数器对手卫生进行计数。之后的 2008 年 7 月 1 日至 2009 年 11 月 30 日在东 SDU 内，2008 年 9 月 30 日至 2009 年 12 月在西 SDU，均实施正向偏差方案。

研究结果显示，在东 SDU 中实施正向偏差最后一个月(2009 年 11 月)使用的含乙醇速干手消毒液量是实施正向偏差前(2008 年 4 月)使用量的 2 倍以上；在西 SDU 中同样存在 2 倍的差异。基线期医院感染(HAI)发生率与 2009 年相比差异具有显著统计学意义，东 SDU(5.8/1 000 设备使用日 vs 2.8/1 000设备使用日，$P=0.008$)，西 SDU(3.7/1 000 设备使用日 vs 1.7/1 000 设备使用日，$P=0.023$)。

那么在该研究中是如何执行和实现正向偏差的方法呢？

这项研究中，最初的正向偏差者是由两个 SDU 的护士长挑选出来的，实施正向偏差方案后，最初的正向偏差者能够确定 SDU 里手卫生依从性好的其他同事。其他的医务人员包括医师、物理治疗师、语言治疗师和营养学家，也对正向偏差产生了兴趣。正向偏差的过程不断改变着医务人员的习惯，向大家展示如何改善手卫生实践、如何最好地在病区遵从手卫生。

第一项措施就是开会。正向偏差者组织 SDU 内所有的医务人员每月召开两次会议，这些人员包括了所有班次(早、午、晚班)的医护人员，要求每班次至少派出一名代表到会。会议时间定于早上 7:30—9:00。

会议内容包括：让正向偏差者说出对手卫生的看法，讨论需要改进的地方，并表扬依从性好的榜样。讨论他们注意到的普遍性问题(例如 X 医生检查患者前没有洗手，或者 Y 医生检查接触隔离的患者后未进行手卫生)，鼓励用积极的态度来找出那些不符合要求的人，并进行讨论，不允许任何差辱。没有人发出指令，也没有专家提出应当采取哪些措施，大家争相表达各种主张。护士长帮助开展讨论，请正向偏差者说出自己的看法，鼓励他们邀请其他正向偏差者参加下一次会议，因此每一次到会的正向偏差者均不同。

其次，除了开会，正向偏差者关注手卫生的数量和质量，他们准备了小卡片，印有"我的手卫生五个时刻"(WHO 的手卫生指南)，并将它们放在所有病历的第一页。他们积极地观察每个病区乙醇速干手消毒液电子计数器上的数字，并对数据和效果进行比较。

通过会议，大家决定把乙醇速干手消毒液分发器放置在病区所有合适的地方，并对 SDU 所有的医务人员进行手卫生执行方面的培训。

2008 年 12 月之后，正向偏差者开始关注在 SDU 中保持手卫生的持续性。他们关心的是，向新的参与者回顾正向偏差的概念会使会议变得冗长而没有新意。因此，他们采用激励的方法，例如"六项帽思考法"，给参加会议的所有成员一个平等的发言机会，并且能够达成共识。在会议上，共同讨论感染

控制方面有争议的问题,如接触隔离、环境问题和侵入性设备使用护理等。但手卫生依然是最首要的主题。有时候会议上还会播放一些正向偏差者自己拍摄和编辑的视频。每次会议上,正向偏差者会汇报每个医务人员管辖病房中的计数情况,并讨论医务人员的行为,重点是接触那些使用插管的患者,以及提供医务人员执行手卫生的时机。用这种方法,促进了医务人员对手卫生依从性的良性竞争。大家普遍认为,正向偏差者是一个值得骄傲的资源,是工作积极的表率。

同时,这项研究也存在一定的局限性。①这不是随机试验,而是一个间断时间序列研究的准实验。准实验研究通常是在对照试验不可行时采用的。对我们而言,一旦证明正向偏差能提高手卫生依从性,那么设计对照试验来评价正向偏差的持续性是违反伦理的。②没有用肉眼观察接触患者前后的手卫生依从性,也没有评价洗手技术,但直接观察手卫生的观察性研究可能还是会受到霍桑效应的影响。③由于此次干预仅在一个医疗中心开展,此结果可能不适用于其他医院。

(任文文　田和平　卢珊　江佳佳　李婧闻
李若洁)

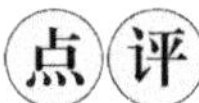

点评

此项研究为我们提供了一种新的管理理论——

应用于提高手卫生依从性的方法"正向偏差"。其基本的理念是,在进行行为改变或解决某个问题时,个人或团队在同样的资源和条件下,能够比他人做得更好。医院感染防控专职人员可以通过积极寻找医务人员中手卫生依从性较高的团队和个人,树立他们为榜样,让他们平等地与全体人员进行做好手卫生的做法和经验交流,影响和促进团队和每个人做好手卫生工作。

本研究通过一组少量的数据研究评价正向偏差能否持续改进手卫生依从性。该研究发现正向偏差同样适用于改善手卫生的依从性,并能降低设备相关感染发生率。

其实,在实际工作中,大家经常使用"正向偏差"方法,树立身边某项工作做得较好的人为榜样,让其介绍自己好的做法和实践,潜移默化地影响整个团队和每一个人,改进工作方法,促进行为的改变或问题的解决。文中有详细的数据来说明"正向偏差"前后的效果,在实际工作中,特别是提升医务人员手卫生依从性的过程中,此方法比较实用,并不神秘,也不高深,重要是学习其中的细致之处,从细小之处入手,让正向偏差者(做得好的医务人员)将自己在提高手卫生的实践中寻找到好的做法和经验,传授给自己身边的同伴和团队成员,以此促进整个团队更好地做好手卫生,不断改进自己的行为,提高手卫生依从性,领会到"正向偏差"的真正要义。

(索继江)

22. 提高手卫生依从性,你的方法用对了吗

解读文献:《在波罗的海地区 4 个国家联合开展利用 WHO"拯救生命:
清洁你的手"模型提高手卫生依从性的方法》

文献标题:A joint, multilateral approach to improve compliance with hand hygiene in 4 countries within the Baltic region using the World Health Organization's SAVE LIVES: Clean Your Hands model.

原文作者:Lytsy B, Melbarde-Kelmere A, Hambraeus A, et al.

刊载信息:American Journal of Infection control, 2016,44(11):1208 - 1213.

在波罗的海地区 4 个国家联合开展的一项前瞻性多中心研究,其目的是探讨调整后的世界卫生组织(WHO)手卫生方案对提高拉脱维亚、立陶宛、俄罗斯和瑞典 4 个国家医疗保健工作者(HCW)手卫

生依从性的有效性，并为在这些国家持续推广手卫生提供依据。该研究在 2012 年进行，13 家医院、38 个病区参与了本次研究。

研究结果数据包括手消剂消耗量、手卫生依从性（使用调整后的 WHO 手卫生依从性评价方法）、评估 HCW 的手卫生相关知识。干预措施包括培训护理人员、在病房重点位置张贴海报和提醒、在病房会议中把结果反馈给护理人员。

分析结果显示，进行反馈是一种有效的病房层面的管理方法。最有用的结局评价指标是手消毒液消耗量，在 30% 的病房中手消毒剂消耗量至少增加了 50%。

尽管如此，许多病房的手消毒液消耗量仍然处于较低的水平。研究人员指出，造成这一结果的原因是多方面的，最重要的是自我报告的护理人员人力不足，以及担心使用含乙醇的手消毒剂产生不良反应及对皮肤有刺激性。

（石尚世　刘聚源　王广芬　陈文森　李婧闻　李若洁）

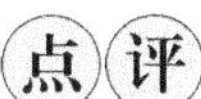

该研究的亮点与启示：

（1）多国、多中心研究，样本量虽不大，但是具有较好的代表性。

（2）没有照搬 WHO 手卫生促进模式，进行了本土化的调整，使其更具有可操作性，因地制宜的手卫生方案具有较好的执行力度。

（3）评价指标多样。不仅评价了手卫生依从性、手卫生用品消耗量，而且对手卫生设施的配备、医务人员的手卫生意识和知识进行了评价；此外，还对阻碍手卫生依从性的原因进行了深入的分析。

（4）反馈手消液的消耗量、观察手卫生的依从性、调查医务人员对手卫生的态度和知识是病房层面的优秀手卫生管理工具。

（5）手消毒液的消耗量可以用作手卫生评价指标，把观察手卫生的依从性作为手卫生评价指标更复杂。平常工作中我们与其一直纠结于何种指标更能代表真实的手卫生依从性数据，不如综合运用这些指标，在提高手卫生依从性和简化院感工作中找到平衡。

（6）手卫生的主要障碍是皮肤的刺激性和时间缺乏。在每家医院执行手卫生的过程中都会遇到不同的阻碍。院感管理人员应该找到自己单位医务人员不愿进行手卫生的真正原因，才能做到有的放矢。

上述亮点和启示，对我们提高医院手卫生依从性具有较强的借鉴意义，特别是将 WHO 手卫生促进方案与本国、本地区、本单位的具体实际相结合，应该是实际工作中应该注意的重点。

（索继江）

23. 德国国家手卫生运动经验

解读文献：《手卫生依从性：德国国家手卫生运动经验》

文献标题：Compliance with hand hygiene：reference data from the national hand hygiene campaign in Germany.

原文作者：Wetzker W，Bunte-Schönberger K，Walter J，et al.

刊载信息：Journal of Hospital Infection，2016,92（4）:328－331.

正确评价手卫生依从性是手卫生监测工作的重要环节，如何进行手卫生依从性的监测？我们来看看德国的经验。

基于世界卫生组织发起"清洁卫生更安全"的全球性运动的倡议，德国在 2008 年 1 月启动全国性的手卫生推动活动——"行动，清洁的双手"（ASH）。

ASH 帮助参与的医院和医疗机构实施多模式的感染预防控制措施，例如为医务人员提供培训资料和视频教程。截至 2015 年 6 月，已有 1 840 家医疗机构自愿加入该活动，其数量相当于约 50% 的德国医院（约 2 000 家）。

ASH 依据 WHO 的"5 个手卫生时机"的金标

准进行手卫生依从性的直接观察。手卫生依从性数据基于 2014 年 1 月 1 日至 2014 年 12 月 31 日 109 家参与医院的 576 个病房观察性研究所得。数据直接由移动设备(如手机或笔记本电脑,用 webApp 软件)输入,或经在线平台(webKess)传输数据和表格。由医院汇总数据,分为 ICU、非 ICU 和其他部门,医护人员分为医生和护士。组间依从性采用卡方检验。该研究是欧洲大陆首个通过直接观察方法呈现多家医院为期一年的监测数据,并对数据进行评估和基准分析的观察性研究。

分析研究结果:德国全国手卫生总依从性为 72%。成人 ICU 与非成人 ICU 之间的差距较小,但新生儿 ICU 和非 ICU 的儿科病房的手卫生依从性明显优于成人普通病房。护士的手卫生依从性显著高于医生。从手卫生时机来看,所有类型的医务人员在接触患者后的手卫生依从性均高于接触患者前。

该研究也存在一定的局限性。① 2014 年在 2 000 家德国医院中仅 109 家提交了直接观察的依从性数据。②直接观察监测的主要偏差可能归因于霍桑效应。观察期间的手卫生依从性通常较高。研究人员通过比较直接观察和自动手卫生监测来量化手卫生依从性的霍桑效应,发现观测者不在时,医务人员执行手卫生约 8 个/小时,当观察者在场时增加到 12 个/小时。手卫生观察者存在与否将带来约 61% 的手卫生活动量的变化。③手并不是病原体感染和传播的唯一因素。感染预防往往是多因素的,推荐使用综合防控策略来减少医院感染发生率。

(干铁儿　闫小娟　孔懿　徐虹　李婧闻)

(点)(评)

德国国家手卫生运动的经验,对我国手卫生依从性的提高有较强的借鉴意义,大家都知道德国人比较严谨。2014 年 109 家医院的手卫生依从性观察分析结果显示:在不排除霍桑效应的情况下,德国全国手卫生总依从性为 72%;护士的手卫生依从性显著高于医生;从手卫生时机来看,所有类型的医务人员在接触患者后的手卫生依从性均高于接触患者前的。基本与我国手卫生依从性分析结论相似,但比较手卫生依从性,德国的观察结果要比我国有些研究结果(手卫生依从性 85%～90%)要低一些,可能更接近真实情况。

由于直接观察手卫生依从性的影响因素较多,文章还详细分析了德国此项研究的局限性,特别是针对霍桑效应的量化研究具有很好的指导意义。研究人员通过比较直接观察和自动手卫生监测来量化手卫生依从性的霍桑效应,发现观测者不在时,医务人员执行手卫生约 8 次/小时,当观察者在场时增加到 12 次/小时。手卫生观察者存在与否将带来约 61% 的手卫生活动量的变化。此项研究说明,不论是发达国家,还是发展中国家,医务人员的手卫生依从性都有很大的提升空间。我所了解到的国内手卫生监测研究,也都认可存在着霍桑效应,但无具体的量化研究,希望能及早看到此方面的研究结果。

(索继江)

24. 视频监控下的手卫生依从性

解读文献:《使用视频监控反馈提高血液透析室医务人员手卫生依从性》

文献标题:Enhancement of hand hygiene compliance among health care workers from a hemodialysis unit using video-monitoring feedback.

原文作者:Sanche-Carrillo LA, Rodriquez-Lopez JM, Galarza-Delqado DA, et al.

刊载信息:American Journal of Infection control, 2016, 44(8):868-872.

尽管大家都知道手卫生很重要,但医务人员的手　　卫生依从性依然不高。手卫生依从性评价成为手卫生促进的重要手段,其评价方法最常用直接观察法,但该方法会因霍桑效应而使结果偏倚。因此需要其他的方法来改善手卫生依从性的评估。采用视频监控是一种很好的替代方法。下面这篇文章就对采用视频监控措施前后医务人员手卫生依从性进行比较,并对视频监控法与传统的直接观察法得到的结果进行比较。

手卫生在预防医疗保健相关感染的重要性是众所周知的,然而鲜见血液透析室的手卫生依从性评估。在墨西哥北部一所大学附属医院 13 张床位的血液透析室进行了三个阶段(干预前、第一次反馈后、第二次反馈后)的为期 5 个月的前瞻性纵向干预研究。该血透室平均每个月执行 1 150 次血液透析。采用直接观察法和视频监控协助观察法来评估手卫生的依从性。以培训会议和机密报告的形式对医务人员的依从性和非依从性予以反馈。总共记录手卫生时刻 5 402 个,其中有 5 201 个时刻来自 7 820分钟的录像,201 个时刻来自于 1 180 分钟的直接观察。录像监控基线评估的依从性比直接观察的依从性要低($P<0.05$),两种方法的误差率为 29.2%(0.4%~59.8%);整个研究期间,平均依从性提

升了 30.6%(7.3%~75.5%)。大多数总体和个体相关的指标提升具有统计学意义。WHO 的"5 个手卫生时机"中未落实手卫生的概率分别为 16.4%、25.1%、9.1%、19.0 和 30.1%。本文估计,血液透析室医护人员可以使用 22%~44.3%的工作时间进行适当的手卫生。因此,视频辅助监测手卫生是评估血液透析室手卫生依从性的极好方法。可通过血液透析工作人员反馈项目(包括视频实例和机密报告)提高手卫生依从性。

(干铁儿　潘磊　覃婷　傅建国　孔懿)

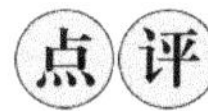

本文通过在血液透析室安装监控摄像来监视医务人员执行情况,并且比较此方法与主动监测之间的差异,证明前者获得数据更加真实,并能更好地提高医务人员的手卫生意识。

(鲜于舒铭)

25. 视觉吸引提高手卫生依从性的成功经验

解读文献:《长期使用闪光灯以及用指示牌来突显乙醇凝胶
分配器对提高手卫生依从性的效果分析》

文献标题:Effectiveness of an extended period of flashing lights and strategic signage to increase the salience of alcohol-gel dispensers for improving hand hygiene compliance.

原文作者:Rashidi B, Li A, Patel R, et al.

刊载信息:American Journal of Infection Control,2016,44(7):782-785.

加拿大渥太华医院做过一项非常有趣的研究,他们在医院的主要入口大厅配置了手消毒剂设施,并在设施上安装了低耗能的闪光灯来吸引视觉,同时他们还在入口处设置了醒目的指示牌来提醒患者执行手卫生。那么,这些设置和提醒是否可以提高就诊患者的手卫生依从性呢?你们医院是不是也进行过这样的尝试,效果如何?进行过科学的评价吗?看看加拿大渥太华医院是怎么做的。

手卫生依从性受多种因素的影响,其中包括乙醇凝胶分配器的醒目性。以往研究表明,用闪光灯提高乙醇凝胶分配器的醒目性可增加手卫生依从性;但是,这种效果的持久性尚未得到研究。研究者把闪光灯粘贴在手消毒剂分配器上共 6 周,然后采用回归分析法比较干预前后的手卫生依从性。研究者的第二个目的是确定在寒冷的冬季,通过在手卫生分配器前约 10 米的地方增加一个手卫生指示牌,是否可以进一步提高手卫生依从性。闪光灯将手卫

生依从性从 11.8% 提高到 20.7%，并且在 6 周的研究期内该效果保持不变。充满电可供全程使用的闪光灯可以更好地提高手卫生依从性。设置指示牌以及气温均未显著影响手卫生依从性。闪光灯是提高手卫生依从性的一种简单、经济的方式。提高灯光的亮度可以增强效果，但是应当排除特定的干扰。气温对手卫生依从性没有显著的影响，可能是由于这种方式不适合用于线性模型。其他干预措施如指示牌，可能需要专门针对个体医院环境来量身定制。

（谭莉　谢承峰　干铁儿　李若洁　孔懿）

点 评

以闪光灯博眼球的方法在商家及广告中被广泛应用。本文作者别出心裁，将此方法移植到手卫生工作中，取得了亮眼的效果。本文做出了一种非常有趣的尝试来增强医务人员的手卫生意识，就是在进门的地方设置醒目的闪光灯以引起人们对于手卫生的注意，从而提高了人们的手卫生依从性。这的确是一个非常有趣味并且有效的方法。他山之石，料可攻玉。

（鲜于舒铭）

26. 用手消毒剂消耗量反映手卫生依从性，靠不靠谱

解读文献：《手消毒剂消耗量反映手卫生依从性》

文献标题：Handrub consumption mirrors hand hygiene compliance.

原文作者：Haubitz S，Atkinson A，Kaspar T，et al.

刊载信息：Infection Control & Hospital Epidemiology，2016，37(6)：707-710.

因霍桑效应的存在，直接观察法获得的手卫生依从性的客观准确性经常被质疑，是否有其他客观的指标可以间接反映手卫生依从性呢？以下这项研究利用 8 年的时间，对用速干手消毒剂消耗量作为手卫生依从性的替代指标进行评估。

研究从 2007 年开始，研究人员每年在三级医院的 24 个主要科室观察一次手卫生依从性（多阶段、几天）。手卫生指征与 2009 年 WHO 推广的"5 个手卫生时机"相一致。研究人员在约 20 分钟的观察时间内，每次观察到的执行手消毒与手卫生指征的比例，来计算手卫生依从性。通常，监测时段会提前通知，且对被观察人员以透明的方式进行。手卫生依从性随后反馈到相应的科室。各科室手消毒剂消耗量的信息通过单一来源——医院药房的订单来确定，所有的手消毒剂产品均以乙醇为基本成分。自 2008 年以来的总床日数可通过内部报告获得。

采用以科室作为组变量（随机效应），并调整床日数和观察年的线性混合效应多重回归模型来分析手消毒剂消耗量与观察到的手卫生依从性的关系。

采用 Stata 12.1（Stata Corp，大学城，得克萨斯州）进行数据计算，所有的检验均采用双边检验且 $P < 0.05$ 被认为具有统计学意义。

研究结果显示，作者收集了 2007 年至 2014 年的手卫生依从性数据，观察到的平均依从性为 0.71（95% CI：0.64～0.77），从 2007 年的 0.62 增长至 2014 年的 0.77。在观察科室，手消毒剂平均消耗量从 2007 年的 6 270 L 增长至 2014 年的 17 854 L。科室间的差异很大，即便按床日数调整后也如此。在 2014 年，所有科室手消毒剂使用的中位数（四分位数间距）为 65(42～89)ml/床日，最高的是重症监护治疗病房（ICU）（226 ml/床日），最低的是眼科（26 ml/床日）。这个显著的差异可能表示相比于其他科室，ICU 每床日有更高的护理强度和更多的医生查房次数。随着时间推移，手消毒剂使用量和手卫生依从性间存在显著相关（$P = 0.004$，rho = 0.881，Spearman 秩检验）。消毒剂使用量也随着时间不断增长（$P < 0.001$，rho = 0.976）。类似的正相关也体现在手卫生依从性和时间（$P = 0.002$，rho = 0.905）及床日数和时

间（$P<0.001$，rho＝0.964）上。考虑到不同科室之间手消毒剂消耗量差异很大，作者在混合模型中，将"床日数"作为固定效应，进入模型的"科室"作为随机效应进行调整。在混合效应回归分析中，即便按时间调整后，观察到的依从性仍与手消毒剂消耗量（$P＝0.005$）和床日数（$P＝0.039$）显著相关。值得注意的是，在多变量模型中，与观察年无相关性（$P＝0.185$）。

综上所述，手消毒剂订单数据动态提供手卫生依从性额外和现成的信息，这是对金标准直接观察法的补充。定期去各医院科室进行手卫生观察不应停止，这样做的另一个重要目的是为感染预防提供一个手卫生教育平台。然而，由于霍桑效应和零星地评估限制了这种金标准的准确性，手消毒产品耗量趋势分析可作为传统的手卫生监测方法的补充，且在评估依从性的意外变化时可能提供帮助。

（刘晞照　张杰　干铁儿　李若洁　孔懿）

点评

如何达到手卫生依从性评价的客观性是一直困扰感控人员的问题，这篇文献给出了长达 8 年的研究结果，给出了有利的证据，证明在医院内使用手消毒剂消耗量衡量手卫生依从性的客观性，但也提出这是对直接观察法最好的补充，并不是代替。所以，希望阅读者能有效地选择适合自己医院的监测方法，直接观察法仍然是监测手卫生依从性的金标准，但霍桑效应和分散评价限制了它的准确性。这篇文献通过对某三级医院 24 个科室长达 8 年的研究发现，直接观察法测量的手卫生依从性与手消毒剂用品订单量有显著的相关性，因此，监测评价手消毒剂订单量可以作为直接观察手卫生依从性的有效补充。

（蔡虻）

27. 提高医务人员手卫生依从性可为医院省大钱

解读文献:《越南某三级医院重症监护患者中手卫生项目对医疗保健相关感染影响的成本-效益分析》

文献标题:Cost-effectiveness of a hand hygiene program on health care-associated infections in intensive care patients at a tertiary care hospital in Vietnam.

原文作者:Thi Anh Thu L, Thi Hong Thoa V, Thi Van Trang D, et al.

刊载信息:American Journal of Infection Control，2015,43(12):e93 - e99.

Cho Ray 医院是越南一家拥有 1 750 张床位的高校附属三级医院，入住率高达 143％，2010 年普查时平均每日住院患者有 2 700 名。该院医疗保健相关感染（HAI）现患率为 5.8％，ICU 与 CCU 中 HAI 的现患率高达 22.8％。该院员工对于手卫生的知识、意识和行为间的差距非常大，96.7％的人认为手卫生可有效降低 HAI，但仅有 56.7％的人会洗手。1999 年于该院进行的一项研究证实用于 HAI 的花费是 1 248 192 美元，接近于那年医院总预算的 8.2％。研究者在 2010 年开展手卫生项目，并通过评估手卫生项目在降低 ICU 与 CCU 中 HAI 的影响和提升医疗保健人员手卫生依从性方面的效果，同时评估手卫生项目给医院带来的经济效益。

手卫生项目开始于 2010 年 4 月 1 日,之后一直持续进行。该项目内容主要包括:先对医院所有的医疗保健工作者（HCW）进行手卫生的监测,同时以海报、传单和研讨会的形式开展连续的手卫生教育。告知 HCW 手卫生的重要性和正确的洗手方式。该院也将 WHO 的洗手五个时刻作为洗手的关键时刻。同时也为 ICU 和 CCU 的患者以及他们的家属提供手卫生教育。在一些特定的位置安装手卫生装置,包括新的水槽、手消毒液、一次性纸巾分配器。在墙上和床边安装了 500 ml 的乙醇手消毒液以供 HCW 使用。另外一些洗手设施也安装在治疗室及治疗车上。同时为每位护士和医生提供 100 ml 的便携式手消毒液置于口袋内。

　　HAI 患者与非 HAI 患者在干预前后都要计算花费。每个患者住院期间总费用的财务记录都可由医院的电脑财务系统查询到。信息包含住院（床位与食物）、药物治疗、医疗设备、病理学及影像学诊断的费用。所有费用均以美元形式计算，以 2011 年汇率为准（1 美元为 20 800 越南盾）。每个研究时期内 HAI 患者与非 HAI 患者之间花费的差异即为 HAI 的归属费用。手卫生项目的花费包括实施成本（固定成本）、可变成本（安装新水槽和分配器的费用，打印培训材料、小册子、海报的费用和维护费用）、个人费用和手消毒剂的费用。干预期间每个患者手部护理的平均费用为手卫生项目的花费除以 ICU 与 CCU 总患者数。手卫生项目与常规护理项目之间有效性数据的估计是通过比较干预前后不同的 HAI 平均归属花费实现的。干预的费用为手卫生项目的费用加平均归属于 HAI 的住院费用，这主要指每个在干预后住院期间发生 HAI 的患者。未干预的费用指平均归属于 HAI 的住院费用，这主要指每个在干预前就发生 HAI 的住院患者。

　　HAI 的发生率从干预前的 31.7%（154/486）下降到干预后的 20.3%（10/498），可以看出有明显的下降（$P<0.005$）。与干预前相比，四种主要类型的 HAI 也在干预后有明显的下降：医院获得性肺炎（16.1% vs 21.6%，$P=0.005$），呼吸机相关肺炎（23.7/千使用呼吸机天数 vs 42.2/千使用呼吸机天数），外科手术部位感染（6.5% vs 11.1%，$P=0.001$），医院获得性血流感染（1.2% vs 1.4%），中央导管相关血流感染（2.8/千静脉插管日 vs 4.2/千静脉插管日，$P=0.05$），尿路感染（3.8% vs 5.7%），导管相关尿路感染（6.5/千插管日 vs 8.2/千插管日，$P=0.02$）。

　　手卫生方面，在干预前阶段，共有 3 013 例观察者参与手卫生依从性的调查，HCW 分布如下：护士（67.5%），内科医师（24.6%），技工（3.1%），其他人员（4.8%）。所有 HCW 的平均依从性为 25.7%。根据 WHO 的洗手 5 个时刻，接触患者前手卫生依从性为 17%，无菌操作前为 31.8%，接触患者体液、血液、分泌物后为 56.7%，接触患者后为 29.2%，接触患者周围环境后为 12.3%。每种类型的 HCW 手卫生依从性差异无统计学意义。在干预后阶段，共有 3 033 例观察者，HCW 分布如下：护士（74.6%），内科医师（24.7%），技工（0.4%），其他人员

（0.5%）。所有 HCW 的平均依从性为 57.5%，与干预前相比有明显的提高（$P<0.001$）。接触患者前手卫生依从性为 53.6%，无菌操作前为 53.0%，接触患者体液、血液分泌物后为 78.4%，接触患者后为 67.9%（288/428），接触患者周围环境后为 34.8%。每种类型的 HCW 手卫生依从性差异无统计学意义。参与者的依从性为：内科医师（60.9%），护士（56.5%），其他（66.7%）。

　　HAI 花费方面，发生 HAI 患者的平均总花费约为 1 908 美元，约为非 HAI 患者花费的 2.5 倍（777 美元）。平均归属于 HAI 的花费为 1 131 美元。其中花费最多的为药物治疗的费用。干预项目花费是基于项目实施期间所有利用到的资源进行计算的。手卫生项目总成本（包括固定成本和可变成本）为 12 570 美元。可变花费为 5 530 美元。假设在 10 个月的干预期间 ICU 和 CCU 中约为 850 人，这相当于每个患者的平均可变花费为 6.5 美元。HAI 的发生率从干预前一组的 31.7% 下降到干预后一组的 20.3%。因此，手消毒剂项目的有效性为 36%，在干预组中可保证每 100 个患者中预防 11.4 例 HAI 的发生。成本-效益约为每个得到预防的 HAI 患者节约 1 074 美元。从这些分析可以更加确认干预项目在大多数情况下都可节约成本。当平均可归属性花费为 58 美元时，干预项目成本就会保持中立，接近 5% 的花费用于基础个案分析，而且当手卫生项目的花费为每个患者 290 美元时，那用于个案分析的花费就会翻 20 倍。

　　本次在越南某三级医院开展的手卫生项目是很成功的，其不仅提高了卫生保健工作人员的手卫生依从性，也降低了 ICU 和 CCU 中 HAI 的发病率。在这个项目中，作者重点关注于 WHO 推荐的几个关键步骤，包括升级手卫生设备、培训、监测及反馈。由于目前资源的局限性，大部分越南医院在手卫生设施方面的投入不够，这大大影响了手卫生的依从性。另外，对医务人员进行培训是提高医务人员手卫生依从性的关键环节。该研究发现，接触患者前及接触周围环境后手卫生依从性均较低。因此，手卫生培训应该更加关注这些手卫生依从性较低的时刻。在实施了手卫生项目后，所有类型 HAI 的发病率共减少了 36%。干预前，HAI 的危险因素与侵入性操作显著相关，如气管切开术与机械通气。干预后，危险因素主要与患者的基本特征有关；然而，患者的特征与侵入性操作的次数，比如气管切开和机械通气，在两阶段

是没有差别的。这一发现可能强调了在侵入性操作时加强手卫生在减少感染方面是很重要的。

（张丽伟　杨乐　李若洁　孔懿）

点 评

本研究表明手卫生干预项目在越南这样的低收入国家的成本-效益是较高的。平均归属于 HAI 的花费为 1 131 美元,低于其他发达国家。在英国的医院一项 HAI 的归属性花费为 3 154 英镑,在比利时的医院获得性菌血症的花费为 12 853 欧元。在美国儿童医院中,提高手卫生依从性可以减少 11.6 天新生儿重症监护室的住院天数,可节约 66 397 美元住院费用。作者发现每项得以预防的 HAI 的成本-效益为 1 074 美元。这一数字与其他研究是相似的。一项荷兰的研究表明每项得以预防的 HAI 的手卫生的成本-效益为 622 欧元,敏感性分析确认,即使当 HAI 的发病率降低至 0.6%,手卫生干预项目依旧保持较高的效益/成本。只有当平均归属性花费为 58 美元或者手卫生项目平均到每个患者的花费为 290 美元的时候,干预项目才会无效。该研究表明手卫生项目在减少 ICU 中 HAI 发病率方面是一项有效的策略,而且在诸如越南这样的中低收入国家有较高的效益/成本。

（李六亿）

28. 手卫生降低多重耐药菌传播和感染有证据吗

解读文献:《医疗机构中手卫生降低多重耐药菌传播和感染的证据》

文献标题:Evidence of hand hygiene to reduce transmission and infections by multi-drug resistant organisms in health-care settings.

刊载信息:http://www. who. int/gpsc/5may/MDRO_literature-review. pdfua=1.

全世界多重耐药菌(MDRO)感染不断增加。世界范围内,引起医疗保健相关感染(HAI)最常见的细菌是:耐甲氧西林金黄色葡萄球菌(MRSA),耐万古霉素肠球菌(VRE),产超广谱 β-内酰胺酶革兰阴性菌(ESBL),耐碳青霉烯类肠杆菌(CRE)和多重耐药鲍曼不动杆菌(MRAB)。这些微生物的耐药性主要由广泛的抗菌药物不当使用、特别是广谱抗菌药物的不当使用引起。此外,MDRO 在医疗机构中的传播很常见,并且它的发生主要是通过医务人员污染的手、污染的物品/设备和环境,这些经常导致暴发和严重感染,特别是在危重患者中。因此,任何时间对所有患者实施标准预防措施对预防所有微生物,尤其是 MDRO 的传播至关重要。按照指南执行的手卫生措施是标准预防中最重要的措施。

通过 Medline 数据库中 1980 年 1 月至 2013 年 12 月的系统文献综述,世界卫生组织 Clean Care is Safer Care 工作小组评估了手卫生干预措施对降低 MDRO 的传播和/或感染的证据。系统综述主要聚焦于手卫生是关键干预措施的研究,测量伴随着 MDRO 的传播或感染率改变,手卫生指标(手卫生依从性、ABHR 产品消耗量)的变化量。文献回顾了 39 篇具有上述特征的文献,并选择相关和高质量的文献汇总于表格中。3 篇非系统综述也讨论了手卫生降低 HAI 的作用。另外有 60 篇文献也包含了手卫生措施,但是实施了更广泛的感染控制措施或其他旨在降低耐药性的措施。

Pittet 团队发表了第一个里程碑式的研究,使用多元化和多学科的手卫生促进策略,表明全院范围内手卫生依从性显著和持续提高,带来了总 HAI 感染率和 MRSA 交叉传播的降低。同样的多模型文化改变运动策略在澳大利亚维多利亚州开展,随后推广到全国,引起了 MRSA 细菌和临床分离株显著持续降低。

总的来说,大部分研究的干预措施以多模型策略为基础,包括引入 ABHR 产品、改变产品位置和提高供应量、手卫生观察和实施反馈、医务人员教育培训、提示和多渠道沟通(海报、展板、内部营销活动等)。值得指出的是,大部分实施干预措施的研究是全院性的,许多研究是多中心的,甚至有的在全国范围招募实施。一个群组随机对照试验表明在 18 个长期照护机构内 MRSA 感染率显著降低,尽管随访时间很短(4 个月)。

仅有少量几个研究评估了手卫生依从性与 MDRO 降低率之间的关系。Song 和同事的研究表明手卫生依从性从低(<60%)到优秀(90%),每一级提高伴随着 MRSA 的获得率降低 24%。手卫生依从性在 80% 以上时,MRSA 感染风险显著降低(48%)。两个其他的临床研究支持了上述数据,当病房内手卫生依从性高于 70% 和依从性最大幅度提高时,MRSA、耐药肠杆菌和耐碳青霉烯的铜绿假单胞菌发生率较低。通过时间序列研究和其他方法,一些文献(包括一篇数据合并的综述)阐明了 ABHR 消耗不断上升和 MRSA 感染或分离率下降的暂时联系。这种效应也在产超广谱 β-内酰胺酶革兰阴性菌和耐碳青霉烯的铜绿假单胞菌中观察到。特别是来自澳大利亚和英格兰的两个研究,在全国性推广手卫生运动中观察到了 MRSA 或金黄色葡萄球菌分离率的降低。有趣的是,一些研究也报道了成本或成本-效益数据。根据 Chen 和同事的研究,每 1 美元的手卫生投入可以带来 23.7 美元的效益。同样地,Pittet 等报道了总的手卫生提高成本仅仅相当于医院感染成本的 1%。Carboneau 和同事的另一个研究表明,手卫生预防 41 例 MRSA 感染节约了 354 276 美元。根据一个随机数学模型估计,一家有 200 张病床的医院由于手卫生依从性低,将招致 1 779 283 美元投入 MRSA 感染控制;在这家医院中,模型估计手卫生依从性增加 1%每年将节约 39 650 美元。

（万艳春　徐虹　李若洁　孔懿）

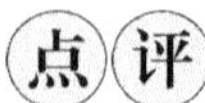

当关注于提高手卫生依从性对降低院内 MDRO 的传播与感染的作用时,本系统综述也指出了更多研究需要注意的一些差距和重要方面。例如,大部分的研究都在高收入国家完成。中低收入的国家更迫切需要高质量的耐药监测数据和基于手卫生依从性提高的干预措施的可行性和影响力。另外,研究都是在医院内开展,除了一个研究是在长期照护机构中。如果耐药性是影响所有医疗机构和社区的交叉问题,除了医疗机构外的其他场所的证据也很重要。最后,大部分的研究都聚焦于手卫生对预防和控制 MRSA 的作用,而其他 MDRO 如 VRE、CRE 和 ESBL 几乎很少作为研究结局被纳入。我们认识到对抗这些细菌传播的策略是复杂、综合的,而手卫生是基础。只有一个研究纳入了患者教育;在不同层面上,患者和社会团体在对抗耐药问题中起到关键作用,手卫生是能对他们实施和提倡的一项简单和重要的措施。

世界卫生组织 Clean Care is Safer Care 工作小组通过 Medline 数据库中 1980 年 1 月至 2013 年 12 月的系统文献综述,评估了手卫生干预措施对降低 MDRO 的传播和/或感染的证据。通过研究发现,手卫生对降低医院感染和多重耐药性均具有重要作用,但仅有少数几个研究评估了手卫生依从性与 MDRO 降低率之间的关系,提示手卫生工作任重道远,还有很多方面尚需要深入研究。

（李六亿）

29. 医生与护士相比,手卫生负担及依从性有何不同

解读文献:《护士和医生的平均手卫生负担不同》

文献标题:An average hand hygiene day for nurses and physicians: the burden is not equal.

原文作者:Azim S, Juergens C, McLaws ML.

刊载信息:American Journal of Infection Control, 2016,44(7):777-781.

我们的医生和护士在每日的工作中平均每天需要进行几次手卫生? 如果每次都依从,他们的时间

是否允许？他们的手是否可以承受？如果考虑到这些，也许我们就更容易理解为什么医护人员的手卫生依从性总是达不到理想的水平。然而，以下这篇文章从另一个视角告诉我们护士的手卫生负担远大于医生，而其手卫生依从性却远高于医生，说明手卫生负担并不是解释手卫生依从性低的有效理由。

研究为了解手卫生负担是否为手卫生依从性差的促进因素，在一家 850 张床位的教学医院中对两个病房内的护士和医生的手卫生时机（HHO）数量进行调查。每个病房有 4 名接受过培训的观察员在每周每天 24 小时记录医护人员的手卫生时机数及其依从事件数。从一个内科和一个外科病房共收集了 21 450 个手卫生时机。分别计算护士和医生的醇类快速手消毒剂使用的比例，手卫生负担及手卫生依从性。研究的结果显示，所有手卫生时机中使用醇类快速手消毒剂的指征占到 68％。护士的手卫生时机为 55 次/24 h（或 27 次/班次）；医生的手卫生时机为 16 次/24 h（或 8 次/班次），护士手卫生时机的平均负担为医生的 3 倍。公开观察每周手卫生依从性，结果发现护士依从性为医生的 1.5 倍；两者分别为 76％和 52％（$P<0.01$）。根据以上结果，文章得出以下结论，护士的手卫生负担为医生的 3

倍，但依从性却为医生的 1.5 倍。医生的手卫生依从性不能通过手卫生的负担来解释。

（甘文思　林凯　干铁儿　李若洁　孔懿）

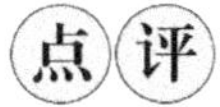

点评

很多文献中都提到影响手卫生依从性的因素包括：手卫生设施简陋，未在所有诊疗点提供手卫生设施，以及医务人员人手不足、工作负担巨大。诚然，手卫生负担的确是影响手卫生依从性的最主要因素之一，但 Syed Azim 及其同仁通过此项研究，即在相同条件的情况下比较医生和护士的手卫生负担及其依从性，发现护士的负担远高出医生，而手卫生依从性明显优于医生的，这从一个侧面反映出工作负担并非是医生手卫生依从性低于护士的主要原因。其实这可能是一个全球共同的问题，医生的手卫生依从性率低于护士的，究其原因可能是护士执行率更好，也更倾向于服从上级的命令，而医生的执行率则较低，当然还有很多原因需要进一步的探讨。

（蔡虻）

30. 关注 WHO 手消毒方法中的"指尖优先"

解读文献：《重谈 WHO"手消毒"方法：指尖优先》

文献标题：Revisiting the WHO "How to Handrub" hand hygiene technique：fingertips first.

原文作者：Pires D，Bellissimo-Rodrigues F，Soule H，et al.

刊载信息：Infection Control & Hospital Epidemiology，2016，38(2)：230－233.

手卫生是预防医院感染和控制耐药细菌传播的最重要措施之一。卫生手消毒方法作为 WHO 手卫生综合策略的一个重要部分，已被全世界广泛应用。它包括六个具体步骤，医务人员应参照执行以正确使用含醇类速干手消毒剂（ABHR）清洁双手。但近期研究发现，仅有少数医务人员在用含醇类速干手消毒剂擦手时能完成所有步骤。而且，六步卫生手消毒法中，只有最后一步特别强调了消毒指尖，而忽略了指尖是临床工作中手污染最严重的部位。此研究欲评估若调整 WHO 卫生手消毒方法的顺序，将第 6 步前置，能否更好地去除医务人员手部污染。实验研究在日内瓦大学医院开展，16 名具备手卫生知识的医务人员执行 WHO 标准手消毒方法和改进版本：WHO"指尖优先法"。"指尖优先法"与标准方法步骤相同，但第 6 步"擦拭指尖"最先做，其余步骤顺序不变。所有医务人员的操作受到两名高级感控专家的监督。

实验方法遵守欧盟 EN1500 标准。简言之，医务人员用皂液和水清洗双手。然后，指尖至掌骨中

段浸入含 $2.0×10^8 \sim 2.0×10^9$ CFU/ml 的大肠杆菌 ATCC 10536 菌悬液 5 秒(污染过程)。然后双手晾干 3 分钟。再用优势手的指尖在含 10 ml 大豆胰蛋白胨肉汤的培养皿中擦拭,作为污染微生物的基线采样。基线采样后,污染过程重复两遍。每次污染后都用前述卫生手消毒方法中的一种做一次卫生手消毒。所有 16 名志愿者都用两种方法做了手消毒,8 名先用标准方法,8 名先用"指尖优先法"。除具体顺序调整外,手消毒均使用 60% 的异丙醇 3 ml,持续 30 秒。手的表面积用小($\leqslant$ 375 cm^2)、中($376\sim$ 424 cm^2)、大($\geqslant$ 425 cm^2)来量化和分类。使用广义线性混合模型的随机截距法来评估与基线相比减少的细菌对数值。两种卫生手消毒方法是主要的预测指标。根据手的大小不同分类,通过测量两个变量之间的内在关系,评价两种策略的效果是否不同。最后,模型根据手的大小和性别做了调整。统计分析使用 Stata14 软件。 $P<0.05$ (双侧)认为有统计学差异。

实验结果显示,16 名志愿者中,7 名为护士(43.8%),9 名为医生或药师或生物学家(56.2%);10 人(62.5%)为女性。另外,4 人(25.0%)是小手,6 人(37.5%)是中手,另 6 人(37.5%)为大手。总体来看,使用"指尖优先法"较使用 WHO 标准手消毒方法,菌落对数值下降更多。按手大小不同分 3 组来看,3 组之间无显著差异($P=0.587$)。根据手的大小和性别调整以后,使用"指尖优先法"较使用 WHO 标准手消毒方法,降低平均菌落对数值多 0.77(95% CI :0.27 $\sim$ 1.26, $P=0.002$)。不同性别之间比较,菌落数降低无显著差异($P=0.142$);不同大小的手之间,也无显著差异($P=0.199$)。本研究评估了 WHO 六步手消毒法次序调整的效果,

发现用"指尖优先法"代替原有方法,能使医务人员手部菌落数下降更多,这个结果可以从几方面来解释。用标准方法擦手后,可能没有足够量的醇类消毒剂留于医务人员手上来充分消毒指尖。虽然未发现统计学差异,但观察结果倾向于,两种方法下,手掌较大的医务人员菌落数下降更多。手掌的大小影响了手卫生行为去除微生物的有效性。

总之,先消毒指尖是一个简单方法,可能明显减少指尖细菌载量。作者呼吁医务人员注意遵从 WHO 推荐的卫生手消毒方法,注意次序的重要性,尤其注意消毒指尖,它可能是降低交叉传播的关键。本研究结果可能促进手卫生行动——一个关乎患者安全的行为,尽管它尚待进一步验证。

(雷晓婷　徐虹　李若洁　孔懿)

点评

手卫生是降低医院感染的基本措施。时至今日,手卫生促进的重点主要集中在提高依从性,而少有关注手卫生行为的质量。近来有研究发现,WHO 标准六步手消毒法比 CDC 的三步法更能有效降低医务人员手细菌污染。但是,另一个实验室研究表明,三步法能够与六步法相媲美。但后一研究的三步法包括了指尖消毒步骤,而前一研究没有,也许可以解释为观察差异。重点是,临床诊疗后,指尖比大、小鱼际或手背的污染更明显。考虑到指尖污染在临床实践中的重要性,应强调手卫生行为中指尖的清洗消毒。

(蔡虻)

31. 护理人员执行手卫生的频率是多少

解读文献:《护理人员使用含乙醇速干手消毒剂的频率:系统综述》

文献标题:Frequency of use of alcohol-based hand rubs by nurses: a systematic review.

原文作者:Boyce JM, Polgreen PM, Monsalve M, et al.

刊载信息:Infection Control & Hospital Epidemiology, 2017,38(2):189-195.

医务人员使用含乙醇速干手消毒剂(简称"ABHR")　的频次和剂量日益增加,但是其安全性和毒性的剂

量界值受到了美国食品和药品管理局的高度关注。美国食品和药品管理局拟开展一项 ABHR"最大使用剂量"的试验。在此之前,需要系统综述相关文献数据作为基线数据,以确保此试验安全、有效地进行。基于此,该研究对护理人员使用速干手消毒剂的频率进行了系统综述。

在 PubMed 上检索 1970 年至 2015 年 12 月 31 日期间,文章题目、摘要或全文包含"hand washing"(洗手)、"hand hygiene"(手卫生)、"hand hygiene compliance"(手卫生依从性)、"alcohol-based hand rubs"(含乙醇速干手消毒剂)的文献,并进行综述,确定是否报道医务人员使用 ABHR 的频次。有两项研究使用手卫生依从性电子监测(ECM)系统,确定了护理人员每班次和每小时使用 ABHR 的频率。综述了 3 487 篇引文,只有 10 篇报道了医务人员每班次和每小时使用 ABHR 的频率。由于受限于采用的方法,仅对 ABHR 的使用频率进行了保守的估计。在内科 ICU,通过 ECM 系统记录了 ABHR 使用的最大频率。在 95% 的护理班次中,护士使用 ABHR≤141 次/班次,≤15 次/小时。通过手卫生 ECM 系统记录了护理人员使用 ABHR 的频次,此数据在不同的护士之间有一定的差异。本研究为进一步的研究——个体使用 ABHA"最大使用剂量"的试验提供了有用的数据和信息。

(陈亚男　刘聚源　王广芬　李若洁　孔懿)

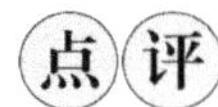

美国食品和药品管理局拟开展一项 ABHR"最大使用剂量"的试验,为了建立基线数据,这篇文章对护理人员使用 ABHR 频率相关研究进行了系统综述,发现仅有很少研究结果报道医务人员每班次和每小时使用 ABHR 的频率,提示研究方法有限,同时,从现有的研究结果中发现,采用手卫生依从性电子监测系统报道的数据估算,护士使用 ABHR≤141 次/班次,≤15 次/小时,这些信息为进一步开展相关研究提供了可参考的方法和基线数据。

(蔡虻)

32. 改善手卫生,关键在行动

解读文献:《手卫生临床试验报告——2010 年后的系统综述》

文献标题:Hand hygiene-related clinical trials reported since 2010:a systematic review.
原文作者:Kingston L, O'Connell NH, Dunne CP, et al.
刊载信息:Journal of Hospital Infection,2016,92(4):309 - 320.

自 2009 年 WHO 颁布手卫生指南之后,世界各国越来越多的医院,都推行了手卫生干预策略。本文中研究人员对手卫生依从性相关的临床试验进行综述评价。

该研究在 PubMed 和 CINAHL 中检索发表于 2010 年到 2014 年初期间的手卫生依从性相关文献,经过相关性和方法学检验,最终纳入了符合要求的 16 个临床试验。

研究结果显示:从开展研究的地区分布来看,大多数的研究都是在美国和欧洲进行的。从研究涉及的医疗机构组成看,研究总共涉及 299 个不同的临床医疗机构,其中 ICU 是关注的焦点(包括成人、新生儿及儿科 ICU,共 135 个),老年照护机构 93 所,涵盖内科、外科、儿科和烧伤病房的医疗机构 59 所,初级医疗机构 11 所,最后有一个研究的 1 所医疗机构上述科室均有涉猎。从手卫生时机方面来看,有两个研究使用了电子装置记录,其余研究采用了观察者观察的结果。共计观察 719 876 个时机。成人

ICU 中的最少，为 1 173 个时机，最多的是在 2 个复苏室 ICU 中所观察到的，为 506 111 个时机。在手卫生依从性的干预措施方面，除了 3 项研究采用了单一策略外(2 项研究单一采用教育干预，1 项研究单一采用书面反馈的方式干预)，大多数研究均采用了多维策略，即教育、宣传手册、行为反馈、行政支持、团队合作等多种干预方式交叉结合。从手卫生依从性干预后计算出的干预组手卫生依从性平均值来看，总体提高至 56.98%，提示相比平均基线值 34.1% 净提高了 22.88%。

从上述结果可知，首先我们应多关注资源贫乏国家的手卫生研究和初级医疗机构的手卫生，目前在欧洲和美国有大量的手卫生依从性调查，而在资源贫乏的国家和地区则更需要进一步的研究分析；对于不同的医疗机构来说，近年来对手卫生依从性的研究主要集中在 ICU，但随着人口老龄化，针对老年人的照护机构地位日益凸显，也表明在这些机构中进行手卫生研究的重要性。尽管在初级机构中的手卫生同样重要，但针对初级(基层)医疗机构，本综述仅有一项研究。该研究表明初级卫生机构的手卫生依从性目前仍然较低，在初级医疗机构中实施多种模式的手卫生改善策略能够显著提高手卫生依从性。其次，监控手卫生依从性的电子设备将会被广泛应用。本综述中，仅有两项研究使用了电子设施来观察手卫生，均收到了良好的效果。众所周知，由于人工观察耗时耗力，以及霍桑效应的出现，电子手卫生监测设备将在不久的将来会越来越多地被应用。它的效果也将会被进一步检验。再者，为数不多的研究使用了 WHO 的"手卫生五个时机"来考量手卫生依从性。表明在这几年，这个框架尚未被全部接受。几年来，促进手卫生的多维策略已被广泛接受，但目前的研究表明执行起来仍有难度，对结果的解释也比较复杂。总体看来，各研究的手卫生总体依从性都有提高，但大多数的研究时间跨度都不长，观察期和干预期加起来不到一年时间，仅有两项研究分别持续了 3 年和 7 年，这为研究手卫生的长期变化提供

了参考。

总而言之，采用多模式综合法干预策略来改善手卫生的依从性，无论是否遵循 WHO 的"手卫生五个时机"的框架还是另一个多维策略框架，均可以使手卫生依从性得到轻到中度的改善。对于其他人员(如医学生、实习生、医院管理者、患者和他们的护工)手卫生知识、态度和信念的干预，也可有效地促进手卫生依从性。同样，在感染暴发事件背景下，对含乙醇速干手消毒剂的发放和使用进行信息化的监控，并使用这些数据去分析患者和医务人员在其中的活动，或许可有效增加手卫生依从性，又或许至少能让我们更好地理解在该过程中手卫生执行的短板在哪里。

(周艳芝　宋舸　孔晓明　朱晓露　张培金　廖丹　李婧闻　李若洁)

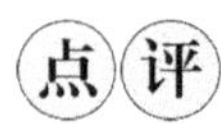

点评

手卫生依从性的提高和理念的转变是渐进的，需要多种措施来完成并将其转变为一种习惯。WHO 提出的多模式手卫生改进策略在全球范围广泛实施，本文也证明了其切实可行，大多数研究均采用了多维策略，即教育、宣传手册、行为反馈、行政支持、团队合作等多种干预方式交叉结合，手卫生依从性平均值总体提高。

资源贫乏国家的手卫生研究和初级医疗机构的手卫生研究应被关注；随着人口老龄化，对老年人照护机构的手卫生进行研究也日益重要。由于人工观察的耗时耗力，以及霍桑效应的出现，创新的电子手卫生自动监控系统、网络资料收集工具、移动设备已越来越多地被应用，其效果也将会被进一步检验。这些方法可能会有效提高手卫生依从性，或能让我们大大增强医务人员对手卫生缺陷行为的认识，并实现改进。

(韩克军)

33. 针刺伤后应关注精神问题

解读文献：《针刺伤引起的精神问题》

文献标题：Psychiatric consequences of needlestick injury.
原文作者：Green B, Griffiths EC.
刊载信息：Occupational Medicine. 2013,63(3):183-8.

针刺伤（needlestick injuries，NSI）是医务人员最常见的职业暴露，在当今这个"谈艾色变"的时代，针刺伤对暴露者带来的危害已经不仅仅局限在对身体健康的潜在影响，其引起的心理上和精神上的创伤也不容忽视。2013 年 2 月发表在《职业医学》杂志上的一篇文章探讨了针刺伤引起的精神问题，给我们打开了一个崭新的视角。

本研究采用病例对照研究方法，一共调查了 17 名因针刺伤而导致精神问题的病例，同时筛选了另外 125 名精神问题患者作为对照，对照组病例均非因针刺伤而导致患病。根据 ICD-10 分类标准进行疾病诊断，因针刺伤导致的精神创伤可能包括创伤后应激障碍（post-traumatic stress disorder，PTSD）和适应障碍（adjustment disorder，AD）。确诊的患者转到精神创伤诊所进行治疗和评估。病例组（针刺伤导致精神障碍的患者）和对照组（非针刺伤导致精神障碍的患者）抑郁症严重程度采用贝克抑郁量表（BDI）进行测量。最后，两组患者抑郁症严重程度和针刺伤后时长之间的关系均通过线性模型来确定。

本研究中的 17 名针刺伤病例的平均年龄为 38.6 岁，年龄跨度为 22～61 岁。其中男性有 13 例，女性 4 例。统计分析结果表明，年龄和性别与精神病的发病不存在相关性。患者的职业包括医务工作者、警察官员、搬运工、清洁工、建设者、经理等，其中医务工作者共 5 例，占 29%。在发生针刺伤后，有 4 例病例发生急性应急反应，表现为高达 2 天的急性焦虑、怀疑、震颤和失眠。针刺伤病例中有 13 例诊断为 AD，占 76%；另外 4 例根据 ICD-10 诊断标准诊断 PTSD。13 例患者的 BDI 评分结果：平均得分 22.8±13.5(6～52)，提示中度严重的抑郁症。另外，研究发现针刺伤后间隔的时间越长，BDI 评分

越低，表明抑郁症状的严重程度随针刺伤后时间的延长而降低，但精神问题可持续至 1.78 个月，长于针刺伤患者每个月等待血清学阴性结果的时间（$P<0.05$）。患者发生针刺伤后等待检验结果的时间越长，精神问题的病程也越长。两因素方差分析结果显示，针刺伤患者出现精神问题如患 AD 或 PTSD 的时间明显短于非针刺伤患者（$P<0.01$），且出现 AD 的时间短于 PTSD（$P<0.01$）。PTSD 的 BDI 分数明显高于 AD（$P<0.05$），但针刺伤与非针刺伤的 BDI 分数无明显差异。无论从病程还是 BDI 的方差分析都找不到针刺伤和诊断因子间的关联。所有的针刺伤病例均未因此发生感染，但大多数患者存在继发效应，如表现在职业、家庭和性功能方面的精神疾病症状。

根据本研究的结果，研究者推断针刺伤类似于其他精神创伤的原因，均可造成持久的精神问题。如果在较短的时间内获得血源性病原体检验结果，针刺伤导致的抑郁症病程可能会缩短。因此，在处理医务人员职业暴露（尤其是针刺伤）时，除了评估其身体健康可能受到的影响，如可能感染血源性病原体外，还需要关注对暴露者的精神和心理方面的影响，给予及时的心理支持和疏导，这可能有助于减少或降低针刺伤带来的精神方面的影响。

（乔甫　唐俊　徐子琴　闫小娟）

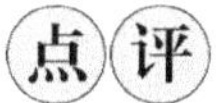

医院在评估职业暴露时，常常侧重于暴露后应急处置和药物预防等措施，以尽可能地减少暴露给暴露者带来的潜在的身体健康影响，却常常忽视了心理疏导和安慰的重要性。这篇发表在《职业医学》

杂志上的文章从一个全新的视角跟我们探讨了发生针刺伤后引起精神问题方面的问题。该研究发现 NSI 可造成持久的精神障碍，与其他的精神创伤因素类似；发生 NSI 后等待检验结果的时间越长，精神障碍的病程也越长；抑郁症状的严重程度随针刺伤后时间的延长而降低。虽然所有针刺伤病例均未发生感染，但因职业暴露而导致的心理上和精神上的伤害却远远超过了对身体健康的损害。因此，我们在进行职业暴露的处置时，针对暴露者心理上的安慰和疏导是很有必要的，它同采取应急处理和药物预防措施一样，是保障暴露者身心健康的重要组成部分。

（高晓东）

34. 重复使用胰岛素笔，危险吗

解读文献：《两家退伍军人医学中心重复使用胰岛素笔》

文献标题：Reuse of insulin pens among multiple patients at 2 veterans affairs medical centers.

原文作者：Schirmer P，Winston CA，Lucero-Obusan C，et al.

刊载信息：Infection Control & Hospital Epidemiology，2015，36(10)：1121 - 1129.

胰岛素笔是胰岛素药物系统和注射器的联合，具有携带方便、注射过程简单隐蔽、剂量精确和基本无痛等优点。从使用功能上主要分为两类：一次性和可重复使用胰岛素笔。一次性胰岛素笔使用完后连笔带芯一起扔掉，简单卫生，但目前我国这类胰岛素笔较少，我国糖尿病患者使用的主要是重复使用胰岛素笔。由于存在血液回流到笔芯的潜在风险，如果多人重复使用，即使更换胰岛素针头，也存在感染乙型肝炎病毒（HBV）、丙型肝炎病毒（HCV）和人类免疫缺陷病毒（HIV）等血源性疾病的风险，已经有在糖尿病病人的针和药筒中发现巨噬细胞、上皮细胞和红细胞等的文献报道。然而，目前尚没有关于多个病人重复使用胰岛素笔而导致血源性病原体传播的报道。那么，这种行为会引起血源性病原体的传播吗？2015 年发表在美国《感染控制与医院流行病学》杂志上的一篇文章探讨了这个问题。

由于可能导致 HIV、HBV、HCV 传播风险增加，美国安全研究所、美国食品和药物管理局和疾病控制和预防中心发布公告，反对多个患者间重复使用胰岛素笔。在此背景下，为探讨重复使用胰岛素笔是否会导致血源性病原体（BBP）的传播，由退伍军人事务部（VA）通知并提供两所退伍军人医疗机构病例作为研究对象开展了此研究。该研究采用回顾性队列研究的方法，通过电子病例系统收集 2010 年到 2013 年使用胰岛素笔注射胰岛素的患者资料，记录其可能的暴露途径并检测患者血清中 HIV、HCV 和 HBV。同时，通过 HCV 包膜蛋白基因测序比较新发病例与潜在的疑似病例间毒株的同源性。

研究结果表明，1 791 名使用胰岛素笔的住院退伍军人中 1 155 人在暴露后至少进行了一次病毒感染检测，共发现 67 名新发病例，这些病例至少确诊感染了一种血源性病原体，但没有新的 HIV 感染者。新发现 63 例 HBV 感染者，但其具体的感染时间不能确定，由于没有一例 HBV 感染患者有足够的 HBV 病毒载量用于基因序列检测，因而不能进行同源性分析；对于 HCV 感染者，有 8 例 HCV 确诊病例和 45 例疑似病例需要进行毒株鉴定，通过 HCV 包膜蛋白基因测序检测，疑似病例中单一基因型阳性者 40 例，两种以上基因型阳性者 5 例。然而在需要进行毒株鉴定的病例中，只有 3 例确诊病例和 19 名疑似病例留取了标本，经 HCV 包膜蛋白基因序列测定比较没有发现具有同源性，其中位遗传距离为 14％到 24％。因此，新发 HCV 病例与潜在的 HCV 疑似病例间毒株不具同源性，可以初步推断胰岛素笔重复使用不会导致 HCV 的传播。但是该研究只对 HCV 进行了同源性分析，由于标本受限,暂时还不能分析其他潜在血源性病原体传播风险。

（刘荣辉　付婷婷　乔甫　闫小娟）

点 评

　　胰岛素笔重复使用是否存在血源性病原体交叉感染的风险一直存在争议,相信在国内很多医院这种现象也并不罕见,这篇发表在美国《感染控制与医院流行病学》上的文章,通过回顾性队列研究的方法,对两个退伍军人医疗机构使用胰岛素笔注射胰岛素的人群新发血源性病原体同源性进行研究,样本量足够大,时间跨度长达 4 年,最后得出的结果是

胰岛素笔重复使用不会导致 HCV 的传播。看似比较乐观,但是,由于研究存在很多不足之处,如胰岛素笔复用情况不明确;进行同源性分析时只进行了 HCV 的检测;HIV 感染患者阳性率低至不足 2%,且没有新发的 HIV 感染病例,因此无法进行同源性分析;HBV 感染虽然存在新发病例,但因未进行基线检测,因此不能确定感染是否发生在该研究的时间范围内,且所有新发感染病例的 HBV 病毒载量都达不到遗传检测的要求,因此也不能进行同源性分析。基于上述不足,重复使用胰岛素笔会不会导致 HCV、HBV、HIV 等血源性病原体的传播,尚需要更多的研究来证实。

（高晓东）

35.　思乐扣,可以降低针刺伤吗

解读文献:《思乐扣预防针刺伤情况调查》

文献标题:Investigation of a safety-engineered device to prevent needlestick injury: why has not StatLock stuck.
原文作者:Griswold S, Bonaroti A, Rieder CJ, et al.
刊载信息:BMJ Open,2013,3:1－6.

　　预防医务人员的职业暴露首选消除危害因素的措施,如减少不必要的注射、采用无针静脉注射系统或其他安全的器具等。2013 年 3 月发表在《英国医学杂志》上的一篇文章,采用回顾性调查分析、问卷调查和小组讨论的方法,将定量研究和定性研究有机结合,介绍了一种"免缝式"导管固定装置 StatLock,并对医护人员不愿意使用 StatLock 的潜在原因进行了探讨。

　　该研究分三个阶段来完成。

　　第一个阶段,研究者采用健康档案的回顾性调查方法,收集美国某都市一家三级医院的职业健康档案,时间跨度长达 4 年,从 2007 年 7 月起至 2011 年 6 月止。调查人群包括住院医师、主治医师及其搭档护士、麻醉护士和实习护士,以及呼吸治疗师、环境保洁人员、实验室人员等。研究者一共找到 314 个针刺伤案例,包括 136 个(43%)内科医师,其中有 118 个(87%)为住院医师,有 13 例可能发生在导管固定

过程中,另外 6 例针刺伤发生在中心静脉导管定位时,其他发生在医生准备使用大口径针穿刺血管进行侵入性导管插管时。除 2009 年的数据显示针刺伤医生多于护士外,其他时间段均是护士多于医生。在住院医师及其同事的针刺伤中,有 16%(21/131)发生在固定侵入性导管如中心静脉导管的过程中。

　　第二个阶段,研究者对目标人群进行问卷调查,一共有 95 名住院医师参与针刺伤和安全导管固定装置相关知识和经验问卷调查。95 名住院医师中,只有 30% 知晓本院工程安全设计(SED)的中心静脉导管固定相关知识,仅 19% 曾经接受过有关 SED 使用培训或将之用于临床实践。

　　第三个阶段,随机抽取 6 名住院医师参加专题小组会议,讨论使用 StatLock 的障碍。讨论小组意见分为三种:中立、支持和反对。持中立态度的住院医师认为 StatLock 在临床应用之前,需要更多的练习使用方法;支持使用 StatLock 的住院医师称,在

目睹了多个同事针刺伤的教训后，产生了使用 StatLock 的愿望；有一名医生仅使用一次 StatLock 后，发现 StatLock 比缝线固定置管更快捷。有 2 个住院医师表示，当存在较大发生针刺伤的风险时，他们会考虑使用 StatLock；特别是患者为瘢痕体质和患者不可预知或不愿意配合时，StatLock 就显得特别有用。持反对意见的住院医师认为，当觉得缝合线更快、更高效、更舒适的时候，便不愿等候 StatLock 粘胶变干。一些住院医师对使用 StatLock 存在疑惑，因为护士和其他操作者缺乏该设备的相关知识。还有一个反对的原因是外科住院医师熟悉缝合技术。

另外，研究人员分别计算医务人员在暴露最小风险下各种血源性病原体测试的费用及随访费用，研究发现：如果使用 StatLock，每年将会避免 5.25 起针刺伤发生，干预 1 起针刺伤至少需要花费 2 723 美元。因此，利用安全导管固定装置在 4 年期间至少可以节省 57 183 美元。我们得出结论：预防和减少锐器伤，可以使用安全导管固定装置来替代锐器。这种设备主要通过减少利器使用来降低针刺伤的发生概率，达到保护操作者安全的目的。

（干铁儿　潘磊　廖丹　闫小娟）

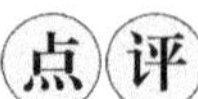

锐器伤是医务人员不可避免的职业伤害，虽然美国已经立法要求医疗机构使用安全的器具预防锐器伤的发生，但是在实际使用过程中仍然存在依从性不高的情况。本研究通过调查发现临床不愿意使用安全的器具的原因是多方面的，包括认知和知识储备情况、使用技能和经验储备、工作效率、培训等，这提示我们，在推广安全器具时必须经过长期的宣传、教育，并向医护人员详细培训装置的具体使用方法等，这样安全器具才能被广大医护人员认可；另外，在选用安全器具时也需要邀请临床一线医务人员参与，以便选择最佳的安全器具。该研究的最大优势是积极响应了国际医务人员安全中心 2012 年 3 月提出的减少锐器伤的行动共识，并指出 StatLock 可以显著降低锐器伤的发生率。但研究中也存在不足之处，即该研究仅在美国的一家三级医院完成，属于单中心研究；另外该研究仅关注了锐器伤，而未研究 StatLock 对于导管相关血流感染的影响，研究结果需要进一步的验证和完善。

（高晓东）

36. 行政干预能降低锐器伤的发生率吗

解读文献：《2004—2012 年加拿大安大略省执行行政干预后
锐器伤发生率变化趋势：一个观察性研究》

文献标题：Trends in needlestick injury incidence following regulatory change in Ontario, Canada（2004 - 2012）：an observational study.

原文作者：Chambers A, Mustard CA, Etches J.

刊载信息：BMC Health Services Research，2015,1(15)：127.

锐器伤一直是医务人员职业暴露的最主要形式，严重影响到医务人员的身心健康。预防锐器伤首先考虑消除危害，其次是工程控制、管理措施和行为控制。采用顶层设计的行政干预属于管理措施的范畴，它是否能够起到降低医务人员锐器伤的作用呢？2015 年加拿大学者发表的一篇文章，通过对加拿大安大略省执行行政干预后锐器伤发生率变化趋势进行观察性研究，最后得出结论：利用行政干预手段推行安全针具后，安大略省锐器伤的整体发生率下降。

这篇文章采用观察性分析研究方法，基于目前许多地区已经通过行政干预来推动安全针具的使用，并作为降低医务人员锐器伤风险的主要措施后，却没有对行政干预产生效果进行评估的背景。本次研究通过观察采取行政干预前后医疗机构锐器伤发生率的变化，以及急诊科工作相关疾病治疗记录和医院员工锐器伤相关索赔申请的变化，分析行政干预对锐器伤整体发生率的干预效果。

本研究收集资料的时间跨度从 2004—2012 年，研究人群主要为在职成年人，资料数据主要来自 2 个独立的管理数据源，一个是急诊科的工作相关疾病治疗记录，另一个是员工的索赔申请。

通过对行政干预前后的数据进行比较，得出各项指标的变化程度，进而分析行政干预对锐器伤整体发生率的干预效果。将 2006 年（即行政干预之前 1 年）的数据与 2011 年（即行政干预后 3 年）的数据相比较发现，除护理服务机构的索赔申请在 2004—2012 年上升了大约 1％外，其他指标均有所下降，如卫生和社会服务部门申请索赔的锐器伤的发生率下降了 31％，急诊科工作相关疾病治疗记录下降了 43％。医院员工的锐器伤相关索赔申请下降了 31％，需要长期治疗的下降了 67％。

研究者对来自急诊科的工作相关疾病治疗记录和员工的索赔申请的 2 个独立管理的数据源资料分析后，得出以下结论：首先是对行政干预措施的肯定，自从利用行政干预手段推行安全针具以来，安大略省锐器伤的整体发生率明显下降。然而，面对职业锐器伤的压力，仍然不能松懈，因为职业暴露尤其是锐器伤的风险在这些机构内一直存在，这还需要通过进一步观察来确认降低职业锐器伤发生的机会。要想扩大循证干预措施的比例，不断地大力宣传是很有必要的，该研究也证明了一点，那就是在实施行政干预措施后，辅之以持续不断的监控和投入对预防锐器伤发生具有重要意义。

（张立国　王广芬　乔甫　刘荣辉　闫小娟）

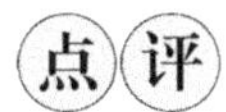

锐器伤是医务人员最常见的职业暴露，降低锐器伤的措施有很多，如避免使用、使用锐器盒收集锐器和行政干预等，许多地区已经通过行政干预来推动安全针具的使用，并作为降低医务人员锐器伤风险的主要措施。该研究观察采用行政干预措施前后持续监测锐器伤的发生情况，通过比较干预前后一系列的指标来确定行政干预措施实施后的效果。研究中收集的数据时间跨度较大，从 2004—2012 年共 9 年，资料分别来自 2 个独立的管理数据源，通过对比干预前 1 年和干预后 3 年的一系列指标，最后得出结论：利用行政干预手段推行安全针具后，安大略省锐器伤的整体发生率下降。但本研究未对行政干预推行防控措施的效果进行评估，存在一定缺陷。因此，虽然行政干预能够降低锐器伤的整体发病率，我们还应该进一步对采取措施后的针刺伤发生率进行持续监测，以确定是否需要进一步的投入以控制锐器伤的发生。

（高晓东）

37. 全球首个登革热疫苗，真的有效吗

解读文献：《登革热疫苗的有效性和长期安全性报告》

文献标题：Efficacy and long-term safety of a dengue vaccine in regions of endemic disease.
原文作者：Hadinegoro SR, Arredondo-Garcia JL, Capeding MR, et al.
刊载信息：N Engl J Med, 2015, 373(13): 1195 - 1206.

世界卫生组织（WHO）的数据显示，过去的几十年间，登革热已成为世界发展最快的蚊媒传染疾病，遍及热带、亚热带 128 个国家和地区，威胁 39 亿人口。每年估计有 3.9 亿人感染，重症病人会发生严重出血、循环系统衰竭，并会有 2.5％的患者死亡。法国药企巨头 Sanofi Pasteur 付出了 20 年、15 亿欧元，研制出了能同时预防 4 种血清型的登革热疫苗（四价疫苗），让大家都看到了希望。

本研究对四价登革热疫苗开展了三个临床试验，涉及亚太地区和拉丁美洲国家超过 35 000 名 2～16 岁的儿童。该研究报道了登革热疫苗长期临床试验的中期评价结果和综合疗效的分析结果。

研究组人员对 2 个 3 期临床试验（CYD14 和 CYD15）和 2b 期试验（CYD23/57）随访 3 年，用病毒学确诊的登革热住院率来评估该疫苗的安全性，用 CYD14 和 CYD15 第一个 25 个月的汇总数据来评估疫苗的有效性。

在 CYD14 试验阶段，10 275 名接种者中的 10 165 名完成了随访（占 99％），在 CYD15 试验阶段，20 869 名接种者中的 19 898 名（占 95％）完成了随访；包括 CYD23 在内的 CYD57 试验阶段，4 002 名接种者中有 3 203 名（占 80％）完成了随访。

在上述三个联合试验的 3 年观察期内，22 177 名研究对象中有 65 名住院患者经病毒学诊断确认为登革热阳性，对照组 11 089 名研究对象中有 39 名为阳性。所有的研究对象中，住院治疗的总的相对危险度为 0.84（95％ CI：0.56～1.24）。9 岁以下研究对象危险度为 1.58（95％ CI：0.83～3.02），9 岁以上（包括 9 岁）研究对象危险度为 0.50（95％ CI：0.29～0.86）。

3 年期间，依据独立数据检测委员会定义的诊断标准，试验组有 18 名（共 22 177 名研究对象）被诊断为重症登革热，对照组有 6 名（共 11 089 名研究对象）被诊断为重症登革热。在第一个 25 个月内，所有研究对象中登革热症状的总有效预防率为 60.3％（95％ CI：55.7％～64.5％），9 岁及以上者，有效率 65.6％（95％ CI：60.7％～69.9％），9 岁以下者为 44.6％（95％ CI：31.6％～55.0％）。

9 岁以下的儿童，接种登革热疫苗后前 3 年的住院率较高，目前尚不能解释其原因，因此对这部分人群仍需要继续仔细地随访观察。2～16 岁的儿童，接种组的发病风险低于对照组。

（潘瑜　徐子琴　罗万军　付婷婷　徐虹）

点评

登革热是世界上发展最快的蚊媒传染疾病，随着伊蚊的扩张，登革热也在扩张，目前遍及热带、亚热带 128 个国家和地区，威胁 39 亿人口。每年估计有 3.9 亿人感染，重症患者会严重出血、循环系统衰竭，并会有 2.5％的患者死亡。

和其他蚊媒传播传染病一样，防蚊灭蚊仍然是控制登革热最为重要的预防措施，虽然近些年有不同类型的登革热疫苗开展了临床试验，也显示出对重症登革热或需要住院的登革热有一定的保护率。

如本文介绍的研究，对四价登革热疫苗（CYD14 和 CYD15、CYD23/57）开展了三个临床试验，在第一个 25 个月内，所有研究对象中登革热症状的总有效预防率为 60.3％（95％ CI，55.7％～64.5％），9 岁及以上者，有效率为 65.6％（95％ CI，60.7％～69.9％），9 岁以下者为 44.6％（95％ CI，31.6％～55.0％），有效率不是很高，而且 9 岁以下的儿童，接种登革热疫苗后前 3 年的住院率较高，尽管原因还不清楚，但如果作为一个疫苗推广应用，还需要评估。

因此，世界卫生组织（WHO）只建议 CYD - TDV 用于登革热高发的地区（定义为按年龄段划分的人群血清流行率≥70％或其他适当的流行指标），不应在血清流行率＜50％的地区使用。

（蒋荣猛）

38. 灭活脊髓灰质炎疫苗到底安全不安全

解读文献：《为全球引进灭活脊髓灰质炎疫苗做准备：来自美国疫苗不良事件报告系统的安全证据（2000—2012）》

文献标题：Preparation for global introduction of inactivated poliovirus vaccine：safety evidence from the US Vaccine Adverse Event Reporting System，2000 - 12.

原文作者：Iqbal S，Shi J，Seib K，et al.

刊载信息：The Lancet Infectious Diseases，2015，15(10)：1175－1182.

研究者调查了美国疫苗不良事件报告系统（VAERS）提供的所有有关灭活脊髓灰质炎疫苗（IPV）的事件，时间段为 2000 年 1 月 1 日至 2012 年 12 月 31 日，包括单种疫苗及联合疫苗，涵盖了所有年龄和性别组，研究了个体不良事件发生的数量和类型（不严重、严重非致死及死亡），探究最常见的已编码事件类型以描述不良事件。研究将死亡报告按照常规人体系统分类（呼吸系统、心血管系统、神经系统、消化系统、其他部位感染与非感染事件），并回顾死亡报告以确定死因。考虑到早期对于使用疫苗后婴儿综合征的关注，我们将婴儿猝死综合征作为一个独立的死因。使用经验贝叶斯数据挖掘法，将 IPV 不良事件与其他疫苗的不良事件相比较，来确定比例失衡的报告（disproportionate reporting）。同时研究了 VAERS 的附加数据（1991—2000 年），比较脊髓灰质炎口服疫苗（OPV）和针剂的安全性概况。

共 41 792 例不良事件纳入研究，其中 39 568 例（95%）发生在 7 岁以下的儿童。该年龄段的报告中，有 38 381 例（97%）同时接种了其他疫苗（大部分是肺炎链球菌和百日咳疫苗），单独接种 IPV 的只占全部报告的 0.5%。有 34 880 例属于不严重的类型（88%），3 905 例属于严重非致死类（10%），有 783 例（2%）为死亡报告。不严重的报告类型中，注射部位红斑是最常见的编码类型（29%）；严重非致死类型中，发热是最常见的症状（38%）。大部分的死亡报告年龄均在 12 个月以下（占 96%），正如早前已报道的，大部分伴随着婴儿猝死综合征（占 52%）。IPV 联合全细胞百日咳疫苗、OPV 联合全细胞百日咳疫苗以及 OPV 联合无细胞百日咳疫苗的安全性描述相似。从 1990—2013 年的报告来看，没有迹象表明含 IPV 的疫苗与其他疫苗相比较，不良事件出现了比例失衡的情况。

2000—2012 年，全美使用了超 25 000 万剂的 IPV，鲜有不良事件的报告。使用 IPV 后的婴儿猝死综合征的报告与其他疫苗的报告模式是一致的。该研究中，使用 IPV 后无论不良事件属于死亡事件、非致死事件还是不严重的事件，都没有与任何新发的或未预计的安全性问题相关。

（廖丹　杨乐　付婷婷　徐虹）

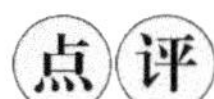

点　评

针对脊髓灰质炎病毒感染的免疫是世界上伟大的医学成就之一。美国自然发生的最后一例野生型 1 型脊髓灰质炎麻痹型病例发生在 1978—1979 年，在未接种的宗教社区小规模暴发。之后，西半球、欧洲、东南亚和太平洋地区的所有国家都没有野生型的脊髓灰质炎病例。截至 2017 年 2 月，野生型 1 型脊髓灰质炎病毒仍然在尼日利亚、巴基斯坦和阿富汗流行。

20 世纪 50 年代减毒脊髓灰质炎疫苗（OPV）和灭活脊髓灰质炎疫苗（IPV）同时在全世界范围内得到应用。OPV 的优点有低成本、易于施用、诱导黏膜免疫，其主要缺点是 OPV 可以在极少数情况下引起疫苗相关的脊灰病例（VAPP）。VAPP 是指在使用脊髓灰质炎减毒活疫苗（OPV）发生的跟疫苗相关的麻痹型脊灰病例。跟受种者个体差异和免疫功能缺陷等原因有关。据世界卫生组织报道，每服用 250 万～1 000 万剂脊髓灰质炎减毒活疫苗，可能发生 1 例疫苗相关病例，且主要发生在首次服苗的儿童中。

而 IPV 为灭活疫苗，不会发生疫苗相关的脊髓灰质炎病例。但由于 OPV 接种方便、易于管理，在脊髓灰质炎感染严重的时期或国家，从控制疾病的公共卫生角度出发，首选 OPV。但从疫苗相关病例的安全性考虑，应该优先选择 IPV。

该研究表明，从 1990—2013 年的报告来看，没有迹象表明含 IPV 的疫苗与其他疫苗相比较，不良事件出现了比例失衡的情况。2000—2012 年，全美使用了超 25 000 万剂的 IPV，鲜有不良事件的报告。使用 IPV 后的婴儿猝死综合征的报告与其他疫苗的报告模式是一致的。

因此，美国不再推荐使用 OPV。而且在 2018 年全球消除脊髓灰质炎行动计划中，已开始实现从 OPV 到 IPV 的分阶段过渡。

（蒋荣猛）

39. 口服疫苗防流感，你知道吗

解读文献:《流感疫苗片剂，可以口服吗》

文献标题:An influenza vaccine pill-can we swallow it.
原文作者:Fast PE，Cox JH.
刊载信息:Lancet Infectious Diseases，2015,15(9):992-993.

在《柳叶刀·传染病》杂志上，David Liebowitz及其同事报道了有关口服流感疫苗片剂第一阶段研究的有趣的数据。此疫苗是在 5 型腺病毒载体上插入一段表达小双链 RNA 发夹分子的辅助基因，用来剪切复制时需要的基因片段。内含 H1-5 型腺病毒疫苗的片剂（基于本季节大流行的甲型 H1N1 CA/04/2009 流感病毒血凝素）在 24 位接种者中表现了良好的安全性及耐受性。12 位缺少血凝素抑制抗体的健康成人口服此疫苗片剂后，其中 9 位（75%）血凝素抑制抗体滴度（一个对流感免疫力的传统测量方法）被诱导增至 1：40 及更高，且血凝素抑制抗体滴度高于阈值水平至少持续了 6 个月，代表机体免疫的微量中和滴定度也显著持久地增高。

这项小的实验没有对包括 CD4$^+$ T 细胞免疫反应和呼吸道分泌型 IgA 或 IgG 抗体这两项可代表免疫力的免疫反应进行检测，CD4$^+$ T 细胞免疫反应和 IgA 或 IgG 抗体这两项免疫反应均是病毒作用于呼吸道黏膜后被激活的。虽然神经氨酸酶抗体也可以防止感染或疾病，但缺乏仅针对血凝素的疫苗。

改进流感疫苗是势在必行的。在温带气候地区，季节性流感治疗费用高，死亡率高。赤道地区流感虽然没有确切数据记录，但流感病死患者量却是巨大的。2009 年的流感全球大流行估计有 152 000～575 000 例患者死亡。在鸟类广泛存在的一种更致命的病毒，一旦获得在人类之间传播能力之后，可使数千万人毙命。

口服制剂的稳定的潜在优势是显而易见的——运输、储存、管理都很便捷。由于季节性流感的频繁变化，一个新的流感大流行随时可能毫无预兆的来袭，需生产数以亿计的流感疫苗来满足不断增长的需求，是一个巨大的挑战。现在利用细胞培养而非

特定的无菌鸡蛋使高效生产流感疫苗成为现实。生产复制缺陷型腺病毒需要特殊的细胞系来承载缺失的腺病毒基因片段。这项研究用 1×10^{11} 载量的病毒粒子进行试验，剂量较高；廉价和快速的大规模生产这种疫苗还有待研究。

口服疫苗引起机体活跃的抗体反应很奇怪吗？也许吧。以前的实验使用的是一种以腺病毒为载体的可能引起大流行的 H5 禽流感基因，两种 H5 口服疫苗中一是类似于 Liebowitz 和同事提到的疫苗即没有复制能力的 5 型腺病毒载体疫苗，另一个是有复制能力的 4 型腺病毒载体疫苗，实验均只产生微弱的抗体反应。目前实验使用的是在 2009 年大流行的流感病毒血凝素，而参与此疫苗实验的对象选择是缺乏血凝素抗体者，他们可能已经感染此病毒或感染另外一个类似的 H1 病毒，或接种此流感病毒疫苗 2 年以上而缺乏血凝素抗体，因此被检测到的可能不是初始免疫反应，这和研究 H5 禽流感病毒疫苗时不同。此外，此项研究中使用的病毒剂量比以前的研究高 10 倍。

这项研究是有前景的，但是问题仍然存在。如果载体激发人体免疫反应，那么通过把一种病原体如流感病毒的基因插入到一种病毒载体上获得的疫苗就能够产生免疫原性，同样也会引起不良反应。例如，病毒载体可能会引起疾病，因其不太可能不进行复制。对病毒载体的初始免疫反应会干扰对插入基因（流感病毒基因）的免疫反应，在这个小样本研究中 Liebowitz 和同事没有检测出血清抗体与 5 型腺病毒的相关性，但他们也没有证明重复接种疫苗是可行的。

作者描绘了一幅美好的画面，即可高效生产、价格低廉的口服疫苗可以邮寄给个人，使用者自行接种，他们的研究数据支持这一画面。然而，自我给药

是被药品监管机构严格控制的,需要经过多年的市场应用确定药品安全后才被批准。面对一个高度致命的流感病毒大流行,这种谨慎的自我给药审批方法可能会被重新评定,但仍有很长的路要走。

（将苗苗　张立国　陈文森　付婷婷　徐虹）

点 评

虽然流感是可以通过接种流感疫苗有效预防的疾病,但流感造成的疾病负担一直是各个国家面临的重要公共卫生问题,在一些有流感并发症高危因素的人群(如伴有慢性肺部疾病、心血管疾病、免疫

力低下、老年人、儿童、孕妇等)感染流感病毒,容易出现肺炎等并发症,甚至危及生命。

就目前而言,流感疫苗接种覆盖率普遍不高,尤其是在一些发展中国家。接种率不高除了价格高、每年需要接种一次、可能的副作用等原因外,还和运输、储存等要求有关。如果能有等效的口服剂型流感疫苗,其潜在优势是显而易见的。

这项研究显示口服剂型有一定前景,但是问题仍然存在。正如文中提到的,载体病毒感染的可能、有效性等问题。因此,要想大规模应用口服流感疫苗,还有相当长的一段路要走。

（蒋荣猛）

40. 如何应对秋季腹泻

解读文献:《延迟接种口服轮状病毒活疫苗会降低与血清锌
有关的轮状病毒肠炎的风险:一项随机对照试验》

文献标题:Delayed dosing of oral rotavirus vaccine demonstrates decreased risk of rotavirus gastroenteritis associated with serum zinc: a randomized controlled trial.

原文作者:Colgate ER, Haque R, Dickson DM, et al.

刊载信息:Clinical Infectious Diseases,2016,63:634-641.

秋季是婴幼儿发生轮状病毒性肠炎的高发季节,全世界每年因轮状病毒感染导致的婴幼儿死亡的人数大约为 900 000,其中大多数发生在发展中国家。在我国,0～2 岁以内的婴幼儿人数约为4 000 万(含新生儿),每年大约有 1 000 万婴幼儿患轮状病毒感染性胃肠炎,占婴幼儿人数的 1/4,是引起婴幼儿严重腹泻的最主要病因。而预防轮状病毒肠炎的唯一方法是口服轮状病毒活疫苗。然而什么时候接种,接种后效果如何呢? 请看下面这项来自孟加拉达卡(Dhaka)的随机对照试验的结果。

该研究对单价口服轮状病毒疫苗(RV1)进行了随机对照试验。700 名健康的婴儿按照 1:1 的比例分成接受单价轮状病毒疫苗(RV1)组或延迟接种(10 周和 17 周的时候接种)疫苗组,并对此进行 1 年的追踪。研究者开展了重症腹泻监测。原始结果是轮状病毒腹泻(RVD)事件≥1。将营养、社会经

济和免疫因素进行最佳亚群 Logistic 回归分析,以此评估这些因素与轮状病毒腹泻(RVD)风险的联系以及与疫苗的相互作用。研究结果显示,所有轮状病毒腹泻(RVD)的发病率是 38.3/(100 人·年)。按方案接种口服轮状病毒疫苗(RV1)抗严重轮状病毒腹泻的效果为 73.5%(95% CI:45.8%～87.0%),抗所有轮状病毒腹泻(RVD)的效果为51.0%(95% CI:33.8%～63.7%)。血清锌水平(OR=0.77,P=0.002)和轮状病毒免疫球蛋白(IgA)血清转化(OR=1.95,P=0.018)的缺乏与轮状病毒腹泻(RVD)的风险有关,与疫苗接种状态无关。水疗与纯母乳喂养具有临界显著性。与轮状病毒腹泻(RVD)不相关的因素包括 10 周龄身高、维生素 D、视黄醇结合蛋白、母亲受教育程度、家庭收入和性别。在轮状病毒腹泻(RVD)发病率高的城市贫民区中,轮状病毒疫苗(RV1)抗严重轮状病毒

腹泻(RVD)的效果比在预期设定中延迟给药的效果更好。较低的血清锌水平和免疫球蛋白(IgA)血清转化的缺乏与轮状病毒风险的增加有关,与疫苗接种无关。

通过霍尔德试验获得原始 P 值,通过霍尔姆逐步减少法进行调整。

缩写:CI,置信区间;OR,比值比;IgA,免疫球蛋白;RV,轮状病毒;RV1,单价轮状病毒疫苗(G1P)。

(陈文森　李薇　覃婷　周艳芝)

点 评

轮状病毒是大规模免疫前婴儿和儿童严重胃肠炎的最常见原因。之前,轮状病毒在 5 岁以下的儿童中估计每年会造成约 45 万人死亡、200 万人住院和门诊人次 2 500 万,大多数发生在南亚和撒哈拉以南非洲。

已经研发出动物轮状病毒菌株、人-动物轮状病毒重组(人和动物菌株的基因)、减毒的轮状病毒和轮状病毒颗粒的亚基轮状病毒疫苗。因为用于生产大规模免疫接种程序的标准疫苗的大多数人类轮状病毒在细胞培养物中生长太差,因此目前应用的为重组疫苗。美国批准的有五价人牛重配疫苗(PRV、RV5)和减毒人轮状病毒疫苗(HRV、RV1)。

在拉丁美洲的 11 个国家和芬兰开展的轮状病毒疫苗(RV1)随机对照的大规模临床试验中,纳入 63 225 例健康婴儿(2～4 月龄),RV1 疫苗抗严重轮状病毒性胃肠炎的效果为 85%(95% CI:72%～92%),抗任何原因引起的严重胃肠炎的效果为 40%(95% CI:28%～50%)。

该研究对孟加拉达卡(Dhaka)的 700 名健康的婴儿开展的单价口服轮状病毒疫苗(RV1)的随机对照试验结果显示,在轮状病毒腹泻(RVD)发病率高的城市贫民区中,轮状病毒疫苗(RV1)抗严重轮状病毒腹泻的效果为 73.5%(95% CI:45.8%～87.0%),抗所有轮状病毒腹泻(RVD)的效果为 51.0%(95% CI:33.8%～63.7%),虽然和上面开展的临床试验效果相当,但受试者数量偏少,需要进一步大样本量研究验证。

(蒋荣猛)

41. 人类会迎来首个抗疟疾疫苗吗

解读文献:《抗疟疾疫苗》

文献标题:Vaccine-Resistant Malaria.

原文作者:Plowe CV.

刊载信息:N Engl J Med,2015,373(21):2082－2083.

为了确保对野生脊髓灰质炎病毒的功效,乔纳斯·索尔克在他的灭活疫苗试验中反复对脊髓灰质炎病毒株进行分类并筛选出前三名。许多成功的抗病毒和细菌的疫苗包括抗原变异体都是通过仔细评估病原体的遗传多样性和对特定菌株的保护性免疫效果而入选的。

相反,事实上所有针对恶性疟原虫的疫苗,包括 RTS 和 S/AS01,都使用了基因测序技术进行设计,它们来源于西非、单一的、具有良好表征的菌株 3D7。由于疟原虫的极度多样性,采用"冷冻流行病学"方法进行疫苗研发是难以研制出有效疫苗的原因之一。

临床二期试验已表明两种疟疾疫苗对特定菌株有效,它们都是以高度多态性血清学抗原为靶向的,因在疫苗中所使用菌株的基因不同的寄生虫,所以有些会失效。然而,基于红细胞前期的恶性疟原虫孢子蛋白的 RTS,S 疫苗现场试验显示,没有明确证据证实有菌株特效性。孢子蛋白在两个主要 T

细胞表位上具有多态性,虽然在免疫中央重复区有一些变化,但几十年来研究人员一直希望针对一对显性表位基于四肽重复 NANP 的抗体提供跨越菌株间差异的普遍免疫力。一个分子流行病学研究显示,在非洲儿童中没有证据表明针对不同种类孢子蛋白而自然获得特异性免疫,这个研究有希望实现 RTS,S 疫苗不受"抗疫苗性疟疾"的威胁。

以前这些单个研究都在单独的非洲站点对几百个孩子进行了疟原虫检查,同时受到测序孢子蛋白的长中央重复区挑战的制约。在三期临床试验中,RTS、S/AS01 被接种到非洲 11 个研究站点的 15 000 名儿童身上,Neafsey 等人目前在杂志上描述了他们如何利用新一代测序技术来测量菌株特异性疫苗的功效。寄生虫 DNA 是从儿童身上搜集的数千干血斑中提取的,这些儿童被随机分配接受疟疾疫苗组或对照疫苗组,对抗感染和含有孢子蛋白的临床疟疾的疫苗的功效相同或不同于疫苗菌株 3D7,这个结果是通过筛选分析来测量的。

这个方法简单,如果疫苗诱导的免疫像筛子一样过滤掉寄生虫,它们与在免疫学上重要的多态型的氨基酸位置上的疫苗株相同,那么在已接种疫苗的儿童中发生疫苗型疟疾的病例将少于对照组。因疫苗型寄生虫在所有研究站点获取到的数量较少,所以此方法需要大样本数据。在一些预先设定的分析中研究人员检测了环孢子蛋白的不同成分,结果显示至少在大龄儿童身上,RTS、S/AS01 确实能更好地预防疫苗型寄生虫导致的疟疾,而对于婴幼儿却无此特异性效果。在他们身上之所以 RTS、S 疫苗效果不佳可能与其对疫苗本身和疟疾感染的免疫应答与大龄儿童不同有关。

寄生虫的遗传多样性对大龄儿童接种疫苗的效果产生适度影响。不同的测量方法显示,将此疫苗用于预防非疫苗类型的寄生虫其效果降低 10～15 个百分点。当血液里的疫苗缺失超过其正常值 40% 时,其效果会更差。

假如我们拥有一种效果达到 80% 或 90% 的疫苗,我们将愿意接受这种规模的损失。但是 RTS、S/AS01 的效果只能达到 50%～60%。这个效果在低龄儿童中更低,并且随时间的推移逐渐减弱。当首株疟疾疫苗获得上市许可时,该研究的成果将给与那些考虑是否需要投入、在哪里投入以及何时投入的人当头一棒。如果 RTS、S/AS01 广泛投入使用,随着时间的推移其效果的损失会比在对儿童的 1 年期随访中出现的更严重,这些儿童曾暴露于庞大的受疟原虫影响的周边人群,且这些人并未受到疫苗诱导免疫所产生的选择压力影响。最审慎的做法是,在特定的人群中使用 RTS、S/AS01 疫苗将会使其效益最大化,同时在对其新认知基础上加倍努力地改善这种新兴的疫苗,这些都需要对特定菌株的部分功效进行研究后获得。

虽然该疫苗的效果会随着时间的推移而损失,但这并非全是坏消息。为了抗击散发的寄生虫感染,RTS、S/AS01 效果的适度丧失意味着它给接种人群提供了某些程度上的交叉免疫,免疫效果逃逸现象还不那么彻底。含有经慎重挑选的环孢子蛋白变异体的多价版 RTS,S 可能与其他抗原结合提供更广泛的保护。被收集应用到该项研究中的环孢子蛋白变异体在非洲的流行病学资料将提供所需的证据来选择一种更为广泛有效的菌株组合,即新一代抗疟疾疫苗。

(郑鹏　杨乐　付婷婷　徐虹)

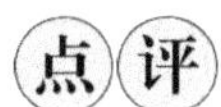

点评

大部分热带地区都有疟疾流行,至少在 95 个国家和地区有疟疾流行和传播。在疟疾流行国家生活的人约 32 亿,有 12 亿人处于感染疟疾的高风险状态。世界卫生组织(WHO)报告称,2015 年,有症状性疟疾病例达 2.14 亿人(1.49～3.03 亿人),估计 43.8 万人死于疟疾。和其他蚊媒传播传染病一样,防蚊灭蚊仍然是预防疟疾最重要的措施。

成功的疟疾疫苗有可能减少疟疾所引起的全球疾病负担。许多抗原已被确定为疟疾疫苗开发的潜在目标,最先进的疫苗是 RTS、S/AS01 疫苗。2015 年 10 月,免疫专家战略咨询小组(SAGE)和疟疾政策咨询委员会(MPAC)决定不建议广泛使用 RTS、S/AS01 疫苗,而是建议试点实施研究,以指导有关后续部署的决定。

虽然近些年研发出疟疾疫苗,但疫苗的效果仍然有一定局限性。在非洲 7 个国家的 6 000 名低龄儿童中(5～17 个月)开展的 RTS、S/AS01 临床试验中,三次疫苗接种将各种疟疾的发病风险降低了

56%,将严重疟疾的发病风险降低了 47%,而且提供的保护力长达 4 年(Lancet, Published Online April 24,2015)。

欧洲药品管理局(EMA)于 2015 年 7 月 24 日

批准了世界上第一个 RTS、S/AS01(Mosquirix)疟疾疫苗,用于 6 周至 17 月龄的儿童。

(蒋荣猛)

42. 医务人员疫苗接种模式的影响

解读文献:《甲型流感(H3N2)季节性暴发对医务人员疫苗接种模式的影响》

文献标题:Impact of influenza A(H3N2)seasonal outbreak on the pattern of vaccination uptake in healthcare workers.

原文作者:Chan DP, Wong NS, Wong HT, et al.

刊载信息:Journal of Hospital Infection,2015,90(4):354-355.

在北半球,2014—2015 年流感流行季与前些年相比,造成了相当高的疾病负担。由于病毒的抗原从 A/Texas/50/2012 变异为多数人没有抗体的 A/Switzerland/9715293/2013,所以本次甲型流感(H3N2)的快速传播导致局势非常紧张。2015 年 1 月中国香港的流感流行季出现相对较早,当时一些医务人员尚未接种季节性流感疫苗。研究组之前的研究表明,流行疫情可能会影响医务人员的疫苗接种。为了解严重的流感季节对医务人员疫苗接种模式的影响,研究者针对中国香港的 20 000 名护士进行了一项在线调查。调查结果与 1 年前的一项未发表的类似调查数据进行比较。

2015 年 2 月到 3 月 30 多天,共收到受邀护士的有效电子邮件回复 865 个,排除无效地址以及可能被识别为垃圾的邮件,回复率为 11%~18%。受访者的年龄中位数为 32 岁(四分位数间距为 26~43 岁),其中 77% 的受访者报告经常接触患者。其人口统计学特征和专业背景与 2014 年 3 月的一项类似调查类似(N=826)。总的来说,应对 2014—2015 年与 2013—2014 年流行季的疫苗接种率分别为 28% 和 32%。在 2015 年的调查中,114 名(29%)未接种疫苗的护士表示再出现 H3N2 季节性暴发时将尽快接种疫苗。假设这些受访者真的接种,2014—2015 年流行季的疫苗接种率会远远高于 41%。

受访者被要求说明下一年的接种疫苗计划。在 2014 年的调查中,有 28% 的受访者计划在 2014—2015 年流行季之前接种疫苗,这一比例与 2015 年调查得到的实际疫苗接种率完全相同。然而 2015—2016 年冬季流感季节计划接种疫苗率为 36%,这远高于上一年,且接近 2014—2015 年流行季预期 41% 的接种疫苗率。2014—2015 年流行季建议政府考虑组合 A/Switzerland/9715293/2013 流感疫苗。约 28% 的受访者回应称如果可能他们将接受“流行期间”接种疫苗,其中 76% 的受访者已经接种或即将为 2014—2015 年流感季接种疫苗。

该研究结果也展示了一些反常现象。尽管前一季护士的疫苗接种率很低,但是实际上最终接种率可能要高一些,因为在 2015 年初超过 1/4 的未接种疫苗的护士计划在下一个严重的流感季开始时接受疫苗接种。令人惊讶的是,今年疫苗的有效性被证明不足 20%。此时,对流感流行形势的认知显然严重影响了这些尚未决定是否接种疫苗的护士的决定。尽管疫苗不够有效的消息被广泛宣传,但是疫苗接种率仍然升高了。以前的研究已经证明,那些拒绝接种疫苗的人是因为害怕疫苗相关不良反应。早在 2009 年,出于疫苗安全性考虑,约 13.3% 的护士拒绝接种一种新的抗甲型流感(H1N1)pdm09 病毒单价疫苗。出乎意料的是,2015 年提出的“流行期间”接种疫苗更易被接受(28%),这也许反映了与接种新型疫苗相比,其他剂量接种常规疫苗更易被接受。

近年来,中国香港护士的疫苗接种率一直呈下降趋势。2006 年护士的疫苗接种率曾高达约 60%,

当时这座城市刚从 2003 年严重急性呼吸系统综合征(SARS)疫情中恢复过来，又预期会受到禽流感的侵袭。当后来发现这次流感看起来控制得较好，则接种率随之下降。当时和现在的结果都证实，在一系列影响医务人员态度和观念的因素中，传染病的流行状况对医务人员自己的疫苗接种情况具有重要影响。疫苗接种的犹豫也反映出利己主义和利他主义的持续竞争。尽管医务人员进行疫苗接种是感染控制实践的重要组成部分，但普遍将其当作单纯的自我保护措施。为了加强保护，使疫苗接种覆盖率提高到国际提倡的 75% 水平，强制接种疫苗可能是唯一可行的策略。然而，工作人员全面接种疫苗对临床结果的影响尚未确定。鉴于医务人员疫苗接种覆盖率在例如中国香港这样的地方仍较低，即使当疫苗可能无法提供良好的覆盖，卫生行政部门亦应考虑到流感流行可能对其造成的影响，该影响可能刺激流行季中的疫苗需求。

（刘玉岭　吴春霖　覃婷　傅建国　付婷婷　徐虹）

(点)(评)

在医院感染控制中，医务人员主动预防的重要性：医务人员感染传染病(如流感、麻疹、水痘等)可增加院内感染和社区传播的风险；医务人员是疫苗接种的重要优先人群，不仅可保护其自身，维持医疗服务的正常运转，同时也可有效减少将病毒传给高危人群的机会。医务人员由于其特殊性，感染传染病的风险高于普通人群，医务人员在为患者提供医疗服务时，因为患者疾病的未知性，医务人员面临的感染风险高于普通人群，尤其是呼吸道传染病。如果感染后不能做到及时诊断、隔离，便可增加社区传播的发现。

因此，建议医务人员应注射疫苗，做到主动免疫，尤其是一些更多机会接触到呼吸道症状、传染病患者的科室，如感染科、呼吸科、急诊等。

（蒋荣猛）

43. 流感来袭，医务人员是否应该推广疫苗接种

解读文献：《医务人员中流感疫苗覆盖率能影响住院患者院内获得流感样疾病的风险吗》

文献标题：Can influenza vaccination coverage among healthcare workers influence the risk of nosocomial influenza-like illness in hospitalized patients.

原文作者：Amodio E，Restivo V，Firenze A，et al.

刊载信息：Journal of Hospital Infection，2014,86(3):182 - 187.

在意大利一家急性病医院内，搜集了 2005—2012 年连续 7 个流感季节的数据，数据主要包括 3 个方面：医院出院病历、医务人员流感疫苗接种覆盖情况以及住院患者中的流感样疾病(NILI)发病情况。NILI 根据国际疾病分类(ICD)第九版的临床修订编码来定义。

共纳入 62 343 名住院患者，其中 185 名患者(0.3%)确定为 NILI 病例。研究期间医务人员流感疫苗覆盖率从 13.2% 下降至 3.1%($P<0.001$)，而住院患者 NILI 发病率从 1.1‰ 上升至 5.7‰($P<0.001$)。医务人员流感疫苗覆盖率与患者中 NILI 发病率呈明显负相关(校正 $OR=0.97$, 95% CI: 0.94～0.99)。

在急性病医院中，提高医务人员流感疫苗覆盖率可降低患者发生 NILI 的风险。该研究为医院管理层给医务人员接种流感疫苗的效益分析提供了一个经济、可靠的方法。

（廖丹　傅建国　付婷婷　徐虹）

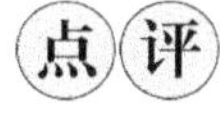

(点)(评)

由于医务人员在日常诊疗活动中接触流感患者

的机会多，暴露于流感病毒的风险高于普通人群。一项对 1957—2009 年全球 29 项研究的 meta 分析显示，在每个流感季节，未接种流感疫苗的医务人员流感发病率为 18.7%（95% CI：15.8%～22.1%），是健康成年人的 3.4 倍（95% CI：1.2～5.7）；医院内发生流感暴发疫情时，医务人员感染流感病毒的风险更高，治疗和护理流感患者的医务人员罹患率高达 11%～59%。然而，现实是医务人员流感疫苗接种率不足 30%。

一旦医务人员感染流感，不仅危及自身健康，影响工作，而且可能会造成向患者传播。因此，应建议医务人员接种流感疫苗，不仅可以保护自己免受流感病毒感染，而且可以减少医院传播发生。

（蒋荣猛）

44. 疫苗接种意愿与政府和医疗机构的公信力相关

解读文献:《2009—2010 年甲型 H1N1 流感大流行的教训：
社会和政治因素对公众疫苗接种态度的影响》

文献标题:Social and political determinants of vaccine hesitancy：lessons learned from the H1N1 pandemic of 2009—2010.

原文作者:Mesch GS, Schwirian KP.

刊载信息:American Journal of Infection Control，2015,43(11):1161-1165.

疫苗接种计划的公众接受度对疫苗可防控的疾病是至关重要的。但越来越多的人对接种疫苗这一举措表现出迟疑态度，这导致一些疫苗可预防的疾病"死灰复燃"。本研究依靠不忠诚假说来测试政府和医疗机构的公信力与公众接种疫苗意愿之间的关联。

通过固定电话和手机对 2009 年 10 月美国人口的大样本调查数据，随机抽样进行二次分析（$N=$ 968）。收集的数据内容包括:其一，受访者接种流感疫苗的意愿；其二，对联邦政府有效应对猪流感的信心，以及对当地医院和医疗保健系统的信心，两者均以相应的量表评分，分值越高表示信度越高；其三，感知风险力，受访者是否担心自己或家人感染 H1N1 病毒引起的猪流感；其四，受访者的党派，包括共和党、民主党或自由党派。

36.1% 的受访者表示愿意接种疫苗。那些信服政府的人接种疫苗的主动性最高（43.4% 愿意接种疫苗），而那些不信服政府的人接种疫苗的主动性最低（15.8% 愿意接种疫苗）。根据对当地卫生系统的公信力报告:信服当地卫生系统的人中 38.4% 愿意接种疫苗，而不信服当地卫生系统的人中仅 23.5% 愿意接种疫苗。

在传染性疾病暴发中，疫苗接种的意愿受很多因素的影响。公众对政府应对传染病疫情能力的信心、对医疗机构诊治水平的信任，都能预测其对预防措施的采纳度。结果表明，公众在健康危机时遵守免疫计划，需要提高其对政府和医疗机构的信任感。

（潘瑜　胡潇云　徐子琴　付婷婷　徐虹）

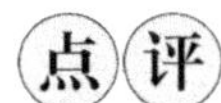

点评

人类和传染病斗争的过程中，疫苗发挥了重要作用。但是，某些疫苗反对组织宣称传染病的控制并非得益于疫苗接种，比如说是卫生条件改善、医疗技术的进步、人们营养状况的改善和主动防病意识的增强等。有的人甚至认为，只要别人都接种了，只要他们不患病，我没有接种也是安全的。这些言论和认识，加上媒体对疫苗接种不良反应的过分解读以及宗教信仰等原因使得公众对疫苗的有效性和安全性产生怀疑，从而使得某些疫苗接种率不高。如流感疫苗、麻疹疫苗等。

从这个意义上讲,针对疫苗接种率低的原因,应采取相应措施,增强民众对当地医院和医疗保健系统的信心,提高民众对疫苗接种计划的接受度,对预防传染病的暴发流行十分重要。

(蒋荣猛)

45. 环境整洁与 VRE 感染防控

解读文献:《耐万古霉素肠球菌水平感染预防与风险管理方法:一项评价研究》

文献标题:Horizontal infection prevention measures and a risk-managed approach to vancomycin-resistant enterococci: an evaluation.

原文作者:Bryce E, Grant J, Scharf S, et al.

刊载信息:American Journal of Infection Control,2015,43(11):1238-1243.

按照既有医院内感染防控策略,多重耐药菌感染或定植患者需要进行接触隔离;然而,对于大型医院来说,多重耐药菌的筛查与隔离都面临着成本负担。开展本研究的医院考虑到了这一点,并探索了一种行之有效的两全解决方式。以下作一介绍。

温哥华海岸卫生局(Vancouver Coastal Health,VCH)管理着 9 家急诊医院、多个长期护理中心和 1 家康复医院。温哥华总医院(Vancouver General Hospital,VGH)是拥有 728 张床的三级医院,也是多个专科的省级转诊中心。2010—2011 年,VCH 花费了 520 万美元隔离 612 例 VRE 患者(每例患者花费 8 465 美元),而其中仅有 37 例(6%)表现为感染。VGH 的 VRE 定植率从 2008—2009 年的 10.9 例/1 万个住院日(95% CI:9.6~12.4)显著增加到 2012—2013 年的 16.0 例/1 万个住院日(95% CI:13.5~16.7,$P<0.001$)。相反,VRE 感染率相对稳定,2008—2009 年为 1.3 例/1 万个住院日,2012—2013 年为 1.6 例($P=0.05$)。

由于对 VRE 实施隔离的经济负担高,而实际感染患者数量又少,项目研究者设想,并行环境清洁和抗菌药物管理 2 项感染预防措施,观察对 VRE 风险管理的效果。实施这两项管理措施需要增加经济支出,但此项支出计划在 3 年内通过降低筛查与隔离成本来平衡。

该院自 2012 年 8 月起实施环境清洁整顿,2012 年 11 月启动抗菌药物管理措施,而对 VRE 的风险管理评价从 2013 年 1 月开始。环境清洁与整顿的内容包括:整理杂乱且不常用的设施、明确每件设备的责任人及其职责、配备专人清洗移动设备和专用物品,以减少细菌负荷。科室所有专用设备的清洁和存储都建立了标准,以便核查,保证其清洁和便于使用。抗菌药物管理的重点为:培训处方医师,规范临床诊疗,对广谱抗菌药物使用进行审计并向临床反馈,必要时使用降阶梯治疗,开发抗菌药物管理和使用软件,评估全院抗菌药物使用方式,构建依据微生物实验室结果的抗菌药物使用和感染预防信息,建立抗菌药物管理委员会。

这两项预防措施启用后,内科、外科、精神科、急诊科等取消了原来作为常规的入院 VRE 筛查,仅 ICU、烧伤病房、骨髓和器官移植病房这些 VRE 感染高风险科室的住院患者继续每周做 VRE 筛查,并对粪检阳性者隔离。而医院内对 MRSA 和 CDI 的筛查保持不变。两名经济顾问负责追踪项目开支。

实施风险管理措施前后,即 2007—2008 年与 2014—2015 年比较,无论是高危科室,还是其他科室,医院内获得的 VRE 菌血症发生率没有增加。但院内需要隔离的 VRE 患者数量从平均每天 32 人下降到每天 6 人。研究还发现,加强整理用物、清洁设备、抗菌药物管理,可能有助于减少 CDI 和 MRSA。实施 VRE 风险管理前后,CDI 检出率下降了 46%,从 2012—2013 年的 9.9 例/1 万个住院日(95% CI:8.7~11.2)下降到 2014—2015 年的 5.3 例/1 万个住院日(95% CI:3.9~6.0)($P<0.001$);MRSA 检出率下降了 25%,从 2012—2013 年的 8.9 例/1 万个住院日

（95% *CI*：7.8～10.1）下降到 2014—2015 年的 6.7 例/1 万个住院日（95% *CI*：5.6～8.1，*P*=0.02）。

经济运行方面，VRE 监测和筛查减少后，抗生素使用减少，实验室试剂消耗减少、成本节约，技术员的时间耗费也降低。工作人员洗衣、清洁用品、个人防护用品使用减少，隔离设施消耗降低，节约了开支。扣除项目启动以及运作时的费用，如房间改造、清洁用品、抗菌药物管理软件、设备保洁人员工资等，2014—2015 年总节约成本 1 094 017 美元。

（雷晓婷　徐虹）

点 评

该研究是出自加拿大温哥华某三甲医院的一项评价研究。该院在 2010—2011 年，共对入院的约 17 000 例患者进行 VRE 筛选，并花费了 520 万美元，隔离了 612 例 VRE 感染病例。期间，全院的 VRE 的感染发病一直维持在一个稳定状态，即由 2008—2009 年为 1.3 例/1 万个住院日，至 2012—2013 年的 1.6 例/1 万个住院日（*P*=0.05）。但 VRE 定植则由 2008—2009 年的 10.9 例/1 万个住院日，上升至 2012—2013 年的 16.0 例/1 万个住院日（*P*<0.005）。

由此可见，实施 VRE 隔离的经济负担较高，而实际感染发病的患者却不多，项目研究者设想，开展环境卫生整治、环境表面消毒和抗菌药物管理等干预措施，观察对 VRE 风险管理的效果。实施上述这两项管理措施需要增加经济支出，但可以通过降低筛查例数与隔离的成本来平衡。

环境整治与清洁内容包括：整理病房与临时库房杂乱无章、明确各个设备与环境清洁的责任制、配备清洗移动设备和专用物品，最大限度地减少环境表面的细菌污染。建立了各科室的专用医疗设备的清洁和存放标准，以便质量核查与再次安全使用。干预措施实施后，内科、外科、精神科、急诊科等取消了原有的入院 VRE 筛查，但 ICU、烧伤病房、骨髓和器官移植病房等高风险科室仍做 VRE 筛查，并对粪检阳性者隔离。

实施干预措施后，平均每天需要隔离的 VRE 患者数量，由原来的 32 人下降至干预后的 6 人。同时，MRSA、艰难梭菌感染也出现明显下降的现象。干预后成本效益分析显示，由于 VRE 筛查成本减少、隔离成本的减少、抗生素使用减少等，扣除干预措施投入的人工成本、实验室成本、隔离耗材等，该院 2014—2015 年间实施的干预，实际节约成本 1 094 017 美元。

本研究给予我们最大的启发是，医院环境清洁对于医院感染的重要性，对于某目标病原微生物的控制干预往往会带来一系列的感染的下降。任何一项管理需要经费投入，在选择社会效益的同时，应兼顾经济效益。该文针对 VRE 筛选与隔离成本-效益分析的研究在国内并不多见，究其原因，一些医院的医院感染资料不够完整，微生物实验室的技术是研究实施的瓶颈，临床医师对医院感染定义有意无意地回避，卫生经济学人才的缺少以及临床干预研究受诸多因素干扰而无法实施等。因此，建议有条件的医疗机构应开展医院感染预防与控制的成本-效益分析研究，克服实施不计成本的感染控制措施，更应关注医院感染预防与控制的成本-效益，为中国的医院感染预防与控制提供卫生经济学的循证证据。

（倪晓平）

46. 正确保洁防控耐药菌

解读文献：《日常清洁后的环境多重耐药菌的污染情况》

文献标题：Environmental contamination by multidrug-resistant microorganisms after daily cleaning.
原文作者：Gavaldà L, Pequeño S, Soriano A, et al.
刊载信息：American Journal of Infection Control, 2015,43(7):776-778.

患者出院后及终末消毒后的环境污染情况，多有文献报道。但当感染患者仍然在院，且每日进行规范的日常清洁时，环境污染情况又是如何？该研究观察了多重耐药菌感染患者 ICU 病房的高频接触表面日常清洁后，仍被多重耐药菌污染的情况，同时分析了物体表面污染情况与物体表面与患者间距之间的关系。

研究在巴塞罗那医院展开，这是位于巴塞罗那大都市区的一所大学附属医院，拥有 800 张床位。该医院有 3 个外科 ICU，每个 ICU 有 12 个单间病房。研究者随机选择了 13 个感染 MRSA、多重耐药铜绿假单胞菌或多重耐药鲍曼不动杆菌的患者入住的 ICU 病房，在日常清洁后 1 小时内、对病房内的 7 个高频接触表面进行环境筛查。病房所住患者的感染都是在环境筛查前至少 7 天诊断的。

这 7 个高频接触表面，因其距离患者远近不同而分为 3 组：①患者区域内、与患者直接接触的高频接触表面（床栏）；②患者区域内、不与患者直接接触的高频接触表面（床头桌、台灯和房间内部门把手）；③患者区域外的高频接触表面（墙壁、病房入口的门把手和置物架）。

每天用 0.1% 的有效氯溶液消毒这些高频接触表面 3 次。擦拭消毒所用的抹布是干净的可复用棉质抹布，采用双水桶技术：一个水桶盛含氯消毒液，另一个水桶盛装漂洗水。根据医院的隔离措施，做到一房一巾，消毒剂一用一更换。使用后的抹布用 0.1% 的有效氯溶液消毒。

日常清洁后 1 小时内采样，结果发现，来自 13 个病房的 91 个样本中，仅有 2 个病房的所有采样表面未检出 MRSA。13 个床栏样本中，有 7 个检出 MRSA；床头桌、台灯和房间内部门把手共采集 39 个样本，有 12 个检出 MRSA；病房入口的门把手、置物架和墙壁共采样 39 个，有 7 个检出 MRSA。与患者直接接触的表面污染更多。

脉冲场凝胶电泳证实，有 8 位患者的 25 个样本中，临床分离菌株与环境菌株分子表型一致。总体来看，MRSA 患者病房内高频接触表面临床相同菌株的检出率为 22%，而多重耐药铜绿假单胞菌患者病房内，检出率为 5%。某房间所住患者为多重耐药铜绿假单胞菌感染，其房间内却检出与其他房间相同的 MRSA 菌株。起先 MRSA 培养阴性的房间，在研究开始 6 天之后，筛选出与先前病房内曾有的 MRSA 菌株相同的菌株。

研究者认为，即使 ICU 病房进行了规范的日常清洁消毒，高频接触表面仍被与临床菌株相同的多重耐药菌严重污染。污染的抹布可能是多重耐药菌传播的途径。可重复使用的织物抹布清洁不同的病房会给患者带来交叉感染的风险。一次性的消毒湿巾或可重复使用的超细纤维抹布可能更加安全。

（雷晓婷　徐虹）

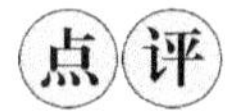

有关病房的终末消毒后的效果评价的文献多见，而该文则是针对 ICU 中有感染或定植患者居住环境清洁后高频接触的表面多重耐药菌污染情况的横断面的调查。

本文出自西班牙巴塞罗那的一家大学附属医院。调查对象是该院的 3 个外科 ICU，每个 ICU 拥有 12 间病房。患者系 MRSA、多重耐药铜绿假单胞菌或鲍曼不动杆菌的患者，随机采取日常清洁后 1 小时之内的高频接触的环境表面。而该文最有意思的是，研究者并不是简单地确定高频的表面，而是将其与患者的接触距离来划分：①1 区，患者可以触摸到的高频接触表面，如床栏；②2 区，患者无法触摸到的环境表面，如辅助台面、台灯、内侧门把手；③3 区，患者病房外的高频接触的表面，如隔离屏风、外侧门把手，辅助架。这些高频接触的表面采用 0.1%（约 1 000 mg/L）含氯消毒剂。

值得注意的是，该文采用棉布抹布，2 个水桶（一个盛有含氯消毒溶液，另一个则是清洗用的清水）。使用时抹布先在清水桶内清洗，然后再在消毒溶液桶内浸泡后对环境表面进行擦拭消毒。但换另一个病房实施表面消毒时，更换所有的清洁工具和消毒液、清水。抹布消毒采用 0.1% 含氯消毒溶液浸泡消毒。

高频接触的表面在含氯消毒溶液擦拭后 1 小时内采样结果显示，①1 区的多重耐药菌检出率为 53.8%；②2 区则为 30.8%；③3 区最低为 17.9%（$P=0.014$）。不同距离的高频接触表面的多重耐药菌的检出率，显示出明显的距离效应。同时，该文的研究者对于消毒后 1 小时之内仍能检出如此之高的阳性率，解释为可能与采用棉质抹布擦拭有关，抹布起到了传播细菌的作用。

该文最大的设计亮点是，将患者周围的高频接触表面，以患者是否可以直接触摸而分成 3 个距离层面，且检测结果显示出，环境表面的多重耐药菌的阳性率呈现出距离效应。这是国内文献不多见的。根据患者、医务人员接触环境表面的频率，将其定义为"高频接触表面"；如今又有人根据患者是否可以直接接触而将其分为不同的距离层面。这种并不算十分深奥的理论，可往往第一个提出的都是国外的学者，这值得我们深思。中国的感控人员应在这方面多思考，提出一些具有创新的点子。

但是，该文的不足主要表现在对清洁工具的复用。尽管研究者已经注意到"清洁单元"（注：这个概念可是国人首次提出的）的概念，采取了"一房一巾"，但一块抹布擦遍整个病房的表面，并在现场反复清洗，这一做法欠妥。如果，真正做到"清洁单元"，则应配备 N 块抹布，仅一桶含氯消毒溶液就足够了。即每擦拭一个表体表面或物品，该抹布即丢弃并进入复用（推荐：机械复用的方式）程序；换一块干净的抹布，浸泡消毒溶液后进行擦拭。相信这样的清洁实践一定会有更好的清洁结果。

（倪晓平）

47. 医院改建：真菌感染的幕后黑手

解读文献：《医疗机构建设和改造过程中真菌暴发和感染预防的综述》

文献标题：Review of fungal outbreaks and infection prevention in healthcare settings during construction and renovation.

原文作者：Kanamori H，Rutala WA，Sickbert-Bennett EE，et al.

刊载信息：Clinical Infectious Diseases，2015，61(3)：433 - 444.

随着医疗技术进步和医疗卫生水平提高，很多医院都可能面临医疗用房扩建或改造。这个过程中，真菌感染或暴发可能借机袭来。这篇发表于 *Clinical Infectious Diseases* 的系统综述回顾了过去 40 年间报道的、与医院改建有关的真菌暴发，并根据以往的经验、证据和指南，提出了医疗机构的感染预防与控制措施。对于认识与医院改建有关的真菌感染，提供了很好的参考。

研究者根据研究主题选取相关关键词，检索策略为（aspergillosis 或 Aspergillus 或 Zygomycetes 或 Mucor 或 mycoses 或 mycosis 或 fungi）和（hospital 或 healthcare 或 nosocomial）和（construction 或 renovation）和（outbreak 或 contamination 或 infection 或 prevention 或 control）。在 PubMed 上检索 1974—2014 年间的文献。初筛出 158 篇，同时筛查了这些研究的参考文献。纳入与医院建设、改造或拆迁有关的真菌暴发案例；排除非英文文献、排除真菌污染（非暴发）或仅为念珠菌（假丝酵母菌）污染的事件，排除非人类感染事件。最终，49 篇文献

被纳入分析。

每隔 5 年与建设和改造有关的真菌暴发。

第一篇报道发表于 1976 年，以每 5 年为一个时间单位来看，此后报道的暴发案例逐渐增加。1985—2009 年，每 5 年有 7～10 篇与建设、改造和拆迁有关的暴发文献发表。2010—2014 年，仅有 3 篇文献发表，而这 3 个研究报道的事件均发生在 2010 年前。与先前发表的大量暴发比较，现在报道的暴发减少可能由于采取了预防控制措施或者存在发表偏倚。

真菌暴发和感染发生机构以及高危人群

医疗保健相关的真菌暴发已在世界范围内报道。此篇英文综述主要关注建设和改造，其中美国的报道占了 47%（23/49），其次是欧洲，包括英国（8%）、意大利（8%）和法国（8%）。教学医院是最常见的机构（35%）。三级医院和教学医院经常在特定时期采用高级的治疗方法（如肿瘤化疗、免疫抑制治疗和移植），由于它们有高度易感人群，导致其很可能在研究机构中占较高比例。

医疗保健相关曲霉感染的易感人群包括具有以下特征的患者：血液系统恶性肿瘤、异基因造血干细胞移植（HSCT）、实体器官移植（肾脏和肝脏）、大剂量类固醇治疗、新生儿、其他恶性肿瘤、慢性肺部疾病、入住重症监护病房（ICU）及经历胸外科手术。

医疗保健相关的毛霉感染的主要危险因素为：长期类固醇治疗、实体器官移植、糖尿病、早产和血液系统恶性肿瘤。

在这篇综述中，血液系统恶性肿瘤或骨髓移植占潜在疾病报道的 53%，与建设有关的真菌感染很少在风湿病患者、术后患者、早产儿和肾脏透析患者中发生。

真菌暴发和感染特点以及致病菌

在医疗保健相关的曲霉暴发中，下呼吸道是主要的感染部位，因为空气是真菌孢子的主要传播路径，而手术部位感染和皮肤感染的报道少见。

在仅报道曲霉感染的 41 篇文献中，曲霉感染的主要部位是肺部（19 篇，46%），其次是肺部伴随其他部位（8 篇，20%）、皮肤或伤口（3 篇，7%）、窦道伴随其他部位（1 篇）、眼睛（1 篇）以及播散型（1 篇）。建设期间，白内障术后曲霉眼内炎的暴发已有报道。

除了偶尔发生的类似于先前报道的接合菌和其他真菌，真菌暴发和感染的致病菌通常是曲霉菌属，包括烟曲霉、黄曲霉、土曲霉和黑曲霉。由印度毛霉或灰色小克银汉霉引起的 6 个与建设有关的医疗保健相关肺毛霉菌病病例已有报道，尽管很难从社区获得性毛霉菌病中区分医疗保健相关性毛霉菌病，但是大多数住院患者的感染是偶发性的。

此外，还有 4 篇与建设和改造相关的假暴发的文献，包括支气管镜套房改造期间，由于灰尘污染支气管镜材料导致的变蓝孢子丝菌肺炎的假流行；来自被污染平板的曲霉和青霉菌属的假真菌血症，改造期间这些平板曾被不经意地在连接到实验室外的工作台区域打开；建设期间，追溯到实验室标本污染的黑曲霉的假流行；以及眼科病房建设后，由于培养基污染导致的聚多曲霉角膜炎的假暴发。

侵袭性曲霉病是死亡率的独立预测因素，发表的报道中，总死亡率是 58%，波动范围从皮肤病例的 25% 到扩散型或中枢神经系统病例的 88%。每篇文献报道的毛霉菌病导致的死亡差异较大，从

50% 到 100%。

这篇综述表明发表的报道中与建设和改造有关的真菌暴发和感染的整体死亡率是 48%，波动范围从术后的 12.5% 到风湿病患者、早产婴儿或肾脏病和透析患者的 67%。因此，真菌暴发和感染的死亡率相当高，根据基础疾病和感染类型不同，差异很大。

与建设和改造有关的真菌暴发和感染的储菌库和来源

这篇综述中真菌暴发和感染最常见的来源是建设（38 篇，78%），其次是改造（19 篇）、拆迁（4 篇）和挖掘（3 篇）。建设有关的环境来源描述有：未经过滤的室外空气流入、污染空气、空气过滤器、防火材料、空调、风管系统、假天花板上灰尘的回流。使真菌孢子形成气溶胶，并在整个医院区域传播。曲霉菌属也可以从医院的水样品中分离到并引起侵袭性曲霉菌病。

但是，尚不清楚从医院的水样品中分离出的曲霉菌属是如何导致院内水源性曲霉感染的，而且与真菌感染风险有关的水污染水平没有明确的标准。

真菌暴发和感染调查中的实验室检测、空气采样和分子分型。

曲霉感染的临床诊断和实验室检测比较困难。对于空气采样，综合文献汇总后认为：①空气采样可以测量医院内外环境空气中真菌孢子水平。②空气采样的方法并未标准化。③空气中真菌孢子的浓度与患者真菌感染之间的关系不确定：有时，真菌感染随着建设和改造期间医院真菌孢子的增加而增加。有时，空气采样无真菌生长，医疗机构仍然有真菌感染发生。④能导致感染的空气中真菌孢子的最低浓度还不明确。

引起暴发的真菌不一定都来源于建设活动：暴发可在无病房改造或建设时发生，建设或改造出现时也可能不发生暴发。曲霉菌株在自然界中普遍存在，侵袭性曲霉病的潜伏期也不明确，不能肯定曲霉感染来自建设活动。环境中的曲霉具有遗传多样性，环境株和临床分离株之间缺乏基因型匹配，因此，曲霉的分子分型的流行病学意义仍不明确。

特殊医疗机构感染预防与控制的建设和改造

预防需要集束化策略。如，医院感染控制人员预先审核施工方案并提出建议、控制室内空气质量和通风、对医护人员进行教育、对建设场所进行监测

和反馈、确定潜在的易感者等。保护措施包括转移感染高风险患者，湿式清洁，封闭施工以及避免不必要的移动，并使用空气过滤等。

（胡潇云　邓粮　张培金　雷晓婷　徐子琴　罗万军　徐虹）

点评

该文是由美国北卡罗来纳大学的专家学者所做的有关医疗机构建筑与改建相关的真菌暴发与感染预防的综述。文章复习了自 1974—2014 年，共 40 年间所发表的相关文献。并提出了医疗机构应充分认识医院内的建筑与改建工程，不但会产生大量尘埃，更重要的是会产生大量的真菌孢子的扩散，给患者造成极大的建筑与改建相关的真菌感染的隐患，并引发较高的患者病死率。

研究资料显示，美国于 1967—2005 年，发生的 53 起医院获得性曲霉菌病暴发事件中，与建筑和装修施工有关的占到 49.1%。所引发的医院内感染，以肺部感染、手术后感染以及皮肤感染为主。真菌种类以烟曲霉（A. fumigatus）、黄曲霉（A. flavus）最为常见。

2016 年年底，国家卫生和计划生育委员会发布的《医疗机构环境清洁与消毒管理规范》(WS/T 512－2016)中明确指出，医疗机构内部改建、修缮、装修等工程实施过程中，要求采用塑料、装饰板等建筑材料作为围挡，以完全封闭施工区域，防止施工区域内的尘埃、微生物等污染非施工区域内环境表面的措施。

医疗机构开展内部建筑修缮与装饰时，应建立有医院感染控制人员参与的综合小组，对施工相关区域环境污染风险进行评估，提出有效、可行的干预措施，指导施工单位做好施工区域的隔断防护，并监督措施落实的全过程。

如何开展医疗机构建筑与改建相关感染的预防和控制工作，美国 CDC 于 2000 年就推荐一套行之有效的工具，医院建筑和改建危险度评估工具（Construction and Renovation Risk Assessment tool)，按施工规模与产生尘埃对环境造成的危害程度，将建筑工程分为四类（A 类～D 类)；按不同科室患者对建筑与改建相关性感染的易感程度，将感染风险分为：低度、中度、高度、最高度，然后根据建筑工程类型与感染风险等级，形成屏障隔离措施(四项屏障隔离措施，由最低的 I 类措施，到最等级的 IV 类措施)的选择的矩阵表。这样，医院的任何一个科室施工实施建筑或改建工程，只要对照这张矩阵表，选择相应的屏障隔离措施即可。

最后需要指出的是，目前国内个别的基层医疗单位对医疗机构建筑与改建相关的感染预防尚未引起足够的重视。国家出台了相关的卫生行业标准，但如何具体执行缺乏实施细则。另外，我国有关医疗机构建筑与改建相关的感染的研究和不良事件的报道也较少，本文检索的文献均来自欧美国家，竟然没有一篇文献是来自中国的。为此，呼吁同仁们高度重视这一领域的研究，并及时总结经验，向世界介绍中国的循证证据。

（倪晓平）

48. 环境表面材质不同，清洁效果也不同

解读文献：《床栏表面涂层与光滑度对金黄色葡萄球菌传播作用的影响》

文献标题：Effect of surface coating and finish upon the cleanability of bed rails and the spread of Staphylococcus aureus.

原文作者：Ali S，Moore G，Wilson AP.

刊载信息：Journal of Hospital Infection，2012,80(3):192－198.

床栏是住院患者接触最为频繁的物体，也是环境消毒的重点部位；然而，不同材质、不同粗糙度的

床栏是否清洁？消毒效果也有不同，对医院感染病原体的传播有何影响——患者所带病原体有多少能转移到床栏，又有多少能从高频接触表面转移到医务人员手上？英国有研究者在实验室模拟了指尖与床栏接触的过程，分析了不同材质床栏在转移和传播金黄色葡萄球菌中的作用。

研究以 5 种床栏的 6 个不同材质表面作为实验对象。实验前，使用非触式三维测量系统对每种表面的形貌以及表面平均粗糙度（RA 值）进行测量。材质 A：聚丙烯脚踏板，RA＝9.78 μm；材质 B：聚丙烯脚挡（视觉上粗糙），RA＝9.32 μm；材质 C：聚丙烯脚挡（视觉光滑），RA＝7.54 μm；材质 D：不锈钢床栏，RA＝2.48 μm；材质 E：聚酯涂层钢床栏，RA＝0.66 μm；材质 F：聚丙烯和碳酸钙（10%）床栏，RA＝12.57 μm。每个床栏材质上划出 50 个 1 cm×1.5 cm 的测试区。并将材质表面彻底清洁。

再制备金黄色葡萄球菌悬液，以及混有菌悬液的 6 种人工合成污染物。污染物 1：不含有机物的对照物，即 1/4 张力的林格液；污染物 2：大豆胰蛋白胨肉汤＋5%马血清；污染物 3：合成尿；污染物 4：合成粪便；污染物 5：合成血；污染物 6：牛血清白蛋白。

研究人员将不同的人工合成污染物覆于 6 种不同材质表面，再分别使用超细纤维抹布和消毒湿巾清洁，用菌落计数和 ATP 生物荧光法评估清洁这些表面的难易性。用表面菌落计数判断金黄色葡萄球菌在医务人员指尖与床栏表面之间转移的难易性。

金黄色葡萄球菌从污染指尖到床栏的转移率（%）＝（一个指尖接触表面前的菌落数－另一个指尖接触表面后的菌落数）/接种于指尖的菌落数×100%。

金黄色葡萄球菌从污染床栏到指尖的转移率（%）＝指尖检出的菌落数/接种于床栏的菌落数×100%。

研究发现，超细纤维抹布能将材质 B、C、E 表面菌落数减少到 $2\log_{10}$ 以下，而对材质 A、D、F 的清洁效果较差。待表面污染持续 24 小时后，超细纤维抹布使材质 A、B、C、D 表面菌落数的减少超过 $3.5\ \log_{10}$，直至 $2\ \log_{10}$ 以下。但 E、F 表面仅下降 $1.5\ \log_{10}$。而消毒湿巾消毒后，所有材质表面菌落数都降至 $2\ \log_{10}$ 以下。

接种后立即清洁，超细纤维抹布和消毒湿巾都能将所有床栏表面相对光单位值降到预定的清洁标准（<250RLU），但污染存在 24 小时以后，消毒湿巾去除材质 A、B、D 和 E 上污染物的效果不佳。

如手指污染物为不含有机物的菌悬液，细菌从指尖到床栏的转移率为 38%～64%，向材质 A 和 F 的转移最少；如指尖污染物含有大豆胰蛋白胨肉汤＋5%马血清，则细菌向材质 A、E、F 的附着显著增加。如床栏污染物中不含有机物，细菌从床栏到指尖的转移率为 22%～38%。污染物为人工血液时，各种材质床栏上细菌向手指的转移显著增加。易于清洁的材质在接触时也更容易转移金黄色葡萄球菌。材质表面状况和纹路是影响清洁度和转移率的重要因素。如果床栏消毒不充分，将是交叉污染的极大风险。

（雷晓婷　乔甫　徐虹）

点评

这是一个既简单又非常有趣的研究，研究者在日常的清洁实践中发现，表面污染细菌的清除率是有差异的，造成这种差异的原因是什么，研究者想到了表面材料的不同、表面的光滑度，以及采用不同的清洁工具（消毒湿巾或微细纤维抹布）是否会影响表面污染细菌的清除率。同时该文献还同时提出了另一个命题，医务人员手在触摸表面时，是否会与表面发生细菌的转移，以及影响转移发生的因素有哪些。

研究显示，床栏表面的涂层和光滑度对不同清洁工具的清除率会产生影响。消毒湿巾的消毒效果优于微细纤维，但微细纤维的污物效果好于消毒湿巾。实验人员的手与表面之间会发生细菌的转移，而有机物的存在是影响手指上的细菌对表面污染程度的重要因素。

清洁是一切医院相关性感染预防与控制的基础。为了达到医疗机构环境表面的清洁度，减少或阻止环境表面传播耐药菌的作用，各个国家的专家学者都在积极探讨如何提高环境表面的清洁质量。本文在这一大背景下，以较独特的视角，从重要的高频接触表面床栏着手，同时提出多个影响表面清洁质量的因素，床栏表面是否涂层，表面光滑度与粗糙度，消毒湿巾与微细纤维抹布的消毒作用、去污作用，以及人员手指有机物污染对细菌转移的影响。

目前，国内有关环境清洁的研究较少，本文对环境清洁质量的影响研究的设计，值得我们借鉴。

（倪晓平）

49. 抗菌表面，是否如传说般神奇

解读文献：《关于使用抗菌处理的物体表面预防医疗保健相关感染的系统回顾》

文献来源：Antimicrobial surfaces to prevent healthcare-associated infections：a systematic review.
原文作者：Muller MP，MacDougall C，Lim M.
刊载信息：Journal of Hospital Infection，2016，92(1)：7-13.

病原微生物污染的医疗环境可增加医疗保健相关感染（HAI）的负担，而抗菌处理的物体表面的设计旨在降低医疗相关表面的微生物污染。为了进一步明确其是否可以预防 HAI 的发生、耐药菌（ARO）的传播或微生物的污染，这篇发表在 *Journal of Hospital Infection* 的研究对病房内使用抗菌处理的物体表面进行了系统评价。结局变量包括 HAI、ARO 和微生物污染的定量指标。采用 Cochrane 的 EPOC 风险评估工具对研究偏倚进行评估，采用 GRADE 法对证据强度进行评价。11 项研究评估了铜（$N=7$）、银（$N=1$）、金属合金（$N=1$）或有机硅烷处理过的表面（$N=2$）的微生物污染情况。其中铜表面的微生物污染减少的中位数为$<1 \log_{10}$（$<1\sim2 \log_{10}$）。有 2 项研究计算了 HAI/ARO 的发病率。1 项随机对照试验（RCT）中，铜表面可使 ICU 的 HAI 降低 58%（$P=0.013$），同时 ARO 的传播也减少了 64%（$P=0.063$），但由于随机化不合理和盲法不完全，这项研究被认为质量不

高。1 项前后对照研究评估了铜浸渍的纺织品在长期护理机构可使得 HAI 降低 24%。

（史庆丰　罗万军　朱秋丽）

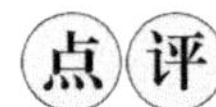

随着医院内细菌尤其是多重耐药菌传播机制及生物膜形成机制等的研究不断深入，大家对医疗环境物体表面的污染越来越重视，进而引发了一系列关于抗菌处理的物体表面的研究。该研究显示含铜、银、其他合金或有机物处理过的物体表面能减少医院感染、耐药菌传播及微生物污染的发生。但该系统分析所纳入的文献质量不高，部分文献研究质量比较低，同时存在研究偏倚较大的风险。

（倪晓平）

50. 暴发感染后，水龙头污染情况如何

解读文献：《定量 PCR 与环境因素对铜绿假单胞菌水龙头污染暴发后期调查的影响作用》

文献标题：Post-outbreak investigation of pseudomonas aeruginosa faucet contamination by quantitative polymerase chain reaction and environmental factors affecting positivity.
原文作者：Bédard E，Laferrière C，Charron D，et al.
刊载信息：Infection Control & Hospital Epidemiology，2015，36(11)：1337-1343.

铜绿假单胞菌是引起院内感染或暴发的常见病原菌。2004—2005 年，加拿大蒙特利尔市圣贾斯汀

大学医院曾出现铜绿假单胞菌感染暴发。时隔近10 年，研究者们又追踪观察了该医院供水系统中铜

绿假单胞菌的污染情况。

该医院是一个设 450 张床位的儿科医院。2004 年 1 月至 2005 年 11 月间，新生儿重症监护室（NICU）曾有铜绿假单胞菌感染暴发。当时发现 27 名患儿感染，6 名死亡；且 NICU 所有新生儿感染病例均为医院感染。那时，医院供排水系统老旧，因水垢和生物膜积聚造成的下水道堵塞时常发生，经常需要断水整修。

2005 年 3 月到 4 月，医院进行了暴发疫情的调查和 NICU 内外环境采样。下水道（56%，32/57）、水龙头（5%，3/56）、水龙头起泡器（36%，5/16）样本中都培养出了铜绿假单胞菌。而其他环境表面、水样本以及供排水系统其他部位样本培养为阴性。脉冲场凝胶电泳（PFGE）从临床样本和水系统样本中鉴定出了相同的菌株，尤其是在 12 名患儿及为其准备奶瓶的水池水龙头起泡器上发现了相同的菌株。环境调查与菌株基因分型结果证实，水系统（尤其是下水道和水龙头起泡器）是导致新生儿感染暴发的源头。

此后采取了一些颇有成效的措施，如使用无菌水护理患儿、洗手后以乙醇凝胶擦手、直接接触患儿分泌物时戴手套、安装即用水滤器（孔径 0.2 μm）、妥善配奶、更换排水管道、水槽下方及其周围30 cm 范围内禁止储存医用材料。如下水道为感染源，则更换水漏。这些措施自启用以来一直坚持执行。

2013 年 7 月，研究组在包括 NICU 内的医院各个区域，再次做环境调查。28 个水龙头按如下顺序采样：①下水口拭子采样；②用含硫代硫酸钠（中和剂）的无菌聚丙烯瓶采集 1 L 首冲冷水；③水龙头起泡器采样。另从 3 个水龙头取水样进行检测。对水样本做异养菌平板计数（HPC）、水样活细胞总数计数、细菌培养、定量 PCR（qPCR），对拭子样本做细菌培养和 qPCR 检测，并对每个水龙头及其所处环境都做详细的特征描述。

结果发现，水样本中，总细胞数、活菌计数以及异养菌计数与暴发时相比无明显差异（t 检验，$P>$0.05）。qPCR 结果表明，有 6 个水龙头的水样本、起泡器及下水道生物膜中均发现了铜绿假单胞菌，而有 2 处采样点发现铜绿假单胞菌的水龙头有 12 个。若起泡器能检出铜绿假单胞菌，此水龙头流出水中的铜绿假单胞菌污染将增加 100 倍。

比较来看，细菌培养法的阳性率较低：水样本中铜绿假单胞菌 qPCR 检测阳性率为 50%，而细菌培养阳性率为 7%。起泡器样本，用 qPCR 检测阳性率为 64%，用细菌培养法阳性率仅为 3.5%。研究者认为，细菌培养法的阳性率低与采样的规范性、采样多少都有关；qPCR 方法灵敏性高，可能缘于它可以检测到一些活的但无法培养的细菌。

理化性质上看，qPCR 阳性与阴性水样本比较，铜含量无明显差异。平均余氯含量在 qPCR 阴性标本中稍高。水龙头连接管的材质、出水口与下水口的相对位置对于 qPCR 结果都有影响（$P<0.05$），位于患者房间内的水龙头较其他位置的水龙头污染更多（$P<0.05$）。

进一步分析 qPCR 阳性的水样本、起泡器拭子、下水道样本与环境参数之间的关系。多元自适应回归（MARSpline）结果显示，水池的排水效率影响着水样本中异养菌计数及下水道 qPCR 结果阳性率（$R^2=0.52$）。而水池的制造与安装参数（如连接管材质、铜含量、排水管对准情况、水流量、排水效率）和下水道铜绿假单胞菌 qPCR 阳性率密切相关（$R^2=0.998$），是下水道污染的重要影响因素。相较于水龙头和管道内的水，下水道滋生病原体的风险更高。

（雷晓婷　刘玉岭　覃婷　傅建国　徐虹）

点评

对于每一位感控人员而言，开展医院相关性感染暴发调查是考核其软实力的时机。通过调查寻找感染来源，才是控制感染发生的根本手段；同时建立或修改相关的防控制度，杜绝类似事件再次发生。然而，我们有多少次成功的案例，寻找到具有实验室证据的感染来源，又有多少是在国际期刊发表论文，向世界展示我们开展感染暴发调查的软实力。前者不多，后者更少。

发生感染暴发后，如不能准确找到感染来源，感染隐患不消除，即使采取有效的感染控制措施，表面上可以出现感染的高峰被压制下来了，但一旦时机成熟，感染又会卷土重来。而本案即使暴发过去多年，研究因未能找到感染来源而耿耿于怀。为此，研究者想到了水龙头系统，并采集水、增氧器表面（一种安装在水龙头出水口上，减缓流水速度的装置）和排水口处的样品，并同时应用微生物培养法和 qPCR 法。

最终，研究者找到了污染源头，同时也利用这一事件的调查比较了两种实验方法的敏感性。这个成功案例也告诉我们，发生感染暴发时，首先应明确引发感染的病原体；结合对该病原体微生物基础知识的认知，确定选择源头的思路。凡有微生物基础的人员都了解铜绿是一类环境中的嗜水菌，因此源头锁定水龙头系统是成功的开始。一旦思路对了，手段也有了，接下来是体现软实力的时候了。因此，即使有再好、再强的流行病学高手，没有微生物实验室的积极配合，感染暴发的调查永远也只停留在纸面上。

（倪晓平）

51. ATP 环境清洁效果评价，你不知道的事

解读文献：《手术室环境表面污染评估的时间性影响》

文献标题：Time-dependent influence on assessment of contaminated environmental surfaces in operating rooms.

原文作者：Saito Y, Yasuhara H, Murakoshi S, et al.

刊载信息：American Journal of Infection Control，2015，43：951-915.

医疗环境表面的病原菌污染可能增加医院感染风险，而目前尚无有效方法来评估环境表面的污染程度，因为评估结果会随时间变化。有日本学者研究了手术室环境表面污染随时间推移的变化情况，以及 ATP 荧光检测法在评价环境表面污染上的作用。

2011 年 10 月至 2014 年 1 月，研究者使用 ATP 荧光检测法和细菌培养方法，监测了 6 个手术室的环境表面。这些手术室在此期间开展了 60 台胸、腹等部位手术，手术患者均无结核、MRSA、HIV、疱病毒或艰难梭菌感染。

研究分为两部分，第一部分是确定物体表面特征对污染程度的影响。研究人员选择了 17 个环境表面，根据医务人员接触频率不同，将其分为高频、中频和低频接触表面。采样面积为 100 cm^2，以拭子沿两个垂直方向来回擦拭 10 次取样。用相对光单位值来表示拭子上的 ATP 值。

物体表面的污染程度通过 14 个可能的影响因素进行分析，包括物体表面特征（医务人员的接触频率、此表面的空间朝向、离地高度）、手术室的日手术量、手术室用途、患者 ASA 评分、手术切口类别、手术体位、手术时间、手术时长、失血量、输液量、是否输血，以及手术结束后多久采样。研究期间常规清洁环境表面，地板湿式清洁。终末清洁时，麻醉医师的计算机键盘、患者监护仪、麻醉机面板、输液架杆都用一次性湿巾擦拭。用于清洁的拖把、抹布、一次性湿巾都含有过氧化氢成分的清洁剂。

第二部分是研究 ATP 在特殊环境表面的持续存在性。在 6 个手术室各取 3 个表面，对这 3 个表面手术结束后 2 小时、48 小时及 7 天后采样。在此期间，不对手术室再做清洁。共采集 54 对 ATP 检测样本和微生物样本。另取一个未经使用的手术室同理采样，作为对照。使用 ATP 法和菌落计数法评价环境表面污染随时间推移的变化情况。

环境表面样本的平均 ATP 值是 $2.3\pm0.6\ \log_{10}$ RLU（$1.1\sim5.0\log_{10}$ RLU）。外科医师工作空间地板、麻醉师工作空间地板、输血支架杆和计算机键盘上测得的相对光单位值最高。根据单因素分析结果，7 个变量被纳入多因素回归模型：接触频率（$P<0.05$）、表面朝向（$P<0.05$）、离地面高度（$P<0.05$）、每日开展手术量（$P=0.20$）、手术时间（$P=0.20$）、失血量（$P=0.19$）以及输液量（$P=0.15$）。多因素回归分析表明：环境表面的接触频率（$P<0.05$）和空间朝向（$P<0.05$）对 ATP 值影响较大。

从时间轴来看，手术后，环境表面测量到的 ATP 值逐渐下降；但三个时间点相比较，并无显著差异（$P_1=0.53$，$P_2=0.52$），而各采样点的细菌菌落计数在 48 小时后显著减少（$P<0.05$）。

研究认为，环境表面污染程度受表面特征的影响。接触频率和表面朝向是影响环境表面 ATP 水平的因素。手术 48 小时后，环境表面微生物显著减少，菌落计数随时间变化，而 ATP 持续存在于手术室临床设备上。因此，ATP 检测可提供相对稳定的

结果。ATP 值的高低反映了物体表面受接触的频率高低,可以作为环境表面污染的指示物,医务人员也可以利用 ATP 检测法来鉴别高频接触表面。即使微生物失去活性,ATP 检测结果仍相对稳定。

（雷晓婷　池水晶　张立国　王广芬　陈文森　徐虹）

点评

　　医疗机构是一个十分特殊的环境,其表面受到包括细菌、病毒、真菌等各种生物和无机物、有机物等化学类的污染;而对于生物类的污染是人们关注的重点,因此有大量的有关污染种类、程度等方面的调查。但有关化学类污染的文献报道相对要少得多。有关环境表面清洁质量的考核,目前所采用的指标更多是微生物学指标,因为对 HAIs 而言更有实际意义,故微生物学考核目前仍是金标准。ATP 监测是近来年用于医疗机构环境表面清洁质量考核的快速监测方法,其实质是一种化学反应,要获得 RLU 值数据,其基础是触发荧光素酶＋荧光素＋ATP 这三者之间化学反应,且不说这三种物质之间所需要的反应比例,同时受到反应温度、解偶联剂量、底物(磷酸和 ADP 的量)浓度等因素的影响。特别要注意的是,环境中的结构相似的物质均可参与其中的反应。微生物会随着环境的变化而变化,化学物质则通常在没有其他物质加入是相对稳定的,当然挥发性物质和放射性物质不包括其中。

（倪晓平）

52. ATP 神奇吗

解读文献:《医疗机构卫生监测中 ATP 结果变异问题》

文献标题:The perennial problem of variability in adenosine triphosphate（ATP）tests for hygiene monitoring within healthcare settings.

原文作者:Anderson DJ, Chen LF, Weber DJ, et al.

刊载信息:Infection Control & Hospital Epidemiology, 2015,36(6):658 - 663.

　　三磷酸腺苷(ATP)生物荧光检测技术原理是利用有机物中的 ATP 参与到酶促反应,用荧光检测仪定量测定荧光值大小获知 ATP 含量,进而反映有机物多少。它具有简便快捷、现场反馈等优点而备受青睐,广泛应用于医院环境卫生、医疗器械清洁及手卫生评价工作中,堪称"神器"。然而"神器"ATP 也存在很多缺陷,如暂无统一的评判标准,不同厂家标准不同,其稳定性和可重复性研究也凤毛麟角。2015 年 3 月发表在美国《感染控制与医院流行病学》杂志上的一篇文章,对 ATP 生物荧光检测技术在医疗机构环境监测中常见结果的变异性问题进行了研究。

　　该研究采用的是系列重复对照试验研究方法,研究者抽取 A、B、C 和 D 4 家不同公司的 ATP 生物荧光仪及其所配套的耗材作为研究对象,他们用已知的、定量的标准物质来评估研究对象的变异性。标准物质浓度的定量使用高效液相色谱(HPLC)来确定,将已知浓度的标准物质制成 10 倍倍比稀释的样品,使用不同公司的 ATP 采样器直接采集稀释样品进行 ATP 生物荧光值的测定,每个浓度重复测定 3～4 次,记录 RLU(相对发光单位)值。本研究共完成了 200 多个浓度的 ATP 标准物质稀释液的测定,得到 ATP 生物荧光测定值 840 个 RLU 值。本研究还选择了两种常见的与医院内感染相关的细菌进行试验,如常见的表皮葡萄球菌(ATCC 12228)和铜绿假单胞菌(ATCC 15692)。研究者将上述两种细菌培养物制成相应浓度的菌悬液,再以 10 倍倍比稀释成不同浓度的测试样品,使用不同公司的 ATP 采样器直接采集菌菌悬液的稀释样品进行 ATP 生物荧光值的测定,每个稀释浓度重复测定

3～4 次,记录 RLU 值。一共完成了 300 多个浓度的菌悬液样品的测定,得到 ATP 生物荧光测定值 1 200 多个 RLU 值。

由于不同公司的仪器的判定标准不一样,测试得出的 RLU 值相差较大,且本研究采用浓度倍比稀释的方法进行测试样品的准备,所得到的 RLU 值范围较广,因此研究者选择变异系数(CV)这个统计量来进行结果的标化,在不同浓度下重复测量样品的 RLU 值,得到各个公司各个浓度的标准差和均数,用标准差和均数来计算 CV。最后对所有 CV 值进行统计分析,利用中位数、四分位数间距等统计描述各公司仪器的精确程度。

最后的研究结果采用统计分析图表表示,所有公司的 ATP 检测仪器对标准的纯 ATP 的检测结果的变异系数均很高,其中两个公司的产品 CV 值超过 0.4,所有公司的 ATP 检测仪器对表皮葡萄球菌悬液和铜绿假单胞菌的悬液的 ATP 检测结果的变异系数也都很高。其中两个公司的产品 CV 值超过 1.0,表现出极大的变异性,所有公司的 ATP 检测仪器测试的精确度和重复性均不理想,标准差超出平均值的 50%,且在各公司提供给我们的产品使用说明书中,没有任何有关精确度的说明。

因此,我们可以推断,在当前的技术条件下,市场上 ATP 生物荧光检测仪及其耗材的检测结果变异性很高。使用 ATP 生物荧光检测仪快速得到的结果可能会导致一个错误的结论,RLU 数值范围的不精确性可能会使其快速检测的应用受到限制。

(闫小娟　徐虹　乔甫)

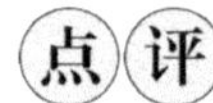

点评

ATP 生物荧光检测因其反应快速、半定量评估、使用方便、现场反馈等诸多优点,而广泛应用于医疗机构的环境清洁监测中。为医院感染控制工作带来很大的推动效果。但是因其结果的变异性问题却使其应用受到限制。引起 ATP 生物荧光检测值变异的因素有很多,本研究针对不同公司产品的标准不一、不同浓度 ATP 或不同污染程度(用不同浓度细菌悬液表示)的主要因素进行实验设计,精心挑选标准物质 ATP,并使用高效液相色谱进行 ATP 浓度定量,使用常见医院感染病原菌表皮葡萄球菌(ATCC 12228)和铜绿假单胞菌(ATCC 15692)进行不同污染程度的 ATP 值测量。研究者采用倍比稀释法制备不同浓度的测试样品,最后使用变异系数这个统计指标来评价 ATP 生物荧光检测在不同公司、不同浓度的变异程度。最后得出结论是 ATP 生物荧光检测结果变异性很高。这无疑是对我们当今广泛使用 ATP 评价医疗机构环境物体表面等的最大打击,因此我们应该持审慎的观点看待这个问题。

(高晓东)

53. 用 ATP 监测环境清洁等的效果是否可靠

解读文献:《医疗机构中以 ATP(三磷酸腺苷)为基础的清洁监测:环境中的 ATP 衰减有多快》

文献标题:Adenosine tri-phosphate(ATP)-based cleaning monitoring in health care: how rapidly does environmental ATP deteriorate.

原文作者:Alfa MJ, Olson N, Murray BL.

刊载信息:Journal of Hospital Infection,2015,90:59-65.

近年来 ATP 生物荧光检测在医疗卫生行业广泛应用,常常用于检测医疗机构器械清洗、仪器设备和环境物体表面清洁的质量,逐步成为医院质量持续改进的必备工具之一。然而,其有效性和可靠性研究却证据不足,尤其是环境中微生物和有机物中 ATP 稳定性直接关系到我们检测结果的可靠性。

这篇文章的研究者分别来自加拿大曼尼托巴大学医学微生物学系和圣博尼费斯研究中心微生物学

和传染病实验室。研究者通过将不同来源的 ATP 置于干燥物体表面和液体悬液环境中，保存一定时间后，再检测其 ATP 的水平，一方面确定不同来源的 ATP 在环境中的稳定性，另一方面可评估医疗机构采用 ATP 检测环境物表清洁质量的可靠性。

研究中 ATP 的来源分为 3 种，分别为单纯的 ATP、ATS－T(基于血液的有机物测试)和铜绿假单胞菌 ATCC 27853、粪肠球菌 ATCC 29212、白念珠菌 ATCC 14053 的菌落制剂。用纯水将上述几种菌落制成含 10^6 至 10^8 cfu/ml 的微生物菌落形成单位/位点的储备液。内镜检测后的床旁冲洗液中加入纯化的 ATP 制成含 ATP 终浓度 5 mg/ml 的测试样品。将上述准备好的 ATP 样本同时置于液体悬液和干燥的物体表面，分别评估间隔一定时间后这两种环境中 ATP 的稳定性。清洁剂和消毒剂喷洒在干燥的物体表面上，待自然干燥，评估消毒剂对干燥的物体表面上的微生物活性和 ATP 稳定性的影响。

液体悬液中的 ATP 值随着时间的延长下降明显，内镜样品或 ATS－T 样品中 ATP 的稳定性都不好。干燥物体表面(马桶座表面)上除外 ATS－T 样品中 ATP 的检测值衰减明显外，其他两种样品中 ATP 稳定性均较好。另外，干燥物体表面的铜绿假单胞菌、粪肠球菌和白念珠菌的数量和活性随着时间的延长有所降低，但其 ATP 水平却一直比较稳定，即使在第 29 天时进行检测，ATP 水平仍然维持在原有值的 65%～96%。单纯的 ATP 无论是在悬液中还是在干燥的物体表面，其 ATP 的稳定性都比较好。为了进一步确定清洁剂和消毒剂对样品中 ATP 的影响，研究者检测了干燥马桶座圈表面暴露于各种清洁剂和消毒剂 3 分钟和 10 分钟后的 ATP 含量，结果表明即使没有进行物理擦拭，清洁剂和消毒剂只是喷洒后等待自然干燥，各种样品中的 ATP 信号都大大减少，即 ATP 在清洁剂和消毒剂中不稳定。

由此我们可以得出结论，干燥的物体表面上有机材料或微生物残存的 ATP 是稳定的，无论微生物是否具有活性均不影响 ATP 信号。如果环境物表没有及时得到有效的清洁消毒，ATP 相对应的荧光信号不会迅速衰减，因此可以通过对环境物体表面的 ATP 检测来评估其清洁和消毒效果。研究者也明确回答了，用 ATP 监测环境清洁等的效果是靠谱的。

（秦维霞　黄辉萍　周艳芝　覃婷　闫小娟　徐虹）

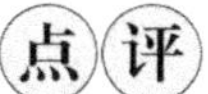

随着时代的进步，科技创新不断发展，各种督查工具也不断创新，ATP 生物荧光检测技术不仅方便快捷，也具有较高的敏感度和准确性，在各级医疗机构得到广泛的推广，但大家在使用过程中仍然存在很多疑惑环境中的 ATP 到底衰减有多快，我们进行这样的检测可靠吗？这个研究就这个问题进行了探讨，即不同环境中 ATP 的稳定性研究。该研究分别比较了三种不同来源的 ATP 在不同的环境中，存放各个设定的时间间隔后 ATP 的稳定性，然后再进一步分析常用的消毒剂对 ATP 的稳定性的影响，很好地解释了环境中 ATP 具有很好的稳定性，并且正确、合理地使用消毒剂可以使 ATP 信号迅速下降。研究中还选择了三种常见的病原体（铜绿假单胞菌、粪肠球菌、白念珠菌），评估其数量和活性减少后是否对 ATP 的影响。整个研究设计严谨，从不同的角度进行分析和验证，最后得出一个结论：干燥环境中物体表面上有机材料或微生物残存的 ATP 是稳定的，无论微生物是否具有活性均不影响 ATP 信号的稳定性，使用清洁剂和消毒剂作用后环境中 ATP 信号迅速减弱，我们用 ATP 生物荧光检测技术监测环境清洁的结果评判须谨慎。

目前，用于环境表面清洁质量考核的金标准仍然是微生物学检测技术。鉴于该技术的时效性，人们不停地在探索新技术，ATP 技术是最热门的一项技术之一。从本文研究结果，不难发现有三个方面应引起关注的，首先，作者在进行人工污菌时，所选择的菌量是很大的，而现实中环境表面的污染菌量并不是很高的，这里就涉及到高菌量与 ATP 的 RLU 值呈线性关系，而低菌量时与 RLU 值并不呈线性关系；第二，活菌与死菌均可表现出 RLU 值，但其临床意义却相差甚远；第三，不同的消毒剂、不同的消毒浓度对 ATP 的 RLU 表现出不同的影响。因此，采用 ATP 技术考核环境表面清洁应结合各自医院实际的环境表面污染现状、使用的清洁剂、消毒剂的类型，对 ATP 监测结果进行科学而合理地解释。

（倪晓平）

54. 控制艰难梭菌：超细纤维抹布与棉质抹布

解读文献：《微细纤维抹布相比棉质抹布减少艰难梭菌芽孢对于环境表面的转移》

文献标题：Microfiber cloths reduce the transfer of Clostridium difficile spores to environmental surfaces compared with cotton cloths.

原文作者：Trajtman AN，Manickam K，Alfa MJ.

刊载信息：American Journal of Infection Control，2015，43：686 - 689.

被艰难梭菌芽孢污染的医疗机构环境表面可能成为导致医院获得性感染的一个重要储菌库。而超细纤维抹布因其不同于常规织物的纤维特点，可以提高表面清洁的有效性。有研究观察了模拟日常清洁工作的条件下，超细纤维抹布、棉质抹布去除和转移艰难梭菌的能力。

实验主要观察艰难梭菌 765 芽孢，菌株来自临床住院患者，这种菌株能产生高水平的芽孢。实验室制备艰难梭菌芽孢与有机污染物的混悬液，然后将每毫升含 2.3×10^5 芽孢的混悬液接种在无菌陶瓷表面一个 2.2×2.2 cm 的区域（4.2 cm^2 表面积）。待接种的陶瓷表面以磷酸盐缓冲液（PBS）或 0.01% 过氧化氢清洗剂预湿。艰难梭菌芽孢悬液接种后的陶瓷过夜进行干燥。

干燥后的表面用超细纤维或棉质抹布擦拭。为了模拟真实清洁过程中的擦拭摩擦力和接触时间，研究者使用了一种定制装置来模拟清洁的动作。该装置能使擦拭压力维持在 $1.5 \sim 1.77$ N，接触面旋转擦拭 10 次。擦拭前，用洗脱计数法测量陶瓷表面芽孢接种水平。擦拭后，再测量残余在陶瓷载体表面的芽孢水平。用擦拭过第一个陶瓷表面的超细纤维或棉质抹布擦拭第二个陶瓷表面，测量芽孢转移的数量。

结果发现，超细纤维抹布去除艰难梭菌芽孢的能力较棉质抹布更强：4.4log$_{10}$ cfu/cm^2 的艰难梭菌芽孢被接种于陶瓷载体表面后，使用超细纤维抹布和棉布抹布分别能去除 2.4 和 1.7log$_{10}$ 芽孢。为了更真实地模拟医疗机构保洁工作的实际情况，在转移试验中使用清洁剂（每日现配的 0.01% 过氧化氢）替代磷酸盐缓冲液（PBS）作为湿润剂。无论是否使用清洁剂，棉质抹布较超细纤维抹布转移更多芽孢至下一

个湿润的陶瓷表面（$P=0.026\,1$ 与 $P=0.0\,001$）。

研究还测试了超细纤维抹布和棉布抹布释放芽孢到清洁表面的能力。这次艰难梭菌芽孢直接接种到清洁抹布上，其他步骤同前。数据显示，超细纤维抹布比棉质抹布释放更少的芽孢到清洁表面（0.8log$_{10}$ vs 1.80log$_{10}$，$P=0.001$）。

（雷晓婷　覃婷　干铁儿　覃金爱　徐虹）

（点）（评）

鉴于人们对微细纤维抹布用于医疗机构环境表面关注度的升高，该文研究者在实验室中，采用陶瓷作为载体，以艰难梭菌芽孢为实验对象，比较微细纤维抹布与传统的棉质抹布在载体表面清除率以及对其他表面的转移现象。

而该文的最大亮点则在于，为了避免人工擦拭中，不同的实验者之间或同一实验者在擦拭实验的重复性不易控制，致使实验结果的不可比性，研究者设计出一个机械擦拭的模拟装置。该装置是以台钻为基础，将载体固定在台面上，钻头上固定微细纤维或棉质抹布，这样可以人为设定钻头与载体之间接触的力（扭力），以及接触的时间（旋转的次数）。

环境表面的清洁实践是否能有效清除病原微生物的污染，在不考虑所使用的清洁工具的前提下，其影响因素有 2 个：实践者在表面擦拭时，手部对表面的施压，因为只有清洁工具与表面之间产生足够的摩擦力，才能起到去污效果；第二，抹布与表面的接触时间，即在表面往返擦拭的次数。从理论上讲，实践者对表面施压越大、往返擦拭次数越多，表面的去污效果越好。由此可见，表面擦拭的本质是物理（压力与

时间)加化学(消毒剂、表面活性剂)的联合作用的结果。而前者是试验中最难管控的因素,因此研究者想到了机械装置,它能按照预设好的物理参数给予一定的力和时间,做到了实验的可重复性和结果的可比性。

该文研究的结果显示,微细纤维抹布在清除艰难梭菌芽孢的能力方面优于棉质抹布,且对其他表面转移芽孢的现象也低于棉质抹布。但是,该研究还有深入进行的空间,如不同复用方法(物理、化学)、不同的强度(物理上的温度、化学消毒剂的浓度等)、不同的

复用次数等因素,是否对微细纤维、棉质抹布在表面清除病原微生物与转移至其他表面的影响力的研究。

总之,医疗机构的环境表面的清洁效果与影响因素的研究在国内并不多见,在国际期刊就更难寻觅到同仁们的踪迹了,建议有条件的单位与机构积极开展表面清洁工作的基础性研究,为医院感染预防与控制提供更多的、来自中国的循证证据。

（倪晓平）

55. 非触式环境消毒技术循证研究

解读文献:《UV-C 全院环境照射消毒对于减少医疗相关感染的效果》

文献标题:The effectiveness of UV-C radiation for facility-wide environmental disinfection to reduce health care-acquired infections.

原文作者:Napolitano NA, Mahapatra T, Tang W.

刊载信息:American Journal of Infection Control,2015,43:1342-1346.

紫外线净化仪、过氧化氢雾化装置等非触式消毒方式在病房终末消毒中起着重要作用。美国加利福尼亚州卡尔弗城好莱坞社区医院/Brotman 大学医学中心(HCH/BMC)用一种新型移动式紫外线 C 波段辐照(UV-C)仪观察医院环境物表面的消毒效果。

该医院有 420 张床位,日就诊量 180~200 人次,年均住院患者约 9 000 人。医院提供急性和亚急性病医疗服务,服务范围包括卡尔弗城、西洛杉矶以及附近的社区。本研究覆盖该医院的所有的急诊单元,包括 125 个病房的 239 张床位。研究从 2012 年 10 月至 2013 年 3 月,为期 6 个月。

该试验启用了一项专用服务模式,由 3 部分组成:①利用一个通过网络搜集数据和监测工作工具 SteriTrak 来控制 UV-C 照射时间,收集和报告数据,做设备使用分析;②具有定量 UV-C 技术的移动紫外线环境净化仪(型号为 IRiS 3 200 m;IPT 公司,密歇根州奥本山市),联合使用 Nautiz X5 型手持式控制器(手持型系列,利德雪平市,瑞典)以及移动门模块;③经 Clean Sweep Group, Inc(CSGI)公司专门培训的专职定量 UV-C 装置技术员,负责 UV-C 设备的运行与维护。

该仪器有 16 根垂直的 200 W 水银灯,能发出

标准剂量为 254 nm 的 UV-C 射线。可移动,在处置区内不需调换位置。辐照持续时间取决于空间的大小、物表反射率以及 UV-C 的度量值。该仪器有避免人员暴露于 UV-C 的防护装置,有人开门时自动关闭辐照装置。CSGI 公司的专业技术人员以及医院流行病学专家负责院感病例监测、干预时间制订、干预的执行以及环境消毒效果追踪。

对病房的消毒使用标准操作程序,包括 4 个步骤:①房间布置与准备,以使物品设备能够接收最多照射量;②启动安全措施,有人误入则仪器自动关闭,消除人员紫外线暴露风险;③设备放置于房间最佳位置;④设备开启运行。

研究人员分别在患者出院后、病房常规终末消毒前;常规终末消毒后;以及 UV-C 消毒病房后三个时间点,对病房内同一个物体表面部位逐一采样。采样部位选择高频接触表面,如床栏、门把手、呼叫按钮、监护仪、床头桌。采样范围包括每一个患者出院后的 ICU 病房和隔离患者出院后的非 ICU 病房,共囊括院内急诊病房和重点病区的 125 个病房。使用 ATP 荧光监测仪来识别污染。

结果发现,患者出院后病房内立即采样,有

55.6%(10/18)的样本培养阳性;同一病房常规环境清洁后采样,50%(9/18)培养阳性;同一病房 UV-C 辐照消毒后采样,11.1%(2/18)培养阳性。前两种样本之间差异无统计学意义($P=1.0$,t 检验)。后两种样本间差异具有统计学意义($P=0.03$)。

研究实施前的基线数据显示,2011 年 10 月至 2012 年 2 月,共计 3 215 例住院患者,发生医院感染 66 例,医院感染构成比为 2.0%。17 933 个患者住院日,医院感染的千日发病率为 3.7‰。干预期为 2012 年 10 月 1 日至 2013 年 3 月 31 日,在这期间,在全院 3 011 例患者中发现 44 例医院感染,医院感染构成比为 1.5%。共计 18 184 个住院日,医院感染千日发病率 2.4‰。与干预前相比,医院感染病例数与千日发病率均显著降低($P<0.001$)。泊松回归分析显示,随着紫外线消毒对病房覆盖率的逐月增加,医院感染发生数也逐月降低($P<0.001$)。

此外,研究还观察到,5 种病原微生物中 3 种的感染率降低具有统计学意义,鲍曼不动杆菌感染发病率下降了 71.4%,艰难梭菌感染发病率下降了 42.7%,肺炎克雷伯菌感染率发病下降了 100.0%。而 MRSA 和 VRE 感染发病率的下降未见统计学意义。

（雷晓婷　朱晓露　杨乐　廖丹　徐虹）

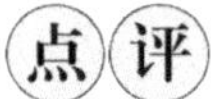

点 评

紫外线的环境照射消毒是一种非常传统的消毒技术。然而,欧美一些国家将这类消毒技术进行改造,赋予了新的生命力,打造成为全自动化的 UV-C 机器人系统,其特点表现在:①增强型,本文所使用灯管系 200 W,其辐射强度在文章中没有交代,但明确指出为本品的紫外线波长为 254 nm。对于细菌繁殖体的照射时间设定在 8 分钟,芽孢消毒时间为 18 分钟;②辐射时间可采用自动化控制;③安全性,在照射过程中,一旦有人员无意进入,该装置会自动关闭。

目前,国内一些生产厂家出品的紫外线灯管,其瓦数与辐射强度均偏低,国产的通常只有数百 $\mu Ws/cm^2$,而进口灯管往往可以达到上万 $\mu Ws/cm^2$,甚至可见达数万的产品。这样增加了辐射强度,使用中不仅可以缩短照射时间,更重要的是提高了杀灭微生物的作用。第二,大家都知道,紫外线根据其波长可以分为四个波段,200～280 nm 为 C 波段,是紫外线的杀菌波段,其中 254 nm 为最强杀菌波长。进口产品能通过灯管的玻璃材质,很好地控制灯管仅释放出 254 nm 的最强杀菌波,故这类灯管在使用中几乎闻不到臭氧。而一些国产灯管无法屏蔽 C 波段中其他波长的紫外线,故使用中可以闻到高浓度的臭氧味。

近年来,国际上有关非触式消毒技术(紫外线辐射、过氧化氢气雾器)越来越受到感控人员的关注,常用于环境的终末消毒或有明确病原体环境污染时的强化消毒。大量的研究表明,非触式的消毒技术对于减少院内病原微生物的传播,减少医院相关性感染的发生具有明显的作用。为此,建议国内医院感控界应开展多学科研究,加强"产学研"合作,研发更多、更好的消毒产品,为临床服务。本文的研究设计也值得我们在今后的感控研究与实践借鉴。

（倪晓平）

56. 医院环境服务工作者心声:你的赞美我最缺

解读文献:《医院最佳环境清洁和消毒的阻碍:一项对环境清洁人员的知信行调查》

文献标题:Understanding barriers to optimal cleaning and disinfection in hospitals: a knowledge, attitudes, and practices survey of environmental services workers.

原文作者:Bernstein DA, Salsgiver E, Simon MS, et al.

刊载信息:Infection Control & Hospital Epidemiology, 2016,37(12):1492-1495.

医院清洁和消毒的改进与降低医疗保健相关感　　染(HAI)相关,也与控制医院获得的多重耐药菌

（MDRO）感染或定植风险相关。但有研究提示，环境清洁人员（ESW）实施清洁以后，医疗环境通常是污染的。以下这项研究通过 KAP 调查来了解并评估 ESW 对 HAI、基本感染预防和控制（IP&C）策略、清洁和消毒等方面的认知、态度、行为及工作时遇到的阻碍，是迄今为止对 ESW 知识、态度和行为（KAP）进行的最大规模的调研。

该调查于 2015 年开展，地点为位于纽约的 5 家急诊医院，包括 2 家大型的三级教学医院、1 家妇儿专科医院和 2 家社区医院。研究人员根据对环境服务领导层的交流、ESW 工作内容的现场观察以及参考其他研究经验，制订了调查方案，主要包括以下内容：对于清洁措施的认知和反馈；工作流程的挑战；关于个人安全担忧；关于 ESW 对患者安全贡献的认识；关于 HAI 和感染预防与控制（IP&C）策略知识的掌握程度。

该调查方案包括李克特（Likert）量表、多选题、自由文本题。可以选择性的回答每个问题。由研究小组邀请 5 家医院的 ESW 参加匿名调查。所有调查通过网络进行，提供英语和西班牙语两个版本，被调查者可以在工作时间内花费约 10 分钟时间通过台式电脑和平板电脑完成。研究人员会在线上实时回答被调查者提出的问题并帮助解决。参与完成调查的人员有资格参加抽奖（有 1/86 的概率获得价值 $30 的礼品卡）。

5 家医院的 741 名 ESW 中，有 327 人（44%）参加了该调查。各家医院的应答率介于 23% 到 89%。大部分应答者认为，他们可以正确进行日常清洁（90%）和终末清洁（93%）以及对自己有能力这样做"非常自信"（分别为 72% 和 86%）。几乎所有人报告"经常"或"总是"使用医院批准的清洁-消毒剂进行患者床边日常清洁（91%）和终末消毒（95%）。然而，43% 的人报告"从不"或"有时"收到关于他们工作质量的反馈，28% 的人报告"从不"或"有时"知道什么时候使用紫外线消毒机。应答者中，约 25% 报告"从不"或"有时"有足够的时间来正确执行日常清洁（30%）和终末清洁（20%），26% 报告"经常"或"总是"被打断去协助其他人的任务。此外，60% 报告"总是"知道进入病房进行终末消毒时需要遵循的隔离措施，45% 报告"总是"容易在没有张贴标签的房间确定所需的防护措施。此外，37% 报告"总是"清楚什么是 ESW 职责范围内的。最后，39% 报告"经

常"或"总是"因为担心打扰患者而避免清洁其周围物品，40% 认为患者床头桌过于杂乱以至于无法清洁。27% 的应答者称"经常"或"总是"担心清洁消毒产品可能对自己有害。20% 认为"经常"或"总是"担心保洁过程中因接触患者而得病。大部分应答者（86%）认为他们的工作对保障患者安全"非常重要"，54% 的应答者认为医护人员"从不"或只是"有时"对他们的工作表示感谢。虽然医院政策和指引都要求接触艰难梭菌感染（CDI）患者后需要肥皂和水洗手，但仍有 63% 的应答者报告在离开 CDI 隔离房间时只使用了含乙醇的手消毒剂。此外，29% 的人不知道，医护人员的手很容易被细菌污染。大多数（72%）表示对继续教育感兴趣。

该调查中，虽然大多数 ESW 对胜任日常和终末清洁工作充满信心，并声称他们已经接受了培训，但调查人员还是发现了几个潜在的因素来提高其知识水平、加强反馈，并减少工作流程阻碍以优化实践。此外，调查结果提示，许多 ESW 没有感受到其他医务人员的赞赏，一些人不相信自己的工作在保障患者安全中的重要性。这种被人赞赏的感觉和对自己工作重要性认知的缺乏，会阻碍一些 ESW 充分的履行职责。

大样本量和来自多个医院经历不同的应答者，提高了该调查结果的普遍性。该调查可用于其他机构评估基准 KAP，确定不同医院面对的挑战，测量提高 ESW 认知的影响因素，减轻阻碍，提高清洁消毒的效果。

（杨亚红　干铁儿　覃金爱）

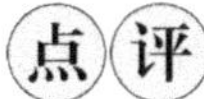

大量研究表明，医院清洁和消毒的改进与降低医疗保健相关感染有关，也与控制医院获得的多重耐药菌感染或定植风险相关。但环境服务工作者对医院感染及其防控策略、清洁和消毒等方面的认知、态度、行为以及他们的工作在保障患者安全中的重要性等缺乏相关研究。本研究则填补了该项研究的空白，是迄今为止对 ESW 知识、态度和行为进行的最大规模的调研。

该调查结果显示，大多数 ESW 没有感受到其

他医务人员的赞赏，部分人对自己的工作在保障患者安全中的重要性缺乏自信，阻碍了部分 ESW 履行职责；大部分 ESW 虽然接受了培训，但对清洁消毒等相关知识没有全面掌握，仍需加强培训以提高其知识水平。此外，调查结果提示，许多 ESW 对胜任日常和终末清洁工作充满信心，但实施清洁以后，医疗环境依旧是污染的。

我们知道，"知信行模式"是一种行为干预理论，它将人类行为的改变分为获取知识、产生信念及形成行为三个连续。从知到行三者存在着因果关系：知识变成信念才能支配人的行动，从知到行要经过许多不同的层次，信念的转变在知信行中是关键。本研究显示，一种行为的转变是一个既复杂又困难的过程，需要赞赏 ESW 的工作，让他们获取自信，在加强专业知识培训基础上，方可取得环境清洁的最佳效果。

（马红秋）

57. 环境清洁与医院感染的关系

解读文献：《一家以循证医学理念设计的新建医院内清洁、环境 DNA 和医院感染之间的关系》

文献标题：Relationships among cleaning, environmental DNA, and healthcare-associated infections in a new evidence-based design hospital.

原文作者：Lesho E，Carling P，Hosford E，et al.

刊载信息：Infection Control & Hospital Epidemiology，2015，36(10)：1130 - 1138.

医院环境在医院感染传播中起着重要作用，不同建筑设计的医院，其环境清洁效果与医院感染率也不同。本文介绍了一家以循证医学理念设计、新投入使用的医院内，环境清洁与医院感染之间的关系。研究旨在回答 3 个问题：①新建医院院内病原菌和多重耐药菌环境污染情况；②多重耐药菌环境株与患者临床株之间的基因组关联；③环境污染水平和医院感染发生频率之间的联系。

贝尔沃堡社区医院（FBCH）位于 Virginia 东北部，是一个依据循证医学理念设计新建的医院，有120 张床位。FBCH 没有房间或物表的强化消毒设施，如紫外线消毒机或过氧化氢雾化装置。2014年，FBCH 住院手术有 9 340 例，急诊 48 793 例患者，24 976 个住院日，68 万门诊量，出生 1 569 人。

医院 2011 年 9 月开业，研究时间为 2011 年 10月至 2013 年 1 月。在此期间，患者出院后、病房终末消毒前，研究人员对病房内 17 个高频接触表面采样。采样范围包括 ICU、内科、外科、儿科、产科病房与遥控医疗监测病房。采样表面包括病房水池、床头桌、电话、托盘桌、椅子、呼叫器、静脉输液架、卫生间水池、坐便器、马桶把手、厕所扶手、马桶刷、病房门锁、卫生间门锁、房间灯开关、浴室灯开关和病房扶手。采样后的表面以紫外线荧光染料标注。再按照标准操作规程进行终末消毒。终末消毒后，使用监测系统评价荧光染料去除与否。表面受到足够擦拭，去除了至少 90% 的荧光标记染料为彻底清洁；表面未检测到生物成分为有效清洁。

使用细菌培养法和 PCR 法检测表面污染状态和终末消毒的效果。细菌培养使用血琼脂平板（BAP）和麦康凯琼脂（MAC）板进行。BAP 上的革兰阳性菌快速鉴定。MAC 板上的革兰阴性菌用Phoenix NMIC/ID - 133 药敏鉴定板分析。其他未能快速鉴定的菌落使用基质辅助激光解吸电离质谱仪进一步分析。检出目标细菌为阳性。目标细菌包括：鲍曼不动杆菌、醋酸钙鲍曼不动杆菌复合体、大肠杆菌、铜绿假单胞菌、金黄色葡萄球菌、肺炎克雷伯菌、屎肠球菌（或肠球菌）、阴沟肠杆菌（或产气）和艰难梭菌。PCR 法既检测一般非种属特异性的 16s rDNA，也检测有种属特异性的细菌 DNA，如艰难梭菌、金黄色葡萄球菌、大肠杆菌、铜绿假单胞菌、肺炎克雷伯菌和不动杆菌属。对所有耐甲氧西林金黄色葡萄球菌（MRSA）及多重耐药的肺炎克雷伯菌、大肠杆菌、铜绿假单胞菌、肠杆菌属、鲍曼不动杆菌，无论是环境菌株还是患者感染部位的临床菌株，均采用脉冲场凝胶电泳（PFGE）和全基因组测序（WGS）进行基因分析。还调查了 16 个月中，所有医院相关病原菌感染的临床记录，比较了医院感染发生率与环境中病原菌检出率之间的关系。

研究者发现，终末清洁前、后，共有 77 间病房内1 273 个高频接触表面被采样，共采集 2 546 对有效拭子标本。ATP 检测发现，有 42.6% 的表面能够判断为彻底清洁；用不同生物检测方法判断出的有效清洁表面比例各异：16S rDNA 法为 61.6%、BAP 法为 61.2%、MAC 法为 88.7%。卫生间水池、厕所扶手和床头桌的微生物污染最重，而房间扶手污染最少。用 PCR 检测终末清洁的效果更敏感：用 MAC 方法检测，终末清洁去除了 71.3% 的表面病原菌，而用 PCR 方法，只有 47.2% 的表面细菌DNA 被去除。

环境表面多重耐药菌的培养阳性率是 0.1%（3/2 546）。使用培养方法，3.3% 的拭子（84/2 546）检出病原菌，而用 PCR 方法，4.1% 的拭子样本（104/2 546）检出病原菌。1 273 个高频接触面中，用细菌培养法检出目标病原菌的有 85 个（35 个房间），PCR 法检出病原菌的有 106 个（51 个房间）。两种方法中，产科病房检出的细菌绝对数最多。培养法检出鲍曼不动杆菌和金黄色葡萄球菌较多，多在水池与卫生间；而 PCR 法检出鲍曼不动杆菌与大肠杆菌最多。

相关性分析显示，环境中肠球菌的培养阳性数和大肠杆菌 PCR 检测阳性数与医院感染发生率之间存在相关性（$P<0.04$ 和 $P<0.005$）。PFGE 法发现，多重耐药菌环境株和患者临床分离株之间有关（96.3% 相同）；但全基因测序法显示，环境株之间基因相同，与患者临床株基因不同。

（雷晓婷　徐虹　乔甫）

点　评

预防医院获得性病原体在医院内传播的措施很多，环境清洁与终末消毒是其中的重要一环。依据循证感控理念设计建造的医院环境，对预防医院感染能起到多大作用？本文在回答这个问题上选择了一个很好的切入点，即研究对象是一家新建医院，在建筑设计上已经考虑到感控需求。尽管该医院并未配备房间或物表的强化消毒设施，但开业后 16 个月内的环境清洁与消毒工作表现出良好成效。16 个月的监测数据提醒我们，医院感控工作需要从头做起，从基础做起，从图纸做起，更从改变感控理念做起。但文中对医院的循证设计（EBD，evidence-based design）特点并未过多介绍。另外，研究者认为，尽管做了循证设计，但医院水池污染仍较严重，可能成为医院感染传播的储菌库，也提示出供水系统及设施在医院感染控制方面的重要性。

该文有关表面微生物培养方法检出率偏低结果应该与表面采样未采用消毒剂中和剂有一定关系。为此，文章作者自己也提出这一做法可能严重导致培养法的阳性率过低；另外，采用分子实验方法开展环境表面污染细菌的检测，其干扰因素较多，一般不推荐常规监测，但在发生感染暴发时可以适当应用。

文章作者有两个观点，应引起读者们的注意，表面擦拭是一个去污、清除病原体的过程，但同时也对另一个表面污染，或播散病原体的过程。这个观点值得思考与深究，如果表面擦拭清洁导致细菌交叉污染的发生，这不仅达不到清洁的目的，反而造成了病原体的播散。2012 年出版发行的《医院环境物体表面清洁与消毒最佳实践》中提出一个新的理念——清洁单元。清洁单元化操作强调是，两个患者之间必须更换清洁工具，以最大限度减少交叉污染的发生。另外，避免清洁工具的现场复用应是一项十分有效的控制措施，这样在患者单元实施环境表面清洁时，应尽量多配备擦拭用抹布，或使用消毒湿巾，做到"一巾一物"。清洁工具的复用方案推荐物理方法，即机械清洗、热力消毒、机械干燥、装箱备用。

第二，本文作者指出，环境表面实施消毒后，消毒剂会进入细菌内部，或破坏细菌生物膜，释放出更多的细菌 DNA，或游离形式的物质，从而引发反弹效应，使环境表面中细菌获得耐药基因。这个观点应引起关注，一个不当的清洁过程所带给我们的环境压力，大大超出我们以往对清洁作用的认知水平。

（倪晓平）

58. 终末消毒后真的安全了吗

解读文献:《产碳青霉烯酶微生物污染后的清洁》

文献标题:Cleaning up after carbapenemase-producing organisms.
原文作者:Gray JW.
刊载信息:Journal of Hospital Infection,2016(93):135.

2016 年 1 月,*Journal of Hospital Infection* 杂志发表了多重耐药的革兰阴性菌(multi-drug resistant Gram-negative bacteria,MDRGNB)预防控制的专家小组指南。该指南推荐了 2 种 MDRGNB 感染患者环境消毒方法:一种是用含氯制剂对腾空区域进行终末消毒,另一种是用过氧化氢蒸汽对隔离病房或区域进行辅助消毒。

JHI 杂志在这一期中刊出两篇介绍英国烧伤中心产碳青霉烯酶微生物(carbapenemase-producing organisms,CPO)感染相关感控问题的文章。这些文章传达出共同的信息,即按上述指南所推荐的标准清洁消毒方法,并不能可靠清除 CPO。虽然这可能存在争议,有人会认为这是缘于这些研究对象为严重烧伤患者,而该人群伤口感染严重(组织细菌量 $\geqslant 10^5/g$)。但作者们同样谈到,内科住院婴儿造成的暖箱 CPO 污染比外科婴儿还多,因此不能完全清除的原因不一定归结为严重的伤口感染,也就是说上述作者的研究结论不一定缺乏外推性。

Garvey 等报道,即使患者入住时间<18 小时,使用标准终末清洁方法,即 6% 过氧化氢蒸汽与 1 000 ppm 含氯制剂联合消毒,也未能去除环境中的 CPO。Teare 等也发现,患者住院期间用含氯制剂日常消毒,同样未能清除 CPO。他们采用了一项高强度窄谱光环境净化系统以控制环境中的微生物污染水平,但并未报道是否成功。他们还设计了包括使用二氧化氯和过氧化氢、设备报废、关注通风口及通风管道等复杂的终末清洁消毒策略。

虽然 2 例报道不能完全代表医院控制 CPO 的一般实践经验,但其反映出,在认识环境是 CPO 可能的重要污染源上,还有严重知识缺口,以及在消除这种风险上的不确定性。2 例报道采用完全不同的清洁与消毒策略,这表明在 CPO 污染的终末清洁消

毒方面缺乏好的循证依据。Teare 等报道了他们利用 4 位患者个案反馈中的经验教训来改进感控措施的方法。值得注意的是,他们认识到了来自通风系统、卫生洁具以及源于枕头等无法保证可靠消毒水平的可复用物品的污染。

关于医院 CPO 控制方面,目前还需更多系统研究。不过,从 Garvey 与 Teare 等的研究经历中可至少得出两条重要的信息:①即使采用强化的终末消毒措施也未必能够清除环境中的 CPO。②可先根据 CPO 感染患者临床疾病情况和/或住院时间将其判定为具有不同的特殊风险,再制订相应的督查条款对这些 CPO 感染患者的感控措施落实情况进行监管。*JHI* 杂志也期望看到其他有关 CPO 感控管理的经验交流及相关研究。

(付婷婷　乔甫　雷晓婷　徐虹)

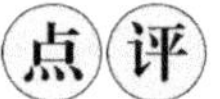

本文系欧洲著名的感染杂志《感染控制杂志》编辑部编辑的一篇点评文章,对目前全球关注的 CRE 感染者居住过的病房开展终末消毒的有效性进行点评。为了更好理解该编辑的点评观点,笔者检索了相关文献,并认真阅读;并结合笔者平时对该领域中所发表的文献的大量阅读,谈谈笔者的观点。

有关医院环境感染控制对于医院感染影响的研究,近 10 年才引起国内外学者的高度关注。有关环境清洁与消毒的基础性研究尚处于起步,或处在不断完善的阶段;许多有关环境感染控制领域中的学术和定义,尚未达成国际共识,诸如,医疗机构中的环境表面,应包括哪些环境的表面和物品的表面。笔者比较多国相关的环境感染控制指南,以及发表在不同期刊

上文献，深深体会到对于医疗机构环境表面的认识，缺乏权威的定义。致使各个研究自我定义，一些高水准的研究论文会向读者交代本研究所涉及的环境表面的定义；有的只是一笔带过，并不清楚该文所涉及哪一些环境表面。可以设想，这样的研究结果有可比性吗？

2015 年，美国医师协会发布《医院相关性感染的环境清洁》，该协会在环境表面的定义中指出，医疗机构的环境表面包括：多孔表面（软质表面），如患者病床的寝具（床垫、枕芯、被褥）；非多孔表面（硬质表面），如建筑表面：地面、墙面、窗台面、卫生间表面等；设备仪器表面：如监护仪、治疗车、吊塔、病床等。但是，在实际的环境清洁中，多数学者只是关注硬质表面，而忽略软质表面。2008 年，同样也是发表在《感染控制杂志》上的，由两名爱尔兰的学者合作发表的题为"病床对于医院相关性感染的贡献：不恰当去污的严重性"的综述中指出，医疗机构的寝具属于非关键物品，但其对于医院相关性感染的贡献被严重低估了。在多数的医院感染暴发事件中，寝具是被忽略的表面，很少有人涉及。更多的调查者只是关注床栏以及患者周围的硬质表面。一些感染暴发事件发生后，尽管人们采取了多项环境表面清洁与消毒的干预措施，甚至采取了强化的终末消毒措施，但是那些目标细菌总是像幽灵一般，挥之不去。

近年来，有关 MRSA、VRE、CD 以及不动杆菌等病原微生物对于寝具所造成的严重污染事件时有发生。患者发生的与寝具相关的感染，包括创口感染、肺部感染等也不乏报道。污染的寝具在日常的病床整理行为中所引发的环境污染现象，已受到了人们的高度关注。笔者认为，寝具是与患者接触最广泛、最频繁的物品。当寝具被感染者或定植者污染后，未进行彻底而有效的清洁与消毒，继续用于另一名患者，其后果可想而知。纵然，我们在污染的寝具上套上了清洁的床单、被套和枕套，患者出汗受潮、体液浸湿等足以使其完全失去屏障作用，污染的寝具表面病原微生物很容易转移至患者体表，造成皮肤污染。更有学者指出，污染的枕芯是易感患者肺部感染的重要的感染来源。

医疗机构中的环境表面的复杂性、多样性。各国学者对环境表面范畴认知的不一致性，导致各个研究的终末消毒所覆盖的环境表面，大相径庭。为此，当我们看到众多有关终末消毒效果的评价存在较大差异性时，甚至听到有人对终末消毒安全提出质疑时，就不足为奇。

综上所述，有关医疗机构的环境表面、清洁、终末消毒等这几个看似简单的术语和定义，但涉及医院环境感染控制领域中的关键技术，提出了终末消毒应覆盖广度与深度。为此，笔者认为这是全球感控界需要达成共识的时机了。

（倪晓平）

59.《柳叶刀》:强化病房终末消毒的效益研究

解读文献:《强化的病房终末消毒与获得和感染多重耐药菌及艰难梭菌（强化病房终末消毒的效益研究）:一项整群随机、多中心、交互研究》

文献标题:Enhanced terminal room disinfection and acquisition and infection caused by multidrug-resistant organisms and clostridium difficile (the benefits of enhanced terminal room disinfection study): a cluster-randomised, multicentre, crossover study.

原文作者:Anderson DJ, Chen LF, Weber DJ, et al.

刊载信息:Lancet, 2017,389(10071):805 - 814.

医疗机构是病原体传播的重要来源，临床上常见的多重耐药菌［如耐甲氧西林金黄色葡萄球菌（MRSA）、耐万古霉素肠球菌（VRE）以及不动杆菌］在医疗环境中可存活数日，艰难梭菌可以存活数月。病房终末消毒我们每天都在做，到底有没有效果？强化的终末消毒对下一位住院患者感染多重耐药和艰难梭菌的风险能起到规避或减少的作用吗？这是一篇 2017 年 1 月 16 日在线发表在《柳叶刀》杂志上的关于强化病房终末消毒效益研究的文章。

多重耐药菌和艰难梭状芽孢杆菌是卫生保健相关感染的常见病原体，这些感染会导致患者预后不良。医疗环境是这些病原体传播的重要来源。医疗环境常常被临床上很重要的多重耐药菌和艰难梭菌所污染。耐甲氧西林金黄色葡萄球菌（MRSA）、耐万古霉素肠球菌（VRE）以及不动杆菌在医院无生命的表面上可存活数日，艰难梭菌可以存活数月。两名患者间的病房终末消毒，只有 50% 的病房物表面得到彻底清洁。所以，当上一位患者感染了艰难梭菌或多重耐药菌，下一位患者继续入住时，发生这些病原体感染或定植的风险会增加。最后，污染的医疗环境也是卫生保健人员手污染的重要来源。

病房的终末消毒（两名患者间的消毒）可以通过使用杀芽孢消毒剂或使用附加的消毒技术来实现其强化作用。然而，目前没有关于强化病房终末消毒策略的多中心研究。作者设计强化病房终末消毒研究的目的是评估 4 种不同消毒措施在获得多重耐药菌或艰难梭菌方面的成效。

研究者首先对暴露患者、种子病房、过去感染或定植、社区感染和院内感染等进行定义。研究对象为在种子病房中住过的暴露患者，他们分别来自美国 9 家不同类型的医院，包括三级医院、社区医院以及退伍军人医院的所有符合条件的患者。时间跨度是 2012 年 4 月至 2014 年 7 月。在为期 28 个月的研究周期内，每家医院按照随机化的原则依次执行以下 4 项病房终末消毒措施：①对照组为季铵盐消毒剂（艰难梭菌感染者采用漂白剂）；②紫外线组为季铵盐消毒剂和紫外线（UV-C 光）照射（艰难梭菌采用漂白剂＋UV-C）；③漂白剂组为所有目标病房均采用含有漂白剂的消毒剂消毒；④漂白剂＋UV组为所有目标病房采用含有漂白剂的消毒剂＋UV-C 装置进行消毒。对照组为标准的终末消毒措施，其他三项措施均包含了加强型的终末消毒措施。每项消毒策略连续实施 7 个月，其中第 1 个月为清除期，后面 6 个月为资料采集期。该研究没有专门要求进行筛查培养，只要有微生物结果，无论培养结果提示感染还是定植，均纳入此项研究的结局。

由于研究团队中可用的 UV 设备数量的限制，该研究采用随机和非盲目分配原则进行消毒顺序及

设备的分配，确保所有医院都按照 1∶1∶1∶1 比例实施四项消毒策略。研究开始之前完成保洁人员相关知识培训，并要求对所有确诊或疑似感染多重耐药菌感染或者艰难梭菌的患者实施接触隔离，接触此类患者时必须戴手套，穿隔离衣。该研究通过对 92 间种子病房的微生物检测来确定经过终末消毒措施后的微生物污染情况。

研究中的 9 家医院共计 314 819 例住院患者，606 811 个住院日，排除 575 585 个没有暴露的房间后，剩下暴露患者住院时间为 31 226 日。将所有研究对象随机分配至 4 个消毒策略组中，各组排除未感染的病例、住院时间＜24 小时的病例、社区感染及存在定植和既往感染的病例。剩下的患者如实进行 ITT 分析，其中包括完全依照实验设计并且最终完成实验的受试者，这部分患者进行 PP 分析。

本研究同时统计主要结局和次要结局。主要结局有两个，暴露患者感染了种子病房内的目标细菌和意向性治疗患者中感染艰难梭菌的情况。次要结局包括各种耐药菌在种子病房及全院的感染发生率，以及不良事件发生情况，发病率为每 1 000 暴露日发生的确诊病例数。手卫生依从性、病房清洁依从性和定植压力评估发现，在这 9 家医院中差别不大。在统计分析时分别计算各医院暴露患者的数据和并发症的 Charlson 评分。

暴露患者一共有 31 226 例，符合纳入标准的病例有 21 395 例（占 69%），所有的暴露患者随机分布在 4 个不同的消毒策略试验组中，其中对照组 4 916 例，紫外线组 5 178 例，漂白剂组 5 438 例，漂白剂＋紫外线组 5 863 例。最终结局包括感染 228 例，定植 195 例，共计 423 个结局。对照组（季铵盐消毒剂组）共有 115 例患者出现主要结局，计算感染发病率为 51.3 例/10 000 暴露日。使用强化的终末消毒后，只有增加 UV 的消毒措施的暴露患者目标病原菌感染率明显降低（$P=0.036$）。另外两个强化消毒组的主要结局没有显著变化。PP 分析结果与 ITT 分析结果相似。UV 比季铵盐更能有效地杀灭 MRSA 这种病原菌。92 间病房在终末消毒后，细菌含量均有下降，其中效果最明显的是 UV 组。各研究组对方案的依从性、手卫生依从性以及定植的压力均相似。增加 UV 的两个组比另外两组长 4 分钟的病房清洁时间。

该研究证明了使用强化终末消毒的方法可以使

得具有重要流行病学意义的病原体感染下降，这也是目前所知的首个此类试验（大型前瞻性多中心整群随机研究）。某位患者感染或携带了多重耐药菌或艰难梭菌，如果在该患者出院后，使用强化消毒策略进行终末消毒，那么下一位患者感染相同病原菌的可能性将下降 10%～30%。当 UV-C 设备联合传统的消毒策略后，感染风险将降至最低。相比之下，当单纯使用漂白剂或漂白剂＋UV-C 时，两组的结局并没有显著性差异。同样，在暴露患者中，当使用 UV-C 设备加上漂白剂消毒时，艰难梭菌感染发生率并没有改变。UV-C 照射可以减少环境中的 MRSA、VRE、艰难梭菌、耐药鲍曼不动杆菌。暴露患者发生艰难梭菌感染无明显变化。提高病房清洁的依从性，可有效减少病原菌污染。

（官小慧　廖丹　杨乐　陈文森　闫小娟　徐虹）

点 评

近 10 年来，有关医院环境感染控制的研究越来越受到人们的关注，但因受到众多因素的影响，该领域的研究课题设计的级别总体偏低，论文质量也普遍不高，故我们很少能在高影响因子的杂志上觅到相关的研究论文。

这篇发表在著名的医学期刊 Lancet 上研究论文，是全球范围内的第一篇有关医疗机构病房强化终末消毒对 HAI 影响效益的研究，其研究结论：污染的医疗机构环境表面是易感患者获得病原微生物的重要来源；强化病房的终末消毒能减少 10%～30% 多重耐药菌和艰难梭菌感染的发生。下面谈谈本人对这篇论文的读后感。

首先，当我们看到这个标题，就让读者清楚地知道这是一项有关医院病房的强化终末消毒干预对医院感染影响的研究，且三项研究技术叠加，尤其是交互试验，互为对照的研究，以最大限度地减少研究偏倚。该研究团队设计了一项同质干预内容（一种系常规的终末消毒措施、三种为不同的终末消毒强化措施）同时在美国东南部的 9 家、3 种不同类型的医院中实施；医院整体加入该项研究，4 种干预措施是如何按时间先后登场亮相的，是由随机表来决定的；而交互试验则要求每家医院在整个研究周期的 28 个月内，一项常规消毒（被视为对照组）和

三项强化干预措施均随机实施了 7 个月。而这一论文标题的书写格式也非常符合该杂志的投稿指南的要求。

其次，该研究的总体设计思路在文章中"方法"的图："实验框架"中归纳的非常清晰了，研究团队考虑问题应该是非常周到的。研究者定义了何为"种子病房"，即曾经有感染者或定植的 MRSA、VRE、CD 和多重耐药的不动杆菌的患者居住过的单人病房。同时也定义了何为"暴露患者"，即是按标准进出"种子病房"居住的非目标细菌感染者或定植的患者。这从某种意义上严格定义了研究对象。

再次，研究者非常清楚地表述了四项终末消毒的方法，即 1 种为常规消毒方法和 3 种强化的消毒方法；同时还列出如何考核和记录不同消毒方法是否有效实施，以及如何实施的。例如，要求记录 UV 灯的使用方案（有 2 套方案使用者供选）与开启时间、关闭时间等。研究者们非常清楚，该研究涉及的医院多、患者进出又频繁，不同医院的保洁公司人员素质和责任性的差异，以及整个研究时间跨度较大等因素，如在实际的方案实施过程中肯定会出现这样那样的情况，即实际使用过 UV 灯，却没有做好完整的记录的，甚至是遗忘记录。因此，研究者就规定了凡在 UV 灯干预期内入住的暴露患者均列为"Intention to treat，简称 ITT"（意向性）人群，该人群的产出采用 ITT 分析；而使用过 UV 灯，并又有完整记录的，即合格的暴露患者则列入"Per Protocol，简称 PP"（遵循研究方案）人群，该人群的产出采用 PP 分析。这种分析方法是 RCT 研究中惯用的手法。可能是由于该研究团队中所有参与人员都高度重视本项研究，使得"对照"组（该论文中指的参考组）消毒质量与依从性也都非常高，从而导致 ITT 分析存在低估强化消毒效果的可能性；而 PP 的分析则可能高估了强化消毒的效果。这一现象也就反映在该论文的表 2、表 3 中。因此，对 RCT 的研究结果需要全面评价，客观地反映临床效果，使研究结果更接近事实真相。

第四，研究者为了减少不同消毒措施相互之间的干扰，在每个新的干预措施实施前的 1 个月设定为"wash in"，即所谓的清除期或自净期，以彻底消除上一项消毒措施对下一项即将实施的干预措施所产生的干扰。

第五，研究者在文章的"方法"部分中非常坦然地

承认"We did this pragmatic, multicentre, cluster-randomised, crossover trial in nine hospitals in the USA from April, 2012, to July, 2014", 其中研究者对"pragmatic"一词解释到, 因受到了 UV 灯这一关键设备的影响的数量不足(注:整个研究团队仅有 9 台 UV 灯)。故研究团队只好将这 9 台 UV 灯在不同的医院之间进行调配使用, 一旦有多家医院同时抽到使用 UV 灯时, UV 灯的数量就无法满足实际的需要。为此, 便进行了人为的干预, 错时使用 UV 灯。但这一做法并不影响该研究论文的质量, 仍不失为上乘佳作。无关乎《柳叶刀》会全文刊登, 加上附录说明, 整个研究报告共计篇幅长达 27 页之多。

最后, 本项研究的成功除设计者的聪明智慧外, 少不了团队合作。一项科学而严谨的临床干预研究的设计只是纸上谈兵, 如果没有各医院、各部门之间的合作, 以及保洁公司的配合, 整个研究项目不可能实施得如此完美。但是, 我个人认为在这些众多的科室间配合, 重中之重则是微生物实验室, 而这也正是阻碍中国医院控感事业发展的最大瓶颈。

(倪晓平)

60. 戳破空气传播的神话

解读文献:《空气传播和防控:事实与神话》

文献标题:Airborne transmission and precautions: facts and myths.

原文作者:Seto WH.

刊载信息:Journal of Hospital Infection, 2015, 89(4):225 - 228.

发生传染病时, 舆论总是谈"气"色变, 但是你听说过专性空气传播、优先空气传播和机会性空气传播吗?经空气传播和经飞沫传播疾病如何区分流感、SARS 等疾病?到底是不是空气传播?下面这篇来自司徒永康教授的综述或许为以上疑惑提供解答。

空气传播仅发生于感染性颗粒<5 μm 时, 即以气溶胶的形式播散到空气中时。针对空气传播的预防措施, 成本是昂贵的, 需要 N95 口罩以及负压隔离病房。基于 2008 年以前的综述、外科口罩和 N95 口罩的对比试验和最新的有关研究报道, 本文探讨了呼吸系统病毒性感染是否经空气传播的。

过去有一种倾向, 认为所有的肺部感染都可能是空气传播的。这种认知似乎是合理的, 因为感染经常表现为咳嗽, 导致将分泌物排入空气。然而, 现在明确表明, 只有直径<5 μm 的微粒才可能经过长距离的范围引起空气传播, 因为这些颗粒能在空气中悬浮很长时间。大部分肺部感染引起飞沫传播, 因为咳嗽带来的大微粒传播距离<1 m, 而且不能在空气中保持悬浮状态。

空气传播可以被分成三类:专性空气传播、优先空气传播和机会性空气传播。专性空气传播是指仅通过气溶胶传播, 经典例子是肺结核。优先空气传播的疾病如水痘和麻疹, 可以通过多种渠道传播, 但气溶胶传播是主要的。这三种感染在 WHO 和美国 CDC 等国际指南中均被归类为一种, 空气传播。最后, 机会性空气传播是指主要通过其他传播方式, 但在特定的条件下, 尤其是在插管等操作导致气溶胶产生时, 传播就会发生, 如流感和严重急性呼吸综合征(SARS)。最后一类的传播方式一般不认为是空气传播, 在患者的常规医护中, 只需要飞沫隔离和接触隔离措施。

然而, 现在的趋势是谨慎行事, 将所有的病毒性肺部感染认为是经空气传播的, 将许多操作都纳入了能产生气溶胶的范围。因此, 从神话中区分事实非常重要, 本文首先关注了一个关键问题:像 SARS 和流感这样的病毒是否是经空气传播的?是否大多数的呼吸道病毒都是经空气传播的?

可能呼吸道病毒感染研究最深入的两个疾病是 SARS 和流感。目前一致的意见是, SARS 不是经空气传播的。WHO 认为, 7 个病例-对照研究显示手卫生对结果有影响。还有一些发表的设计良好的病例-对照研究表明，飞沫隔离和接触隔离措施可以控制 SRAS，如果那样的话，并不需要所有的预防措施。如果 SARS 确实是经空气传播的，那么上述的措施将不会像文献报道的那样有效。

流感是通过空气传播的吗？

有相当数量的关于流感的研究，这里简要总结一下。2008 年以前，有 2 篇关于此研究的综述。已发表了很多实验研究，但是 Brankston 等明确指出，这些研究使用的是人造气溶胶，其中仅有<10％的微粒是>8 μm 的，而在自然咳嗽状态下，>99％的微粒是>8 μm 的。因此，他们质疑这些研究是否与人类感染的自然路径类似。在 Tellier 看来，暴发的报道可以作为经空气传播的强有力证据，但是 Brankston 等反驳说，许多混杂因素没有得到解决，这些研究中也没有关于空气交换率的报告。最著名的空气传播的证据是一个通风系统失效的静态机舱内的感染暴发，但是在另一个通风系统正常运作的静态机舱内也发生了一起类似规模的感染暴发。这些机舱内的感染暴发可能跟乘客的自由流动有关，当时飞机已经停在机场数小时，作为空气传播的证据，并不能令人信服。

比较 N95 口罩和外科口罩预防流感效果的临床试验。

加拿大的 Loeb 等提出两者是没有显著性差异的。2009 年，Maclntyre 等发表了一篇在中国做的研究，提出在两者之间有统计学差异；但在美国传染性疾病学会的年会上，这篇文章被撤稿了，随后又刊登在另外一本杂志上，提出使用外科口罩和 N95 口罩之间没有显著性差异。这两个研究的统计检验效能都很低，不能做出推断。

随后，Maclntyre 等还发表了另一篇来自中国同一中心的报道，当使用自我报告流感样症状作为结果指标时，两者是有显著性差异的（$P = 0.024$）；当用病毒培养阳性作为结果时，外科口罩和 N95 口罩之间没有显著性差异（$P = 0.4$）；而用细菌培养阳性作为结果指标时，两种口罩是有显著差异的（$P = 0.02$）。由于细菌不是经空气传播的，结果的解释就非常复杂。这个研究和他们先前撤回的第一个研究一起，都建议未来其他研究者需要解决这个问题。

呼吸防护功能临床试验（ResPECT）目前正在美国进行，计划 2015 年结束，期待能最终解决这个重要的问题。在 2009 年 H1N1 流行期间，司徒永康教授曾经报道中国香港所有的公立医院外科口罩应用效果，不使用 N95 口罩，临床职工和不接触患者的非临床职工之间的感染率没有显著性差异（$P = 0.82$），从而建议外科口罩可以起到充分的防护作用。

新的实验研究破解病毒如何传播？

仅仅使用聚合酶链反应（PCR）进行病毒诊断的实验研究具有不确定性，因为它无法确定这些微粒是否含有活病毒，从而引起传播。

然而，目前至少有两个研究可以证明在呼出的气体中存在含活病毒的气溶胶。即便如此，这也不能充分证明它能经空气传播，除非还有证据表明这些活病毒微粒能接种到易感人群中。Milton 等发现大部分颗粒不具有活病毒，他们提出了这种可能性，"甲型流感患者呼出的绝大部分病毒，事实上是不会传染给其他人的"。至少有两项研究表明活病毒会传染给宿主，但是这两项研究都是在人工模拟气溶胶中做的，很难评价模拟情况是否与实际的自然传播相同。Noti 等的研究同时采用了咳嗽模拟器和呼吸模拟器。

最后，一项针对自然感染流感的志愿者的研究，将一些特殊的人体模型暴露于志愿者。暴露后，没有一份来自人体模型的样本是阳性的，作者认为来自自然感染人群的流感病毒不可能这么容易传播。但是，本次研究只招募了 15 个患者，进一步需要大样本的研究才能确定结果。

来自通风工程师的研究。

这项研究属于另外一个范畴，但是结合其他领域的专家意见通常是很有价值的。有证据表明，大多数患者产生的飞沫都会蒸发。Xie 等通过回顾文献预估从口腔中出来的微粒约 1％>100 μm。他们画出了蒸发曲线，表明这个大小的微粒会在 1.5 秒内蒸发殆尽。因此，交叉感染通过空气传播不是那么容易的，这些事实表明空气传播不常发生。

哪些是产生气溶胶的操作？

2014 年 WHO 指南系统总结了关于 SARS 中产生气溶胶的操作。基于现有的证据，单独的气管插管以及联合其他治疗手段（如心肺复苏或者支气管镜检查）都被认为会产生气溶胶，增加了感染传播的风险。Tran 等的综述中引述了 8 项研究来证明这一观点。近期，一项关于流感的研究证实只有支气管镜和插管是真正产生气溶胶的操作。还有其他关于气溶胶产生过程的报道，虽然都有些局限性，例如一项研究报道说无创通气是有意义的，但是其感染控制措施不足，90%的研究对象报告了不正确的手卫生操作。还有研究反驳了广泛存在的错误观点，如雾化机产生气溶胶，一项研究表明，SARS的实际有效传播是发生在雾化机开机前。

没有确凿证据表明病毒性呼吸系统疾病是经空气传播的。感染性气溶胶存在口腔里，但是没有明确证据表明，气溶胶在传播给易感者的过程中可以存活，且引起感染。明确的产生气溶胶的操作是气管插管。感染控制指南应该考虑这些信息，确保现有的实践操作是基于科学依据的，而不是基于未经证实的神话。

（邹鹤娟　徐虹）

点 评

流感、SARS 等疾病到底是不是经空气传播？什么是专性空气传播、优先空气传播和机会性空气传播？本文通过对司徒永康教授综述的总结解答了这些疑惑。

医务人员在疾病诊治流程中，有哪些产生气溶胶的高危操作？哪种口罩最有效？雾化会产生气溶胶吗？本文汇总了多个临床试验以比较 N95 口罩和外科口罩在预防流感中的效果，以及呼出的气体中是否存在含活病毒的气溶胶研究。研究结果是：没有明确证据说明 N95 口罩更有效。在 2009 年 H1N1 流行期间，司徒永康教授曾报道中国香港所有的公立医院外科口罩应用效果，不使用 N95 口罩，临床职工和不接触患者的非临床职工之间的感染率没有显著性差异（$P=0.82$），从而建议外科口罩可以起到充分的防护作用。还有关于哪些操作产生气溶胶的研究，明确气管插管是产生气溶胶的操作。还有一项关于流感的研究证实，只有支气管镜和插管是真正产生气溶胶的操作。

依据该篇综述研究结果，在临床工作时应综合这些信息，确保现有的实践操作具有科学依据，而不是基于未经证实的神话，让实际工作不仅具有科学性、可操作性，还可有效降低成本。

（马红秋）

61. 2016 年美国 HAI 进程

解读文献:《2016 年美国 HAI 进程报告》

文献标题:Healthcare-associated infections（HAI）progress report.
原文作者:美国 CDC.
刊载信息:https://www.cdc.gov/hai/surveillance/progress-report/index.html.

美国 CDC 网站最近刊发的 HAI 进程报告（HAI Progress Report），是基于 2014 年来自全美和各州急症照护医院和其他医疗机构上报至国家医疗照护安全网络（NHSN）的数据。NHSH 是全美应用最广泛的 HAI 追踪系统，它在预防和控制 HAI 上发挥着举足轻重的作用。超过 17 000 家医院和其他医疗照护机构把核查后的 HAI 数据上报给 NHSN。这些数据可用于汇总分析全国的 HAI 情况，包括用于 HAI 进程报告以及促进医疗机构、州、地区、质控小组、国家公共卫生机构（含 CDC）医疗质量的提升。

报告中详细阐述并更新了以消除 HAI 为最终目标的各地工作进展情况。包括 6 种 HAI 类型的总结，并使用了标准化感染率（SIR）来衡量目标进展，还使用了汇总统计的方法来时刻追踪 HAI 预防进程。在信息化的今天，医院感染数据的共享，对于医疗机构来说极其重要，这不仅仅能使大家及时了解 HAI 现状，也对相关的政策制订起到一定的参考作用。

该报告显示 2014 年全美几乎所有类型的感染发病率与基线调查数据相比都有显著的降低。

CLABSI 和经腹全子宫切除术 SSI 的发病率降低最为显著。有些项目显示医院获得性 MRSA 菌血症和医院获得性艰难梭菌感染的发病率均有所下降。

该报告包含的感染数据来源:

CLABSI:重症监护单元、新生儿监护单元和普通病房。

CAUTI:重症监护单元和普通病房。

艰难梭菌:医疗机构所有住院病房，除了新生儿重症监护单元和健康宝宝暂住地。

MRSA 菌血症:医疗机构所有住院病房。

通过对全国的急症照护医院的数据分析，该报告发现:

2008 年至 2014 年 CLABSI 的发病率下降了 50%。

2009 年至 2014 年总体 CAUTI 的发病率没有改变。

2009 年至 2014 年无 ICU 的医疗机构的发病率有所下降;2013 年至 2014 年所有医疗机构的发病率均有所下降;到了 2014 年年末，发病率下降则更为明显。

在过去的报告中追踪的 10 种手术操作中，与之相关的 SSI 发病率降低了 17%。

2008—2014 年经腹全子宫切除术 SSI 的发病率降低了 17%。

2008—2014 年结肠手术 SSI 的发病率降低了 2%。

2011—2014 年艰难梭菌感染的发病率下降了 8%。

2011—2014 年 MRSA 菌血症的发病率下降了 13%。

该报告第一次描述了全国长期住院急症救护医院(LTACH)和住院患者康复机构(IRF)HAI 的概况。LTACH 报告 CLABSI 和 CAUTI 的发病率,在 2013 年(基线调查年)至 2014 年分别降低了 9% 和 11%。IRF 报告 2013 年(基线调查年)至 2014 年 CAUTI 的发病率下降了 14%。

报告指出:虽然一些感染类型的发病率有了显著的下降,但是仍需要付出更多努力。每天全美国几乎每 25 例住院患者中就有 1 例发生至少 1 例次感染,且都与他们在院的医疗照护过程有关,这也说明全国的医疗照护机构都需要为更好的感染控制实践付出努力。我们可以采取措施在不同类型的医疗机构内预防和控制医疗保健相关感染。研究显示只有当医疗机构、照护团队、医生和护士们意识到了感染问题,并采取特别的步骤来预防它们,一些目标性 HAI(如 CLABSI)的发病率才会降低超过 70%。

美国 CDC 通过与地方、州、联邦政府公共卫生机构以及其在医疗行业的合作者们共同参与感染预防、追踪、实验和指南制订工作,对于持续的、范围不断扩大的 HAI 监测和预防项目来说是至关重要的。

(王淑颖　杨乐　廖丹　周艳芝　邹鹤娟)

62. 德国近 20 年的 HAI 的流行病学监测结果

解读文献:《德国 HAI 的流行病学:近 20 年的监测结果》

文献标题:Epidemiology of healthcare associated infections in Germany: Nearly 20 years of surveillance.

原文作者:C. Schroer, F. Schwab, M. Behnke, et al.

刊载信息:http://www.sciencedirect.com/science/article/pii/S1438422115000971.

我国已经开始从政策层面推动医院感染信息化建设,那么信息化建设好了对我们有什么作用呢?利用信息化我们可以做出什么样的分析呢?下面这篇德国学者的国家医院感染监测系统(KISS)数据分析可以给我们提供启示。

该文描述了纳入德国国家医院感染监测系统(KISS)中医院的医疗保健相关感染(HAI)的流行病学特征。描述内容包括:2006—2013 年重症监护室(ITSKISS)、非重症监护室(STATIONS-KISS)、极低体重新生儿(NEO-KISS)、手术部位感染(OP-KISS)等监测部分的医疗保健相关感染的流行病学。另外,该文分析了重症监护室、新生儿室和手术部位这几类最重要感染的危险因素。

结果显示:来自 913 个重症监护室的 3 454 778 例患者、来自 142 个非重症监护室的 618 816 例患者、来自 241 个新生儿室的 53 676 例极低体重新生儿以及来自 550 个医院外科的 1 005 064 例外科患者的数据被用于分析。与基线相比,观察时间最长达 5 年(无更长时间的参与者)的重症监护室监测结果显示,主要血流感染(PBSI)和下呼吸道感染(LRTI)均显著减少(发病率比值及其 95% CI 分别为 0.60、0.50~0.72 和 0.61、0.52~0.781)。第 5 年与基线比较,新生儿室监测结果同样显示了血流感染(PBSI)和下呼吸道感染(LRTI)均显著减少(风险比及其 95% CI 分别为 0.70、0.64~0.76 和 0.43、0.35~0.52)。引入手术部位感染监测(OP-KISS)后的手术科室感染防控效果偏低(5 年以上各类手术类型联合优势比及其 95% CI 分别为 0.80、0.64~1.02)。依据大数据库资料,不仅可能证实众所周知的医院感染危险因素,还可以识别如同季节性和量级效应等新关注的危险因素。

研究者总结道:参与国家监测系统并利用监测数据作内部质量管理,将有利于实质性地降低医疗保健相关感染。另外,监测系统可识别其他未被认识的危险因素。如果可能,这些危险因素应被考虑入感染控制的管理中,并用于基线确定过程的风险校正。

（吴春霖　乔甫）

63. 法国 VAP 的 5 年趋势分析

解读文献:《法国 VAP 的 5 年趋势分析:微生物检出情况与抗生素使用相关性研究》

文献标题:Five-year trends for ventilator-associated pneumonia: Correlation between microbiological findings and antimicrobial drug consumption.

原文作者:Fihman V, Messika J, Hajage D, et al.

刊载信息:Int J Antimicrob Agents. 2015 Nov; 46(5):518-525.

近来,微生物和抗生素的战争越演越烈,到底谁会成为最后的胜者? 除了耐药以外,抗生素的使用是否会对医院内呼吸机相关肺炎(VAP)的病原谱产生显著的影响呢? 这篇法国的研究提供了许多参考。

近年来欧洲多重耐药菌的流行情况发生了严重的改变,耐甲氧西林金黄色葡萄球菌的检出率降低,而产超广谱 β-内酰胺酶的肠杆菌科细菌检出率增加。但这些变化对 VAP 的影响却鲜为人知。因此我们在 ICU 开展了一项关于抗生素使用量与 VAP 细菌耐药情况相关性的 5 年队列研究。我们对完整的微生物学数据和抗生素消费数据进行了泊松回归分析。

2007—2011 年 184 例患者发生 VAP 252 例次,分离到致病菌 364 株。在此期间肠杆菌科细菌分离率显著增加(从 6.64~10.52 株/1 000 住院日; $P = 0.006$),主要是增加了产 AmpC 的肠杆菌科细菌(APE)(2.85~4.51 株/1 000 住院日; $P = 0.013$),而由金黄色葡萄球菌和铜绿假单胞菌导致的感染例数则保持稳定。

本研究发现 APE 感染的增加同过去 1 年抗生素消耗的增加存在正相关:包括阿莫西林/克拉维酸($P = 0.003$)、头孢他啶和头孢吡肟($P = 0.007$)、碳青霉烯类($P = 0.002$)、氟喹诺酮类($P = 0.012$)、大环内酯类($P = 0.002$)和咪唑类($P = 0.004$)。

未发现抗生素的消耗与铜绿假单胞菌耐药性的出现存在相关性。这些结果表明,导致 VAP 的细菌流行病学发生了变化,肠杆菌科细菌超过了铜绿假单胞菌和金黄色葡萄球菌。此外,抗生素消耗量和诸如 APE 之类的多重耐药菌(MDRB)潜在感染率之间存在正相关。产 ESBL 的大肠埃希菌和耐药的铜绿假单胞菌则未发现与抗生素消耗量之间存在相关性。

（付婷婷　乔甫）

64. 儿童重症脓毒症:来自 26 个国家的流行病学研究

解读文献:《全球儿童重症脓毒症的流行病学研究:脓毒症的流行、预后及治疗》

文献标题:Global epidemiology of pediatric severe sepsis: the sepsis prevalence, outcomes, and therapies study.

原文作者:Weiss SL, Fitzgerald JC, Pappachan J, et al.

刊载信息:Am J Respir Crit Care Med, 2015,191:1147-1157.

脓毒症是小儿危重疾病的首要死因,死亡率占 40%~65%。近 10 年中,脓毒症的发病率以每年

1.5%～8.0%的速度上升。美国每年有 4 万多名严重脓毒症患儿,我国每年死于脓毒症的儿童约达到 2.6 万人以上。儿童脓毒症的诊断和处理原则多数来源于成人的研究,其实儿童脓毒症在很多方面具有其独特性。不同年龄的儿童各项生理指标不同,不同阶段具有不同的免疫功能,感的病原体也因年龄而不同,甚至疾病死亡的高危因素也不尽相同。开展多中心流行病学研究是很有必要的,该研究首次纳入全球 26 个国家 128 家单位对儿童重症脓毒症的流行、预后及治疗进行流行病学研究,跟小编去一睹为快吧!

目前关于危重患儿重症脓毒症所造成的国际负担的研究有限。该研究旨在描述儿科 ICU 患儿重症感染的全球流行情况、治疗以及预后,为下一步的干预措施研究提供更好的理论依据。

该研究从 2013 到 2014 年共纳入了 26 个国家的 128 个单位,是一项为期 5 天的时点现患率研究。统一纳入病例的标准为年龄小于 18 岁的重症脓毒症患者。结局为重症脓毒症的时点患病率、治疗用药、新发或进行性多器官功能障碍、28 天未使用呼吸机及血管活性药物天数、功能状态以及死亡率。

措施与主要结果:筛查了 6 925 例患者,569 例发生重症脓毒症(患病率为 8.2%,95% CI 为 7.6%～8.9%)。患者的平均年龄为 3.0 岁(四分位数间距为 0.7～11.0)。感染率最高的部位为下呼吸道(49%)和血流感染(19%)。分离出的阳性病原体特点如下:革兰阴性菌占 27.9%,其中假单胞菌属占 7.9%,克雷伯菌属占 6.4%,大肠埃希菌占 5.6%;革兰阳性菌占 26.5%,其中金黄色葡萄球菌占 11.5%,耐甲氧西林金黄色葡萄球菌占 3.5%;真菌占 13.4%;病毒占 21.0%等。阳性分离标本来源包括血液、尿液、脑脊液、呼吸系统(鼻咽部、气管和支气管肺泡灌洗)、粪便、切口及其他正常无菌体液(胸腔积液、心包积液和腹水)。常规治疗方法包括机械通气(74%)、注射血管活性药物(55%)和使用激素(45%)。医院死亡率为 25%,不同年龄和不同地区(发达国家与资源有限地区)之间的死亡率比较没有差别。未使用机械通气日数的中位数为 16(四分位数间距为 0～25),未使用血管活性药物天数的中位数为 23(四分位数间距为 12～28)。67% 的患者发生重症脓毒症后出现多器官功能障碍,30% 的患者出现新的或进展性多器官功能障碍。生存者中,17% 的患者发展成中度以上残疾。要使干预研究的绝对危险度降低 5%～10%,每组所需样本量为 165～1 437 例患者。

结论:儿童重症脓毒症的患病率、发病率与死亡率与已报道的成人危重症患者相似,仍是一项严重的公共卫生问题,因此需要更多的国际临床试验研究儿童重症脓毒症。

(徐子琴　郑伟　胡潇云)

65. 韩国 ICU 三大管路相关感染监测数据分享

解读文献:《2006—2013 年韩国 ICU 设备相关感染病原菌分布及耐药性趋势分析:来源于韩国院感监测系统(KONIS)的数据》

文献标题:Trends in the distribution and antimicrobial susceptibility of causative pathogens of device associated infection in Korean intensive care units from 2006 to 2013: results from the Korean Nosocomial Infections Surveillance System (KONIS).

原文作者:Choi JY, Kwak YG, Yoo H, et al.

刊载信息:Journal of Hospital Infection, 2016,92,363-371.

ICU 作为感染重灾区,一直是感控监测的重点,而器械相关感染(DAI)更是重中之重,为了更好地预防治疗院内感染,熟悉院内常见致病菌及耐药性尤为重要。2006年韩国疾病预防控制中心联合韩国感控学会建立了韩国院感监测系统,现在让我们了解一下近几年韩国ICU三大管路相关感染的致病菌分布及具体耐药性情况。

该研究的背景:各国都十分重视卫生保健相关感染的病原学信息及其感染预防与治疗策略的研究。

该研究的目的是:评估韩国2006年1月至2014年6月ICU器械相关感染(DAI)的病原体的发病率及其耐药变化趋势。

该项研究的方法:对韩国感染监测系统(KONIS)数据进行统计分析,主要针对ICU三大主要管路相关感染(DAI),见图65-1。

研究的结果是:革兰阴性细菌继发的中心静脉相关的血流感染(CLABSI)和呼吸机相关肺炎(VAP)有逐渐增加的趋势(分别从24.6%到32.6%,52.8%到73.5%),而革兰阳性细菌继发感染有所下降,CLABSI从58.6%降到49.2%,VAP从44.3%降到23.8%($P<0.001$)。在整个监测期间,金黄色葡萄球菌是CLABSI的最常见致病菌,但从2010年起鲍曼不动杆菌取代金黄色葡萄球菌成为VAP最常见致病菌。白念珠菌是导尿管相关感染的主要致病菌。耐甲氧西林金黄色葡萄球菌的耐药率从95%降到90.2%($P<0.001$)。对阿米卡星耐药的肺炎克雷伯菌和大肠埃希菌的耐药率分别从43.8%降到14.7%,15.0%到1.8%($P<0.001$),耐亚胺培南鲍曼不动杆菌耐药率明显增高,从52.9%长至89.8%($P<0.001$)。

研究的结论:院内革兰阴性杆菌引起CLABSI、VAP等感染的比例有所增加。韩国在ICU鲍曼不动杆菌引起的器械相关感染(DAI)快速增长,且大部分对碳青霉烯类耐药。

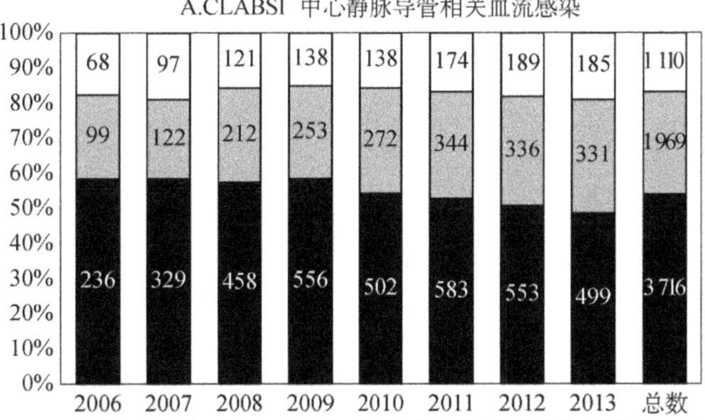

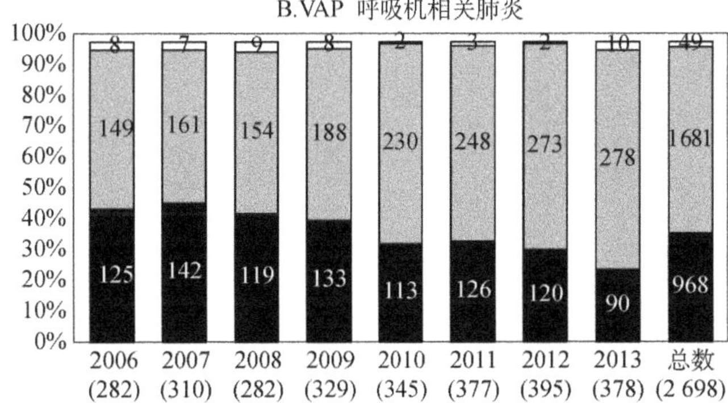

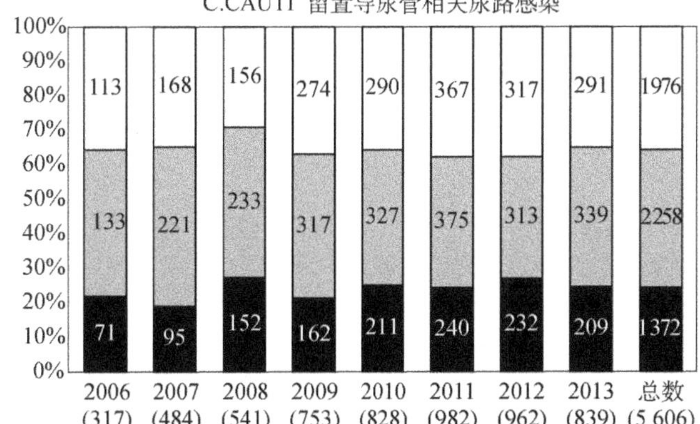

图65-1　引起器械相关感染(DAI)的革兰阴性菌、革兰阳性菌和真菌比例年变化趋势图

黑色:革兰阳性细菌;灰色:革兰阴性菌;白色:真菌。

图内的数字代表报告的病原体的数量。括号内的数字代表了一年中报告的病原体总数

(罗万军　宫小慧　覃婷　傅建国)

66. 2007—2012 年 43 个国家导管相关模块总结

解读文献:《一份来自 INICC 的报告:2007—2012 年 43 个国家导管相关模块总结》

文献标题:International Nosocomial Infection Control Consortium (INICC) report, data summary of 43 countries for 2007—2012. Device-associated module.

原文作者:Rosenthal VD, Maki DG, Mehta Y, et al.

刊载信息:Am J Infect Control,2014,42(9):942 - 956.

INICC(国际医院感染控制联盟)和 NHSN(美国 CDC 健康照护安全网络),一个是致力于全世界各国导管相关感染防控监测的非营利组织,一个是发达国家代表美国相关的数据监测网络,它们之间的对决,会产生怎样的火花? 且看 INICC 和 NHSN 监测数据的对比。

该研究调查了从 2007 年 1 月至 2012 年 12 月在拉丁美洲、亚洲、非洲和欧洲 503 个 ICU 中导管相关感染情况。采用前瞻性队列研究的方式,自 2007 年 1 月至 2012 年 12 月,对遍布拉丁美洲、亚洲、非洲和欧洲的 43 个国家 503 个不同科室 ICU 内 605 310 名患者是否使用导管、是否发生导管相关感染进行了观察和统计,每个观测医院的观测周期为 19.5±17.5 个月(范围 1~72 个月)。依照 INICC 章程,所有 INICC 患者、医院、城市和国家的信息可信。

导管相关血流感染的发生率在成人和儿科 ICU 内达 4.78/1 000 导管日(95% CI, 4.7~4.9),新生儿监护室(NICU)为 5.17/1 000 导管日(95% CI, 4.5~5.9)。呼吸机相关肺炎发生率在成人和儿科 ICU 达 14.7/1 000 导管日(95% CI, 14.5~14.9),NICU 为 9.54/1 000导管日(95% CI, 8.5~10.7)。导尿管相关尿路感染发生率在成人和儿科 ICU 达 5.30/1 000 导管日(95% CI, 5.2~5.4)。

在本次 INICC 联盟中 ICU 导管相关血流感染的总发生率达 4.9/1 000 导管日,比美国 ICU 的 0.9/千个导管日高达 5 倍之多。呼吸机相关肺炎总感染率达 16.8/1 000 导管日,比远远高于美国的 1.1/1 000导管日,而导尿管相关尿路感染发生率则为 5.5/1 000 导管日(美国 ICU 为 1.3/1 000 导管日)。铜绿假单胞菌的耐丁胺卡那霉素(阿米卡星)性发生率达 42.8%(美国为 10%),耐亚胺培南的发生率达42.4%(美国为 26.1%),肺炎克雷伯菌耐头孢他啶的发生率为 71.2%(美国为 28.8%),耐亚胺培南发生率达 19.6%(美国为 12.8%),上述结果都远高于疾病预防控制中心的 NHSN 网络上所报道的数据。

(陈文森　潘瑜　徐子琴)

67. 现患率调查的结果可靠不可靠,可以这样评价

解读文献:《2008—2014 年瑞典医疗相关感染现患率监测结果可靠性分析报告》

文献标题:Point-prevalence surveillance of healthcare associated infections in Swedish hospitals,2008 - 2014. Description of the method and reliability of results.

原文作者:Tammelin A, Qvarfordt I.

刊载信息:J Hosp Infect,2015,91(3):220 - 224.

现患率调查每家医院都在开展，也许你曾怀疑过调查结果的可靠性，但你可能不知道如何去评价这样的可靠性。其实不难，以下这项瑞典的研究就是一个很好的例子。请谨记，有比较才有分析，有对比才有鉴别，设立一个合理的参考标准，是一切研究评价的基础。

2007 年，瑞典地方和区域联合会(SALAR)决定建立一个全国性的住院患者医疗相关感染(HCAIS)现患率监测系统。从 2008 年监测开始实施，此后每年进行 2 次(分别在 4 月份和 10 月份)。HCAIS 患者的资料由其所在病区的临床医师和护士定期通过口头汇报和书面报告的形式来完成。瑞典所有的公立医院(占全国医院的 95％以上)均被纳入到该监测系统当中(2008 年共监测床位 25 862 张，2013 年 24 905 张)。每次调查，被监测到的住院患者数占总数的88％～92％。总的 HCAI 患病率(包括精神病住院患者在内)为 7.8％到 10.0％，见图 67－1。

2012 年，SALAR 决定评估现患率数据的可靠性。常规监测团队和 HCAI 专家组同时对 1 216 名患者进行是否存在 HCAI 判定。

结果，常规监测团队得到的 HCAI 现患率为8.3％(95％ CI：6.7～9.9)，而专家组评估得到的为13.1％(11.2～15.0)。常规现患率监测法的灵敏度为 47％，特异度为 97％，见表 67－1。虽然瑞典在全国范围内开展了多次 HCAI 现患率监测，而且自系统运行以来基本保持着高达 90％的覆盖率，但其监测结果低估了 HCAI 的实际患病率。

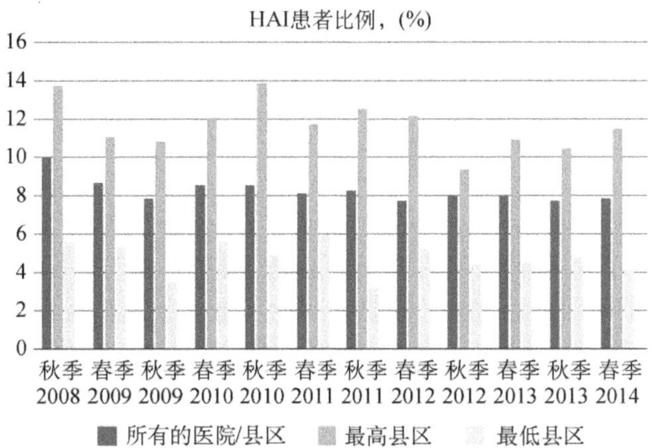

图 67－1　2008 年秋季至 2014 年春季，每次调查中所有登记患者(21 904～23 660 人)HCAI 现患率以及每一次调查中 HCAI 患病率最高和最低县区情况

表 67－1　以专家组评估法为参考标准，采用常规监测团队评估的 1 216 名患者的医疗相关感染(HCAI)情况

常规监测团队评估	参考标准(专家组)	
	HCAI	非 HCAI
	(N=159)	(N=1 057)
HCAI	74	27
非 HCAI	85	1 030

灵敏度 ＝ (74/159)×100％ ＝ 47％；特异度 ＝ (1 030/ 1 057)× 100％ ＝ 97％。

假阴性(漏诊率) ＝ 1 － 47％ ＝ 53％；假阳性(误诊率) ＝ 1 － 97％ ＝ 3％。

（陈文森　覃婷　谭莉　于铁儿　覃金爱）

68. 心脏瓣膜或冠状动脉搭桥术后的手术切口感染 2008—2011 年法国手术部位感染监测项目报告(RAISIN)

解读文献:《心脏瓣膜或冠状动脉搭桥术后的手术切口感染：2008—2011 年法国手术部位感染监测项目报告(RAISIN)》

文献标题:Surgical site infection after valvular or coronary artery bypass surgery：2008 - 2011 French national SSI-RAISIN surveillance.

原文作者:Cossina S, Malavaud S, Jarno P, et al.

刊载信息:J Hosp Infect，2015，91(3)：225 - 230.

操作相关感染越来越引起感染预防与控制流行病学家的重视。在美国，新调整的医保政策也规定并列举了新的拒绝报销的器械和操作相关感染的条目，如冠状动脉搭桥手术引起的 SSI。在法国，也有一个为期多年计划——RAISIN。下文将向大家介绍法国在 2008—2011 年 RAISIN 监测的数据和经验，这也是首个全国性的研究心脏外科 SSI 的病房风险因素。

医院感染监控系统可以用于减少 SSI 感染率。心脏外科手术后手术部位感染可增加患者再次手术发生率和患者的死亡率，延长住院时间以及增加住院费用。一些能够被预先甄别的危险因素如肥胖等，往往不太容易校正。但是，可以通过辨别一些容易处理的特殊风险因素，如病房特征，随后采取针对性的干预措施减少 SSI 的发生率。本研究目的旨在利用 2008—2011 年法国国家 SSI 统计数据来描述 CABG 和瓣膜手术后的 SSI 情况，用以确认影响 SSI 发生的个体因素和病房因素。

该研究旨在了解个人及病房相关因素同冠状动脉搭桥术（CABG）以及心脏瓣膜术后手术切口感染的关系。研究采用 2008—2011 年法国国家 SSI-RAISIN 数据库的资料。仅纳入成人患者，每个手术患者均完成了标准问卷，将患者分为有 SSI 感染组和无 SSI 感染组。利用多元 Logistic 回归模型分析 SSI 患者个体危险因素和病房危险因素（两个水平：患者和病房）。

研究对象为 2008—2011 年 4 年期间完成瓣膜手术或者 CABG 的成人患者：共 8 569 名患者，来自 31 个医疗机构，39 个病房。采用年度监测的方法，保持至少每年为期 3 个月的监测期（时间段在 1 月到 6 月）。心脏手术分类依据如下：非开胸心脏手术、直视心脏手术、隐静脉移植冠状动脉搭桥术、胸廓内动脉移植冠状动脉搭桥术、心脏瓣膜手术，以及依据法国医疗行为分类的胸廓内动脉手术。还需要考虑以下手术前的因素：年龄、性别、术前住院时间（大于 48 小时 vs 小于 48 小时）、切口类型、美国麻醉协会的体格检查评分、外科手术时间（≤75 分位 vs＞75 分位；其中 75 分位值是胸廓内动脉冠状动脉搭桥术 5 小时以内，以及隐静脉瓣膜置换 4 小时以内），急诊手术或择期手术，门诊手术，手术分类，术后随访时间，SSI 发生在住院期间或者发生在出院后，感染类型（表浅，深部，器官/腔隙），外科手术和 SSI 诊断的平均延迟时间，有无二次手术，患者转归（治愈/死亡），外科手术 SSI 医院感染风险系数

（基于感染风险因素的：ASA 等级＞2，手术时间＞75 分位，切口污染等级＞2）。病房相关因素定义为：住院病房，全球 SSI 心脏手术感染率，瓣膜和冠状动脉搭桥手术的 SSI 感染率统计分析：对患有 SSI 和未患 SSI 的患者，使用 R 软件进行描述分析。

研究还对医疗成本进行估计：成本是从医疗保健支付方的观点来看的，医疗保险仅将住院费用纳入其中。住院费用（如护理、医疗、药品、诊断检查、工作人员、仪器、管理、质量、中心供应、营养及社会服务）。均使用法国诊断系统考量支付。心脏瓣膜手术或冠状动脉搭桥手术伴深部 SSI 感染造成的额外费用同无 SSI 的手术相比，按照 TOULOUSE 大学医学院的数据，平均增加 11 000 欧。同理，总的增加费用为 SSI 深部感染的总数乘以估计的平均感染增加成本。成本用欧元表达。

结果显示：8 569 个患者来自 39 个病房，SSI 感染率为 2.2%。144 名患者（74%）中分离出了微生物：35% 为凝固酶阴性葡萄球菌（$N=51$），23% 为金黄色葡萄球菌（$N=33$），6% 为大肠杆菌（$N=8$）。SSI 高危险因素与术前住院时间、术后随访时间、手术时长＞75 分位值显著相关。

病房特征：每年有 5 个病房参与监控，心脏瓣膜手术和冠状动脉搭桥手术每个月从 11 例到 111 例不等（中位数为 44，四分位数间距为 26～77）。NNIS 未监测到的患者比例从 0 到 80%（中位数为 2.5%，四分位数间距为 1%～6%）。其中，单因素病房 SSI 感染率从 0% 到 5%（中位数为 1.7%，四分位数间距为 0.7%～2.9%；表 1）患者随访时间为 32 天（平均值为 30，四分位数间距为 9～41）。SSI 患者手术后住院平均时间为 23 天，而非 SSI 患者为 10 天（$P<0.01$）。SSI 患者死亡率为 4.6%（9/194），无感染患者为 2.4%（005/8 465），（$P=0.06$）。SSI 深部感染的患者住院时间有延长的趋势（32 天，$P<0.001$），随访时间也延长（45 天，$P<0.001$），呈现高病死率（9.6%）以及高外科二次手术风险（67.8%，$P<0.001$）。

微生物培养：共分离出 144 名携带微生物的患者（74%）：35% 为凝固酶阴性葡萄球菌（$N=51$），23% 为金黄色葡萄球菌（$N=33$），包括 5 株 MRSA，6% 大肠艾希菌（$N=8$），5% 绿脓杆菌（$N=7$），3% 粪肠球菌（$N=4$），3% 其他革兰染色阳性细菌（$N=4$），2% 枸橼酸杆菌（$N=3$），2% 沙雷菌属（$N=2$）。8% 其他革兰染色阴性菌（$N=11$）。其中 5 名患者

同时感染两种细菌，15 名同时感染 3 种细菌（10%）。在 9 名 SSI 患者中的 6 名被发现感染金黄色葡萄球菌（67%），并包括 2 名 MRSA 患者，在死亡时依然携带该细菌。A 组为对照模型，无解释变量。剩余方差部分归因于病房因素的为 7%，有统计学意义。B 组为患者因素组，SSI 发生风险同术前住院时间、随访时间和外科手术时间的 75 分位值相关。ASA 评分、创口污染级别、性别、年龄都在 SSI 中无统计意义。B 组包含了 NNIS 评分的各个方面：日：1.67（95% CI：1.23～2.270）。MOR：1.52；ICC：0.06。不同病房的定植菌异质性（MOR：1.53）同外科手术前的住院时间相等（OR：1.57）。

研究得出结论为：患者相关危险因素同 SSI 显著相关，但是本研究也发现病房特征对 SSI 发生的作用。制订和采用综合干预措施时，这个因素应被考虑进去。SSI 总的增加费用估计为在研究的 4 年中，94 个患者总共费用 291 000 欧元。如果医院财政部不能补偿一部分 SSI 的费用，那么总的费用会增加到 1 034 000 欧元。

该研究使用了国家资料组的数据，瓣膜和冠状动脉搭桥手术后的 SSI 感染率为 2.2%。结果同以前国家的数据一样。不同的病房发生 SSI 存在异质性。据我们所知，本研究是首个全国性的研究心脏外科 SSI 的病房风险因素。本研究还确定了好几个已经预先认定的影响因素的作用。外科手术前的住院等待时间以前曾经被记载过。这一现象可能为多因素的，包括医院内病原体定植、患者营养状况改变，这些不能通过干预被纠正。自从这一因素在模型中随着病房因素的消失而消失，本现象的远期调查可以开展起来。凝固酶阴性的葡萄球菌以及金黄色葡萄球菌与一半的 SSI 相关。这些病原体，带有多种毒力因子，且可以经常在皮肤表面或者环境中被分离，因此，它们是心脏手术 SSI 感染中最主要的病原体。也正由于它们的存在，心脏外科手术推荐使用莫匹罗星预防切口感染。手术前预防性使用抗生素和采用抗生素缝线可以降低 SSI 感染发生率，但是两者没有统计学意义的差异。SSI 监测被认为是减少 SSI 发生的有效措施，也可以作为外科人员管理和促进教育的工具，但是法国 SSI 监测还不能确定病房相关感染风险的重要原因。也正因此，我们研究的结果建议应该更加精确和细致地将病房因素列入未来心脏外科 SSI 研究中，希望未来可以减少感染。尽管患者危险因素同 SSI 的发生显著相关，病房因素的影响也不可忽视。病房因素应该被外科医疗组和感染控制组所重视，并且做根源分析，以提高医疗质量。

（陈文森　邹鹤娟）

69.《柳叶刀》：采用 TST，中国肺结核潜伏感染率可能被高估

解读文献：《中国农村肺结核潜伏感染：基于人口的多中心前瞻性队列研究基线调查结果》

文献标题：Latent tuberculosis infection in rural China: baseline results of a population-based, multicentre, prospective cohort study.

原文作者：Lei Gao，Wei Lu，Liqiong Bai，et al.

刊载信息：Lancet Infect Dis，2015，15：310-319.

中国是结核感染的第二大国家，占全球结核感染人群的 12%。研究表明，5%～15% 的肺结核潜伏感染者会发展成活动性肺结核，在免疫力低下患者中这个比例会更高，因此肺结核潜伏感染是活动性肺结核的主要来源。中国医学科学院和北京协和医学院病原微生物重点实验室携手全国各省市疾病预防控制中心开展了大规模的基于人口学的肺结核感染基线调查，首次对我国农村人口中肺结核潜伏感染的流行情况和相关危险因素进行了估计和分析，为我国制订有效的结核防控政策提供了强有力的证据支持。

从 2013 年 7 月 1 日到 9 月 30 日，该课题组采用基于人口的多中心前瞻性队列研究，从中国农村选取了 4 个研究中心的当地居民（≥5 岁）开展基线调查。该研究以家庭为单位，采取逐户调查和以家庭为单位随机抽样的方式选取合格的研究对象。在筛查患有活动性肺结核和结核病史的研究对象以后，采用结核菌素皮肤试验（TST）和干扰素-γ 释放试验（QFT）检测结核潜伏感染，并采用比值比（OR）和 95% 可信区间评估各变量和 TST、QFT 阳

性结果的相关性。

23 483 名合格的研究对象中，有 21 022 名（90%）研究对象完成了基线调查。经年龄和性别标准化后，TST 阳性（≥10 mm）率在 15%～42%，QFT 的阳性率在 13%～20%。两者的阳性率在小于 20 岁的人群中偏低，但随着年龄的增加，阳性率有增加趋势（$P < 0.0001$），肺结核潜伏感染率男性高于女性（$P < 0.0001$）。TST 和 QFT 的总体一致性为中等（81.06%；kappa 值为 0.485）。与单纯 TST 阳性相关的因素为卡介苗接种史、男性、年龄 60 岁以上；同单纯的 QFT 阳性结果相关的因素为男性和年龄 60 岁以上。

该研究认为 TST 和 QFT 的结果与性别、年龄、体质指数（BMI）、吸烟史及结核病患者密切接触史有关。其中年龄和卡介苗接种史这两个因素对 TST 的影响可以用来解释 TST 和 QFT 两者结果的不一致性。由此，我们的研究提示：与 QFT 相比，使用 TST 评价中国肺结核潜伏感染，其患病率可能会被高估。但本研究也存在一定的局限性。首先，因为 20～40 岁年龄段的许多个人不是居住在他

们的登记家庭,该研究的研究人口不能代表中国的一般人口,但恰当地描述了中国的农村人口,因为这个年龄组中的成年人通常从农村移动到城市就业。第二,QFT 测定作为一类基于免疫的诊断测试在中国尚未得到广泛验证。在本研究中 QFT 检验使用的标准临界值为 0.35 IU/ml,这可能不是本研究人群最合适的临界值。此外,TST 的适当临界值可能需要考虑年龄和卡介苗(bacillus Calmette-Guérin,BCG)接种状态。因此,QFT 和 TST 的二分界限可能不足以解释。

（邹鹤娟　徐子琴　干铁儿　刘荣辉）

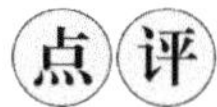

结核感染是近 20 年来困扰人类健康的重要公共卫生问题,即使世界卫生组织和很多国家都采取了强有力的预防与控制措施,但是 2012 年全球结核的发病率估计仍旧有 8.6/100 万,而且每年的降幅非常有限。这篇发表在 2015 年 3 月第 15 期的《柳叶刀·传染病》杂志上的文章,采用基于人口的多中心前瞻性队列研究,对中国农村人口中肺结核潜伏感染的流行情况和相关危险因素进行了研究。研究结果表明与 QFT 相比,使用 TST 评价中国肺结核潜伏感染,其患病率可能会被高估。

该研究进一步提供证据支持接种 BCG 疫苗对成人结核病控制很少或没有保护作用。接种 BCG 不能保护成年人,而且大多数活动性结核病患者都曾经接种了 BCG,因此需要其他结核病控制措施。

该研究是中国开展结核病防控策略发展的第一步,也首次为我们提供了重要的证据,说明在有一定活动性肺结核患病率的一般人群中,需要预防干预的目标人群:肺结核潜伏感染者的比例并没有之前想象的那么大。

（胡必杰）

70.　结核分枝杆菌全基因组测序

解读文献:《结核分枝杆菌全基因组测序的临床价值》

文献标题:Clinical value of whole-genome sequencing of mycobacterium tuberculosis.

原文作者:Howard E Takiff, Oscar Feo.

刊载信息:Lancet Infect Dis, 2015,15(9):1077-1090.

全基因组测序(WGS)是现代分子生物学的一种新的重要手段。随着测序技术的提高和成本的降低,WGS 在医学的众多领域中发挥着重要作用。来自《柳叶刀·传染病》杂志上的一篇综述,重点阐述 WGS 用于结核病治疗和控制的潜在临床价值。

结核病的治疗效果是通过 2～3 个月抗菌药物治疗后,痰液中结核分枝杆菌消失与否来评估的。如果患者在接受抗菌药物后,痰液中结核杆菌被清除了,但随后痰液中又出现了结核杆菌,或者痰液中的结核杆菌从未清除过,这就涉及到底是初始细菌治疗失败,还是患者又新感染了另一株结核菌。正确区分治疗失败和再感染对于评估新治疗方案的治愈率至关重要。

针对结核病治疗,在莫西沙星药物试验的快速评价中,50 名患者在接受 17 周治疗后培养阳性。Bryant 及其同事采用 WGS 与结核分枝杆菌散在分布重复单位及多位点串联重复序列(MIRU-VNTR)两种方法,比较区分新药物方案的治疗失败和再感染的准确率。

把患者经过 17 周治疗后分离菌的 WGS 与治疗前进行比较时,可看出明显的复发,因为复发菌株与初始分离株相差仅 6 个或更少的核苷酸或单核苷酸多态性(SNPs)。平均差异为 0.47 个 SNP。在 27 例复发中,没有 SNP 差异。相比之下,来自再感染的三个菌株与患者的原始分离株相差至少 1 306 个 SNP。MIRU-VNTR 是基于微卫星的基因分型方法,基于一个或多个基因座中重复序列的数量的差异,将 33 个复发中的 6 个错误鉴定为再感染。6 名患者最初是两种菌株感染,表现为在基因组序列中的许多位点见到的多于一个核苷酸。如果最初仅鉴定了一个菌株,但在随后的痰标本中另一株被鉴定,则治疗失败将被错误地指定为再感染。

虽然 WGS 能更精确地区分复发与再感染,但 MIRU-VNTR 或基于 IS6110 的限制性片段长度多态性(RFLP)分析也可以在大多数情况下准确地识别再感染或复发。因此,对于使用更昂贵的 WGS 是否合理仍然存在不确定性。

此外,WGS 能用于追踪传播和定义暴发。传统菌株分型技术(IS6110 RFLP、spoligotyping 和 MIRU-VNTR 21)能鉴定结核杆菌基因型并定义暴发。但这些技术不能准确的追踪传播途径或确定分离株在暴发中是否轻微不同。WGS 可以准确识别菌株之间 SNP 的不同,而其他技术却被定义为相同。并且可以通过描绘核苷酸的顺序进行传递变化追踪传播途径。WGS 用于回顾性分析来自英国米德兰地区 254 名患者的 390 个分离株。SNPs 的差异定义了 10 次单独暴发的传播事件,并确定了几名超级传染源。流行病学相关的菌株差异 5 个或更少的 SNPs,而超过 12 个 SNPs 差异的菌株没有流行病学关联。结核分枝杆菌复合群的系统发育和进化

演变也已通过 WGS 阐明。

(陈文森　李若洁　徐虹　孔晓明)

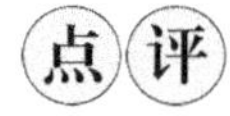

全基因组测序(WGS)已经成为快速检测细菌全基因组的一种常见技术,检测费用约 500 美元或更少。许多研究已经解决了结核杆菌全基因组测序的问题,并且知道整个基因组的序列,而不仅仅是几个片段,这就大大增加了分子流行病和接触者追踪的准确性。此外,一些问题如突变率、耐药性、新药物的靶点、结核分枝杆菌复合群的系统发育和进化演变已通过 WGS 阐明。采用 WGS 分析感染暴发的菌株,追溯感染来源,不再是遥不可及。尽管如此,WGS 还不能解释菌株之间的传递性差异,或者为什么一些菌株比其他更有毒性或更容易出现多药耐药发展。随着技术的进步,临床标本 WGS 检测可能成为高收入国家的常规项目;然而,其相关性可能取决于软件对于高效处理序列产物和可访问的基因组数据库的方便性,以便在以后的研究中能够采用。

(胡必杰)

71. 血清降钙素原能否用于成人细菌性脑膜炎的诊断

解读文献:《血清降钙素原在成人细菌性脑膜炎诊断中的作用:系统评价与 meta 分析》

文献标题:The role of serum procalcitonin in the diagnosis of bacterial meningitis.
原文作者:J Vikse, BMHenry, JRoy, et al.
刊载信息:Int J Infect Dis,2015,38:68-76.

临床上,在成人疑似脑膜炎患者中经常很难区分是细菌性的还是病毒性的病因。几项研究已经表明了血清降钙素原(PCT)在区分这两种病因的潜在性运用。这篇文章收集了主要电子数据中研究运用血清 PCT 来区分成人细菌性脑膜炎和病毒性脑膜炎的文章,总共汇集了 9 篇相关研究,通过 meta 分析来明确 PCT 诊断的精确性。数据分析采用

Meta-DiSc 1.4 和 MIX 2.0。

总共 725 个患者纳入到 meta 分析。发现血清 PCT 在诊断脑膜炎上具备很高的精确性。汇总后的灵敏度、特异度、阳性似然比、阴性似然比和诊断比值比分别是 $0.90(95\% \ CI:0.84\sim0.94)$、$0.98$ $(0.97\sim0.99)$、$27.3(8.2\sim91.1)$、0.13 $(0.07\sim0.26)$ 和 $287.0(58.5\sim1\ 409.0)$。发现

PCT 远优于 C 反应蛋白,后者的汇总诊断比值比仅为 22.1(12.7～38.3)。

文章得出结论称血清 PCT 是一个高度精确的诊断工具,内科医师可用它快速区分成人脑膜炎的病因是细菌性的还是病毒性的。

(张培金　梁亮)

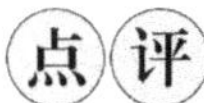

点评

降钙素原(PCT)是血清降钙素的前肽物质。当患者存在细菌感染或脓毒症时,PCT 在全身组织中形成并释放入血。已有临床研究证实 PCT 在感染性疾病的诊断与疗效及预后、指导抗生素的应用等方面具有重要价值。该文章通过对 2 379 篇研究文献进行系统评价,严格筛选出 9 篇做 meta 分析。分析结果推荐 PCT 的检测阈值为 0. 25　ng/ml(*Kryptor* 检测试剂)对与鉴别细菌性脑膜炎和病毒性脑膜炎具有有较高的准确性和特异性。研究发现临床症状与脑膜炎表现相似的白塞病患者,检测其血清超敏 C 反应蛋白(CRP)增高,但 PCT 并不增高,提示 PCT 可作为白塞病与细菌性脑膜炎的鉴别手段之一。当患者合并其他的细菌感染如细菌性肺炎、血流感染时,PCT 亦可增高,提示在急性脑膜炎患者 PCT 与脑脊液检查相比有局限性,临床诊断时须慎重考虑,综合判断。此文预期 PCT 还可用于研究脑膜炎患者经抗生素治疗的预后及疗效;用于探讨患者脑脊液检查阴性、非感染性脑膜炎、疑似机会性感染病原体如结核分枝杆菌感染引起的脑膜炎方面的应用价值。

(李光辉)

72. 快速生长分枝杆菌血流感染的流行病学特点,你知道吗

解读文献:《快速生长分枝杆菌血流感染的流行病学特点》

文献标题:Epidemiology of rapidly growing mycobacteria blood stream infections.

原文作者:Rodriguez-Coste MA, Chirca I, Steed LL, et al.

刊载信息:Am J Med Sci,2016,351(3):253－258.

非结核分枝杆菌广泛分布于自然环境中,近年来非结核分枝杆菌感染呈现增长趋势。它们主要通过污染的水或手术器械传播,具有潜伏期长、治疗时间长等特点,发病对象不受年龄限制,但免疫功能低下的人,其感染的概率较大。非结核分枝杆菌中有一类快速生长分枝杆菌引起的血流感染也不断上升,掌握了它们的流行病学特点才能更好地做好医院感染的防控。它们引起的血流感染有怎样的流行病学特点呢? 请看下面这个研究。

快速生长分枝杆菌血流感染的治疗面临新挑战。本文回顾了研究者所在医疗机构内不同群组快速生长分枝杆菌血流感染患者的流行病学、治疗和预后。

研究者对 2006 年 1 月至 2011 年 12 月原发性快速生长型分枝杆菌血流感染病例进行回顾性队列研究。患者特征(年龄、种族、性别和合并症)、感染特征(导管相关、医院获得、微生物和抗菌药物敏感性)、治疗和预后等进行记录并进行比较。

结果表明 32 例患者共发生 33 次快速生长分枝杆菌血流感染。每个患者平均有 3～4 个合并症,最常见的是恶性肿瘤(占 45.5%)。最多的分离菌株是偶发分枝杆菌(30.3%)或产黏分枝杆菌(27.2%),随后是脓肿分枝杆菌/龟分枝杆菌(18.2%)、免疫应答分枝杆菌(12.2%)。全部感染中,85% 是导管相关血流感染,27.3% 是医院获得性感染。19 例(57.6%)患者进行经验性治疗,其中 12 例(63.2%)获得充分的治疗。21 位有治疗结果的患者中,治愈 14 例(66.7%)。1 例因快速生长分枝杆菌血流感染死亡。相比之下,经充分经验性治疗的患者,治

愈率较高(83.3% vs 42.9%)。总体来说,克拉霉素、阿米卡星和亚胺培南在不同菌种的敏感性较好。

本回顾性研究发现,快速生长分枝杆菌血流感染发生于有多个合并症的人群,尤其多发生于恶性肿瘤患者,大部分是导管相关血流感染。根据抗菌药物敏感性资料接受充分的经验性治疗能够获得较高的治愈率,根据抗菌药物敏感性进行广覆盖的克拉霉素、阿米卡星和亚胺培南联合治疗是较为充分的治疗。

(陈文森　张立国　王广芬　梁亮)

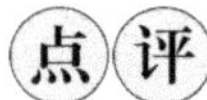

非结核分枝杆菌(Non-tuberculosis mycobacteria,NTM)大部分是腐物寄生菌,广泛存在于自然环境中,如水、土壤等。NTM 多继发于慢性肺病如支气管扩张、矽肺和肺结核,是人类 HIV 感染的常见并发症。它主要引起肺部病变,常见的是淋巴结炎、皮肤软组织和骨骼系统感染,严重者还可引起血源性播散。迄今尚未证实 NTM 可以通过人进行传播,但可通过动物传播给人。

快速生长非结核分枝杆菌(Rapidly growing mycobacteria,RGM)在适宜的培养条件下经 7 天以上培养可见单个菌落,包括偶发分枝杆菌、龟分枝杆菌和脓肿分枝杆菌、产黏分枝杆菌等,也是院内感染中最常见的 NTM。本文对 5 年内(2006 年 1 月至 2011 年 12 月)某学术医疗中心的不同群组人群中 RGM 血流性感染(bloodstream infections,BSI)的流行病学特征、治疗方案及临床疗效进行回顾性研究,发现 RGM BSI 患者常见发生于有多种并发症(如恶性肿瘤、慢性胃肠道疾病、肾衰竭和自身免疫性疾病等)人群,尤以恶性肿瘤最为多见,此与患者的人种、性别无明显相关。本文还发现绝大多数 RGM BSI 为导管相关性感染,提示长期血管内置管可能是患者 RGM BSI 发生的高危因素。因时间限制,本文中尚未能明确建立完整的 RGM BSI 感染抗菌治疗方案,具体的治疗持续天数有待进一步研究。建议临床根据当地的 RGM 感染流行病学特征,通过抗菌药物敏感性试验选择适当的药物,并进行充足疗程的抗菌治疗。有效经验性治疗方案包括有克拉霉素、阿米卡星和亚胺培南联合用药,能有效地提高 RGM BSI 的治愈率。

(胡必杰)

73. PCR 可以快速诊断菌血症吗

解读文献:《运用实时聚合酶链式反应(PCR)技术诊断儿科肿瘤患者的菌血症》

文献标题:Diagnosis of bacteremia in pediatric oncologic patients by in-house real-time PCR.
原文作者:QuilesMG, MenezesLC, BauabKC, et al.
刊载信息:BMC Infectious Diseases, 2015,15(1):1-8.

感染是儿童肿瘤患者常见的并发症,是死亡的主要原因。这些患者能否获得一个良好的预后,取决于是否选择合适的治疗,这又取决于快速和准确的微生物诊断。本研究是对在巴西 IOP-GRAACC-UNIFESP 的儿科肿瘤研究所治疗的患者,采用实时荧光定量聚合酶链反应(qPCR)方法确定引起血流感染(BSI)的主要病原菌,同时运用这种方法对耐药基因进行了研究。

研究者从 137 例患者中分离到使用 BACTECW 血培养瓶的样本 248 个,以及使用乙二胺四乙酸二钾(EDTA, K2)凝胶管收集的血液样本 99 个。所有样品均通过多重实时荧光定量 PCR(qPCR)特异性革兰探针筛选。使用特异性 TaqMan 探针评价 17 个序列,采用 SYBRGreen 法检测耐药基因 *blaSHV*、*blaTEM*、*blaCTX*、*blaKPC*、*7blaIMP*、*blaSPM*、*blaVIM*、*vanA*、*vanBandmecA*。

有 112 瓶血培养结果为实时荧光定量 PCR（qPCR）阳性（112/124），其中 90% 结果在表型和分子微生物检测方法之间是一致的。对细菌和真菌的鉴定的性能测试表明：与表型方法相比，敏感性为 87%，特异性为 91%，阴性预测值（NPV）为 90%，阳性预测值（PPV）为 89%，精确度为 89%。37 个样品中检出甲氧西林耐药基因，6 个样品中检出超广谱 β-内酰胺酶，4 个样品中检出金属 β-内酰胺酶的编码基因，这两种方法之间的一致性为 60%。全血的实时荧光定量 PCR（qPCR）检测出 8 例甲氧西林耐药基因和 1 例万古霉素耐药基因。该研究未检测到 *blaKPC*、*blaVIM*、*blaIMP* 和 *blaSHV* 基因。

本研究结果表明，实时荧光定量 PCR 方法是早期识别儿科肿瘤患者血流感染中病原菌和抗生素耐药基因的一个有力工具。

（陈文森　万艳春　梁亮）

点评

肿瘤患者尤其是儿科患者因治疗导致的免疫抑制，使机体获得性感染概率增加；继发的感染常难以明确感染源，临床对于患者病情控制较为棘手。当怀疑其发生了菌血症时，能够快速、准确地做出微生物诊断，确定病原体及其耐药性，对临床治疗具有重要的意义。那么我们熟悉的 PCR 技术是否能够提供足够的帮助，能够更快更准地帮助临床做出微生物诊断呢？

已知文献报道中，儿科肿瘤患者的菌血症经常规方法检测阳性率仅为 25%，约 40% 的儿童败血症和 75% 的中性粒细胞减少症患者病原体检测阴性。实时荧光定量 PCR（Real-time fluorescent quantitative polymerase chain reaction, qPCR）是一种公认的广泛用于基因表达、药效评估、临床疾病诊断等领域的检测技术。此文章利用 qPCR 技术对巴西某儿科肿瘤研究所治疗的 137 位患者血培养阳性标本或全血标本进行直接检测，证实 qPCR 适用于早期菌血症确诊及抗生素耐药相关基因检测。研究发现 qPCR 可能会受到患者血红素、免疫球蛋白、多聚茴香脑磺酸钠、溶血因子等影响，检测结果呈假阴性；临床标本直接检测和经分离菌株检测的 qPCR 结果相比，两者敏感性差异较大。研究还发现，血培养瓶中的真菌浓度较低（<100 cfu/ml），使 qPCR 的真菌阳性检出率也低。建议临床通过患者的体重制订合适的采血量，从而提高 qPCR 对于菌血症的检测阳性率。然而当具有某些特定耐药机制如膜蛋白的通透性改变、孔蛋白缺失时，qPCR 检测部分细菌耐药基因型结果为假阴性。利用该特性，此文章推测 qPCR 可用于增加或剔除某些特定基因后关于细菌耐药机制的深入研究。

（胡必杰）

74. 根据 CPR 值排除新生儿血流感染靠谱吗

解读文献：《经培养确诊血流感染但 C 反应蛋白为低水平(10 mg/L)的新生儿的特点》

文献标题：Characteristics of neonates with culture-proven bloodstream infection who have low levels of C-reactive protein (≤10 mg/L).

原文作者：Mei-Yin Lai, Ming-Horng Tsai, Chiang-Wen Lee, et al.

刊载信息：BMC Infectious Diseases，2015，15：320.

临床上常用 C 反应蛋白（CRP）作为感染性疾病的辅助诊断，高 CRP 水平也被儿科医师广泛用于作为诊断新生儿是否存在败血症的标志物。然而，CRP 值在正常范围内是否就能排除新生儿血流感染了呢？《BMC 传染性疾病》杂志于 2015 年刊登一篇文章探讨了这一问题。

本研究在中国台湾长庚纪念医院新生儿重症监护病房（NICU）选取了 2004 年 7 月到 2012 年 12 月期间所有经培养证实的新生儿血流感染（BSI）病例进行研究，根据患儿 CRP 水平分成 3 组（低水平组：10 mg/L；中水平组：11～100 mg/L；高水平组：＞100 mg/L），采用卡方检验和单因素方差分析来比较每组特点，并使用 logistic 回归分析比较脓毒症归因死亡率。在 986 例新生儿血流感染病例中，247 例（25.1%）患儿在发生脓毒时 CRP≤10 mg/L。在低水平 CRP 组中，患儿具有较低的胎龄及出生体重，血流感染出现较早。脓毒症患儿若有潜在的胃肠道疾病、肾功能紊乱、胆汁淤积或肺动脉高压，则 CRP 水平非显著性升高。在低水平 CRP 组的血培养结果中，凝固酶阴性葡萄球菌（CoNS）比其他两组更常见（55.9%，$P<0.001$），虽然 1/4 的感染病原体是革兰阴性杆菌（19.0%）、真菌（2.8%）或多种微生物病原体（3.6%）。在低水平 CRP 血流感染患儿中，29.1% 未选用合适的抗菌药物治疗，13.0% 进展为感染性休克，5.3% 有感染并发症。经历血流感染和具有较高 CRP 水平的新生儿具有更多的侵入性插管或高频振荡呼吸机使用。3 个 CRP 组中抗生素治疗不足的比率相当。脓毒症总死亡率为 7.4%，在低、中、高 CRP 组中分别为 4.9%、6.6% 和 13.6%，低水平 CRP 组患儿脓毒症死亡率低于高水平 CRP 组。与中间和低 CRP 组相比，高 CRP 组的新生儿具有更高的败血症可归因死亡率（$P<0.05$，通过对数秩检验）。有相当比例的新生儿血流感染初始 CRP 水平正常或较低（≤10 mg/L），这更有可能发生在低出生体重患儿或极早产儿、脓毒症出现较早者及凝固酶阴性葡萄球菌感染患儿，此时血浆 CRP 水平不应该用来排除严重的经培养证实的血流感染或指导经验性选择抗菌药物。同时，研究也发现，高 CRP 水平（＞100 mg/L）与更严重的临床症状和更差的愈后有着显著相关。此外，约 30% 的正常 CRP 值患儿初期采用不合理的抗生素治疗，13% 进展到败血性休克，4.9% 具有脓毒症可致死亡。将血流感染发生时具有正常或较低 CRP 水平的新生儿组与具有较高的 CRP 水平的新生儿组比较发现，低 CRP 组和高 CRP 组（＞100 mg/L）的新生儿发生血流感染之间的差异十分显著。因此，血 CRP 水平不应该用来排除严重的经培养证实的血流感染或指导经验性选择抗菌药物。

（陈文森　李兰兰　王广芬　张翔）

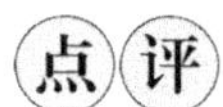

新生儿病房系医院感染高发部门，国外有文献报道，新生儿血流感染系发达国家 NICU 最常见的医院感染，国内也有文献报道肺炎、血流感染等为新生儿最常见的医院感染。近些年来，随着深静脉置管技术在 NICU 的广泛应用，新生儿导管相关血流感染发生率也在不断升高。新生儿由于身体发育不全，免疫功能低下，一旦院内获得血流感染，死亡率往往较高。以往人们普遍认为 CRP 的水平与感染的程度呈正相关，对于成年人这种判断可能没有什么问题，但是对于新生儿来说不一定能完全适用。本研究结果展示了对于新生儿来说，高水平的 CRP 仍然具有可作为严重感染的指标的参考值，但是低水平的 CRP 不应该轻易用来排除新生儿血流感染或简单地用于指导经验性选择抗菌药物。

本研究存在一些局限性，这是一个回顾性单中心队列研究，效应不及前瞻性多中心研究。并且由于血液感染初期是非特异性的且症状不明显，导致用于培养和 CRP 检测的血液取样时间也不统一。此外，在血液感染后 4～6 小时 CRP 水平才开始升高，因此过早采集血样进行检测可能会导致结果虚低。最后，具有升高的 CRP 但没有感染的组未记录作为对照。

（曹清）

75．APACHE Ⅱ 与 CPIS，预测死亡谁更强

解读文献:《对比 APACHE Ⅱ 评分和 CPIS 评分预测
呼吸机相关肺炎(VAP)30 天预后的准确度》

文献标题:A comparison of APACHE Ⅱ and CPIS scores for the prediction of 30-day mortality in patients with
ventilator-associated pneumonia.
原文作者:Zhou XY, Ben SQ, Chen HL, et al.
刊载信息:Int J Infect Dis, 2015,30:144－147.

呼吸机相关肺炎(VAP)是机械通气患者中最常见的医院感染,死亡率可达 14%～70%,但准确预测仍然存在困难。急性生理与慢性健康评分(APACHE Ⅱ)是目前 ICU 中广泛应用于疾病严重程度评估的评分系统,用于判断 VAP 患者的预后,临床医师经验较丰富;而临床肺部感染评分(CPIS 评分)常用于 VAP 辅助诊断,也有报道认为它能早期预测 VAP 患者的预后。本文研究目的是比较 APACHE Ⅱ 评分和 CPIS 评分预测呼吸机相关肺炎(VAP)30 天预后的准确度。两个评分工具在死亡率预测上到底孰强孰弱,比一比就知道。

本研究是 2010 年 1 月 1 日至 2014 年 1 月 1 日间开展的单中心、前瞻性队列研究。在确诊 VAP 当天进行 APACHE Ⅱ 和 CPIS 评分。使用 ROC 曲线及曲线下面积(AUC)检验两种评分的识别能力。利用 Hosmer-Lemeshow 统计方法进行拟合度校准。

研究结果表明:135 名 VAP 患者中,39 人死亡。30 天内死亡率为 28.9%。死亡组 APACHE Ⅱ 和 CPIS 评分明显高于存活组〔(23.1±4.8) vs (16.7±4.6),$P<0.001$;(6.8±1.3) vs (6.2±1.3),$P=0.016$〕。

APACHE Ⅱ 对预测 30 天内死亡的识别度较好,AUC 为 0.808 (95% CI:0.704～0.912,$P<0.001$)。但 CPIS 对于预测死亡没有识别能力,AUC 为 0.612(95% CI:0.485～0.739,$P=0.083$)。

Hosmer-Lemeshow 统计结果显示实际 30 天内死亡率与 APACHE Ⅱ 评分预期死亡率拟合度较好($X^2=1.099$, $P=0.785$)。但 CPIS 评分预测 30 天内死亡率与实际死亡率不相符($X^2=6.72$, $P=0.004$)。

本次研究显示 APACHE Ⅱ 评分可以用来预测 VAP 患者 30 天死亡率,但 CPIS 评分预测死亡率的识别度及校准度较差。

（陈文森　　郑伟　　徐子琴　　罗万军　　王明达
廖丹）

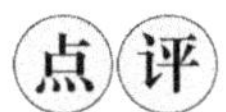

点评

对于 ICU 医师管理应用呼吸机支持呼吸而出现 VAP 的患者而言,APACHE Ⅱ 评分对于病情远期预后的判断非常重要,它分为急性生理评分、年龄评分和慢性健康评分,适用于多个病种,能通过对多个生理学参数异常程度进行量化从而综合评定病情,进而影响着医师对于患者下一步综合治疗方向的选择。相对而言,CPIS 评分更倾向于呼吸系统感染的评估,集临床表现、影像学及实验室微生物学等 7 项指标对于感染严重程度进行评价,更适用于指导医师下一步调整抗生素治疗,避免抗生素暴露,减少药物不良反应等。对于重症患者而言,前者根据有评估患者远期预后的价值,研究和试验也进一步为之证明。所以,对于重症或长期住院合并 VAP 的患者而言,APACHE Ⅱ 评分更具有实用性。然而,CPIS 评分并非无用,在于指导医师对感染疾病,特别是肺部感染优化抗生素治疗方案具有指导意义。这两者如何选择,需要根据临床患者的综合病情来使用。另一方面,即使有这些指标化的评估体系,还是应该知道其局限性,都不能用一时、某刻的

评估结果替代患者动态的病情演变需要我们做出的治疗调整。

还需要点评一下原文的设计缺陷：研究设计上还是有一些值得读者注意的缺陷，比如在分组的基本数据比较方面，导致 VAP 患者死亡的因素比较多，有无 CVC 置入或发生 CRBSI 都在排除标准中，但 VAP 患者 CVC 置入是高概率事件，且为重要感染因素和致死因素。这些都值得读者甄别。因此，我们在引用一些研究结论时，还需要认真对研究设计进行分析，以免得出简单且失实的结论而误导临床实践。

（马小军）

76. NOVA 评分，这种诊断工具性能怎么样

解读文献：《肠球菌菌血症患者发生感染性心内膜炎的危险因素：NOVA 的外部评价》

文献标题：Risk factors of endocarditis in patients with enterococcus faecalis bacteremia：external validation of the NOVA score.

原文作者：Dahl A，Lauridsen TK，Arpi M，et al.

刊载信息：Clinical Infectious Diseases，2016，63(6)：771－775.

NOVA 评分是近年发展起来的一种用于识别肠球菌菌血症患者感染性心内膜炎风险增加情况的诊断工具。该诊断工具的性能如何呢？2016 年 6 月发表在 *Clinical Infectious Diseases* 杂志上的文章对该诊断工具做一评价，并找出感染性心内膜炎的危险因素。该研究通过患者病历资料回顾性地收集 2010 年 1 月 1 日至 2013 年 12 月 31 日符合纳入标准的 647 例肠球菌菌血症患者资料，包括人口统计特征、心内膜炎史、瓣膜疾病史、人工心脏瓣膜及使用心脏设备情况。根据诊断分为感染性心内膜炎组（78 例）和无感染性心内膜炎组（569 例）。240 例肠球菌菌血症患者接受了超声心动图检查，78 例患者有感染性心内膜炎。采用 t 检验和 χ^2 检验，对两组患者的诸多变量因素进行比较，使用 Cox 回归评估心内膜炎的独立危险因素。研究过程中将 NOVA 评分形式进行略微调整；双侧血培养阳性视为 5 分，未知感染源的视为 4 分，有前瓣膜疾病的视为 2 分，有心脏杂音的视为 1 分。结果显示，78 例（12%）患者被确诊为感染性心内膜炎，与无感染性心内膜炎组比较，感染性心内膜炎组患者男性较多，安装心脏起搏器、人工瓣膜或其他已知的瓣膜性心脏病更常见。Cox 多变量回归分析发现单纯性肠球菌菌血症［风险比（*HR*）为 3.6；95% *CI*：1.6～8.0］、人工心脏瓣膜（*HR*＝6.2，95% *CI*：3.8～10.1）、男性（*HR*＝2.0，95% *CI*：1.1～3.8）、社区获得性（*HR*＝1.8，95% *CI*：1.1～2.9）均是感染性心内膜炎的独立危险因素。接受超声心动图检查的 240 名肠球菌菌血症患者中，心内膜炎患者较无心内膜炎患者拥有更高比例的人工瓣膜和感染性心内膜炎史（*P*＜0.05）。接着，将调整了的 NOVA 评分模型应用于接受超声心动图检查的 240 例患者。其中 40 例（17%）患者 NOVA 评分低（＜4），这意味着发生感染性心内膜炎的可能性低。78 例发生感染性心内膜炎的患者中，76 例患者 NOVA 评分高（≥4），该模型的灵敏度为 97%，特异性为 23%，阴性预测值为 95%，阳性预测值为 38%。根据该回顾性队列研究发现单纯性肠球菌菌血症、社区获得性肠球菌菌血症、人工心脏瓣膜和男性会增加感染性心内膜炎的发生风险。调整了的 NOVA 评分应用较好，表明其可用于指导临床决策。

（王鹏　张培金　陈文森　刘欢　周艳芝　覃婷）

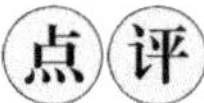

NOVA 评分可帮助确定肠球菌菌血症患者是否必须使用经食管超声心动诊断感染性心内膜

炎。该评分系统源于单中心的病例对照研究,因此考虑实施 NOVA 评分之前,其外部验证显得尤为重要。本研究首次在肠球菌菌血症患者中验证 NOVA 评分,结果表明调整了的 NOVA 评分具有较高的灵敏度和阴性预测值,对指导临床决策起到了有效的支持作用。此外,在肠球菌菌血症患者中验证 NOVA 评分非常合适,因为粪肠球菌是迄今为止肠球菌性心内膜炎的主要原因。然而,将 NOVA 评分应用于临床实践仍然存在着一些疑问,比如截

断值的选取问题、感染性心内膜炎确诊后仍需要数天评估感染来源,最重要的是该评分仅用于辅助临床诊断而不能作为确诊性工具。需要说明的是,虽然该研究属于回顾性设计,但基于人群的多中心设计是其一大优势,减少了单中心三级医院中可能存在的转诊偏倚,结果具有一定的外推性。

(俞云松)

77. 医院感染标志物有哪些

解读文献:《血流感染自动监测工具的运行特征及相关结果》

文献标题:Performance characteristics and associated outcomes for an automated surveillance tool for bloodstream infection.

原文作者:Ridgway JP, Sun XW, Tabak YP, et al.

刊载信息:Am J Infect Control, 2016,44(5):567 - 571.

芝加哥大学医学部对 BSI 筛查工具进行了深入研究,旨在评估一种自动监测系统(即院内感染标记物 NIM)的性能指标及患者的相应监测结果。以美国国家医疗安全网(NHSH)实验室证实的血流感染为诊断金标准,对 237 例 NIM 标记阳性及 36 927 例 NIM 标记阴性的患者进行回顾调查。利用"倾向性评分"对病例与非病例进行匹配,然后评价 NHSN 报告及非 NHSN 报告的 CLABSI 病例归因病死率及医疗费用。

研究结果显示:

对于中央导管置管患者:NIM 的阳性预测值(PPV)为 73.2%,阴性预测值(NPV)为 99.9%,敏感度为 89.2%,特异度为 99.9%。

对所有患者(不论是否有中央导管留置):NIM 的 PPV 为 53.6%, NPV 为 99.9%,敏感度为 84%,特异度为 99.9%。

CLABSI 患者与配对组患者对比发现,两者病死率分别为 17.5% 和 9.4%($P=0.098$),费用中位数分别为 143 935 美元(四分位数间距为 89 794～257 447 美元)和 115 267 美元(四分位数间距为 74 937～173 053 美元)($P<0.01$)。

非 NHSN 报告 BSI 与配对组患者对比发现,两者病死率分别为 23.6% 和 6.7%($P<0.000\,1$),费用中位数分别为 86 927 美元(四分位数间距为 54 728～156 669 美元)和 62 929 美元(四分位数间距为 36 743～115 693 美元)($P<0.000\,1$)。

NHSN 报告与非 NHSN 报告 BSI 患者的病死率和医疗费用均高于对照组。

此项研究表明,利用医院感染标志物(NIM)可对 BSI 进行有效的筛查,利用医院感染自动化监测工具,通过自动计算与分析患者出入院、转科、人口学、实验室检查及智能排除重复和可能污染的结果信息后,可对疑似医院感染的患者进行识别。

(林凯　干铁儿　覃金爱　宋舸)

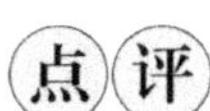

点评

根据美国的 31 个州法律规定,以及美国医疗保险与补助服务中心(CMS)的要求,美国医疗机构必须向国家医疗安全网络(NHSN)报告中心置管相关血流感染(CLABSI)。然而,CLABSI 的监测是一项

耗时费力的任务，大多数医疗机构都只能将精力集中在 NHSH 严格定义的院内感染范围内，却忽视了其他那些可能未达 NHSH 诊断标准但属于院内感染的病例（该类感染同样可以造成严重不良后果）。因而非常有必要利用自动筛查工具来识别 CLABSI 及其他院内感染。利用医院感染标志物（NIM）可对 BSI 进行筛查，具有较高的敏感性及特异性。

（李光辉）

78. 多黏菌素治疗 VAP 疗效如何

解读文献：《系统评估和 meta 分析对于多重耐药菌革兰阴性菌
引起呼吸机相关肺炎应用黏菌素治疗各方案的优劣》

文献标题：Colistin for the treatment of ventilator-associated pneumonia caused by multidrug-resistant Gram-negative bacteria: a systematic review and meta-analysis.

原文作者：Gu WJ, Wang F, Tang L, et al.

刊载信息：Int J Antimicrob Agents, 2014,44(6):477-485.

呼吸机相关肺炎（VAP）是 ICU 最常见的医院感染，影响着 8%～28% 的呼吸机辅助通气的患者，会导致死亡率增加、延长 ICU 停留时间，尤其是多重耐药菌所致的 VAP。革兰阴性菌，特别是鲍曼不动杆菌、铜绿假单胞菌、肺炎克雷伯菌引起的 VAP 亟待解决。过去 20 年，新药开发的缺乏迫使医师重新考虑老药，如多黏菌素类的回归使用。本文的总结相信能给大家带来不小的帮助。

由多重耐药菌革兰阴性菌（GNB）所致的呼吸机相关肺炎（VAP）已成为重要而棘手的临床问题。本系统评价评估了黏菌素治疗多重耐药菌革兰阴性菌引起 VAP 的有效性及安全性。在 PubMed 和 EMBASE 数据库中检索黏菌素治疗多重耐药菌革兰阴性菌引起 VAP 的对照研究。用 Mantel-Haenszel 随机效应模型合并效应统计量，用比值比（OR）和 95% CI 作为效应统计量。主要结局指标是临床治愈；次要结局指标是微生物培养阴性、ICU 死亡率、住院死亡率、ICU 住院日和肾毒性。总共 14 个对照研究 1 167 人被纳入分析，其中 6 个研究比较了黏菌素与 β-内酰胺类抗生素，3 个研究比较了雾化加静滴黏菌素与单独静滴黏菌素，5 个研究比较了黏菌素联合治疗与黏菌素单一疗法。

研究表明：

（1）比较黏菌素与 β-内酰胺类抗生素的临床治愈率（OR＝1.00，95% CI：0.68～1.47）。

（2）与黏菌素单独静滴相比，雾化加静滴黏菌素有较好的临床疗效（OR＝2.12，95% CI：1.40～3.20）。

（3）而与黏菌素单一疗法相比，黏菌素联合治疗没表现出更好的临床疗效（OR＝1.38，95% CI：0.81～2.33）。

（4）各治疗组间的肾毒性和其他次要结局指标相比较，差异均无统计学意义。

总结：用黏菌素治疗多重耐药菌革兰阴性菌引起的 VAP 的有效性和安全性与 β-内酰胺类抗生素相似。而雾化加静滴黏菌素治疗多重耐药菌革兰阴性菌引起的 VAP 比单独静滴用黏菌素更有利。黏菌素联合治疗的疗效不优于黏菌素单一疗法。

（陈文森　胡潇云　徐子琴　王明达）

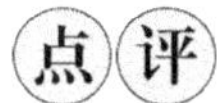

点评

多重耐药菌革兰阴性杆菌导致的 VAP 始终是困扰 ICU 医师治疗需要应用呼吸机辅助呼吸患者的难题之一，不但会加重病情，而且对于治疗会造成严重的制约，尤其以肠道菌群失调为著。对于该类情况,要从安全、有效、迅速、经济等多方面来考虑治疗,进而选择最佳治疗方案。目前受限于新药的研发、多重耐药菌日益增多及治疗难度的增加等因素,可以从已被"冷藏"的老药上进行深入研究,进而回归于临床应用,一如曾经的"磺胺类"药物。根据这些研究,打破我们固有的思维,进一步从实用的角度来探索曾经的活跃于临床一线的药物新的亮点,从而指导临床药物的妙用。同时,每一种抗生素的广泛应用,都需要同步跟进对于药理学、细菌学等方面的进展,才能指导临床更安全地用药。

(俞云松)

79. 成人社区获得性肺炎如何治疗

解读文献:《成人社区获得性肺炎抗菌药物治疗策略》

文献标题:Antibiotic treatment strategies for community-acquired pneumonia in adults.

原文作者:Postma DF, van Werkhoven CH, van Elden LJ, et al.

刊载信息:N Engl J Med, 2015,372(14):1312-1323.

由于现有的诊疗证据有限,对于入住医院普通病房的疑似社区获得性肺炎(community-acquired pneumonia, CAP)患者,经验性的选择抗菌药物治疗方案显得异常复杂。2015 年 4 月发表在《新英格兰医学杂志》上的这篇文章旨在研究单用 β-内酰胺类的经验性治疗的效果是否不劣于 β-内酰胺类和大环内酯类联合用药以及单独使用氟喹诺酮类两种治疗方案。如果不劣于,那么将会大大减少大环内酯类和氟喹诺酮类药物的使用量,这样的话会减少这两类药物的耐药性。

本研究选择了荷兰的 7 家医院,主要招募的是临床怀疑 CAP 且在普通病房住院并接受过抗生素治疗的 18 岁及以上成年人。囊性纤维化患者是不予纳入的。在为期 4 个月的整群随机、交叉试验中(该种试验方法可以克服混杂现象及施予抗生素治疗的影响),研究人员对前文中提到的三种疗法进行了非劣效性试验。最终比较三种疗法的 90 天死亡率。意向性治疗(ITT)分析非劣效界值定为 3%,取双侧 90% CI。

本研究中,656 名患者使用 β-内酰胺类治疗,739 名患者使用 β-内酰胺类和大环内酯类联合治疗,888 名患者单独使用氟喹诺酮类治疗,依从性分别为 93.0%、88.0% 和 92.7%。治疗期间 90 天自然死亡率分别为 9.0%(59 名患者)、11.1%(82 名患者)和 8.8%(78 名患者)。经过意向治疗(ITT)分析,β-内酰胺类和大环内酯类抗菌药物联合治疗组与单用 β-内酰胺类治疗组相比较,死亡风险上升 1.9%(90% CI:-0.6~4.4),而单用 β-内酰胺类治疗组与单用氟喹诺酮类治疗组比较,死亡风险下降 0.6%(90% CI:-2.8~1.9)。该结果表明了单用 β-内酰胺类抗菌药物的非劣效性。三种疗法总住院日中位数为 6 天,氟喹诺酮治疗组由静脉改为口服治疗的时间中位数为 3 天($Q_L \sim Q_U$:0~4),其余抗菌药物治疗组为 4 天($Q_L \sim Q_U$:3~5)。

因此针对 90 天死亡率这一指标,对于入住普通病房的疑似 CAP 的患者来说,经验性首选 β-内酰胺类抗菌药物治疗效果不劣于 β-内酰胺类和大环内酯类联合用药或者单用氟喹诺酮类抗菌药物。而且三种疗法在住院天数及所报道的并发症方面差异无统计学意义。

(廖丹　张丽伟)

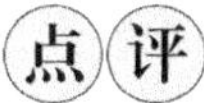

作为感控人,大家时时刻刻都在关注医院获得性感染的发生,却忽略了社区获得性感染为患者后续治疗及康复带来的隐患。目前 CAP 是引起全球住院及死亡的首要原因。在住院治疗的 CAP 患者中无病原学依据的患者为 30%~50%,其原因可能是在入院前使用过抗生素治疗或是由于所用检测手段不完备所致,因此这为 CAP 的治疗带来了一些困难。现今 CAP 发病的概率呈快速上升的趋势,不断成为研究的热点。本文就带领大家一起探讨了成人 CAP 患者抗菌药物的治疗策略。该研究不同于其他研究主要在 4 个方面:①解决了治疗策略选择的问题,而不是单人的疑似 CAP 的抗生素治疗方案;②使用了集群随机设计,允许分配的经验性治疗策略及时开始,同时交叉试验又增加了试验的效率,它允许比较每个集群内治疗策略的效果,并确保了所有医院均使用了三种策略,降低了混杂的可能性;③所有入选的患者都是经过严格的筛选标准,这就保证了结果的可推广性;④试验所选择的观察终点是 90 天全死因死亡率,因为 CAP 与长期死亡率密切相关,这一与患者密切相关的结局不容易受到观察偏倚的影响。当然本文最大的亮点就是证明了经验性首选 β-内酰胺类抗菌药物治疗效果不劣于 β-内酰胺类和大环内酯类联合用药或者单用氟喹诺酮类抗菌药物。

(曹彬)

80. 皮质类固醇对伴严重炎症反应重症社区获得性肺炎住院患者治疗失败的影响

解读文献:《皮质类固醇对伴严重炎症反应重症社区获得性肺炎
住院患者治疗失败的影响:一项随机临床试验》

*文献标题:*Effect of corticosteroids on treatment failure among hospitalized patients with severe community-acquired pneumonia and high inflammatory response: a randomized clinical trial.

*原文作者:*Antoni Torres, Oriol Sibila, Miquel Ferrer, et al.

*刊载信息:*JAMA,2015,313(7):677-686.

重症社区获得性肺炎患者治疗失败常与炎症反应过度有关,且预后较差。皮质类固醇可调节这些患者炎症细胞因子的释放,但这种辅助治疗方法仍然存在争议。2015 年 3 月发表在《美国医学会杂志》上的这篇文章就带领我们探讨了这一问题。

这是一项多中心、随机、双盲、安慰剂对照试验,收集和随访了 2004 年 6 月到 2012 年 2 月西班牙 3 所教学医院的病例。纳入对象为伴严重炎症反应的重症社区获得性肺炎患者,即入院时 C 反应蛋白高于 150 mg/L。患者被随机分配到试验组($n=61$)和对照组($n=59$),前者在入院 36 小时内连续 5 天给予静脉注射甲泼尼龙 0.5 mg/kg,每 12 小时一次,后者则采用安慰剂。主要结局指标是治疗失败(早期治疗失败、晚期治疗失败或者早期与晚期均治疗失败。早期治疗失败的综合标准:①休克进展导致临床表现恶化;②需要进行有创机械通气;③治疗72 小时内死亡。晚期治疗失败的综合标准:①影像学表现为病情进展;②持续的重度呼吸衰竭;③休克

进展;④需要进行有创机械通气;⑤治疗后 72~120 小时内死亡),次要结果指标为住院死亡率和发生不良事件。结果发现:①甲泼尼龙组患者治疗失败数量少于安慰剂对照组,分别为 8 人(13%)和 18 人(31%),两组相差 18%(95% *CI*,3%~32%),差异有统计学意义($P=0.02$)。皮质类固醇降低了治疗失败的风险(*OR*$=0.34$,95% *CI*:$0.14\sim0.87$,$P=0.02$)。②两组死亡率无明显差别($P=0.37$),皮质类固醇组死亡 6 人(10%),安慰剂组死亡 9 人(15%),组间差别为 5%(95% *CI*:$-6\%\sim17\%$)。③皮质类固醇组发生高血糖的为 11 人(18%),安慰剂组为 7 人(12%),差别无统计学意义($P=0.34$)。对于伴严重炎症反应的重症社区获得性肺炎患者来说,及时使用甲泼尼龙,能降低治疗失败风险。多次重复试验,也支持在该类人群中使用皮质类固醇做辅助治疗。

(陈文森　胡潇云　傅建国　刘荣辉　张丽伟)

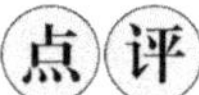

早前的研究已证明,治疗失败的 CAP 患者明显具有较高的死亡率。而对于 CAP 患者来说,如果他有较高的炎性反应,那么他在 ICU 住院期间发生治疗失败的可能性就会很大。本研究不同于以往研究最特别之处就在于,纳入了具有高度炎症反应的严重 CAP 患者作为研究对象。也就是说,选择了那些最有可能从干预中受益的患者作为研究对象。然而,本篇文章也有很多局限之处:①结论不适用于 CRP<150 mg/L 的患者,因此无法推广至所有 CAP 的患者;②由于未评估肾上腺功能,因此甲泼尼龙的使用可能会对那些肾功能不足的患者有益,而对那些肾功能无缺陷的患者毫无价值;③本研究仅仅使用了 5 天的甲泼尼龙,最近的研究表明对于 CAP 患者来说,皮质类固醇治疗持续 10 天效果可能更好;④本文未根据病情的临床发展建立规则,减少抗生素的使用或剂量,这也许可以解释为什么抗生素治疗期间没有观察到两者之间的差异。但无论如何,都发现对于伴严重炎症反应(CRP≥150 mg/L)的重症社区获得性肺炎患者来说,及时使用甲泼尼龙,能降低治疗失败风险,进而降低死亡率。

(曹彬)

81. 感染影响化疗上呼吸道感染是导致化疗延迟或中断的重要原因

解读文献:《癌症患者感染与化疗中断的相关性:前瞻性队列研究》

文献标题:The association between infections and chemotherapy interruptions among cancer patients: prospective cohort study.

原文作者:Ahmed Taha, Inbal Vinograd, Ali Sakhnini, et al.

刊载信息:Journal of Infection,2015(70):223-229.

取消或延迟化疗方案在癌症患者治疗过程中是常见现象,但这可能对预后产生严重不良影响。有研究表明不遵守原先制订的化疗方案或者减少化疗药物剂量会影响结直肠癌、乳腺癌和小细胞肺癌等多种实体恶性肿瘤的治疗效果,降低患者存活率。因此,坚持按疗程和剂量进行化疗是癌症治疗疗效的重要保障。那么,什么情况是导致化疗中断、延迟或减少剂量的主要原因呢? 以往的研究主要集中于细胞减少和黏膜炎作为中断化疗的原因。然而,对于上呼吸道感染和化疗延迟的关联方面的研究尚无报道,基于此原因,有研究者调查了一群癌症患者中断(延迟或取消)计划性化疗的原因和危险因素,重点放在冬季轻度呼吸道感染,该研究于 2015 年发表于《感染杂志》上。

本研究采取前瞻性队列研究,研究纳入某癌症中心 2010—2011 年冬季期间接受化疗的患实体或血液系统癌症的所有成年人。研究按照有无"化疗延迟"分成两组,比较两组患者之间的基线特征和结局的差异。"化疗延迟"即推迟、取消或减少化疗药物剂量。研究纳入 2011 年冬季接受化疗的 547 名病例。其中,213 名(38.9%)患者经历了 306 次化疗延迟。主要记录的化疗延迟的原因是中性粒细胞减少(84/306,27.4%)、发热或感染(73/306,23.9%)和血小板减少症(26/306,8.5%)。化疗延迟的独立危险因素是上呼吸道感染(OR:1.87,95% CI:1.27~2.76)、淋巴细胞减少持续时间、冬季住院治疗史、周围血管性疾病和血液系统癌症相关的结直肠癌。在侧重于由感染引起的化疗延误的调整分析中,上呼吸道感染(OR:5.26,95% CI:2.81~9.84)和年龄是重要的独立危险因素。

综上所述,预防上呼吸道感染是接受化疗的癌症患者的优先事项。我们应该鼓励癌症患者每年接受季节性流感疫苗接种,避免与流感患者接触,并在拥挤的环境中做好防护。

（陈文森　覃婷　干铁儿　覃金爱　张翔）

【点】【评】

　　严格按照预先制订的化疗方案给予癌症患者以治疗，是癌症治疗疗效的重要保障。然而由于种种原因，取消或延迟化疗方案在癌症患者治疗过程中是常见现象，但这可能对预后产生严重不良影响。以往的研究主要集中于细胞减少和黏膜炎作为中断化疗的原因，然而本项前瞻性队列研究表明，上呼吸道感染也是取消和延迟化疗的重要原因。因此，给予癌症患者每年接种流感疫苗，在流感高发季节做好个人防护，避免与流感患者接触，避免去人群密集且通风受限的地方，减少因感染流感导致的化疗取消或延迟，以确保治疗效果。

（卓超）

82. 万古霉素被超越了吗

解读文献：《万古霉素与新型抗菌药物治疗皮肤软组织
革兰阳性菌感染的 meta 分析：我们确实清楚吗》

文献标题：Review of meta-analyses of vancomycin compared with new treatments for Gram-positive skin and soft-tissue infections：are we any clearer.

原文作者：Tsoulas Christos，Nathwani Dilip.

刊载信息：Int J Antimicrob Agents，2015，46(1)：1 - 7.

　　万古霉素一直被认为是治疗革兰阳性细菌皮肤软组织感染的标准药物，向来受到临床医师的青睐，因为其对革兰阳性菌具有稳定的敏感性，尤其是对高度耐药耐甲氧西林金黄色葡萄球菌（MRSA）感染和难治性艰难梭菌（CD）相关腹泻疗效显著。但近10 年来，由于众所周知的疗效和患者耐受性的限制，以及对耐甲氧西林金黄色葡萄球菌（MRSA）具有活性的新型抗菌药物的问世，万古霉素不可撼动的治疗地位开始受到质疑，但是在皮肤软组织感染临床试验中，仍没有任何一种单药治疗方案的效果优于万古霉素。万古霉素的王者地位是否有望被撼动？新型抗菌药物一定优于万古霉素吗？下面让我们跟随发表在《国际抗菌药物杂志》（*International Journal of Antimicrobial Agents*）上的一篇"综述的综述"一起去寻找答案吧。

　　该篇 meta 分析通过规范检索，共纳入了 21 篇已经发表的研究皮肤软组织感染患者采用新型抗菌药物和万古霉素治疗的疗效和安全性的 meta 分析。meta 分析中研究的新型抗菌药主要是利奈唑胺、替加环素、达托霉素和特拉万星。

　　依据临床疗效和病原学结果，发现利奈唑胺（对于革兰阳性和 MRSA 皮肤软组织感染）和特拉万星（对于 MRSA 皮肤软组织感染）的疗效好于万古霉素。一般来说，新型抗菌药物的安全性与万古霉素相当，但特拉万星和替加环素除外，因为特拉万星具有更严重的不良事件，而替加环素在感染治疗中会导致全因死亡的不稳定性，但是这一点在皮肤软组织感染中还没有得到证实。研究人员发现，一些特殊的不良事件与新型抗菌药物的使用密切相关，如特拉万星的肾毒性、达托霉素导致肌酸磷酸激酶升高和利奈唑胺造成血小板减少。但一些证据表明，新型抗菌药物也有一定的优势，如与万古霉素相比达托霉素可以缩短治疗时间，而利奈唑胺可以缩短静脉注射治疗时间和住院时间，能够降低皮肤软组织感染患者的总体治疗费用。考虑到这些因素，人们可能会认为利奈唑胺是治疗的替代选择，但有些试验是生产新型抗菌药物的公司进行的，或因试验样本的不严格选择都可能影响试验结果的真实性。

　　目前的 meta 分析并没有提供足够的数据支持使用新型抗菌药物超过万古霉素。考虑到研究类型的限制和众多随机对照研试验显示的治疗效果难分伯仲,现有资料仍不足以支持新型抗菌药物比万古霉素具有更广阔的应用前景。

所以对于革兰阳性菌造成的皮肤软组织感染的治疗选择上,建议医师应根据现有证据和其患者的个体特征做出个性化治疗决定。鼓励未来多进行包括临床和成本-效益相关的研究。此外,鼓励非新药赞助商进行研究,对新型抗菌药物之间进行药物治疗效果的研究。

（乔甫　甘文思　张立国　干铁儿　朱敬蕊）

点 评

近年来新型抗革兰阳性球菌药物不断应用于临床,那么在治疗革兰阳性细菌皮肤软组织感染时万古霉素真的可以被取代吗？这篇发表在国际抗菌药物杂志上的文章通过对 21 篇关于治疗革兰阳性细菌皮肤软组织感染的药物的疗效及安全性的综述进行 meta 分析,发现新型抗菌药物的疗效与万古霉素相当,而且一些新药存在特殊的不良反应,但某些新药可能可以缩短住院时间或减少住院费用。临床医师在药物选择上要综合考虑以下因素做出个体化临床决策,包括是否能够得到药物（availability）、是否为适应证、给药途径、耐药风险评估、疾病严重程度、成本-效益、安全性甚至对细菌耐药趋势的潜在影响。

（陈佰义）

83. CID 特邀评论:对抗 VRE——利奈唑胺与达托霉素: 临床经验和临床试验的证据鸿沟

解读文献:《编辑点评:利奈唑胺和达托霉素治疗耐万
古霉素肠球菌:试验和临床经验之间的证据差距》

文献标题:Editorial commentary: linezolid vs daptomycin for vancomycin-resistant enterococci: the evidence gap between trials and clinical experience.

原文作者:McKinnell James A, Arias Cesar A.

刊载信息:Clin Infect Dis, 2015,61(6):879 - 882.

耐万古霉素肠球菌引起的血流感染（VRE-BSI）是住院患者致命的并发症。对于这种感染,利奈唑胺和达托霉素是 VRE-BSI 主要的治疗选择,但最优选择尚不明确。发表在 2015 年 9 月《临床传染病杂志》(*Clinical Infectious Diseases*)上的文章对该问题进行了研究和评论。

尽管 VRE-BSI 会带来高昂的人力和经济负担,但是对于这种感染的最佳治疗方案还是没有确定,且由于大多数分离出来的肠球菌属（如屎肠球菌）都是多重耐药菌,这使得临床医师面临着一个难题:对于危重患者,没有合适的治疗方案。利奈唑胺是目前唯一一种明确由美国食品药品监督管理局（FDA）批准用于治疗 VRE-BSI 的药物。有观点认为利奈唑胺是一种抑菌剂,对于有严重 VRE 感染的患者,利奈唑胺的活性可能不是很理想。此外,长期使用产生的毒性反应也会限制其作用。而达托霉素（DAP,一种能对抗 VRE,具有体外杀菌活性的环脂肽类抗生素）,虽然 FDA 没有批准其用于治疗 VRE,但已经成为治疗严重 VRE 感染的一线药物。尽管该功效缺乏强有力的临床证据,但其成功的体外实验和临床经验吸引着临床医师。因早期文献的研究方法具有明显的局限性,其数据不能得出令人信服的关于治疗 VRE-BSI 的最佳方法的结论。Britt 等人的文章成为关于 VRE-BSI 文献中最有贡献的,同时标志着研究设计的质量上一新台阶。

Britt 等人在退伍军人事务（VA）医疗中心进行

关于 VRE-BSI 治疗的全国性回顾性队列研究，比较利奈唑胺和达托霉素治疗 VRE-BSI 的疗效。作者仅选择单用 DAP 或利奈唑胺的患者。不同于其他的研究，该研究给患者使用了较低剂量的 DAP（6 mg/kg），主要结论是使用利奈唑胺治疗 VRE-BSI 的微生物治疗失败率和死亡率比 DAP 更高。值得关注的是，研究中较低给药剂量的 DAP（6 mg/kg）治疗效果仍优于利奈唑胺。队列中用利奈唑胺治疗的患者实际上可能比用 DAP 治疗的患者"病情更严重"。但该研究提供了运用现代建模技术调整队列之间观察到的差异的方法。在未调整的分析表中，利奈唑胺的使用（风险比 1.37，$P<0.001$）和其他预测变量包括入住重症监护室（ICU）（利奈唑胺组多见，$P<0.001$）、重症肝病（DAP 组多见，$P<0.010$）、APACHE Ⅱ 评分（利奈唑胺组偏高，$P=0.005$）均与治疗失败有关。校正混杂因素后，利奈唑胺疗效影响减少（RR=1.15），但利奈唑胺的使用仍与治疗失败独立相关（$P=0.026$）。Britt 等人的研究结果虽然可能不适用于所有医疗中心，但应该能让人放心的常规使用 DAP 治疗 VRE-BAI，研究还提出治疗结果与患者的临床护理有关。

　　在 Britt 等人研究中，β-内酰胺类抗生素联合使用并不影响临床预后。最近 DAP 的多中心注册研究（Cubicin 的效果登记和经验）也认为，当 DAP 的 MIC 为 3～4 μg/ml 时，联合 β-内酰胺类药物治疗不仅不影响整个队列中的结果还可能提高治疗效果。但目前的调查研究中，少有患者测定 DAP 的 MIC。联合 β-内酰胺类药物治疗 VRE－BSI，特别是在补救治疗中或当 DAP 的 MIC 为 3～4 μg/ml 时的治疗效果，仍然是一个悬而未决的问题，需要进一步研究。与常规的非随机观察研究得出的结论相比，Britt 等的调查研究具有严格的数据验证并运用现代统计方法得出的结论。使用 Cox 比例风险模型和倾向性评分分析，以调整治疗方案的选择可以看作是 Britt 等人研究做出的巨大贡献。尽管已经有了良好的方法，但是治疗 VRE-BSI 的最佳方案仍然有待建立。如果没有随机对照试验和临床试验来指导治疗，那么严格的回顾性研究可以为临床治疗提供指导。

（陈文森　孔晓明　廖丹　朱敬蕊）

点 评

　　在中国耐万古霉素肠球菌（VRE）发生率还较低，但是在美国 VRE 及其导致的感染包括血流感染（BSI）越来越常见，临床的治疗难度增加。虽然利奈唑胺被美国 FDA 批准用于 VRE-BSI，但由于其抑菌剂性质、血中浓度低等都可能成为影响其疗效的重要因素。本文汇集了关于利奈唑胺和达托霉素治疗 VRE-BSI 的各类观点及各类研究，研究结论倾向于认为达托霉素综合疗效优于利奈唑胺，但是仍缺乏最核心的临床证据，在没有随机对照试验和临床试验的情况下严格的回顾性研究可以为临床治疗提供指导。

　　需要指出的是，临床实践中血流感染来源以及血流感染是否累及重要组织器官，也是选择药物的重要考量，需要兼顾血流和器官两个方面。

（陈佰义）

84. 脓毒性休克诊断与治疗

解读文献：《脓毒性休克诊断与治疗进展》

文献标题：Septic shock：advances in diagnosis and treatment.

原文作者：Seymour CW, Rosengart MR.

刊载信息：JAMA，2015，314(7)：708－717.

　　重要讯息：脓毒性休克是一种临床急重症，美国每年有超过 23 万患者罹患此症。

观察与进展：在疑似或明确感染的病例中，脓毒性休克的典型症状是低收缩压（≤90 mmHg）或低平均动脉压（≤65 mmHg），并伴有灌注不足的征象（比如，少尿、高乳酸血症、外周灌注不良或精神状态的改变）。目标性超声检查被推荐用于复杂生理现象的快速识别（例如低容量血症或心源性休克），然而有创血流动力学监测仅推荐在选择出的患者身上使用。在感染性休克中，3 项随机对照临床研究证实，和不使用评估方案相比，使用评估方案管理并没有优势。不再推荐使用羟乙基淀粉酶，晶体液和白蛋白的使用仍有争议。

结论与相关：快速诊断脓毒性休克先得从患者病史和其体检结果中获得感染相关症状和体征。但是，若想识别脓毒性休克更复杂的生理变化可以求助目标性超声检查。按照最新的证据，临床医师应理解快速静脉输液治疗和使用血管活性药物来恢复足够循环的重要性，并要明白程序化治疗的局限性。

休克是一种危及生命的循环衰竭，常伴有组织灌注不足。休克的典型临床表现是低血压（低收缩压≤90 mmHg）或低平均动脉压（≤65 mmHg），并伴有低灌注的临床症状。医学史上，曾把休克归因为创伤的神经反应、血液循环障碍的血管舒缩变化或是失血。直到 20 世纪中叶，Blalock 和 Weil 开始从不同的角度来认识休克，他们认为休克是：心源性的，梗阻性的，低血容量的，或血管源性的。虽然这些观点有较好的理论价值，但是休克的诊断远比此复杂。这篇回顾性分析主要是关于脓毒性休克的，它是非心源性休克的最普遍原因，文中同时还介绍了许多 Blalock 和 Weil 对休克的生理学上的认知。脓毒性休克每年在美国发生超过 23 万例，造成逾 4 万患者死亡。最近一篇关于疾病负担的文献发现，脓毒性休克的主要危险因素（如感染）已成为由于过早死亡而导致的生产年损失的第五位主要原因。我们回顾性分析了 2010 年 1 月至 2015 年 6 月已公布的疾病负担文献中关于脓毒性休克诊断、治疗和不确定领域中的进展情况。

文中采用了特定的策略对 2010 年至 2015 年 MEDLINE 和考克兰数据库中的系统回顾进行了检索。我们的初次检索主题词为休克、脓毒性休克、诊断和治疗。我们在附表 e 中提供了检索字符串和系统回顾及荟萃分析图首选主题词（在补充材料中）。我们检索的文献仅限于使用英文报道的成年人（年龄≥18 岁）数据，且出版于 2010 年 1 月 1 日至 2015 年 6 月 1 日，包括热点论著、评注、案例分析和队列研究，主要关注随机临床试验（RCT）、荟萃分析、系统回顾和临床实践指南。在检索到 8 329 个标题和摘要后，我们对更多的文章进行了全文回顾性鉴别，之后还会对这些文章附带的参考文献进行人工审查。我们对 181 篇文章进行了人工审查，其中 35 篇有相关性最终被选中。我们选中的文章被认为论述了脓毒性休克诊断或治疗的主要进展。我们还考虑到了这些文章中数据偏差的根源，因为有的证据间相互矛盾，所以我们对不确定领域进行了明确的定义。我们采纳了美国心脏协会的推荐意见分类方法，即证据质量等级分类（A 级，数据来自大规模的 RCT；B 级，数据来自数量和规模较小的 RCT、非随机研究的谨慎分析或观察记录；C 级，专家共识）。

结果发现，主要诊断进展对于休克诊断的概念性的框架主要包括几个领域：对病因和临床特征的初步评估，主要血流动力学评价，细胞生物学改变以及局部组织损伤等的考量。

初步评估

临床医师先在床边问："患者是否休克了"。有关脓毒性休克的共识指南在诊断要素方面具有一致性：包括疑似或已证实的感染，伴有低血压以及有组织灌注不足的证据（例如，少尿、意识状态改变、外周灌注不足或乳酸升高）。然而，贯穿所有休克的定义，充分液体复苏的要求、缩血管药物和血压阈值的缺失等存在差异。实际上，欧洲危重病学会（ESICM）最近的一项联合声明认为，休克可以不伴随低血压。对于床边诊断的休克，并无可参考的标准。当然了，观察性研究报道了合并休克特征的病例死亡率差异大，在 29%～46%。

如果发生了休克，临床医师必须通过询问"之前发生了什么事"来确定诱因。这些临床影响因素能及时指导干预措施的实施。即便重度感染显而易见，但识别起来仍很困难。在我们的回顾性研究中，在脓毒性休克中，要诊断感染，经典的临床诊断方法并没有改变。然而，许多研究正从生物标志物和非培养的血标本、分子诊断学方面来区分无菌性炎症和感染。应评估休克主要的生理表现，尽管这不可能仅符合 Blalock 和 Weil 框架。例如，约有 30% 脓毒性休克的患者会发展出心肌抑制。在照护和及时治疗之前若发生患者延迟，将会导致病情进展复杂化，因此对导致休克状态的相关机制的及时评估是很有必要的。

脓毒性休克诊断的血流动力学监测：血流动力学监测设备能很好地反映脓毒性休克的主要生理表现。监测设备的临床应用源于仪器本身、基于仪器的算法或者计算方法的动态/静态的目标。就这一点而言，此类设备的作用尚缺乏共识和争议相当大。

有创血流动力学监测

数十年前，给休克患者提供标准的医疗服务中，包含有肺动脉导管（PAC）或者连续性中心静脉血氧饱和度（SCVO$_2$）置管等侵袭性的设备。从其他参数中，PAC 可估计心输出量以及测定混合静脉血氧饱和度，改善休克的病因以及可能影响患者预后。2013 年考克兰在对综合 ICU 的 2 923 名患者（休克患者的比例未报告）进行回顾后发现，PAC 的使用并不能改变最终死亡结局。在对一项液体和导管治疗临床试验（FACTT）的次级分析中，证实了 PAC 可使医疗费用上升，而对死亡率并无影响，该试验包含了 774 名伴有急性呼吸窘迫综合征的患者，其中 40％的患者处于休克状态。近期的一项有关脓毒性休克复苏实验的随机对照试验表明，连续性中心静脉血氧饱和度（SCVO$_2$）置管可作为 PAC 的替代品，但在乳酸清除率方面并无优势。在对于休克的日常管理方面，规范一致的反对进行 PAC 置管，仅在少数情况下如右心室功能不全或者严重的急性呼吸窘迫综合征时可使用。与此同时，美国在过去的 15 年已经大范围的减少了 PAC 的使用。

（1）非侵入性血流动力学监测：采用微创或者非侵入性技术，如动脉脉搏轮廓分析法或者目标性超声检查，可以进一步明确休克的生理学基础。除了别的参数外，校准后的脉搏波形分析装置提供心输出量，每搏输出量以及脉压变化等的持续评估。某项试验中，来自 3 个 ICU 的 388 名血流动力学不稳定的患者被随机分配到 24 小时微创血流动力学监测组以及常规治疗组。在对使用这些仪器没有特别规定使用方案的情况下，发现干预组在 6 小时改善血流动力学不稳定或病死率上和常规治疗组相比并无差异。另外两个小型随机试验也发现，采用脉搏轮廓分析技术指导组和其他策略组相比并不能降低 28 天病死率和休克纠正时间。仍在进行的研究是采用非侵入性的方法评估脓毒性休克液体复苏策略相关的每搏量变异。一个近期的系统回顾的确找到了高风险手术患者采用脉搏轮廓分析优化血流动力学的益处。休克患者脉搏轮廓分析应用在手术室之外是有限制的，因为它需要控制性机械通气，足够的动脉轮廓波形，以及没有心律失常。

超声心动图可以协助甄别相似患者在中心血流动力学和休克病因学的差别。它还可以揭示左右心腔的大小以及收缩力、心包积液、下腔静脉大小和血容量减少性塌陷等等其他特点。在本文出版之际，我们的研究揭示了目前尚无严格的随机临床试验说明目标性心脏超声检查影响脓毒性休克患者的预后。但近期指南和观点都推荐目标性超声检查在脓毒性休克中对于血流动力学不稳定的患者的初期评估是最适宜的临床操作。

（2）组织损伤标志物：局部组织损伤的全身性标志物可反映脏器处在休克应激状态，包括血乳酸水平检测、碱缺失检测、近红外光谱检测血氧饱和度或者多种微循环变化。这种试验不仅让临床诊断更加精准，也充当寻求休克最优化和稳定化过程中的指标。乳酸水平不仅在 2001ESICM/SCCM 会议上定义脓毒性休克时被包括其中，还在 2014ESICM 会议上被建议使用在循环性休克里。事实上，尽管连续乳酸监测的使用广泛应用于实践，但诊断休克的特定阈值和其在监控领域的作用还处于未知。一项在 4 个 ICU 中开展的非盲随机临床试验，研究目标为按照复苏指南的要求，使乳酸水平每 2 小时减少 20％。他们发现只有在次要指标中出现了有意义的减少（ICU 住院时间）。但是只包括很少的休克患者（19％）。在我们研究期间，不管是用于诊断还是治疗脓毒性休克，近红外光谱或组织氧饱和度并未在研究以患者为中心的预后的临床试验中得到评估。

（3）不确定的领域：从生物学观点看，对于休克并没有完美的定义或分割点，指南、质量改进、试验纳入都需要一个统一的定义来平衡敏感性与特异性。不是所有的休克患者都有典型症状，并且那些休克边缘病例与临床表现明显的病例同等重要。例如，血压正常的高乳酸患者，可以出现和明显的休克相似的结局，但是高乳酸既表现为低氧诱导的微循环灌注不足，炎症反应的高糖分解，还可以出现清除力下降。休克的宿主应答相当复杂，可以在局部或全身同时出现促炎反应和抗炎反应。患者可以通过生物学表型进行进一步鉴定（尽管生物学表型未被广泛使用）。一些可供选择的生物学表型包括免疫表型、全组基因表达或者临床代谢组学配置。最后，在休克治疗的不同阶段（如从院前到急诊到 ICU），形成休克定义的共识非常必要。对于休克或乳酸盐患者的试验研究，不同背景采用的标准不同，最终没有形成确定的最佳治疗方案。由于在大多数试验中设定的乳酸和休克的标准不同，导致了优化治疗的不确定性。

（4）主要治疗进展：许多因素可持续改善休克患者的病死率，包括早期发现和及时干预。对一个脓毒性休克样板治疗可以通过复苏、优化、稳定、降阶梯治疗等来获益。虽然，按照诱因不同，复苏步骤可能会有所差异，但成人脓毒性休克都会立即建立静脉通道、输液治疗、缩血管药物应用、恢复充足的循环血量指导下的治疗。我们简要回顾一下上述主题的主要进展。

（5）晶体：对于脓毒性休克患者的晶体补充，有许多方法可以选择。晶体液在张力、无机/有机阴离子等方面不同，很少有完全相似的。在美国，普通生理盐水的应用最为广泛。曾经有一项研究，在一个 ICU（10％的患者为休克患者）进行一项超过 18 个月的观察性试验，测试了不限氯和限氯补液疗法的效果。结果发现在氯充足期间急性肾功能损伤和衰竭程度上升［RIFLE 定义（危险、损伤、衰竭、肾功能丧失、终末期肾病）］。还有人对 14 个独立 RCT 的18 916 例败血症患者所采用的 6 种不同液体的网络 meta 分析进行了间接比较。他们报道平衡盐溶液在一定程度上优于生理盐水（$OR=0.78$，95% CI：$0.58\sim1.05$），虽然可信度为低中度，且没有关于脓毒性休克亚组的相关报道。该作者也报道了在一个独立研究中，上述两种方法在肾脏替代治疗上无差异。考虑到持久均衡，生理盐水和 Plasma-Lyte 148在重症治疗液体疗法中的对比研究（SPLIT）是正在进行平衡盐与生理盐水的对比研究。

（6）胶体：胶体溶液，如白蛋白、右旋糖酐、明胶或羟乙基淀粉等，是危急患者最常用的液体（虽然在不同国家，不同 ICU 中有差异）。临床医师对胶体液的选择受其可获得性、价格、降低间质水肿需求等

因素影响。许多人认为休克患者补充胶体溶液，可以获得更多的血容量，但其效果受胶体分子量、胶体溶液浓度、炎症内皮改变的影响。意大利白蛋白结局研究队列（ALBIOS），随机抽取了 100 个 ICU 的1 800 名重度脓毒症患者，用白蛋白联合晶体液和单纯晶体液进行治疗，结果发现 28 天死亡率无统计学差异。针对脓毒性休克患者的析因分析结果显示，白蛋白能改善 28 天死亡率（RR 0.87，95% CI 0.77～0.99），且无安全影响。CRISTAL 试验（采用晶体和胶体溶液复苏在Ⅲ度危重症患者中的效果比较）对 57 个 ICU 的 2 857 名成年休克患者，用胶体和晶体溶液进行复苏效果比较，发现在 28 天死亡率和肾功能结局方面无统计学差异。另外，6S（北欧羟乙基淀粉在严重脓毒症/脓毒性休克中的研究）和 CHEST（晶体 vs 羟乙基淀粉）试验，齐集了超过7 000 名患者的随机对照试验，用减少为 6％浓度的羟乙基淀粉（130/0.4）与晶体溶液比较，发现 90 天到 1 年死亡率无改善，但肾脏替代疗法使用率有所提高。对脓毒性休克患者，这些研究未明确指出白蛋白的利或害，但始终支持低浓度羟乙基淀粉溶液的危害性。

（7）缩血管药物：因为休克是持续的，所以尽管有足够的循环血量，仍然建议使用缩血管药物维持重要脏器的灌注。缩血管药物如去甲肾上腺素、肾上腺素、多巴胺和苯肾上腺素的半衰期、β 和 α 肾上腺素能的刺激和给药方案各不相同。最近的证据来自 SOAP（急性Ⅲ患者出现的败血症）二期试验，一项 8 个中心的双盲随机对照临床试验，在 1 679 名未分类的 ICU 休克患者中测试去甲肾上腺素和多巴胺，这些患者中 62％患有脓毒症。

虽然在 28 天死亡率或预定义为脓毒性休克的亚组没有观察到差别，但是使用多巴胺心律失常显著更高。一个包含 6 个脓毒性休克试验的 meta 分析发现，使用多巴胺比去甲肾上腺素死亡率更高（相对危险度＝1.12，95% CI：1.01～1.20）。因此，专家意见和共识指南推荐去甲肾上腺素作为脓毒性休克首选的缩血管药物。脓毒症血管扩张性休克同样可以被内源性激素、血管加压素逆转。血管加压素给药可以减少去甲肾上腺素的剂量，并且是安全的，尽管在随后的 meta 分析中认为没有死亡率方面的受益。共识指南建议给使用去甲肾上腺素至少0.15 μg/（kg·min）的没有禁忌证的患者固定剂量

的血管加压素（0.03～0.04 U/min）。备选缩血管药物有选择的适应证，如有心律失常、肢体缺血或者其他不良反应时。

（8）策略：目前的指南和一个专家意见建议，临床医师在脓毒性休克复苏采用结构化的方法。初期管理原则包括快速识别、及时使用抗生素、获得培养和感染源的控制。在这些初始步骤之后，新的证据表明，与没有程序化，仅凭临床脏器灌注评估和治疗比较，程序化早期目标导向治疗（EGDT）几乎没有生存优势。

PROCESS（早期脓毒性休克程序化治疗）试验发现，在美国 31 个急诊科纳入的 1 341 名患者中，程序化标准治疗的院内 60 天死亡率（18.2%）与常规治疗（18.9%）以及程序化早期目标导向治疗（21%）相似。ARISE（澳大拉西亚脓毒症复苏评估）试验证实了这个发现，报告澳大利亚和新西兰的 51 个中心的 1 600 名早期脓毒性休克患者的 EGDT 和常规治疗的 90 天死亡率相似。PROMISE（脓毒血症的程序化治疗）试验纳入英国 56 家医院的 1 260 名患者，发现在早期脓毒性休克采用 EGDT 并没有在死亡率方面的获益，但增加治疗强度和成本。对于多个事先亚组——包括按人口统计学、疾病的严重程度、入选时间和乳酸等分层这些研究结果是一致的。多个随后的 meta 分析，包括 PROCESS、ARISE、和 PROMISE 试验已经证实，EGDT 没有死亡率方面的获益，然而在资源丰富的国家增加了卫生服务利用率和 ICU 入住。值得注意的是，跟之前的研究相比，这些研究纳入了有不同生理表现的患者而且改善了预入选的复苏。EGDT 的修改版本，同样在低资源机构测试，结果没有变化。

鉴于研究多步骤策略的挑战，Sepsis PAM（脓毒症和平均动脉压）试验研究了休克治疗策略的单个元素——平均动脉压目标。法国的 776 名脓毒性休克患者中，高平均动脉压目标（80～85 mmHg）与低平均动脉压目标（65～70 mmHg）相比，没有 28 天生存优势（风险比=1.07，95% CI：0.84～1.38；P=0.57）。值得注意的是，高平均动脉压目标组中有高血压病史的亚组患者急性肾损害发生率更低和更少需要肾脏替代治疗。除外这个研究，一个 meta 分析证实缺乏证据指导脓毒性休克的血压管理。最初的 EGDT 策略同样把高的血红蛋白阈值作为目标，大于 10 g/dl。最近的北欧 TRISS（脓毒性休克

输血需求）试验表明，1 005 名脓毒性休克患者，较低的血红蛋白阈值（7 g/dl）和较高阈值（9 g/dl）90 天死亡率相似，减少了 50% 的输血。

（9）辅助治疗：在脓毒性休克的很多辅助治疗目的是触发先天性免疫应答和凝血级联反应。然而，几乎没有试验论证它们有用，尤其是活化蛋白 C 和 TLR4 拮抗剂、依立托仑。然而，在脓毒性休克，特定的辅助药物如皮质类固醇依然被广泛应用。一个大型的阴性临床试验和一个相冲突的 2009 年的系统综述扩展了关于皮质类固醇是否改善 28 天死亡率和逆转休克的争论。最近的一项 meta 分析报告了 8 个临床试验约 1 000 名患者，发现氢化可的松（≤300 mg/d）与 28 天死亡率的改变关联不显著，但是减轻 7 天和 28 天的休克状态。共识指南建议低剂量糖皮质激素治疗仅用于依赖缩血管药物的脓毒性休克患者，一旦不再使用缩血管药物立即撤药。在其他的地方发现权衡皮质类固醇治疗的更广泛的讨论。

（10）不确定领域：快速的静脉输液是一种普遍采用的抗感染休克的方法，但是这一疗法的许多方面都是未知的。首先，大剂量液体治疗的时机（即院前 vs 急诊科）和有效性受到质疑。第二，没有试验直接比较早期脓毒性休克的平衡与非平衡晶体液的使用。第三，理想的复苏目标仍然是一个重要的认识缺口，特别是最近的证据表明，全身血流动力学的增加和局部灌注的不同措施之间脱节。此外，液体在脓毒性休克上的过度使用常见。需要做更多的工作来了解液体撤除的最佳时机和方法。

按照经典的动物实验，休克的类型呈现出不同的特殊生理状态，如挤压伤、低血容量或不明原因出血。因此使得休克的一个临床治疗方法基于积极液体复苏，并有小样本、单中心临床试验的支持。休克潜在异质性目前更明显的表现在实际的试验涵盖了大量有复杂生理表现的患者。尽管不同寻常的病例总是难确定，最近临床试验纳入标准的多样性则强调了专家缺乏对休克，甚至是其核心要素的认定的一致性。临床医师和研究者试图在休克最早期开始治疗时上述问题更明显。最后，采用容易被测量的临床特点来快速诊断休克的简单策略在大部分病例中可能有助于降低总死亡率。然而，这些有复杂生理表现或隐蔽表现的休克可能需要通过生物学表型和先进的血流动力学监测等更精确的方法。

这篇综述有几个缺陷。首先，我们将研究限制在近 5 年内，排除了 2010 年之前的文献。其次，我们处理了快速诊断和治疗休克以及不同诊断工具或治疗可能在后期有不同受益或伤害。再次，休克指南更新不频繁，治疗过程中对新证据反应迟钝和试验因常规治疗的措施和干预的措施相当而受到质疑。最后，许多研究包含了没有脓毒性休克的患者。这些研究包括有或没有不同程度脏器功能不全的脓毒症患者。从而使得研究中休克的发生率从 13% 到 100% 波动，且因为试验异质性问题，很少有 meta 分析能完全关注脓毒性休克。

（11）临床结果

1）诊断：脓毒性休克是急症，需要快速临床诊断。

目标性超声检查可用于早期休克诊断和提醒临床医师存在潜在的生理失调。

侵入性（如肺动脉导管）和非侵入性血流动力学监测装置（如脉搏轮廓分析法）仅推荐用于脓毒性休克亚组的选择。

乳酸被广泛用于休克评估，但需要更进一步地评估它在诊断和治疗算法中的特殊作用。

2）治疗：休克治疗第一步是快速定位疑似或明确的感染。

程序化指导的液体复苏并不优于没有程序化的临床经验治疗。

不同类型的晶体液或白蛋白推荐用于脓毒性休克，而羟乙基淀粉可能与不良预后相关。

3）结论：脓毒性休克是临床急症。快速诊断始于有目标病史和体格检查来确认感染的症状和体征，并需目标性超声检查来识别复杂的休克生理学表现。按照最新的证据，临床医师应理解快速静脉输液以达到恢复足够的循环和使用血管活性药物的重要性，并要明白程序化治疗的局限性。

（陈文森　杨乐　廖丹　邹鹤娟　周艳芝
王凤田　胡潇云　覃婷　徐子琴　干铁儿）

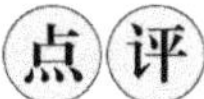

针对 *JAMA* 在 2015 年 8 月发表的一篇脓毒性休克诊断与治疗进展的综述，南京医科大学第一附属医院危重症专家陈彦主任、复旦大学附属中山医院重症医学科钟鸣主任以及浙江邵逸夫医院专家章仲恒主任进行了详尽的概括和点评。

陈彦主任对文章中非侵入性血流动力学监测相关内容进行了点评：床旁超声在感染性休克患者监测中快速、安全、无创，其地位在近年已逐步上升。感染性休克患者极易出现血流动力学不稳定和呼吸衰竭，超声心动图可以有效诊断和管理这些问题，目前可以代替有创侵入性的检查，如"右心漂浮导管"、脉搏指示连续心排血量监测（PiCCO）等。感染性休克治疗中的液体复苏，需要超声准确、有效、实时动态地监测上下腔静脉、外周血管、心功能的容量反应性，指导感染性休克患者的容量管理，避免过度液体治疗引起肺水肿等严重并发症。

章仲恒主任认为这篇文章较为全面地系统回顾了一些最新证据，为临床处理脓毒性休克患者提供了系统全面的证据。较一般的描述性综述具有更高的科学性和无偏倚性，文献检索策略透明公开。在提到脓毒性休克的诊断时，文章特别强调了组织低灌注的证据，而并非单纯根据血压来做出诊断。其次在诊断方面需强调诱因。目前有限的证据提示，各种有创和无创监测手段并不能提高生存率。治疗方面，文章着重强调了液体复苏及血管活性药物的使用，文章中的流程图具有很强的临床实用性，可以结合具体患者作为标准流程。另外需要强调的是，该综述十分强调原始文献的引用和参照，充分体现了系统综述的科学性和客观性。

下面是来自钟鸣主任的点评：本篇综述就近 5 年在脓毒症诊断与治疗领域的重要研究进行了回顾，多数的研究结果是不确定，无论是诊断工具还是治疗措施。最大的研究进展在于三项针对早期目标化液体复苏（EGDT）有效性的大型研究，否定了 EGDT 对生存预后的意义。但需要指出的是，EGDT 的概念已经深入人心，对脓毒症的认识也不断深入，即使不是刻意追求的"早期目标"液体治疗，但在急危重症的救治过程中，早期的液体治疗已经作为"标准治疗"，成为对照。所以如今的研究比较的可能并非"早期目标"是否有效，而是"液体治疗"程度的不同是否有差异。另一方面，脓毒症的液体治疗不仅仅要着眼于器官灌注，而且（有时更加重要）要同时关注器官的回流。脓毒症的液体治疗应该是具有时相性的，不同阶段对于液体治疗的"宽容度"和预期目标是不同的，这也是挑战 EGDT 的意义所在，目标并非一成不变，事情是动态变化的。

另一项重要的进展就是有目的性的床旁超声在脓毒症诊断中的优势。床旁超声具有快速、无创、信息含量丰富全面等特点，对于临床医务人员学习曲线较陡峭，容易上手，临床价值巨大。至于糖皮质激素、白蛋白的使用，仍然处于争议中话题仍

将不断。

总之，脓毒症是一类"不同质"的感染性严重疾病的总称，影响预后的因素及其权重差异巨大，可能只有"病因祛除"是"唯一"确切有效的方法。

（陈彦　钟鸣　章仲恒）

85. 成人社区获得性上尿路感染：经验治疗还是个体化疗法

解读文献：《经验治疗成人社区获得性上尿路感染：
利用决策树分析死亡率，成本-效益和抗生素耐药性》

文献标题：Empirical therapies among adults hospitalized for community-acquired upper urinary tract infections：A decision-tree analysis of mortality，costs，and resistance.

原文作者：Parienti JJ，Lucet JC，Lefort A，et al.

刊载信息：Am J Infect Control，2015，e53－e59.

研究背景：当患者感染超广谱 β－内酰胺酶（ESBL）时，抗生素治疗效果往往不佳。碳青霉烯类抗生素由于对 ESBL 敏感，而广泛用于治疗 ESBL 引起的各类感染。尽管如此，携带质粒的耐碳青霉烯类肠杆菌科细菌（例如：碳青霉烯肺炎克雷伯菌、新德里金属 β－内酰胺酶）已然成为全球感染问题面临的最大潜在风险。因此，个性选择抗生素经验治疗方法，必须与高级别抗生素造成的生态影响（ecologic impact）相平衡，尤其是对于治疗上尿路感染这一低死亡率的疾病来说，还要顾及成本费用问题。本研究开发了一个决策分析模型，以研究不同类抗生素经验疗法治疗住院患者上尿路感染的效果、生态影响以及成本-效益。

研究方法：研究的目标人群为成年社区获得性尿路感染的住院患者，3％患者曾入住重症监护室（ICU），97％的患者曾经入住内科病房（MW）。决策模型采用计算机系统 TreeAge Pro 2008（TreeAge Software，Williamstown，MA），建立两个决策模型树，用于评价以下 3 种参照美国传染病学会治疗方案和法国治疗指南设计的经验性抗生素治疗方案：

（1）重症监护室采用头孢曲松（CRO）加单剂庆大霉素（GM）。

（2）亚胺培南（IMP）。

（3）基于社区获得性产 ESBL 临床风险因素的个体化疗法（IMP 或 CRO）。

采用预测分数计分法，当 ICU 患者预测分数≥3 分（灵敏度 93％，特异度 62％），内科病房患者预测分数≥6 分（灵敏度 63％，特异度 95％）时，认为存在感染产 ESBL 肠杆菌科细菌的显著临床风险。预测分数包括 2 个主要危险因素（共 3 分：住院时间大于 12 个月，曾经在其他医疗机构住院）以及 4 个次要危险因素（共 2 分：Charlson 合并症指数≥4 分，β－内酰胺酶或喹诺酮使用＜3 个月，导尿管留置＜30 天，以及年龄≥70 岁）。结果输出包括 3 项：有效性、碳青霉烯克隆风险和预期医疗保健费用。

数据统计截至 2014 年 10 月 1 日，来源包括 COLIBAFI 和 OUTCOMEREA 的系统评价和荟萃分析，以及法国国家成本发布的医院基本数据。通过对决策模型基本值和灵敏度的分析，ICU 患者由于无效治疗导致死亡的相对危险度为 1.5，内科患者由于无效治疗导致死亡的相对危险度为 1.0。ICU 患者采用头孢曲松的灵敏度高达 0.93，内科患者的特异度高达 0.95。成本方面，ICU 平均成本达

1 430 欧元,内科病房平均成本为 814 欧元。

研究结论:ICU 病房尿路感染患者,CRO 经验治疗效果差,会延长住院时间,因而成本高于其他两种采用 IMP 经验治疗方案。以治疗大肠埃希菌方案为例,从治疗效果看 3 种治疗方案种,ICU 和 MW 的出院患者存活率近似,然而患者预期成本差距较大(图 85-1)。IMP 经验治疗效果可以抵消其风险,但价格昂贵,每 1 生存年增加成本 4 400 欧元。内科病房(MW)的 IMP 治疗效果同其他两种方案类似,其成本更低(与 CRO 疗法相比每位患者节省 142 欧元,与个体化疗法相比节省 38 欧元)。

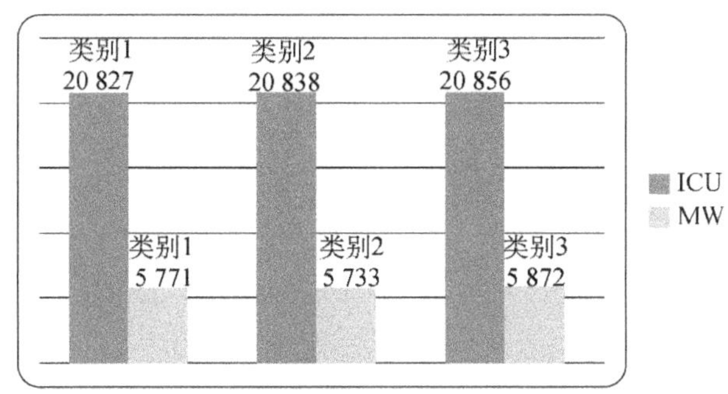

图 85-1　3 种经验性治疗严重感染大肠埃希菌方案的成本比较图(单位:欧元)

类别 1:基于危险因素个体化选择头孢曲松和庆大霉素或亚胺培南

类别 2:经验性使用亚胺培南

类别 3:经验性使用头孢曲松或庆大霉素

耐药风险高低主要取决于所采用的抗生素经验治疗方案。同其他治疗方案相比,IMP 治疗会增加患者碳青霉烯耐药风险。通过比较 ICU 和内科(MW)病房采用不同经验治疗方案存在的碳青霉烯耐药风险,同现有 CRO 治疗方案相比,最有效的预防碳青霉烯耐药方案(相对比值比,1. 28)是:ICU 采用亚胺培南,内科病房采用个性化抗生素治疗方案。而如果 ICU 患者采用亚胺培南,内科病房采用头孢曲松治疗方案,相对比值比仅有 1. 11。从总体基础数据来看,IMP 经验治疗的策略更加具有成本-效益。

(4)讨论:在未将 IMP 导致耐药菌产生的情况计算在内时,模型建议经验治疗方案采取 IMP。但是当对机构生态环境有影响,并且后续有其他抗生素治疗方案,我们不建议在有上尿路感染的住院患者中采用 IMP 经验治疗。经验治疗方案不仅仅取决于当地耐药水平或者成本,还应该取决于治疗 48 小时后的抗感染结果。

最后,住院患者上尿路感染是导致高死亡率和高成本的一个因素,在现今耐药菌增长迅速的社会中,及时辨别采用何种抗生素治疗方案尤为重要,在 ICU 患者中,在可接受的成本范围内经验性使用 IMP 疗法可以降低死亡率。内科病房的患者,优选个体化疗法或者头孢曲松(CRO)疗法,以合理的成本限制碳青霉烯类抗生素的耐药性。ICU 中患尿脓毒症的患者,即便考虑到了有产生碳青霉烯耐药菌流行的风险,也要采用亚胺培南。以后的新指南中关于尿路感染抗生素经验治疗,应该要考虑到感染的严重程度同采用广谱抗生素以后,耐药菌流行程度之间的平衡。

(陈文森　殷黎　廖丹　杨乐　邹鹤娟)

点评

碳青霉烯类耐药肠杆菌科细菌(carbapenem-resistant enterobacteriaceae, CRE)已经逐渐取代革兰阳性菌,成为国际上和国内目前面临的主要难治菌群。CRE 携带产金属酶以及易于人际传播的耐药基因,通过人为因素(如旅游、卫生和食品的生产和制备)影响,在全球迅速传播,极易引起感染暴发。同时,由于近年来 CRE 菌株耐药往往呈 XDR 或 PDR 特征,导致感染患者会面临无药可用的困境。中国最大的细菌耐药监测网 CHINET 提示,2014 年肠杆菌科细菌中 CRE 的检出率已经到达 60%～70%。对于住院患者最常见的院内感染——尿路感染,一旦发生 CRE 感染,必然会涉及治疗方案的选择,如何从治疗效果、经济费用、环境影响等多方面衡量抗生素经验治疗方案,是每一个临床医师在面临感染时都会遇到的问题。上文通过决策分析模型,对 3 种经典治疗方案进行了评价。可以看到,不同病种的患者,由于其疾病特征的原因,所适应的治疗方案不尽相同。虽然研究方案存在着研究科室少、研究覆盖面窄的问题,但是这项研究也为病员筛查和抗生素治疗方案选择提供了思路。

(郑波)

86. 2016 年美国感染病协会(IDSA)球孢子菌病治疗临床实践指南

文献标题：2016 Infectious Diseases Society of America(IDSA) Clinical Practice Guideline for the treatment of Coccidiodomycosis.

原文作者：Galgiani JN，Ampel NM，Blair JE，et al.

刊载信息：Clinical Infectious Diseases，2016,63(6):717 - 722.

球孢子菌病是美国西南部部分区域和西半球其他地区的一种地方性系统性感染病。居住在这些地区和近期前往这些地区旅游是准确识别球孢子菌病感染患者的关键要素。2016 年美国感染病协会(IDSA)制订了球孢子病治疗临床实践指南，在这一实践指南中，IDSA 组织了相应的建议来解决涉及全部临床症状的可操作问题。这些建议涵盖有最初的肺部感染(无论其最终是否通过抗真菌治疗解决)，到各种肺部和肺外并发症。也有解决特殊高危人群发生球孢子菌病治疗的额外建议。最后，还概述了在特定高危人群中和意外实验室暴露后的抢先治疗策略。

无明显免疫抑制状态的球孢子菌病患者的治疗推荐：

(1) 对轻症或无衰弱征象的患者或在诊断时临床疾病已显著改善或解决的患者，推荐对其教育、密切观察和采取支持措施如物理康复治疗(强推荐,低质量证据)。对诊断时已患有明显衰弱性疾病的患者，建议立即采取抗真菌治疗(强推荐,低质量证据)。对诊断时有弥漫性肺部受累,且并发糖尿病或是因年龄或合并症导致衰弱的其他患者,建议采取抗真菌治疗。部分学者认为非洲和菲律宾裔患者亦是抗真菌治疗指征(强推荐,低质量证据)。对非妊娠成年患者,应采取口服吸收的唑类抗真菌药物治疗(如氟康唑),服用剂量为每日≥400 mg(强推荐,低质量证据)。

(2) 在新诊断的单纯性球孢子菌肺炎患者中,推荐将健康教育及物理治疗康复项目也融入其常规的治疗处理项目中,应包括常规随访、健康教育、物理康复等(强推荐,低质量证据)。

(3) 对伴有无症状肺结节的原发性肺球孢子菌病、无免疫抑制状态的患者,一旦确诊肺结节系由球孢子菌所致,不建议对无症状的球孢子菌所致肺结节患者进行抗真菌治疗(强推荐、极低质量证据)。

(4) 不推荐对有无症状、有空洞的患者使用抗真菌治疗(强推荐,低质量证据)。

(5) 对有症状和慢性空洞的球孢子菌肺炎患者,推荐使用口服药物治疗,如氟康唑或伊曲康唑(强推荐,中等质量证据)。

(6) 建议抗真菌治疗后空洞症状依然持续存在时,应探讨选择手术方案。建议对空洞超过 2 年以上,且抗真菌治疗停止后又复发的患者采用手术方案(强推荐,极低质量证据)。

(7) 如空洞性球孢子菌肺炎患者需进行手术,同时外科医师在视频辅助胸腔镜手术(VATS)方面非常专业,推荐采用 VATS。

(8) 对于破裂的球孢子菌空洞,如果可能(强推荐,极低质量证据),建议迅速对空洞进行剥离和切除。

(9) 对于球孢子菌空洞破裂的患者,推荐的疗法是口服唑类抗真菌药物。对于不耐受口服唑类抗真菌药物的患者或者需要 2 次以上外科手术方能控制的患者,推荐的疗法是静脉输注两性霉素 B(强推荐,极低质量证据)。

(10) 推荐对所有肺外软组织球孢子菌病患者进行抗真菌治疗(强推荐,中等质量证据);推荐口服唑类抗真菌药物,尤其氟康唑或伊曲康唑作为肺外软组织球孢子菌病的一线药物(强推荐,中等质量证据);推荐对口服唑类抗真菌药物失败的患者静脉输注两性霉素 B,特别是球孢子菌滑膜炎患者(强推荐,中等质量证据)。

(11) 建议对骨和关节球孢子菌病患者采用唑

类抗真菌药物疗法，除非患者有广泛或肢体威胁性的骨骼或脊椎疾病已导致脊髓压迫症状(强推荐，低质量证据)；对于严重的骨疾病，推荐使用两性霉素B作为初始疗法，最终替换为唑类抗真菌药物进行长期治疗(强推荐，低质量证据)。

(12) 推荐对所有脊椎球孢子菌病的患者进行外科会诊，以评估是否需要手术干预(强推荐，低质量证据)；对于产生骨病变的患者，包括脊柱不稳、脊髓或神经根受压，或显著的隐蔽性椎旁脓肿，推荐抗真菌药物治疗外增加手术干预(强推荐，低质量证据)；建议治疗期间定期进行外科会诊(强推荐，低质量证据)。

(13) 对于新诊断为球孢子菌感染的患者，推荐仅在以下情况进行腰椎穿刺和脑脊液分析：患者出现异常的、恶化的或持续性头痛、伴精神状态改变、不能解释的恶心或呕吐，或中枢神经系统(CNS)影像学发现新的局灶性神经系统缺损(强推荐，中等质量证据)。

(14) 对于大多数新诊断为球孢子菌感染且肾功能正常的患者，建议每日口服氟康唑 400～1 200 mg(强推荐，中等质量证据)。对于无实质性肾损伤的患者，每日氟康唑口服剂量＜400 mg 无作用。一些专家更倾向于用伊曲康唑 200 mg 每日 2～4 次，但这需要更密切的监控以保证其充分吸收，而且伊曲康唑比氟康唑有更多的药物-药物间的相互作用。

(15) 对于初始治疗中症状改善或消失的 CM 患者，建议终身使用唑类进行治疗(强推荐，中等质量证据)。

(16) 用氟康唑进行初始治疗临床无效的患者，首选加大剂量(强推荐，中等质量证据)。备选方案是更换为其他口服的唑类治疗，或开始鞘内两性霉素 B 治疗。

(17) 对于诊断时神经外科手术以缓解颅内压(ICP)增高的患者，推荐药物治疗和反复腰椎穿刺作为初始治疗(强推荐，低质量证据)。因为大多数 ICP 进展的患者不置入永久性分流就无法解决脑积水的问题，所以推荐早期进行头颅磁共振成像(MRI)检查，并请神经外科会诊(强推荐，中等质量证据)。

(18) 推荐脑室腹腔分流异常患者实施一期一次性过程修复(强推荐，低质量证据)。当分流已出现细菌或其他二重感染，推荐移除受感染的分流部分，并且以后在二期过程时放入替代物(强推荐，低质量证据)。

(19) 推荐无论有无对比，除了对腰椎穿刺或脑池抽取的脑脊液进行分析外，还要复查大脑 MRI 和尽可能地复查脊髓 MRI(强推荐，低质量证据)。

特殊高危人群中球孢子菌病患者的处理推荐。

(20) 自体或同种异体自体造血干细胞移植(HSCT)或实体器官移植受者感染急性或慢性肺球孢子菌病，临床稳定且肾功能正常，推荐初始治疗使用氟康唑每日 400 mg，或者根据肾功能的情况进行等效剂量的换算(强推荐，低质量证据)。非常严重和/或迅速进展的急性肺部或播散性球孢子菌病，推荐使用两性霉素 B 直至患者病情稳定，换之以氟康唑(强推荐，低质量证据)。有肺外球孢子菌病的自体或异体造血干细胞移植或实体器官移植受者，推荐其治疗方案与非移植受者一样(强推荐，极低质量证据)。

(21) 对于罹患严重的或迅速进展的球孢子菌病的异体移植或实体器官移植受者，推荐减少免疫抑制(尽可能无移植物抗宿主病或器官排斥风险)，直至感染开始得到改善(强推荐，极低质量证据)。

(22) 活动性球孢子菌病初始治疗后，推荐继续抑制治疗来防止感染复发(强推荐，极低质量证据)。

(23) 有活动性球孢子菌病、接受生物反应调节剂的患者，推荐首选口服唑类治疗，除非球孢子菌病严重到需推荐静脉输注两性霉素 B(参见肺炎、软组织播散、骨骼播散和脑膜炎)(强推荐，低质量证据)。

(24) 妊娠期内发生有症状的球孢子菌病应立刻开始抗真菌治疗(强推荐，中等质量证据)。对于初始出现非脑膜性球孢子菌病的妇女，她们的治疗取决于胎儿成熟程度；对于妊娠早期初始感染非脑膜性球孢子菌病的孕妇，推荐静脉使用两性霉素 B(强推荐，中等质量证据)。在妊娠早期过后，可考虑使用一种唑类抗真菌药物，如氟康唑或伊曲康唑(强推荐，低质量证据)。对在妊娠早期出现 CM 的妇女，推荐鞘内注射两性霉素 B(强推荐，中等质量证据)。妊娠早期过后以及妊娠早期后方诊断的孕妇可使用一种唑类抗真菌药物，如氟康唑或伊曲康唑(强推荐，低质量证据)。对于之前有球孢子菌病史而现不处在治疗期的妇女，复发的风险低，也不推荐抗真菌治疗(强推荐，中等质量证据)。对这些妇女而言，整个孕期需要进行严密随访，在初次就诊时和每 6～12 周进行球孢子菌血清学检验(强推荐，中等质量证据）。

妊娠早期停止唑类抗真菌药物治疗，开始静脉使用两性霉素 B，妊娠早期过后再改回唑类抗真菌药物治疗，尤其不能确定感染处于缓解期时（强推荐，低质量证据）。对怀孕时在进行唑类抗真菌药物治疗的 CM 孕妇而言，妊娠早期应停止唑类治疗以免有致畸的风险（强推荐，中等质量证据）。这个阶段开始两性霉素 B 鞘内治疗是一种方法，尤其是如果有脑膜刺激征和症状时（强推荐，中等质量证据）。对于有球孢子菌流行区域居住或旅游史的妊娠期妇女，出现发热性肺部疾病应评估其有活动的球孢子菌病的可能，包括拍摄胸片、进行球孢子菌血清学检验和培养（强推荐，中等质量证据）。

不推荐在新生儿出生后头 3 个月内行球孢子菌血清学检验（强推荐，中等质量证据）；新生儿疑有球孢子菌病，推荐经验性使用氟康唑进行治疗，日剂量 $6\sim12$ mg/kg，直至诊断被排除（强推荐，低质量证据）；除氟康唑外，不推荐使用其他唑类抗真菌药物治疗中的母亲进行哺乳（强推荐，中等质量证据）。

（25）不推荐居住在球孢子菌病流行区域的 HIV 患者使用抗真菌药物预防球孢子菌病（强推荐，中等质量证据）；推荐在有球孢子菌病的临床证据以及外周血 $CD4^+$ 淋巴细胞计数$<250/\mu l$ 的所有 HIV 患者中使用抗真菌治疗（强推荐，中等质量证据）；只要外周 $CD4^+$ 淋巴细胞计数$<250/\mu l$，就应该持续抗真菌治疗（强推荐，低质量证据）；外周

$CD4^+$ 淋巴细胞计数$\geq250/\mu l$ 的 HIV 患者，球孢子菌病的临床治疗与非 HIV 感染患者相同，包括在适当的情况下停止抗真菌治疗（强推荐，中等质量证据）。在球孢子菌病流行区域，患者应每年接受球孢子菌病血清学筛查和胸片检查（强推荐，低质量证据）；在球孢子菌病流行区域以外不推荐血清学筛查（强推荐，中等质量证据）。尽管缺乏数据，有 HIV 感染合并球孢子菌病的儿科患者处理应该与成人患者类似（强推荐，极低质量证据）。不应因为担心球孢子菌感染后的免疫重建炎性综合征而延迟启动强效抗反转录病毒治疗（ART）（强推荐，低质量证据）。

针对特殊高危人群的球孢子菌病抢先策略推荐。

（26）对于流行区内的所有接受器官移植、无活动性球孢子菌病的患者，推荐口服唑类抗真菌药物 $6\sim12$ 个月（如氟康唑 200 mg）（强推荐，低质量证据）。

（27）对于处于球孢子菌病流行区的患者，建议在开始生物反应调节剂治疗之前即进行球孢子菌血清学筛查及定期进行临床随访以发现新的体征和症状（强推荐，极低质量证据）。不推荐对需进行生物反应调节剂治疗的无症状患者常规开展血清学筛查或预防性抗真菌治疗（强推荐，极低质量证据）。

（张培金　潘瑜　朱秋丽　王鹏　徐子琴
罗万军　王淑颖　陈文森）

87. 综述：重组人生长激素治疗烧伤和供体

解读文献：《综述：重组人生长激素（rhGH）治疗烧伤和供体部位》

文献标题：Recombinant human growth hormone for treating burns and donor sites (Review).

原文作者：Breederveld RS，Tuinebreijer WE.

刊载信息：Cochrane Database Syst Rev，2014 Sep 15；9：CD008990. doi：10.1002/14651858. CD008990. pub3.

遭遇严重烧伤的患者往往要经历代谢过剩反应。主要表现为高动力循环反应，体温升高，需氧增加，血糖升高。二氧化碳生成量增加，胰岛素抵抗，肝糖分解，蛋白质和脂肪分解，造成肌体肌肉和骨骼损失。烧伤体表面积（TBSA）超过 40% 时，这些反应发生更加频繁。严重烧伤患者代谢亢进造成蛋白质分解，肌肉减少，虚弱，消瘦，烧伤部位伤口愈合缓慢和/或免疫系统功能低下。烧伤创口可以由烧伤者本人身体其他部位的皮肤采用自体移植方式进行修补，移植部位迅速愈合可以加速烧伤者的康复，同

时，供皮区的愈合时间受患者营养状况的影响。

重组人生长激素（rhGH）可以通过皮下或肌内注射，一天 1～2 次应用于机体。由于其有效的合成代谢功能，rhGH 可以用于减缓烧伤部位分解代谢，增加细胞摄取氨基酸，增加蛋白质合成，以及释放胰岛素生长因子（IGF），可以通过对表皮细胞释放生长激素直接作用于皮肤。有研究表明采用 rhGH 可以减少烧伤部位的愈合时间，减少儿童烧伤患者的住院时间。rhGH 也有一些副作用，比如高血糖、注射部位反应（结节、红斑、疼痛、肿胀），有研究认为长期治疗采用 0.1/mg（kg・d）是比较安全的。尽管 rhGH 已经成功用于治疗儿童烧伤患者难以愈合的烫伤创面，部分应用于生长激素缺陷疾病，但是在现有研究中，关于 rhGH 应用于烧伤部位以及供体部位治疗的作用尚未明确。此研究探讨 rhGH 对烧伤及供体部位伤口的治疗效果和安全性。

该研究检索出通过随机对照试验（RCT）进行的研究，研究对象为成人或儿童烧伤患者，选用 rhGH 治疗作为干预组，氧雄龙或安慰剂等其他措施作为对照组。主要研究终点为烧伤创面和供体部位的治愈情况及伤口感染发生情况。次要研究终点为死亡率、住院时间、瘢痕评估和副作用（例如高血糖和败血症）。为了最大限度减少偏倚，两位研究者独立完成数据收集与分析，并采用 Cochrane 协作工具从 6 个特殊范围评估研究质量。

本研究共纳入 13 项 RCT 试验（共 701 人）。其中 6 项 RCT 的研究对象为 1～18 岁的儿童，7 项 RCT 的研究对象为 18～65 岁的成人。研究对象平均烧伤体表面积（TBSA）大于 49%。所有研究中，12 项研究比较了重组人生长激素与安慰剂的治疗效应，1 项研究比较了重组人生长激素与氧雄龙的治疗效果。

（1）重组人生长激素与安慰剂的治疗效应

1）主要研究终点：与安慰剂相比，成人烧伤患者使用重组生长激素后痊愈更迅速（9.07 天，95% CI：4.39～13.76，$I^2=0$），而且使用重组生长激素的成人组烧伤后 30 天伤口愈合率高于安慰剂组。供体部位愈合时间显著缩短（3.15 天，95% CI：1.54～4.75，$I^2=0$）。重组人生长激素治疗使儿童创面愈合时间明显缩短（1.70 天，95% CI：0.87～2.53，$I^2=0$）。入选研究中，没有有关伤口感染情况的研究。4 项针对成人的研究中，15 人死亡，5 人在干预

组，10 人患者在对照组，然而这种区别并没有表现出统计学差异（$RR=0.48$，95% CI：0.19～1.25，$P=0.13$，$I^2=0$）。一项包括儿童在内的研究也认为，在干预组和对照组之间死亡率没有明显差异。（$RR=1.15$，95% CI：0.08～16.67）。包括了成人和儿童在内的 5 项试验证明，实验组和对照组之间死亡率没有明显差异（$RR=0.53$，95% CI：0.22～1.29）。

2）次要研究终点：

- 住院时间：相对于安慰剂，使用 rhGH 住院时间缩短（MD−12.55 天，95% CI：−17.09～−8.00，$I^2=0$），某项关于儿童的研究认为在实验组和对照组之间住院时间统计学差异。（MD−7.00 天，95% CI：−29.94～15.94）。

- 烧伤瘢痕形成：瘢痕形成和修复程度一般采用西雅图、汉密尔顿和温哥华瘢痕评分。研究表明，这 3 种评分均显示干预组和对照组在瘢痕形成方面没有统计学差异，且三者间无差异。

- 不良事件：相对于安慰剂而言，使用 rhGH 导致成人高血糖发生率较高（$RR=2.43$，95% CI：1.54～3.85），但在儿童患者中没有观察到这种显著性差异（$RR=10.74$，95% CI：0.65～178.65）。成人和儿童患者相关研究 meta 分析显示，使用重组人生长激素高血糖发生率显著升高（$RR=2.65$，95% CI：1.68～4.16）。败血症无意义（$RR=0.61$，95% CI：0.31～1.22，$I^2=0$）。生活质量：无报道。

（2）重组人生长激素与氧雄龙的治疗效应：两组间供体部位愈合时间无差异（MD=0，95% CI：−1.64～1.64）高血糖发生率在使用 rhGH 成人发生高，（$RR=1.95$，95% CI：1.21～3.16）。

（3）研究结论：本文通过 13 项随机对照试验系统的回顾，概括了使用 rhGH 有效治疗烧伤部位和供体部位的可及证据。有证据表明，成人以及儿童大面积烧伤患者（烧伤占体表面积 40% 以上）使用 rhGH，均可使烧伤创面及供体部位愈合更迅速，住院时间更短，且不增加死亡率或瘢痕发生率，但有高血糖发生风险。无证据表明使用重组生长激素可以减少儿童的住院时间。由于死亡是个偶发事件，而且发生数少，无统计数据表明使用 rhGH 和安慰剂的成人和儿童在死亡率方面存在统计学差异。这些证据完全基于小样本量研究，可能存在一定偏

倚，需要更高质量、把握度更高的临床研究进行验证。

（陈文森　刘荣辉　邹鹤娟）

点 评

重组人生长激素（rhGH）自 1985 年被美国 FDA 批准用于临床治疗后，因其对蛋白的刺激作用，对人体生长发育的促进作用，治疗的适应证不断扩大。由于 rhGH 可以作用于烧伤患者创面，促进创面愈合，促进蛋白质合成生长，在国内烧伤学术界已经普遍认可其治疗效果，并且将其纳入烧伤诊疗规范。但是其中的应用细节，包括使用的时机、剂量、高血糖的监测处理等问题尚未明确。本综述通过研究 13 项 RCT 试验，得出 rhGH 均可促进儿童和成人的烧伤创面和供体创面愈合，而且不会增加不良反应和死亡率的结论。虽然没有研究使用 rhGH 的高昂费用同缩短住院时间之间的关系，也可能受到随机对照试验中报告偏倚、分配偏倚等因素影响。本研究为我们以后的综述研究提供范本。

（高晓东）

88. 不同数据来源的抗菌药物监控指标(DOT、DDD)，误差竟高达 23%

解读文献:《抗菌药物使用指标评价:治疗天数 vs 限定日剂量和药房给药记录 vs 护理给药记录》

文献标题:Assessment of antimicrobial utilization metrics: days of therapy versus defined daily doses and pharmacy dispensing records versus nursing administration data.

原文作者:Dalton BR，Sabuda DM，Bresee LC，et al.

刊载信息:infection control & hospital epidemiology，2015，36(6):688-694.

抗菌药物过度使用、滥用，已经成为严重的公共卫生问题，不仅增加额外的医疗费用，而且带来不少不良反应以及附加损害。加强抗菌药物临床合理使用，已经成为大势所趋。那么抗菌药物的使用情况？如何评价采用什么指标？各有什么优点和不足？

Infection Control & Hospital Epidemiology 上刊载了一篇相关文献，这个研究的护理给药记录和药房调剂记录来自 32 个病房。采用护理和药房数据分别计算 DDD;采用护理数据推算治疗天数。通过线性回归和图形分析直接比较总的抗菌药物使用情况。通过趋势线的斜率来量化几组方法的差异。绘制 Bland-Altman 散点图确定常量和比例偏倚。在抗菌药物层面，计算几组方法之间存在的差异，用图形表示，同时确定不同方法之间差异的平均值(95% CI)。

结果表明采用护理给药记录推算所得的 DDD 与采用药房调剂记录推算所得的 DDD 相比，前者平均比后者低 23%。对来自同一来源(护理给药记录)的数据，采用治疗天数和 DDD 比较抗菌药物的使用率，差别则相对较小。分析不同抗菌药物的种类，其结果具有很大的差异性，95% CI 很宽。研究人员根据结果分析发现在研究人员所在的医院，不同来源相关抗菌药物使用数据，存在临床相关差异。其重要性超过测量单位(DDD 或治疗天数)。然而，采用抗菌药物种类的方法具有高度的变异性，而且相较于测量单位和数据来源更敏感。

(刘荣辉　江佳佳　廖丹　冯诚怿)

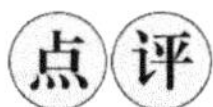

点评

抗菌药物合理使用与否需要恰当的定性和定量测定方法，寻找准确的测定指标，对准确反映抗菌药物使用、比较 ASP 结果具有非常重要价值。这篇文章很令人信服的点在于它所采取到的数据来源于大都市所有医疗机构普通内科病房的相同医疗保健系统，保证了数据的充分与统一，他们研究了大量不同抗菌药物的记录，保证数据的客观性。同时研究人员也使用不同的方法来评估每个差异优势和劣势，以保证数据的正确性。这类研究对更加准确地开展 ASP 具有一定价值。

（肖永红）

89. 合理用药，人人有责

文献标题：Protecting yourself and your family.

刊载信息：https://www.cdc.gov/drugresistance/protecting_yourself_family.html. ［2015 - 7 - 8］.

假如你或你的家人真的生病了，你知道有哪些方法有助于减少病痛，避免院内交叉感染吗？如何避免抗菌药物的滥用，减少不良反应的发生呢？这是刊载在 CDC 上的一篇合理用药的科普文章，可以帮助你了解更多，从而更好地保护你和你的家人免受抗菌药物耐药的威胁。

（1）正确使用抗菌药物

1）病毒感染不必使用抗菌药物：感冒和流感，还有大多数咽喉痛和支气管炎都是由病毒引起的，抗菌药物对病毒无效。病毒感染时使用抗菌药物弊大于利，在错误的时机使用抗菌药物会大大增加日后耐药菌感染的风险。

2）呼吸道感染何时需要抗菌药物：抗菌药物并不能治疗所有的呼吸道感染，例如其对病毒引起的感染如感冒、大多数咽喉痛和支气管炎以及一些耳部感染就没有作用。不必要的抗菌药物使用会大大增加细菌耐药。因此，遇到这种情况时对症治疗可能是最好的选择。

3）控制症状是关键：儿童和成人发生病毒感染时，抗菌药物无效，症状通常会在疾病病程结束后得到自然恢复。感冒的病程一般会持续 2 周左右，药店可售的一些非处方药可以帮助你缓解感冒症状。如果你或你的孩子病情加重或持续时间超过预期，要及时就医。

（2）做一名健康的住院天使

1）安全意识第一位：虽然医院内存在这样那样的传染源，但是只要你注意以下六点，你和你的家人就能远离这些威胁，成为住院患者中的天使。

- 敢于提问。把你的问题或担忧都告诉你的主管医师，可以问问他们都有哪些预防感染的措施。
- 保持手部清洁。确保每个人接触你之前都进行手卫生。
- 理智选择抗菌药物。根据药敏试验使用正确的抗菌药物。
- 了解感染的症状体征。皮肤感染（如 MRSA），常常表现为红、肿、热、痛及伤口分泌物，并经常伴有发热现象。如果有上述症状及时告知你的主管医师。
- 注意严重腹泻（艰难梭菌感染）。如果你在 24 小时内发生 3 次及以上腹泻，尤其是在使用抗菌药物之后，及时告知你的主管医师。
- 自我保护。针对流感和其他感染预防性接种疫苗，避免并发症。

2）主动提醒医务人员进行手卫生。

如果你发现为你进行治疗的医师和护士没有进行手卫生，一定不要不好意思提醒他们。

（3）知晓感染的高危人群

由于细菌耐药性的不断增强，抗菌药物的疗效已大不如前，有时甚至陷入束手无策的窘境。事实上，抗菌药物疗效的降低不仅影响了一般感染性疾病的治疗，还会影响很多并发症的治疗。许多现代疗法也离不开抗菌药物的使用，如人造关节置换、器官移植、癌症治疗和一些慢性疾病的治疗（如糖尿病、哮喘、风湿性关节炎）。如果抗菌药物失效，很多现代诊疗手段的安全性将得不到保障。例如：

1）癌症化疗患者的白细胞计数较低，极易感染，对他们而言，感染性疾病的发病会非常凶险，因此，有效的抗菌药物治疗对癌症化疗患者来说是性命攸关的。

2）接受心脏分流术、关节置换术或其他复杂手术的患者，因手术时间长、范围广，手术部位容易发生感染。这些感染还可能引发其他的并发症，增加患者的心理压力和治疗成本，有时甚至会威胁生命。因此，这些手术会在手术前使用抗菌药物以预防手术部位感染。

3）接受器官或骨髓移植的患者更容易发生感染，因为他们需要接受复杂的手术及药物控制来降低免疫力，以减少排异反应，该过程至少持续 1 年。据统计，美国每年有 1‰ 的移植术受者会从器官捐献者处获得感染性疾病。因此，他们也需要抗菌药物来保障移植成功后的生命安全。

4）接受血透治疗的患者是发生血液感染的高危人群。事实上，血流感染在透析患者的死因排列上已位列第二。感染还会并发心脏疾病，增加透析患者的死亡率。血透患者自身免疫力低下，加上经常有置管、注射等治疗，使其经常暴露在血流感染的风险之下，因此他们的感染率也较高。对这些患者而言，抗菌药物是保障其生命安全不可或缺的药物。

5）类风湿关节炎会影响机体免疫力，人体的免疫力直接影响对感染源的抵抗力。此类患者也属于易发感染的高危人群。因为许多类风湿关节炎的治疗药物会降低机体免疫力，因此这些患者必须使用有效的抗菌药物来确保他们的治疗效果。

（4）抗菌药物的安全性和副作用

1）抗菌药物的安全性：

- 一般情况下，抗菌药物对感染性疾病的治疗是有效而且安全的，但是有时候，它对人体也具有一定的危害性。
- 抗菌药物会产生一些副作用，如过敏反应，艰难梭菌感染导致的严重腹泻。抗菌药物还会拮抗患者正在使用的其他药物的药理作用。在使用抗菌药物过程中产生的非预期的作用都被称为不良反应。
- 抗菌药物的不合理使用会增加患者暴露在药物不良反应下的风险。
- 抗菌药物滥用会加剧抗菌药物耐药性的产生。每一次的抗菌药物滥用，都是在增加未来抗菌药物耐药性风险。

2）抗菌药物不良反应：

- 过敏反应：每年有超过 14 万例急诊患者是因为发生抗菌药物不良反应而就诊。其中近乎

4/5（79％）的患者表现为抗菌药物过敏反应，这些过敏反应轻则表现为皮疹和瘙痒，严重的表现为皮肤水疱、颜面和喉头水肿，甚至呼吸困难问题。这些不良反应的最好解决方案就是减少抗菌药物不合理使用。患者在就诊时必须告知医师他们曾经发生过的抗菌药物不良反应或过敏史。

- 艰难梭菌感染：每年美国有至少 1.4 万人死于艰难梭菌相关腹泻。当患者使用抗菌药物时，人体正常菌群在抗菌药物的作用下几个月内都会被抑制生长。在这段时间内，患者很容易通过被污染的环境表面或者医务工作者的手感染艰难梭菌。使用抗菌药物和医疗治疗的成人，尤其是老年人特别容易受到艰难梭菌的侵袭。因此，抗菌药物的使用必须严格遵照医嘱！
- 药物的交互作用及影响：抗菌药物可以与其他药物发生交互反应，影响其他药物或者抗菌药物本身的药效。药物间的联合使用，会加剧其他药物或抗菌药物的不良反应。抗菌药物的不良反应经常表现为呕吐、腹泻以及胃痛，严重时会导致脱水以及其他问题。就诊时患者应该咨询医师关于药物相互作用的问题，以及在使用抗菌药物的过程中可能会发生的不良反应。如果患者有过抗菌药物不良反应史，应该告知医师。

（符文娟　杨乐）

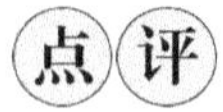

　　细菌耐药不仅仅一个人、一个医院或者一个国家的责任，需要全球行动，但具体行为需要每一个人的参与，这就是 WHO 所倡导的 One Health 观点。我国是抗菌药物生产和使用大国，滥用情况严重。研究显示，2013 年我国使用 16.2 万吨抗菌药物，约占世界用量的一半，超过 5 万吨抗菌药物被排放进入水土环境中。药物不良反应导致的过敏、肝肾功能损伤以及超级细菌的出现都与抗菌药物的不合理使用密切相关，这已经成为我国医疗卫生事业所面临的重大挑战。合理用药，医患携手才是王道！

（肖永红）

90. 美国医院是如何管理抗菌药物的

解读文献:《美国医院是这样管理抗菌药物的》

文献标题:Checklist for core elements of hospital antibiotic stewardship programs.

刊载信息:http://www.cdc.gov/getsmart/healthcare/implementation/checklist.html.［2015－7－8］.

抗菌药物管理项目(antimicrobial stewardship programs，ASP)是在医疗机构实施的综合性管理项目,以提高抗菌药物使用的合理性,并预防和控制耐药性的产生。自 20 世纪 90 年代,欧美许多国家就已开展了 ASP,并取得了成效。

《美国医院 ASP 核心要素核查表》是《美国医院 ASP 核心要素(core elements of hospital antibiotic stewardship programs)》的一个配套表格,均为问答形式。用于系统评估 ASP 关键要素和措施的执行情况,以优化抗菌药物处方,以限制医院抗菌药物的过度使用和滥用。美国 CDC 建议每家医院采用核查表实施 ASP 时,应当由一名及以上有经验的人员评估以下方针措施是否开展和落实。需要指出的是,虽然之前有研究表明这些措施确实能促进抗生素的合理使用,但并不一定所有要素均适用于所有的医院。

（1）领导支持

1）你们医院有领导支持的改善抗菌药物管理的正式书面文件吗？

2）你们医院有抗菌药物管理项目专项经费预算吗(例如员工劳务费、培训费、信息技术服务费等)？

（2）建立问责制度:你们医院有内科主任对抗菌药物管理项目结果负责吗？

（3）设立临床药师

1）你们医院有药房主任对促进抗菌药物合理使用的工作负责吗？

2）抗菌药物管理项目的关键支持与抗菌药物管理项目主管一起工作的成员中含以下专业吗？

- 临床医师。
- 感染预防与医院流行病学专业人员。
- 质量控制专业人员。
- 微生物学专业人员(检验师)。
- 信息技术人员。

- 护理人员。

（4）促进抗菌药物合理使用的行动支持

1）政策支持。

- 你们医院有要求医师使用抗菌药物时,必须要在病程记录中说明或在医嘱中规范剂量和疗程以及选择用药指征吗？

- 为在一般情况下更好地帮助医师合理选择抗菌药物,你们医院有结合国家或当地卫生行政部门发布的关于抗菌药物使用相关指导性文件制订有针对性的适合本院实际的推荐意见吗？

2）是否开展以下促进抗菌药物合理使用的特定干预措施。

- 广泛干预。
  - 是否为所有的临床医师开放用药 48 小时后的抗菌药物使用评估程序(例如评估抗菌药物使用是否超疗程)。
  - 特殊使用级抗菌药物使用前是否必须由指定医师或药师审核批准(例如:预先授权)。
  - 是否有指定的医师或药师对特殊使用级抗菌药物的治疗过程进行监控(例如:前瞻性审核并反馈)。
- 药事干预。
  - 在合适的情况下是否能够将静脉用药自动改为口服用药。
  - 在发生器官功能障碍时是否能够及时调整用药剂量。
  - 是否能够利用 PK/PD 原理优化敏感性降低致病菌的治疗方案。
  - 出现不必要的重复用药时是否能够自动预警？

— 特殊使用级抗菌药物超时限使用时，是否能够自动停止处方？

3）针对诊断和感染的特定干预措施：有特别针对以下感染情况制订的合理用药干预措施吗？

- 社区获得性肺炎。
- 尿路感染。
- 皮肤和软组织感染。
- 外科预防用药。
- 耐甲氧西林金黄色葡萄球菌（MRSA）的经验性用药。
- 新发艰难梭菌感染（CDI）病例使用 CDI 无效抗菌药物。
- 病原学证实的侵袭性感染（例如：血流感染）。

（5）追踪：抗菌药物处方、使用和耐药性监测。

1）过程措施

- 你们医院的抗菌药物管理项目有对抗菌药物使用指导原则的规范性文件的依从性（剂量、疗程和用药指针）进行监测吗？
- 抗菌药物管理项目有对适合本院的抗菌药物使用推荐指南的依从性进行监测吗？
- 你院抗菌药物管理项目对本院特定的一项或多项干预措施的依从性进行监测吗？

2）结果措施

- 你们医院监测艰难梭菌检出率了吗？
- 你们医院发布抗菌谱（抗菌药物累积敏感性）报告吗？

3）你们医院利用以下指标对科室和/或全院抗菌药物使用（消耗）量进行监测了吗？

- 患者每日抗菌药物使用次数［by counts of antibiotic(s)administered to patients per day (days of therapy，DOT)］。
- 抗菌药物使用频数［by number of grams of antibiotics used(defined daily dose，DDD)］。
- 抗菌药物直接费用［by direct expenditure for antibiotics (purchasing costs)］。

（6）将抗菌药物使用和耐药分析报告反馈给全院职工。

1）你们医院的抗菌药物管理团队会将本院的抗菌药物使用分析报告与处方医师共享吗？

2）你们医院抗菌药物管理团队会将近期的细菌耐药分析报告发送给处方医师了吗？

3）你们医院的药物管理团队是否会与处方医师进行面对面的交流，有针对性地帮助其提高抗菌药物合理使用能力吗？

（7）教育培训：你们医院的抗菌药物管理团队有对临床医师和相关人员进行促进抗菌药物合理使用的培训吗？

当然，每个医院的实际情况各不相同，参考该表的同时还需结合自身实际，既不好高骛远，亦不可门槛过低。

（刘荣辉　付婷婷　干铁儿　江佳佳　符文娟　杨乐）

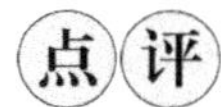

点评

当前，细菌耐药问题已经成为全球广泛关注的公共卫生问题之一。领导是否重视、制度是否健全、管理是否到位、反馈是否及时、培训是否全面，种种不确定因素导致细菌耐药形势愈发严峻。如何进一步加强抗菌药物临床应用管理、遏制细菌耐药，近日，国家卫生和计划生育委员会办公厅印发了《关于进一步加强抗菌药物临床应用管理遏制细菌耐药的通知》（国卫办医发［2017］10 号），针对抗菌药物临床应用管理中仍存在的薄弱环节，提出以下要求：①高度重视抗菌药物临床应用管理工作。②严格落实抗菌药物临床应用管理有关要求。③加强抗菌药物临床应用管理技术支撑体系建设。④加强抗菌药物临床应用和细菌耐药监测与评价。⑤加强抗菌药物临床应用重点环节管理。⑥加强督导检查和结果运用。⑦明确责任部门和责任人。通过《医疗机构碳青霉烯类抗菌药物及替加环素使用情况信息表》进行分析，采取针对性措施，有效控制碳青霉烯类抗菌药物和替加环素耐药。利用《抗菌药物临床应用管理的责任部门和责任人信息表》，要求责任部门和责任人切实履行职责，推进抗菌药物临床合理使用，有效遏制细菌耐药。

对比学习《美国医院 ASP 核心要素核查表》精髓要领，结合本院实际，让我们更便捷、更科学、更客观、更系统地开展抗菌药物临床合理使用管理工作。

（颜青）

91. 抗病毒药物的发展方向：广谱 or 精准

解读文献：《抗菌药物的使用教训在抗病毒药物中的应用》

文献标题：Applying antibiotics lessons to antivirals.
原文作者：David W. Martin Jr, Elena Bekerman, Shirit Einav.
刊载信息：Science，2015，348(6242)：1437.

SARS、禽流感、中东呼吸综合征、埃博拉出血热、寨卡病毒……每年，威胁人类健康的新发或再发病毒清单在不断增加，我们该采取什么措施应对？人类在抗菌药物使用史中有哪些经验教训可供抗病毒治疗借鉴？病毒耐药性的产生机制是否与细菌的一样？在抗病毒治疗中我们该选择何种药物更为恰当，广谱 or 精准？让我们一起来看看美国三位专家的观点。

（1）反对广谱抗病毒药物，倡导精准抗病毒制剂：David W. Martin Jr. 对于"广谱抗病毒药物"很震惊。他认为使用窄谱抗菌药物，再辅以适当的针对性干预诊断，可以有效减少细菌耐药性的传播，上述情况很可能也适用于抗病毒药。但广谱抗菌药物会破坏人体内外细菌的多样性，这些微生物群对人体健康至关重要的观念越来越被接受。肠道微生物菌群的损伤，特别在发育早期，对于免疫系统和中枢神经系统的成熟和功能维持有着持久的负面影响。同样，肠道微生物菌群寄居的病毒成分对健康也很重要，广谱抗病毒药物有可能破坏我们肠道微生物群中的病毒成分。现今缓慢而昂贵的药物开发过程迫使业内去寻找一种"一药多治"的药物。然而，努力去控制病毒感染，不应像控制细菌感染一样，仅关注广谱药物，更应关注能发现、开发、生产和注册审批多种精准抗病毒制剂的技术平台，每个精准的抗病毒制剂只针对一种病毒。这类药物应该被开发、生产，并迅速高效地注册批准。例如在很多年里，世界上每年都可以成功获得有效的流感疫苗。他认为这主要是基于"精准医学"的兴起和对广谱抗菌药物所引发的一系列问题的深刻认识。

（2）病毒与细菌的耐药机制不同，提倡特效药和广谱药物的开发相结合。

而 Elena Bekerman 和 Shirit Einav 的观点则不同。他们觉得 Martin 反对使用"广谱抗病毒药物"的主要原因是广谱抗菌药物存在的严重缺陷。然而，Marti 所指的细菌耐药性的传播是不能直接适用于病毒的。细菌能传播抗菌药物耐药性，既可以通过抗菌药物耐药基因垂直传播给新一代，又通过基因转移机制甚至在远亲的物种之间横向共享或交换抗菌药物耐药基因。相比之下，病毒耐药性的演变是由其复制决定的。因此，病毒对广谱抗病毒药物产生耐药的可能性与治疗目标为单一病毒的抗病毒药物产生耐药的可能性相当。所以，他们不同意关于精准的抗病毒制剂能够减缓耐药性传播的陈述。广谱的、对耐药性有着更高基因屏障、以宿主为目标的方法，相对于精准抗病毒药物，能提供一个更为可行的方法来限制病毒耐药性。

毋庸置疑，抗菌药物曾挽救了数百万人的生命。它们可能是 20 世纪发达国家寿命显著延长的一个主要因素。因此，当过度使用和滥用抗菌药物的依据被监控时，不能就因为耐药性的出现而将广谱抗菌药物的使用定性为失败的用药策略。从人类疾病处于初期阶段理解病毒组及其作用（包括有利和不利的），Elena Bekerman 和 Shirit Einav 同意 Marti 关于广谱抗病毒疗法可能影响人类病毒组的观点。但是开发一种抗单个病毒药物所需的巨大的成本和困难，将会抵消这种可能性。在过去的十年里，最大的成功例子是开发出针对丙型肝炎病毒（HCV）的药物。然而，为实现这一目标花费了数十亿美元和十多年时间，并且药物可及性现在已经成为一个重大的挑战。因此，Elena Bekerman 和 Shirit Einav 提倡特效药和广谱药物的开发相结合，使全球健康保护和国家安全应对的准备更迅速。他们也意识到精准医学的价值，但新型抗病毒药物的需求是广泛和迫切的，因此不能让精准医学使得有效而低成本的全民干预远离我们。

（干铁儿　甘文思　刘晞照　覃金爱　孔晓明）

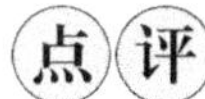

目前威胁全球健康的新兴和再度肆虐的病毒清单在不断增加。超过 11 000 人死于最近的埃博拉出血热暴发，每年更多的患者死于登革热以及新兴的其他病毒感染。面对这些病毒清单，我们该选择何种药物更为恰当，广谱 or 精准？来自美国两位专家在 2015 年 6 月的 *Science* 杂志上展开了"唇枪舌剑"。David W. Martin Jr. 反对"广谱抗病毒药物"，认为广谱抗病毒药物会和广谱抗菌药物一样，最后会导致病毒的耐药性。倾向于精准抗病毒制剂，即

每个精准的抗病毒制剂只针对一种病毒。Elena Bekerman 和 Shirit Einav 认为病毒耐药性的演变是由其本质上容易出错的复制决定的，病毒对广谱抗病毒药物产生耐药的可能性与治疗目标为单一病毒的抗病毒药物产生耐药的可能性相似。Elena Bekerman 和 Shirit Einav 同意 Marti 关于广谱抗病毒疗法可能影响人类病毒组的观点，但考虑到开发一种抗单个病毒药物巨大的成本和困难，认为可以特效药和广谱药物的开发相结合，使全球健康保护和国家安全应对的准备更迅速。在有效抗病毒药物研究开发的初步阶段，进行这种辩论，非常有益，可以明确我们的方向，减少可能的不良后果。未雨绸缪，难能可贵！

（肖永红）

92.　新瓶装旧酒旧药新用：GUMBOS 策略

解读文献：《GUMBOS 策略实现抗菌药物再利用：一种对抗多重耐药菌的新综合策略》

文献标题：Recycling antibiotics into GUMBOS：a new combination strategy to combat multi-drug-resistant bacteria.

原文作者：Cole MR，Hobden JA，Warner IM.

刊载信息：Molecules，2015，20（4）：6466 - 6487.

多重耐药菌的出现，再加上新抗菌药物研发的相对匮乏，已经迅速演变成一场全球危机。迫切需要制订现有抗菌药物应用的新策略。我们提出如下策略：将四类已经不再常规使用的 β-内酰胺类抗菌药物（氨苄西林、羧苄西林、头孢噻吩和苯唑西林）与众所周知的抗菌剂（二醋酸氯己定），制成一种以有机盐为基础的均匀物质（GUMBOS），作为传统联合用药策略的替代治疗。研究方法是采用微量肉汤稀释法评价原药（即氯己定和 β-内酰胺类抗菌药物）、GUMBOS 以及没有反应过的原药混合物对 25 株临床分离不同耐药菌的抗菌活性。使用成纤维细胞、内皮细胞和宫颈细胞株测定急性细胞毒性和疗效。使用平行的人工膜渗透方法预测肠通透性。研究结果显示：与没有反应过的原药混合物相比，由无活性的 β-内酰胺类抗菌药物和氯己定构成的

GUMBOS，在低浓度时就展示出了独特的药理特性和抗菌活性。同时发现 GUMBOS 用于表浅和慢性伤口的治疗时，可降低对损伤细胞的细胞毒性。由此认为，在多重耐药细菌引起的伤口感染治疗中，GUMBOS 有望成为替代用药。

将醋酸盐离子替换为 β-内酰胺类抗生素后，得到了 GUMBOS 的一阶溶解率。基于氯己定（又称洗必泰）的 GUMBOS 溶解率按以下顺序递减：苯唑西林≥氨苄西林≥头孢菌素≥羧苄西林，这个顺序与 GUMBOS 水溶性相同。所观察到的 GUMBOS 递减的溶解度，与其强大的亲油性和分子相互作用有关。GUMBOS 水溶性降低，与其潜在的生物利用度增多有关。事实上，把醋酸阴离子更改为抗生素，极大地促进了 GUMBOS 的肠道通透性（$P < 0.05$）。

总的来说，这种包含离子对的替代疗法将有效

执行联合药物治疗原则。将来的研究还包括调查其作用机制，确定 GUMBOS 的潜能，缓解其他常用联合药物治疗的疾病，并用体内动物模型评价药物的药代动力学行为。

（符文娟　干铁儿　宫小慧　刘玉岭　覃婷　傅建国）

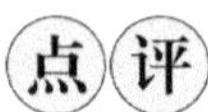

随着抗菌药物在临床上的广泛使用，特别是不

规范使用，多重耐药、泛耐药和全耐药菌出现，世界逐渐走向抗菌药物后时代，因此细菌耐药不仅仅是医学问题，现已成为全球关注的公共卫生问题。由于细菌耐药速度远快于新抗菌药物研发速度，因此在研发新药的同时，老药新用意义重大。GUMBOS 策略就是一个范例。它实现了对已有抗菌药物的再利用，使之在抗击多重耐药菌中发挥了一定作用。当然，这只是临床前研究结果，是否能真正用于临床还有很长的路要走。但这确为我们老药新用提供了一条新思路。

（吕媛）

93. 抗菌药物使用还是小心为妙

解读文献：《美国 CDC 指出：抗菌药物使用给患者带来危险》

文献标题：New CDC vital signs：antibiotic prescribing putting patients at risk.

刊载信息：https://www.cdc.gov/media/dpk/antibiotic - resistance/safer - healthcare/dpk - vs - safer - health - care.html[2017.4.23].

抗菌药物能拯救患者生命，但是不规范使用会导致患者出现过敏反应、超级耐药菌感染和致命性腹泻等不良后果，也会导致抗菌药物耐药性的发生，使得这些药物在未来发挥的作用逐渐减少。

如何更好地管理和应用抗菌药物？我们先来了解一下美国抗菌药物临床使用现状及美国抗菌药物合理使用的一些基本要求。

（1）现状

1）几个重要的数据如下。

- 1/2：超过一半的患者在医院接受抗菌药物治疗。
- 3 倍：一些医院的医师开出抗菌药物的量是其他医院医师的 3 倍。
- 30%：减少 30% 的高风险抗菌药物使用，会降低 26% 的致命性腹泻。

2）抗菌药物处方行为相差甚远，差错常见。

- 约有一半的患者在住院期间至少有一天的时间会接受抗菌药物的治疗。
- 医院临床医师所开抗菌药物处方最常用于的感染类型为肺部感染（22%）、尿路感染

（14%）和疑似耐药葡萄球菌引起的感染，如 MRSA（占 17%）。

- 大约有 1/3 的尿路感染药物治疗方案和重要且常见的万古霉素应用中，存在一个可能的错误：给药前未做适当的检验或评估，或给药时间过长。
- 部分医院的医师开具的抗菌药物量是相似地区其他医院医师的 3 倍之多。这之间的差距意味着需要进一步规范处方行为。

3）不规范的处方将患者置于危险境地。

- 尽管抗菌药物能挽救患者生命（如对威胁生命的全身感染败血症的及时治疗），但也可使患者陷入艰难梭菌感染的风险，该致命性腹泻引起每年至少 25 万的住院患者发生感染和至少 1.4 万人死亡。
- 对于最常导致艰难梭菌感染的抗菌药物，减少其使用量 30%（即全部抗菌药物的 5%），可使这种致命性的感染腹泻减少 25%。这些抗菌药物包括氟喹诺酮类、含 β-内酰胺酶抑制剂的 β-内酰胺类以及超广谱的头孢菌

素类。

- 接受强效广谱抗菌药物治疗的患者发生耐药菌二重感染的风险是其他患者的 3 倍。

（2）每次应用抗菌药物应做到以下几点

1）抗菌药物使用前应先做微生物培养并及时给药。

2）确保在病程记录中详细说明适应证、给药剂量以及预期疗程。

3）48 小时内再次评估，必要时调整抗菌药物或视患者病情停药。

（3）常见抗菌药物使用的特殊建议

1）尿路感染的抗菌药物使用。

- 确保标本培养结果反映真实的感染而不是定植。
  - 对患者尿路感染的症状和体征进行评估。
  - 确保尿液分析包含了每一次的尿培养结果。
- 按规定的疗程治疗，并确保出院后的治疗方法已充分考虑到住院期间的抗菌药物使用情况。

2）肺炎的抗菌药物使用。

- 确保症状确实是肺炎，而不是另一个非感染性的诊断。
- 按规定的疗程治疗，并确保出院后的治疗方法已充分考虑到住院期间的抗菌药物使用情况。

3）MRSA 感染的抗菌药物使用：核实在临床相关的标本中培养出 MRSA。不能使用万古霉素治疗甲氧西林敏感葡萄球菌引起的感染（和非 MRSA 所致感染）。

（4）美国如何开展抗菌药物管理

1）美国联邦政府正开展以下工作。

- 逐渐拓展国家医疗安全网以帮助医院跟踪抗菌药物的使用和耐药情况。
- 与临床医师和管理人员分享抗菌药物改进的建议和工具。
- 支持进行抗菌药物管理规范改进的网络系统。
- 帮助医院和卫生行政部门制订区域项目以改进抗菌药物的使用。
- 在退伍军人医院内开展抗菌药物管理项目来提高退伍军人的医疗保健。
- 奖励新抗菌药物的研发。

2）州和地方卫生行政部门。

- 熟悉州和地方的抗菌药物管理行动。
- 推进改善抗菌药物处方、防止抗菌药物耐药。
- 提供培训工具以帮助处方人员改进实际工作。

3）医院院长/行政管理人员。

- 采用抗菌药物管理项目，至少包括以下核查内容。
  - A 领导承诺：贡献必要的人力、财力和计算机资源。
  - B 问责制：指定某个领导者对项目结果负责。
  - C 药学专家：指定某个药学领导去支持改进抗菌药物使用。
  - D 行动：至少实施一个抗菌药物使用改进行动，如需要在 48 小时内重新评估，来检查药物的选择、剂量和持续时间是否正确。
  - E 跟踪：监控抗菌药物使用和抗菌药物耐药的类型。
  - F 报告：定期向医务人员通报抗菌药物使用及耐药情况，以持续改进。
  - G 教育：提供抗菌药物耐药和抗菌药物规范使用等内容的培训。
- 和其他医疗机构一起合作，来预防医院感染、耐药菌传播和抗菌药物的耐药性。

4）医师和其他医务工作人员。

- 正确使用抗菌药物：获取细菌培养结果后，根据药敏情况使用正确的药物、剂量和疗程。根据细菌培养结果和患者检查情况，于 48 小时内再次对抗菌药物的使用进行评估。
- 记录每一个抗菌药物处方的剂量、疗程和用药指征。
- 始终对本医院的抗菌药物耐药类型保持警惕。
- 参与并引导改进抗菌药物临床应用。
- 关注每位患者的手卫生和其他医院感染控制措施的实施情况。

5）患者。

- 询问细菌培养结果是否出来，以确保医师开具正确的抗菌药物处方。
- 确保每个人在接触到自己之前进行手卫生，

留置导管的患者每天询问是否需要继续保留导管。

（刘荣辉　潘磊　廖丹　万艳春　张立国　徐虹　覃金爱　郑鹏）

点 评

本文主要介绍了美国抗菌药物临床使用的现状，临床抗菌药物使用前要进行微生物培养，使用期间要进行抗生素再评估等注意事项，以及常见抗菌药物使用的特殊建议，并且从美国联邦政府、州和地方卫生行政部门、医院院长/行政管理人员、医师和其他医务工作人员及患者等环节详细阐述了美国抗菌药物管理的模式。我国抗菌药物临床不规范使用、滥用现象严重，导致细菌耐药严重，急需抗菌药物使用和管理的规范。美国抗菌药物规范使用要求和管理思路和方法对我们有很好的启示作用！

（吕媛）

94. 抗菌药物能杀死病毒吗

解读文献：《抗菌药物管理与公众认知》

原文标题：Antimicrobial stewardship and public knowledge of antibiotics.

作　　者：Hwang TJ，Gibbs KA，Podolsky SH，et al.

刊载信息：Lancet Infect Dis，2015，15(9)：1000-1001.

抗菌药物能否杀死病毒吗，对于专业人员觉得这个问题很简单，但公众则答案不一，他们的正确率是多少，对抗菌药物的使用会产生什么样的影响呢？接下来看来自 *Lancet* 的数据调查。

Haley Morrill 和 Kerry LaPlante 报道，美国的几个州已经宣布了通过医护人员加强抗菌药物使用管理的政策。2015 年 3 月，在承认抗菌药物耐药的公共卫生威胁及其产生的经济成本的基础上，奥巴马政府承诺到 2020 年实现以下目标：门诊患者不合理抗菌药物使用率比 2011 年减少 50%，住院患者不合理抗菌药物使用率比 2011 年减少 20%。尽管如此，控制抗菌药物耐药的国家计划，并未解决患者自身的认识和期望值对抗菌药物过度使用的影响。

根据来自国家科学基金会的数据，在美国进行的公众知识和科技理解力的调查结果表明，抗菌药物公众认知仍不尽如人意。在全国范围内，对于这个问题："病毒和细菌一样能够被抗菌药物杀死，真的还是假的"，回答的正确率从 1990 的 30%上升到 2000 年的 50%，之后到 2012 年基本上趋于稳定。女性回答这个问题的正确率（51%）高于男性（44%）。没有接受高等教育的受访者回答这个问题的正确率（37%）低于有大学学历的受访者（70%）。对于抗菌药物不杀死病毒这个问题，西班牙人（29%）和非西班牙裔黑人（35%）也比非西班牙裔白人（63%）回答的正确率低。在欧盟进行的平行调查显示，46%的受访者正确回答了抗菌药物对病毒没有作用。中国和印度的受访者回答这个问题的正确率更低，提示未来传染病控制对新兴经济体的困扰，将愈演愈烈。

"抗菌药物对病毒感染无效"等公众知识的欠缺，可能是导致抗菌药物处方用药过量的原因之一。众所周知，开具处方的医师和患者双方的知识和态度，会影响抗菌药物处方。然而，关于国民公众知识对抗菌药物使用影响的实验数据很少。继续进行全球抗菌药物公众认知调查为决策者设计更有效措施提供依据，以提高公众对"谨慎使用抗菌药物必要性"的认识。

调查数据表明，影响公众认知的显著因素包括民族、原籍、性别和教育背景等因素，说明增强底层民众相关知识教育的重要性。之前的研究表明，父母社会经济地位低的儿童，医师不合理使用抗菌药物的比例更高。这可能是由于儿童父母对使用抗菌药物的期望值的差异。例如,拉丁裔的父母比非西班牙裔白人父母更有可能在儿童感冒时希望医师予以使用抗菌药物。针对社会经济地位低的地区进行处方控制,可能会对抗菌药物使用的整体情况产生影响。延迟使用抗菌药物或者不开抗菌药物处方与患者"使用抗菌药物必要性"的认识有关,表明通过各种措施努力减少抗菌药物处方,可以对患者正确掌握抗菌药物相关知识和降低抗菌药物使用率产生良性影响。

公共卫生官员和临床医师必须更好地对抗菌药物公众认知进行评估,以设计和落实更有效的干预措施,促进相互理解,鼓励合理使用抗菌药物。

（潘瑜　刘玉岭　傅建国　廖丹）

95. 医院抗菌药物管理计划核心要素

解读文献:《医院抗菌药物管理计划核心要素的概要》

文献标题:Core elements of hospital antibiotic stewardship programs.

刊载信息:http://www.cdc.gov/getsmart/healthcare/implementation/core-elements.html[2017.4.23].

美国 CDC 在 2014 年列了医院抗菌药物管理计划核心要素的一个导引,以前的研究证明了这个清单中的内容有助于改善抗菌药物的使用。本文介绍了美国抗菌药物管理计划的核心内容,使大家对相关的指南有更深刻的了解。

（1）医院抗菌药物管理计划核心要素的概要

1）领导支持:投入必要的人力、财力和信息技术资源。

2）问责:指定一名能为计划负责的主要责任人。成功的经验表明选用医师作为责任人效果较好。

3）药物专家:任命一名药剂师负责相关工作,以改善抗菌药物的使用。

4）行动:实施至少一条管理建议,如经过一段时间的初始治疗后(使用抗菌药物 48 小时后,"抗菌药物超时"),对持续的抗菌药物治疗进行系统评价。追踪:监测抗菌药物处方和耐药模式。

5）报告:定期对医师、护士和相关工作人员报告抗菌药物使用情况和耐药情况。

6）教育:对临床医师开展关于耐药性和最佳抗菌药物处方的培训。

（2）领导的支持:抗菌药物管理项目成功的关键是领导支持,包括以下多种形式。

1）机构应有一个正式声明,支持努力监测和改善抗菌药物的使用。

2）将与管理相关的责任纳入到领导述职和年度绩效考核评定工作中。

3）部门的工作人员有充足的时间投入到管理项目中。

4）开展相关的培训和教育。

5）确保支持管理活动的多个部门参与到抗菌药物管理项目中。

（3）问责制和药学专家项目管理负责人

1）确定一个负责人负责项目的产出,最好为医师。

药剂科负责人:指定一个药剂科负责人,共同为项目负责。

经过传染病和/或抗菌药物管理正式培训的领导将有益于管理计划的实施。较大的机构通过聘用全职员工进行管理,而相对较小的机构则安排包括兼职人员、非现场专家和住院医师来完成管理工作。

2）关键支持人员。

- 临床医师和科室主任:作为开具抗菌药物处方的临床医师在参与医院抗菌药物使用和改善中起着至关重要的作用。

- 感染预防专家和医院感染流行病学家:广泛地协调监测和预防罹患卫生保健相关感染疾病,并提供数据统计、分析和报告。还可以协助监测和报告抗菌药物耐药性和 CDI 趋势,教育员工合理使用抗菌药物的重要性,优化抗菌药物使用策略。

- 质量改进的部门：是优化抗菌药物使用的重要合作伙伴，因为优化抗菌药物使用是一个涉及医疗质量和患者安全的问题。
- 实验室工作人员：指导正确使用测试和结果。他们还可以提供抗菌药物耐药性的报告，即抗菌谱，以指导经验性用药。与实验室工作人员合作，以确保实验报告提供正确的数据，以指导抗菌药物的合理使用。
- 信息技术人员：将管理协议整合到现有的工作流程至关重要。例如在治疗关键点嵌入相关信息和协议（如在特定仪器上可以快速获取处方指南的关键点）；执行临床抗菌药物使用原则；创建在关键情况下评估抗菌药物的提示，并帮助收集和报告抗菌药物使用相关数据。
- 护士：需确保使用抗菌药物之前进行相关的培训。此外，作为日常工作职责的一部分，护士应对药物进行核对，并能及时讨论抗菌药物治疗、适应证和持续时间。

（4）实施政策和干预措施以改善抗菌药物的使用

1）要点：实施支持最佳抗菌药物使用的政策。

利用具体的干预措施，可分为三类：广泛的、药房主导的及针对特定的感染和症状的干预措施。

避免同时实施太多的政策和干预措施；基于医院需求优先实施部分干预措施，医院需求应由整体使用指标、其他追踪和报告指标来定义。

2）支持最佳抗菌药物使用的政策：在所有情况下都应实施支持最佳抗菌药物处方的政策，例如：①记录剂量、持续时间和适应证。②制订和实施医院具体的治疗建议。根据国家指导方针、地方药物敏感性和规定的选项，制订具体医院的治疗建议可优化抗菌药物的选择和持续时间，尤其是针对抗菌药物常见的适应证，如社区获得性肺炎、尿路感染、腹腔内感染、皮肤和软组织感染以及手术的预防用药。

3）改善抗菌药物使用的干预措施：根据医院的需求、资源的可用性和专业知识选择干预措施，管理方案应注意不要一次实施过多的干预措施。

管理干预措施被列为以下三类：广泛的、药房主导的及特定的感染和症状的干预措施。

- 广泛的干预措施。

- 抗菌药物"暂停（time out）"：当正在获取诊断信息时，通常凭借经验对住院患者使用抗菌药物。然而，当获得了更多的临床和实验室数据（包括培养结果）后，提供者往往不会重新考虑抗菌药物的选择。当临床描述更清晰，获得了更多的有用的诊断信息时，抗菌药物"暂停"提示应对抗菌药物持续需求和选择进行再评估。所有临床医师在使用抗菌药物治疗 48 小时后，应通过回答以下关键问题对其进行审查：这个患者患有对抗菌药物有反应的感染吗？如果有，该患者抗菌药物的选择、剂量和给药途径正确吗？可以使用一种更有针对性的抗菌药物来治疗感染吗（降阶梯疗法）？该患者应接受多久的抗菌药物治疗？

- 事先授权：一些机构根据抗菌谱、成本或毒性，限制某些抗菌药物的使用，以确保在开始治疗前，抗菌药物的使用需经专家进行审查。这种干预需要专家具备抗菌药物使用和感染性疾病的专业知识，以及授权能够及时完成。

- 前瞻性审核和反馈：对危重患者及使用广谱或多种抗菌药物的情况，抗菌药物专家对抗菌药物治疗的外部评价有利于优化抗菌药物的使用。前瞻性审核和反馈不同于抗菌药物"暂停"，因为审核是由治疗团队以外的工作人员进行的。审计和反馈需要具备专业知识，一些较小的机构成功得通过聘请外部专家对病例进行审查并给予建议。

- 药房主导的干预措施：在适当的情况下，以及对抗菌药物有较好的吸收（如氟喹诺酮类、复方磺胺甲噁唑、利奈唑胺等）时，可通过减少对静脉注射的需求，主动将抗菌药物静脉治疗改为口服治疗以提高患者的安全。

当患者有器官功能障碍时适当调整剂量。优化剂量包括基于治疗用药监测结果进行的剂量调整，优化高度耐药菌的治疗方案，使抗菌药物渗透到中枢神经系统的最佳剂量。存在不必要的重复治疗时自动报警。特殊抗菌药物处方医嘱达到一定时限时会自动停止。检测和预防抗菌药物相关的药物间相互作用。

- 感染和综合征的特定干预措施：以下措施旨在改善特定感染综合征的抗菌药物处方，不适用于治疗严重感染或败血症。
  - 社区获得性肺炎。干预重点应放在提高诊断的准确性，根据培养结果调整方案，优化治疗的持续时间。
  - 尿路感染。干预重点为避免对无临床症状的患者进行不必要的尿培养和抗菌治疗，确保感染患者得到基于当地细菌敏感性结果和推荐时间的合适的治疗方案。
  - 皮肤和软组织感染。干预重点为不应使用超广谱抗菌药物和确保抗菌药物使用疗程合理。
  - 耐甲氧西林金黄色葡萄球菌感染。很多情况下，如患者无 MRSA 感染或转变成产 β-内酰胺酶细菌或甲氧西林敏感的金黄色葡萄球菌，应停止使用 MRSA 治疗方案。
  - 艰难梭菌感染。停止不必要的抗菌药物治疗，提高 CDI 治疗方案的临床反应，减少复发。
  - 有微生物培养证据的侵入性感染。侵入性感染（如血流感染）相关的抗菌药物使用较易改善，因为培养和敏感性试验结果能提供使用合理的抗菌药物的依据。

（5）抗菌药物使用的追踪、报告和结果

1）监测抗菌药物处方：监测是确定改善抗菌药物使用和评估改善效果的关键。对于监测的评价可能涉及过程（是否按照预期执行政策和指导方针）和结果（是否有改善抗菌药物使用和患者预后的干预措施）。

2）抗菌药物使用的过程评估：对抗菌药物的使用或抗感染治疗进行定期评估，以确定其使用质量。使用有 CDC 研发的如抗菌药物使用的标准化评估工具或抗菌药物审计机制将大有益处。可以通过基于药房记录或出院诊断描绘的回顾性图表进行评估。另一种干预措施即向临床医师反馈监测结果也是一种重要的干预和追踪反馈方式（如接纳）。

3）抗菌药物使用的测量指标：运用抗菌药物治疗天数（DOT）或抗菌药物限定日剂量（DDD）测量抗菌药物使用的情况，DOT 是使用或发放到一个特定的患者的任何抗菌药物的数量的总和（分子）除以标准化分母（如患者日、停留日、住院日）。如果一个患者连续 10 天接受两种抗菌药物，那么 DOT 的分子应该是 20。抗菌药物使用的另一个测量指标是抗菌药物限定日剂量（DDD），这个指标通过统计购买、发放或使用的各种抗菌药物的总克数评估医院抗菌药物使用的情况，DDD 通常可以通过药房系统获得，而药房系统是不能估算 DOT 的。与 DOT 相比，DDD 不适合用于儿童抗菌药物的评估，对于如肾功能不全导致药物排泄功能弱化的患者的评估也存在一定问题，作为基准在医院之间比较也不准确。然而，随着时间的推移，运用一致的方法进行追踪时，DDD 是一个评估改进效果的良好指标。除了衡量医院整体抗菌药物使用情况外，抗菌药物管理方案也应重点分析具体抗菌药物和在医院的哪个部门实施管理行动。例如，促进抗菌药物治疗社区获得性肺炎（CAP）的效果评估应通常在内科病房实施，而非外科病房。作为美国国家医疗保健安全网（NHSN）的一部分，CDC 已经开发出一种抗菌药物使用（AU）管理系统，能自动收集和报告每月的 DOT 值，能进行总体分析或具体药物的分析或不同医院的分析。

4）结果测量指标：追踪临床结果能衡量抗菌药物使用的干预措施的影响效果。改善抗菌药物的使用与医院 CDI 的发病率显著相关，当前医院应对 CDI 的挑战使得抗菌药物管理成为重要目标。这项措施的优点是，大多数急性护理医院已将监测和向 NHSN 报告 CDI 相关信息作为医疗保险和医疗补助服务中心医院住院质量报告计划的一部分。

减少抗菌药物耐药性是改善抗菌药物使用的另一个重要目标，并提出了另一种衡量方法。抗菌药物耐药性的发展和传播是多因素的，并且评估改善抗菌药物使用对耐药率的影响的研究也显示出了混杂的结果。评估耐药性的管理干预措施的影响的最佳时机是当测量专注于患者入院后重新获得的病原体时（当患者在管理干预措施的影响之下时）。已证明在患者层面监测耐药性（如患者发展成耐药的重复感染的比例）是有用的。

管理项目可能会显著节省年度药物成本，当其他成本都包括在内时节省会更大。节余对获得抗菌药物管理项目的支持很有帮助。医院监测抗菌药物成本时应在实施管理项目前考虑到评估哪些抗菌药物的成本在上升。经过最初的一段时间的显著的成本节省,抗菌药物的使用模式和节余通常会较稳定,所以不能期望抗菌药物的使用和费用会持续下降,但是继续加强管理以维持成果是很重要的,因为如果项目终止抗菌药物的成本将会增加。

（6）教育:抗菌药物管理项目应包括定期更新抗菌药物处方、抗菌药物耐药性信息及传染病管理,以解决国家和地方问题。共享关于抗菌药物使用的具体信息是促进处方改进的一种工具,特别是在类似的患者护理机构、抗菌药物使用模式广泛改变的情况下。可以通过多种方式提供关于抗菌药物使用的教育,如在正式和非正式场合进行教学演示,通过海报、宣传页、通讯（或电子邮件）向工作人员发送相关信息。另一种有用的方法是当抗菌药物治疗方案发生变化时,与供应商一起审核去识别化的案例。也可以开发和利用网络教育资源。将相应的干预措施和结果的评价进行配对后,发现教育是最有效的措施。

（7）抗菌药物管理的新发展:改善抗菌药物使用的策略和抗菌药物管理的最佳实践证据是不断变化的。信息技术与临床数据的演示和抗菌药物使用

决策的整合将随着电子健康记录的容量和能力的增加而扩大。诊断实验室测试开辟了另一个领域,快速诊断实验已成功地将一些管理方案进行了组合,并将可能成为管理工作的重要补充,如降钙素原,运用肽核酸探针（PNA FISH）进行荧光原位杂交技术和基质辅助激光解析电离飞行时间（MALDI - TOF）串联质谱分析技术。在患者护理过程中使用这些诊断工具是一个极令人感兴趣的领域,并需要进一步的研究以确定他们如何才能最好地应用于管理工作。正在开展的另一个领域能更好地塑造抗菌药物管理干预措施对阻力的影响。努力提供越来越多的设施支持以优化抗菌药物的使用,未来还需要开展相应的工作以评估哪些干预措施或目标抗菌药物在对抗抗菌药物耐药方面产生最大的好处。为了支持这项工作,CDC NHSN 在 2014 年夏季推出了抗菌药物耐药性（AR）选项,以使用一个标准化的方法评价抗菌药物耐药性数据。

（罗万军　潘瑜　龙岩　张培金　胡潇云　徐子琴　廖丹）

96. 2016 年美国《IDSA 和 SHEA"实施抗生素管理项目"指南》

解读文献:《干货精简版‖2016 年美国〈IDSA 和 SHEA"实施抗菌药物管理计划"指南〉》

文献标题:Implementing an antibiotic stewardship program: guidelines by the infectious diseases society of America and the society for healthcare epidemiology of America.

原文作者:Barlam TF, Cosgrove SE, Abbo LM, et al.

刊载信息:http://www.shea-online.org/guidelines-resources.

住院患者（包括长期护理机构在内）抗生素管理干预实施和评估的循证指南由美国感染病协会（IDSA）和美国医疗保健流行病学协会（SHEA）组织的多学科专家小组编写。该小组包括了众多临床医生和研究人员,专业背景覆盖内科学急诊医学、微生物学、重症医学、外科学、流行病学、临床药学,以及成人和儿童感染性疾病等。这些推荐意见为抗生素管理项目（ASP）如何影响抗生素的合理化使用提供了最好的策略。

IDSA、SHEA 以及儿科感染性疾病协会（PIDS）对"抗生素管理"的定义达成共识,即"是一种协作性的干预,旨在通过促进选择最佳抗生素试剂,包括剂量、疗程,以及给药途径,提高和衡量抗生素的合理使用"。抗生素管理的益处包括改善患者预后、减少不良事件[如艰难梭菌感染（CDI）]、提高对靶向抗生素的敏感率,以及优化配置持续治疗所需资源。IDSA 和 SHEA 坚信,有额外 ASP 培训的感染性疾病医师是负责 ASP 的最佳人选。

IDSA/SHEA 对于实施 ASP 的建议总结见下文。专家组沿用了制订其他 IDSA 指南的程序,包

括使用 GRADE 系统（推荐评估、制订与评价的分级）对证据的质量和推荐的强度进行系统权衡。每项建议的相关方法、背景和证据总结的详细描述可以根据刊载信息查询在线指南全文。"抗生素"在此指南中代替"抗微生物"，但两者视为同义词。

实施 ASP 的建议

● 干预措施

（1）ASP 能通过预授权和/或处方预审及反馈的干预方式提高抗生素的合理使用及患者预后吗？

建议：与没有干预相比，推荐使用预授权和/或处方预审及反馈的干预方式（强推荐，中等质量）。

点评：预授权和/或处方预审及反馈可改善抗生素的使用，也是任何抗生素管理项目的核心部分。ASP 可以根据医院是否有足够的可以支持长期干预的资源，来决定使用一种或两种干预措施，但采取一些干预是必要的。

（2）说教式教育是一项减少抗生素不合理使用的干预措施吗？

建议：不推荐单纯依靠说教式教育资料进行抗生素管理（弱推荐，低质量证据）。

点评：讲座或下发信息手册之类的被动教育活动应该是其他抗生素管理活动的补充。学术医疗中心和教学医院应该将抗生素管理基本原则纳入基础课程和临床课程中。

（3）ASP 应该制订和实施医疗机构自己的针对常见感染病及症状的临床实践指南，以改善抗生素使用及患者预后吗？

建议：我们推荐 ASP 制订医疗机构自己的临床实践指南，并佐以推广及实施策略（弱推荐，低质量证据）。

点评：医疗机构根据当地流行病学情况，研究制订本机构自己的临床实践指南，是规范处方的一种有效做法。如果可能的话，应制订针对常见感染病及症状的临床实践指南。此外，应参与编写临床路径、指南及其他涉及抗生素的使用但由其他部门制订的医嘱。

（4）对于有特殊感染病综合征的患者 ASP 是否应该实施针对性的干预来改善抗生素的使用与临床疗效？

建议：对于有特殊感染性疾病综合征的患者，我们建议实施针对性的干预来改善抗生素的使用与临床疗效（弱推荐，低质量证据）。

点评：对有特殊感染病综合征的患者进行针对性的干预，可以通过明确的信息，强化临床指南和路径，持续有效地改善处方使用。应该定期评估有必要进行针对性干预的领域，并相应地调整他们的行为。这种方法尤其适合于那些拥有可靠的办法，发现适合评估的患者人群的 ASP。

（5）是否应该实施能减少抗生素相关艰难梭菌（CDI）高风险的干预措施？

建议：与没有此类措施的 ASP 相比，我们推荐使用能减少抗生素使用相关 CDI 高风险的抗生素管理措施（强推荐，中等质量证据）。

点评：当精心打造干预措施时，ASP 的目标中应该优先考虑降低抗生素相关 CDI 高风险。

（6）在没有 ASP 直接参与的情况下，鼓励有处方权的医师，权威审核抗生素的合理性，能否提高抗生素的合理使用情况？

建议：我们建议使用一些策略［如，抗生素暂停（time-outs）、停止医嘱］来鼓励有处方权的医师对抗生素使用进行常规点评，从而改善抗生素处方质量（弱推荐，低质量证据）。

点评：有关让有处方权的医师点评抗生素的数据是很有限的。但成功的项目显示需要方法学支持，包括说服和强行推进，如果没有这样的机制，这些干预措施的效果可能会微乎其微。

（7）ASP 是否应该把在电子病历中整合了开处方时所需的信息化临床决策支持系统作为 ASP 的一个部分，以提高抗生素的使用？

建议：我们建议在开具抗生素处方时将信息化临床决策支持系统整合进 ASP 中（弱推荐，中等质量证据）。

点评：用信息化临床决策系统支持有处方权的医师，应该只在有足够信息技术资源的情况下实施。不过，信息化监测系统可以综合电子病历和其他来源的数据，帮助 ASP 识别干预时机，从而简化 ASP 工作流程。

（8）ASP 是否应实施那些能促进抗生素循环使用（cycling）或混合使用（mixing）的策略，以减少抗生素耐药？

建议：我们不建议将抗生素循环使用，作为管理策略（弱推荐，低质量证据）。

点评：现有数据不支持循环使用抗生素作为一项 ASP 策略进一步的研究不大可能改变这个结论。由于抗生素混合使用的临床数据极少，我们无法给出关于其效用的任何建议。

● 优化抗生素使用

（9）对于接受静脉输注（Ⅳ）抗生素的住院患者，如果采用相应的药代动力学（PK）监测和调整方案可以改善患者临床预后并减少费用吗？

建议：我们建议医院开展针对氨基糖苷类抗生素的 PK 监测和调整方案（强推荐，中等质量证据）。

我们建议医院开展针对万古霉素的 PK 监测和调整方案（弱推荐，低质量证据）。

点评：进行 PK 监测和调整方案能降低抗生素费用、减少不良反应，应鼓励这些项目的实施并提供这方面的能力培训和评估。这些项目的实施应结合到常规药学行动中。

（10）对于住院患者 ASP 是否应提倡基于药代动力学（PK）/药效学（PD）原理的替代给药策略以改善患者预后，降低广谱 β-内酰胺类抗生素和万古霉素费用？

建议：对于住院的患者，相较于广谱 β-内酰胺类的常规给药我们建议 ASP 倡导实施替代给药策略以降低成本（弱推荐，低质量证据）。

点评：尽管广谱 β-内酰胺类抗生素选择性给药方法与改善预后的相关数据有限，但这些措施与节约抗生素成本有关。应考虑实施该策略，但必须顾及由此带来的后续问题比如护理、用药知识宣教和需要专门的静脉通道等。考虑到证据有限，我们无法提供对万古霉素替代用药有益的任何建议。

（11）ASP 是否应该实施增加口服抗生素使用的措施，以达到提高疗效或降低成本的策略？

建议：我们建议 ASP 能采取措施，同时增加：①合理使用口服抗生素作为初始治疗药物；②及时把静脉给药改为口服（强推荐，中等质量证据）。

点评：增加合理口服抗生素的使用可降低住院费用、缩短住院时间，比起其他策略，同一种抗生素由静脉给药改为口服并发症更少，适用于大多数医疗机构。这些行为应纳入药剂科的日常活动中。ASP 应该实施策略来评估哪些患者通过口服能够安全地完成治疗，从而减少对静脉导管的需求以及避免门诊患者的肠外治疗。

（12）对于 β-内酰胺类过敏史患者 ASP 是否应积极推行过敏评估，以改善对一线抗生素的使用？

建议：β-内酰胺过敏史的患者，我们建议 ASP 要积极进行过敏评估，必要时进行青霉素（PCN）皮试（弱推荐，低质量证据）。

点评：过敏评估和 PCN 皮试可以提高一线药物的使用。但它作为 ASP 的首要干预措施仍有许多不明确的地方。然而，应该鼓励医务人员开展这种评估。在有条件进行皮试的机构，应与变态反应专科医师共同积极推进过敏测试及治疗策略。

（13）ASP 是否应该采取干预以缩短抗生素治疗周期至最短有效疗程？

建议：我们建议 ASP 实施减少抗生素治疗时间至最短有效疗程的指南或策略（强烈推荐，中等质量证据）。

点评：ASP 的一项重要行动是根据患者的个体化因素，推荐相应的疗程。适用方法包括制订关于疗程具体建议的书面指南，包括将疗程建议作为预授权或 PAF 过程的一部分，或在开具抗生素医嘱时确定疗程（如通过电子处方系统）。

● 微生物和实验室诊断

（14）ASP 是否应该与微生物实验室合作，制订分层药敏谱而不是未分层的药敏谱？

建议：为协助 ASP 制订经验性治疗指南，我们建议对药敏谱进行分层，而不仅依靠未分层的药敏谱（弱推荐，低质量证据）。

点评：虽然目前仅有有限的证据显示分层药敏谱（如依据地理位置或年龄）可以改进经验性抗生素治疗，但药敏谱分层可以显示药物敏感性方面的重要差异，从而协助 ASP 建立优化治疗的建议和指南。

（15）ASP 是否应与微生物实验室合作，对抗生素敏感测试结果进行选择性或分级性报告？

建议：我们建议对抗生素敏感测试结果，进行选择性或分级性报告，而不是报告所有抗生素的测试结果（弱推荐，低质量证据）。

点评：虽然只有有限的证据证实抗生素的选择性和分级性报告对处方有直接影响，但抗生素选择性和分级性报告的某些形式是合理的，这一方式一经执行，应当审阅处方以确保没有发生非预期的后果。

（16）为减少抗生素的不合理使用 ASP 应该提

倡使用快速呼吸道病原体病毒检测技术吗？

建议：我们建议使用针对呼吸道病原体的快速病毒检测技术，从而减少抗生素的不合理使用（弱推荐，低质量证据）。

点评：虽然快速病毒检测技术很可能减少抗生素不合理使用，但结果尚不一致。对于 ASP 的积极干预是否能改善这一结果，此方面的研究甚少。

（17）ASP 是否应提倡针对血液标本的快速诊断性检测，以优化抗生素治疗方案改善临床预后？

建议：我们建议在传统的血培养之外，推行血液标本的快速诊断（弱推荐，中等质量证据）。

点评：快速诊断检测会进一步普及。因此，必须推出一套流程和干预措施来帮助临床医师对检测结果进行合理的解释和应对。

（18）在 ICU 疑似感染的成人患者中，是否应该提倡使用 PCT（降钙素原）检测作为减少抗生素使用的一种手段？

建议：在 ICU 疑似感染的成人患者中，我们建议利用连续 PCT 检测作为 ASP 干预措施，以减少抗生素使用（弱推荐，中等质量证据）。

点评：虽然欧洲地区已有随机对照试验表明，通过采取 PCT 检测技术可以减少抗生素使用。但是，在除欧洲外的其他地区包括美国还缺乏类似的研究数据支持。这些地区抗生素处方形式及管理模式都各有不同，如果计划执行这一措施，那么必须建立流程和指南以帮助临床医师更好地理解和面对这一措施带来的结果，并且必须对这一措施是否达到了时间和资源的最佳利用进行评估。

（19）在血液肿瘤患者中 ASP 是否应倡导结合非培养技术检测的真菌标志物以优化抗真菌药物的使用？

建议：对于侵袭性真菌病（IFD）感染风险的血液肿瘤患者，我们建议 ASP 干预结合非培养技术检测的真菌标志物（nonculture-based fungal markers）以优化抗真菌药物的使用（弱推荐，低质量证据）。

点评：对于血液肿瘤患者，在 ASP 现有的优化抗真菌药物干预措施中，可以考虑整合非培养真菌标志物的方式。这些干预措施必须与一线团队（如血液肿瘤科）密切合作。为了成功完成这个方案，抗生素管理者必须具备抗真菌治疗及诊断的专业知识。对于其他患者，这些非培养真菌标志物的价值尚不明确。

● 衡量方法

（20）哪些综合指标能最好地反映 ASP 其干预措施的成效？

建议：我们建议测量抗生素使用，用治疗天数（DOT）来测量，比用限定日剂量（DDD）更好一些（弱推荐，低质量证据）。

点评：每一个 ASP 必须根据抗生素分层来衡量抗生素的使用情况。衡量抗生素的使用情况，应优先选用 DOT，但在无法获得患者抗生素使用数据的情况下，可以作为备选指标。对于本机构内抗生素合理使用衡量方法，ASP 应通过审查其是否依从于当地或国家指南来评价其规范性（尤其是在评估靶向干预措施的结果时），并与临床医师分享这些数据，让他们知晓自己的行为。尽管艰难梭菌感染（CDI）率和抗生素耐药率不能反映 ASP 的影响（因为这些结果受患者人群、感染控制及其他因素的影响），但这些结局可用于衡量靶向干预措施的效果。

（21）为评估 ASP 及其干预措施的成效，什么是衡量抗生素所需费用的最佳指标？

建议：我们建议根据处方或给药记录来衡量抗生素所需费用，而不是采购数据（良好实践推荐）。

（22）针对特殊感染病综合征患者，衡量干预对改善抗生素使用和临床预后影响的最佳指标是什么？

建议：应该采纳那些可以反映综合征特定干预策略目的和规模的指标（良好实践推荐）。

● 特殊人群

（23）为降低不必要的抗生素使用并改善预后，应该为发热和中性粒细胞减少症状的血液-肿瘤患者制订医院本身的针对性临床指南吗？

建议：与没有相关措施相比，建议 ASP 为发热和中性粒细胞减少症状的血液-肿瘤患者，制订医院本身的针对性临床指南（弱推荐，低质量证据）。

点评：临床指南的实施和推广可成功应用于癌症患者的发热和中性粒细胞减少症状的管理，应大力提倡。

（24）在接受抗真菌治疗的免疫抑制患者中，ASP 干预可以改善药物使用及预后吗？

建议：我们建议执行 ASP 干预措施以改进免疫

抑制患者中抗真菌药物的合理使用（弱推荐，低质量证据）。

点评：医疗机构如果有大量免疫抑制患者，ASP采用抗真菌药物的干预措施可显示出其益处。这些干预措施必须与一线团队（如血液肿瘤、实体器官移植团队）密切合作。为使项目成功，抗生素管理人员需培养抗真菌治疗及真菌感染诊断方面的专业能力。

（25）在养老院和专业护理机构的患者，抗生素管理策略是否降低了不必要的抗生素使用并改善了临床预后？

建议：在养老院和专业护理机构，我们建议实施抗生素管理策略来降低不必要的抗生素使用（良好实践推荐）。

点评：在养老院和专业护理机构实施ASP是非常重要的，同时必须让照护点的医疗服务人员参与进来才可能获得成功。传统的临床医师-药剂师组合在这种机构内有可能不存在，因此这些机构可能需要通过投资其他方式，如通过远程医疗会诊来获得感染病专家的指导，以期达到审核及优化抗生素使用的目的。

（26）抗生素管理措施是否减少了新生儿重症监护室（NICU）内抗生素的不合理使用和/或细菌耐药？

建议：我们建议在NICU运用抗生素管理措施，减少抗生素的不合理使用和/或细菌耐药（良好实践推荐）。

（27）ASP的干预措施能否降低疾病终末期患者的抗生素使用？

建议：对于疾病终末期的患者，我们建议ASP为临床人员对有关抗生素使用的决定，提供支持（良好实践推荐）。

（陈文森　傅建国　干铁儿　葛茂军　顾兵　黄英男　江佳佳　孔懿　李连红　廖丹　刘波　刘聚源　乔甫　苏逸　王广芬　王淑颖　王伊伦　徐虹　徐子琴　杨乐　姚雨濛　张尧　张永祥　胡必杰　宋晓岩　张卫红　高晓东）

97. 引导与强制的博弈：教育干预在抗菌药物管理中作用有多大

解读文献：《某三级医院关于减少ICU碳青霉烯类抗菌药物使用的教育干预》

文献标题：Failure of educational interventions to reduce use of carbapenems in the intensive care unit of a tertiary care hospital.

原文作者：Shashikala N, Joseph NM, Karnam AH, et al.

刊载信息：J Hosp Infect，2016，94(2)：130 - 131.

很多研究表明在抗菌药物引导方案中，教育干预的方法比强制性策略更有效。然而，教育干预是否普遍适用于全球各地区的医院仍然存在疑问，以下一项为期17个月的前瞻性研究对此问题进行了探讨。

该研究在印度一家三级护理中心的重症监护室（ICU）内进行，历时17个月，分三个阶段实施：①干预前：8个月；②干预期：1个月，实施集中的教育宣传活动；③干预后：8个月。研究旨在评价教育干预后，碳青霉烯类抗菌药物被合理应用于患者的比例，并确定教育干预措施实施前后使用碳青霉烯类抗菌药物的限定日剂量（DDD）。该研究实施的教育干预措施包括：全院范围内的大型会议、重点小组讨论以及发放文献进行学习等。对干预前和干预后的碳青霉烯类抗菌药物降阶梯使用模式和数据进行记录。试验共纳入75名患者，且进入ICU时已经使用碳青霉烯抗菌药物的患者及身患绝症的终末期患者未纳入该试验。干预前后患者的基线特征相似。教育干预前后该ICU使用碳青霉烯类抗菌药物的情况如下（表97-1）：

表 97-1　教育干预之前和之后的碳青霉烯抗菌药物使用情况

		干预前 例数（构成比）	干预后 例数（构成比）	X^2 检验 P 值
治疗	亚胺培南	56(74.7%)	58(77.3%)	0.141
	美罗培南	13(17.3%)	16(21.3%)	—
	多利培南	6(8.0%)	1(1.3%)	—
碳青霉烯类使用强度（每百床日 DDD 数）		14.74	14.29	—
经验性用药		61(81.3%)	60(80.0%)	—
基于指南指导的合理运用		14(37.3%)	15(40.0%)	0.836
使用碳青霉烯的时间（均数±SD）		5.87±4.10	5.41±4.11	0.494
降阶梯治疗	YES	12(16.0%)	17(21.3%)	0.676
	NO	31(41.3%)	28(37.3%)	—
	NA	32(42.7%)	30(40.0%)	—
处方医师	上级医师	48(64.0%)	60(80.0%)	0.044
	下级医师	27(36.0%)	15(20.0%)	—

DDD:限定日剂量;SD:标准差。

　　该干预试验尝试通过教育干预来提高临床医师合理使用碳青霉烯类抗菌药物的意识。然而教育干预后碳青霉烯类抗菌药物的每百床日 DDD 数与干预前并无明显改善。另外,在抗菌药物降阶梯治疗方面,虽然干预后有降阶梯治疗倾向,但并无统计学意义。

　　该研究提到,由于干预措施在短时期内集中实施,主要为"一过性"的措施,这可能导致干预措施对碳青霉烯类抗菌药物处方的影响结果令人失望。有研究也发现以研讨会形式和提供相关信息方式进行教育活动未能显著减少抗菌药物使用。然而通过强制性限制碳青霉烯类抗菌药物处方(开具碳青霉烯类抗菌药物处方需要高级权限),结果令人满意:碳青霉烯类抗菌药物使用密度(AUD)从 3.84 减少到了 0.75。目前也有较多学者推荐一种有效的控制方案:即首次使用碳青霉烯类抗菌药物须经感染性疾病专家许可。

　　（干铁儿　李素艳　林凯）

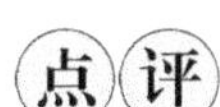

　　本文介绍了一项有关教育干预和强制管理在抗菌药物应用中作用的研究。尽管研究结果显示教育干预措施不如强制性管理措施那么令人满意,但其实教育和严格管理都是促进抗菌药物合理使用的重要措施。教育是基础,必须不断强化医师们对抗菌药物合理应用重要性的认识,提高他们抗菌药物应用水平。在此基础上的强制性管理措施也是必要的,比如文中所提到的"开具碳青霉烯类抗菌药物处方需要高级权限"。因为并非所有医师都非常熟悉抗菌药物,都能够很好地掌握像碳青霉烯类这样抗菌药物的适应证。一旦耐这类药物的细菌大量出现,传播,将会导致临床治疗失败,患者死亡。因此,要教育和管理两方面双管齐下。

　　（吕媛）

98. 髋关节置换术围手术期抗菌药物预防使用方案需要覆盖革兰阴性菌吗

解读文献:《髋关节置换术围手术期覆盖革兰阴性菌用药方案可减少术后手术部位感染》

文献标题:Expanded Gram-Negative antimicrobial prophylaxis reduces surgical site infections in hip arthroplasty.

原文作者:Bosco JA, Tejada PRR, Catanzano AJ, et al.

刊载信息:The Journal of Arthroplasty,2016,(31):616-621.

　　各项指南均推荐关节假体植入术使用头孢唑林　　预防术后切口感染,随着革兰阴性菌引起的包括手术部位感染在内的院内感染发生率逐年上升,头孢唑林耐药率亦逐年增加,围手术期预防用药方案是否需要进行调整,需要更新的循证医学证据支持。2016 年发表在 *The Journal of Arthroplasty* 杂志的这篇文章探讨了这一问题。

该项研究为单中心、自身前后对照研究,在一所大学附属的整形专科医院进行。研究对象为 2009 年 1 月到 2013 年 12 月期间首次行全髋关节或膝关节置换术的患者,共计 10 084 名。以 2012 年 7 月为界,此前的患者为对照组,均采用头孢唑啉作为预防用药(如有 MRSA 定植或感染史或青霉素过敏,则选用万古霉素);2012 年 7 月以后,预防用药方案调整,对髋关节置换术组(第 1 组)增加覆盖革兰阴性菌的庆大霉素(如患者年龄大于 75 岁或体重大于 120kg 或患有重症肌无力,则以氨曲南替代),而膝关节置换术组(第 2 组)预防用药方案仍为头孢唑林,作为内部对照以减少时间效应及其他变量对结果造成的影响。

第 1 组共有 5 389 例首次髋关节置换术患者,其中 2012 年 7 月以前 4 122 名,2012 年 7 月以后 1 267名。

(1)结果

1)覆盖革兰阴性菌后,髋关节置换术后 SSI 下降,膝关节置换术 SSI 前后无变化。

2012 年 7 月覆盖革兰阴性菌预防用药方案 (EGNAP)调整前,4 122 名患者使用单一的头孢唑林或万古霉素预防感染,术后手术部位感染发生率 (SSI)为 1.19%(49/4 122),其中革兰阴性菌感染率 0.32%(13/4 122),革兰阳性菌感染率 1.01%(41/ 4 122);2012 年 7 月后,1 267 名患者在头孢唑林或万古霉素基础上,联合庆大霉素素(剂量以体重调整)或氨曲南预防感染,术后 SSI 发生率为 0.55% (7/1 267),较调整方案前明显下降(P=0.05),其中革兰阴性菌感染率 0.00%(0/1 267)。膝关节置换术组方案调整前后的 SSI 发生率分别为 1.08% (36/3 321)和 1.02%(14/1 374),两者无明显差异 (P=0.999)。

2)术前单剂庆大霉素预防感染不增加患者肾脏损害风险。

方案调整后,髋关节置换术组有 1 590 患者使用了庆大霉素预防感染,2 587 人未使用庆大霉素。两者进行对比,肾毒性发生率分别为 2.5% 和 1.8%,无明显差异(P = 0.166)。

(2)讨论:本研究结果提示覆盖革兰阴性菌的围手术期预防用药方案可进一步减少髋关节置换术后 SSI 发生率。研究者所在单位的手术部位感染监测数据显示,髋关节置换术后革兰阴性菌感染率为 30%,其对头孢唑林耐药率达到 40%;葡萄球菌感染率为 62%,其中一半为金黄色葡萄球菌。依此临床实际出发,庆大霉素作为耐药率低、可覆盖葡萄球菌及革兰阴性菌的经典药物,适合作为围手术期的预防用药。而膝关节置换术因远离肛门及尿道口,污染机会小,术后监测结果显示革兰阴性菌感染率亦只有 10%,因此覆盖革兰阴性菌并不必要。值得一提的是,庆大霉素虽然作为氨基糖苷类药物,肾毒性及耳毒性常见,但本研究结果表明一剂庆大霉素在围手术期应用并未增加患者肾损害风险。

(徐子琴　邹鹤娟　廖丹　杨乐　张丽伟)

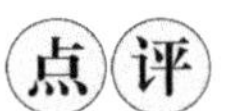

合适的围手术期预防使用抗菌药物品种选择需综合手术切口类型、常见污染菌、区域内耐药情况、药物安全性及术前使用的可操作性等进行合理选择。对于 I 类切口手术,世界各国和我国 2015 年版抗菌药物临床应用指导原则均推荐第一、二代头孢菌素。该研究显示 EGNAP 方案可减少髋关节置换术后 SSI 发生率,特别是革兰阴性菌感染率,而且没有发现庆大霉素肾损害增加风险。

头孢唑林联合覆盖革兰阴性菌的庆大霉素作为髋关节置换术围手术期预防使用方案,从合理性分析是有道理的,因为与膝关节置换术和其他远离肛门及尿道口的 I 类切口手术相比,髋关节置换手术区域邻近肛门和尿道口,受革兰阴性菌污染机会相对增大。不过,术后 SSI 并非都是手术过程中暴露的创面受细菌污染所致,术后创面和辅料受大、小便污染也是 SSI 的重要来源,因此加强术后手术部位的无菌换药、护理是减少髋关节置换术后 SSI 的最基本措施。

预防使用抗菌药物最重要的是术前使用时机到位,即切皮前 0.5～1 小时开始给药,用药结束后开始手术。然而头孢唑林联合庆大霉素方案在术前预防使用时机的保证上给实际操作带来困难，两个药物先后静脉使用很难保证术前 0.5～1 小时用药到位。因此，是否需要调整抗菌药物预防使用方案，还需要在进一步加强术后手术切口的无菌换药、护理

基础上，从 SSI 预防效果、术前使用的可操作性等更广范围开展研究取得实证。

（王选锭）

99. 围手术期预防使用抗菌药物：临床医师真的遵循指南

解读文献：《澳大利亚新南威尔士医院外科手术预防使用抗菌药物指南依从性：存在问题及其影响因素回归分析》

文献标题：Adherence to surgical antibiotic prophylaxis guidelines in New South Wales，Australia：identifying deficiencies and regression analysis of contributing factors.

原文作者：Knox MC，Edye M.

刊载信息：Surgical Infections，2016，17(2)：203-209.

对于手术抗菌药物预防使用，临床医师不按照指南用药，是一个普遍问题。澳大利亚研究者们在新南威尔士州首府 Blacktown 医院（BH，大学教学医院）和利斯摩尔后方医院（Lismore Base Hospital，LBH，地方医院），通过随机抽样（$n=200$ 每家医院）选出 2013—2014 年 2 年内 400 例腹部普外手术患者进行回顾性分析，评估对指南的依从性以及影响因素，并拟定今后针对性的干预措施。手术种类主要包括胆囊切除术、阑尾切除术和疝修补术，两家医院都以腹腔镜手术为主（BH=85.5%，LBH=63%），急诊手术比择期手术比例更高些。

研究者详细查看医疗记录，将每例手术预防性使用抗菌药物的方案与澳大利亚的手术预防用药指南进行比较。从给药时机、品种选择、预防疗程、术中追加、药物剂量 5 个方面评估并记录错误点数，并采用多因素 Logistic 回归分析影响因素。

（1）结果

1）指南的总体依从性低。两家医院总依从性分别只有 16.5%（BH）和 19.5%（LBH）（见表 99-1）。两家医院的预防用药率均超过 95%，另有 4% 患者（两家医院系统比例）指南推荐预防使用但未被使用。疝修补术围手术期用药指南依从性最高（BH=68.6%；LBH=59.6%），而手术例数最多的阑尾切除术和胆囊切除术指南依从性均很低，分别为（BH=5.1%，LBH＝8.9%）和（BH＝1.3%，

LBH＝4.8%）。

表 99-1　预防性使用抗菌药物指南的依从性(n；%)

依从指南用药情况	BH	LBH
合理	33(16.5)	39(19.5)
不合理	167(83.5)	161(80.5)
合计	200(100.0%)	200(100.0%)

2）错误类型分析。最常见的错误给药类型为"选药不适宜"（见表 99-2），特别是漏给甲硝唑（BH=33.5%；LBH=27.3%），以及指南推荐为第一、二代头孢菌素但选用更广谱头孢菌素（BH＝22.2%；LBH=47.9%）。其次是给药时机错误，主要是术前预防使用时间过早。

表 99-2　预防性使用抗菌药物的错误类型

给药类型	BH($n=167$)		LBH($n=161^a$)	
	错误例数	错误率（%）	错误例数	错误率（%）
药物选择不适宜	119	71.3	112	69.6
给药时机不当	84	50.3	80	50.0
用药疗程过长	20	12.0	48	29.8
术中未规范追加	13	7.8	15	9.3
药物剂量不当	2	1.2	16	9.9

注：LBH 同期组群中给药时机错误的例数为 160。

3）预防性使用抗菌药物指南依从性的影响因素。

- 单因素分析：BH 和 LBH 情况相似，择期手术较急诊手术给药正确率高；腹腔镜手术较开腹手术给药正确率高；工作时间进行的手术较下班后进行手术给药正确率高。
- 多因素 Logistic 回归模型结果表明，两家医院急诊手术均为错误预防用药的独立影响因素。

（2）结论：很少有涉及澳大利亚医院的手术抗菌药物预防性应用指南的依从性相关研究，该研究给澳大利亚的临床医师和管理人员提供了解当地情况的科学数据。抗菌药物品种选择不适宜和给药时机不当是最主要的错误类型。抗菌药物预防性使用违背相关指南是一个存在多年的问题，围手术期预防用药应有多学科的参与，包括麻醉医师，他们通常是围手术期用药的具体实施者，所以麻醉师也应该成为教育计划和干预的对象。

因为急诊手术的复杂性和紧迫性，急诊手术成为错误预防用药的独立影响因素并不奇怪。我们不是仅仅了解该实情，更重要的是设计改进策略。鉴于急诊手术围手术期预防用药依从性差的现象，下一步应在急诊手术较多的急救机构加强关键性干预措施的落实，以及开展抗菌药物规范使用与临床意义相关性的进一步研究。

（徐子琴　孔晓明　廖丹　杨乐　朱敬蕊）

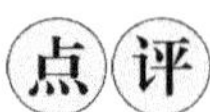

点　评

世界各国都制订了围手术期抗菌药物预防使用指南并不断更新，对预防用药指征、用药时机、品种选择、疗程等方面均有明确规定，但临床医师对于指南的依从性到底如何研究不多。

这一篇来自对澳大利亚一家大学教学医院和一家地方医院的回顾性研究，为我们揭开了临床医师对指南的低依从性和以药物选择不适宜与给药时机不当为主的错误形式，且发现急诊手术是依从性低的独立影响因素，提出提高依从性不仅应管理外科医师，也应该培训和管理麻醉医师，并应进一步开展干预研究提高急诊手术指南依从性。

我国 2015 年更新了抗菌药物临床用药指导原则，临床医师对于围手术期预防使用抗菌药物指南的依从性如何，影响因素有哪些，如何提高指南的依从性，或许也到了应该认真思考，仔细研究的时候了。该文发现围手术期预防用药最常见错误是药物选择不当，特别是第一、二代头孢菌素没有联合甲硝唑，这一点在我国 2015 年更新抗菌药物临床用药指导原则时已经注意到了，在需要覆盖革兰阴性厌氧杆菌时，推荐头霉素替代第一、二代头孢菌素联合甲硝唑。

（王选锭）

100.　美国血透门诊艰难梭菌感染暴发调查

解读文献：《2012—2013 年美国密歇根州一家门诊血透机构艰难梭菌感染暴发》

文献标题：Outbreak of clostridium difficile infections at an outpatient hemodialysis facility - Michigan，2012 - 2013.
原文作者：See I，Bagchi S，Booth S，et al.
刊载信息：Infection Control & Hospital Epidemiology，2015，36(8)：972 - 974.

近年来，艰难梭菌（CD）已成为医院感染最重要的病原体之一，但是其在血透患者中出现暴发的情况甚是少见。2012 年 10 月至 2013 年 3 月期间，在某医院血液透析门诊进行透析的 37 名门诊患者中，有 8 例患者确诊为艰难梭菌感染（CDI）。调查发现其中 6 例患者有腹泻症状，5 例（83%）为继发 CDI，另有 2 例患者否认腹泻，但艰难梭菌筛查阳性。6 例腹泻病例均为社区发病，但 3 例为医院相关，3 例为社区相关。调查者同时发现 1 名医务人员发生了实验室证实的 CDI，但该医务人员和感染病例之间未发现有明确的流行病学联系。

研究人员通过访问患者和回顾病史，评估 CDI 发生的潜在危险因素。发现队列中有 44.4% 的患者接受抗生素治疗，35.1% 的患者在前 12 周内曾经住院。经单变量分析，使用非瘘管透析（$P = 0.01$）、30 天内住院治疗史（$P = 0.05$）和前 12 周使用 β-内酰胺类药物（$P = 0.05$）具有统计学意义，为 CDI 的危险因素。从 6 名 CDI 患者样本中分离培养出的艰难梭菌菌株，只有 1 例医院相关病例的脉冲场凝胶电泳（PFGE）分型与 1 例社区相关病例有关联，都是北美脉冲场 4 型，其他无关联。采集 39 个环境样本和 10 个手样本，均未分离培养出艰难梭菌。医院在采取了加强手卫生、加强日常环境表面消毒和对 CID 患者执行接触隔离（持续至使用抗生素后两周）后，CDI 暴发得到控制。

研究者指出，门诊血透机构可能是 CDI 发生的高风险场所，虽然 CDI 暴发的危险因素并不明确，但患者之间可能存在间接传播，因此建议严格执行接触隔离措施等感染控制措施，这是减少 CDI 并预防暴发风险的有效方法。

（覃婷　马慧　万艳春）

点 评

本篇文章报告了 CD 在门诊血透机构暴发的流行病学调查情况，研究者对 37 例患者进行了详细的 CD 暴发调查，从患者病史采集、卫生工作人员筛查和环境标本监测等角度探索 CD 暴发的来源，并通过 PFGE 方法对分离得到的 CD 菌株进行分型，探索 CD 暴发来源的关联性。在这个基础上，进一步探索了 CDI 暴发的潜在危险因素并提供了可能的防控措施,这为我们提供了一个很好的学习案例,帮助我们更好地理解在发生了由艰难梭菌引起的疑似医院感染暴发时,应如何开展溯源调查、如何分析病例、如何采集标本、如何验证与评价感染暴发的关联性、如何采取措施控制新病例的出现等等。这些都是感控人员无法在课本上学到但又必须在实践中学会应用的技能。另外,本研究中,研究者自我评价本研究存在样本量相对较小、患者自我报告的可靠性较差、艰难梭菌菌株的可得性较低等局限性。其实在现实中,艰难梭菌作为条件致病菌,其在人群中是广泛定植的,该研究未能进一步分析感染与定植的关系,也未对患者进行艰难梭菌的毒素检测,而这些工作对于探索艰难梭菌的致病性是很重要的。另外,这也说明对于艰难梭菌引起的感染调查存在诸多难度。所以我们应让更多的医务人员去了解它、研究它、主动预防、规范诊疗,才能达到应有的防治效果。

(侯铁英)

101. 血液透析患者 MRSA 去定植效果如何

解读文献:《长期血液透析患者 MRSA 去定植效果:系统综述和 meta 分析》

文献标题:Effectiveness of meticillin-resistant Staphylococcus aureus decolonization in long-term haemodialysis patients: a systematic review and meta-analysis.

原文作者:Gebreselassie HM, Lo Priore E, Marschall J.

刊载信息:Journal of Hospital Infection,2015,91(3):250-256.

为评估长期血液透析患者鼻腔耐甲氧西林金黄色葡萄球菌(MRSA)去定植的效果,研究者开展了系统评价和 meta 分析。该研究共检索了 Medline 93 篇、Embase 772 篇、Cochrane 数据库 56 篇和谷歌学术搜索 61 篇共计 982 篇文献,按照文章检索条件排除了大部分文献,最终纳入 7 个前瞻性队列研究,涉及德国、中国台湾、摩洛哥、中国香港、塞尔维亚、西班牙 6 个国家和地区,时间跨度从 2007 年至 2013 年,研究对象包括了 1 150 例血液透析患者。

研究显示,1 150 例血液透析患者鼻腔筛查 MRSA 阳性数 147 例,占比 12.8%。其中 2 项研究还对 91 名透析单元医护人员鼻腔筛查,MRSA 阳性数为 9 例,MRSA 定植率为 9.8%。调查显示,MRSA 携带者的年龄跨度为 44~73 岁,进行肾脏替代治疗的平均时间为 3.9~67.2 月。在其中 1 项研究中这一持续时间被确定为一个显著的危险因素。去定植主要策略为莫匹罗星鼻软膏鼻腔涂抹和用氯己定沐浴,其中最广泛使用的策略是应用鼻莫匹罗星软膏 5 天,每天 3 次,氯己定每天沐浴 1 次。7 项研究在莫匹罗星治疗时间、MRSA 的识别方法、患者随访时间(3~20 个月)均有不同。固定与随机效应模型的似然比检验评估各研究之间存在明显异质性(P = 0.047)。有 4 篇研究对 94 例 MRSA 携带者进行随访,其中有 2 例(2%)发生 MRSA 感染。

研究结果为成功去定植数 130 例,占比88.4%。meta 分析显示去定植综合成功率为 0.88(95% CI:0.75~0.95)。研究者指出,一些研究显示血液透析患者 MRSA 定植率显著高于其他患者,也有研究显示鼻腔 MRSA 定植的血液透析患者死亡率增加。研究结果表明:对于 MRSA 携带,应用莫匹罗星鼻腔、皮肤去定植联合全身去定植,效果显著。

(张立国　王广芬　陈文森　乔甫　万艳春)

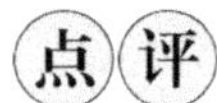

去定植与感染关联性的研究现在还是有很大争议性的,去定植策略在我国目前应该还处于研究和循证阶段,一般认为这是强化的感控措施,可以有效遏制多重耐药菌的传播,减少相关感染。但相对应的是,过度采用去定植策略可能带来新的耐药菌株和菌落微生态失衡的问题。目前我国还缺乏去定植策略在临床应用中的有力证据,而开展相应的研究最重要的是临床效果评价,但其评价指标难以确定、预后影响因素较多、干预措施的综合性均导致效果评价不理想。本篇文章也指出,目前的研究缺乏随机对照试验、干预效果证据不足等问题,其分析的 7 项研究根据等级评估工具,其中 2 项研究为中等质量,4 项研究为低等质量,1 项研究为非常低的质量,使得文章证据性较差。对于去定植策略,目前常见的是目标去定植和普遍去定植策略,两者孰优孰劣也是争议的一部分,但毫无疑问,开展去定植肯定会

增加医疗成本,目前该项费用未列入医保报销范畴,因此,医疗经济效益也是要综合考虑的一部分。最后,该文章提到了综合去定植策略(莫匹罗星鼻软膏鼻腔涂抹和用氯己定全身沐浴)对长期血透患者具有较高的去定植成功率(0.88),但由于缺乏病例的随访以及相应的对照研究,导致文章对该策略的临床效果无法进行评价,因此,高水平的临床研究对评价去定植策略在特定患者中的作用是目前迫切需要的。

(侯铁英)

102.　手术器械清洗中临床常见问题有哪些

文献来源:http://www.aorn.org/clinicalfaqs/instruments/.

器械相关感染是医院感染预防与控制工作中的重中之重,尤其是手术器械的使用安全更是医院感染管理的重点环节。"没有清洗就无法实现消毒和灭菌"已成为医院消毒供应的共识,如何把器械清洗干净,美国手术室注册护士协会(AORN)针对六个临床常见的疑问进行了解答,这些问题也正是我们临床实际工作中遇到的难题。这些曾经让我们伤透脑筋的问题,AORN 明确告诉了我们正确的处置方法,大家对照下自己医院平时应对的处理方法,你们都做对了吗?

(1)外科手术过程中洗手护士是否应该用无菌水擦拭器械?

外科手术过程中,洗手护士应该用无菌水浸湿的无菌海绵擦除器械表面明显的污染物。生理盐水一般不能用于擦拭器械表面。血液、有机物、碎屑和生理盐水对器械表面具有高腐蚀性,若不及时去除,则在器械表面干燥后,能使器械表面腐蚀、生锈和斑蚀。这些物质在清洗和去污过程中很难从所有的器械表面清除,这样会降低随后的灭菌效果。外科手术过程中,洗手护士应该用无菌水定时冲洗器械管腔。按照程序定时冲洗器械能清除明显的污染物且能减少生物膜形成的风险。生物膜可以在很多物体表面形成,但因其很难看见和清除,一旦在管腔内形成会产生严重问题。

(2)如果器械在无菌环境中打开而未使用,是否需要和使用过的器械一样以同样的方式进行清洗?

所有在手术室或操作间等无菌区域中打开包装的器械,无论是否被使用过,都应该清洗和去污。空气中的微生物可以触碰到未被使用的器械,已外科洗手的人员可能接触和污染未被使用的器械而不自知,使用过的器械可能触碰到未使用的器械。所以,未使用的器械在无菌区域内可被污染而不被察觉。

(3)AORN 对于手术器械清洗和去污用水质量是否有明确推荐?

AORN 推荐终末漂洗应用处理过的水(如蒸馏水、反渗水或过滤水),处理过的水不会对器械有污染和损害,不会对器械造成再次污染。未经处理的水中含有包括内毒素在内的很多污染物,用这种水对器械进行终末漂洗时,污染物会在器械上沉积。而经过处理的水漂洗则会避免杂质或污染物沉积。内毒素是一种热稳定毒素,即使在随后的蒸汽灭菌过程中也可能清除不了,组织一旦被其污染将引起严重的炎症反应。总之,处理过的水能阻止器械表面形成斑点、污渍、沉淀物和腐蚀。

(4)AORN 是否有关于眼科器械清洗流程的特殊建议?

操作眼内手术器械时应该采取特殊预防措施。

眼前节毒性综合征(TASS)是眼科手术的一个并发症,表现为眼前节严重的无菌性炎症,要求对手术器械进行彻底清洁和漂洗,并且要严格遵守厂商书面的说明书和专业的指南。大多数 TASS 案例似与器械处理不当相关。所以,足够的时间、人力、器械储备应该投入并应用到眼科器械的彻底清洗和灭菌工作中,以防止 TASS 的发生。关于眼科器械清洗的特定程序的信息,读者应该参考 AORN《外科和动力设备清洗和维护指南》。

(5) AORN 是否有关于喉镜手柄和喉镜片清洗维护流程的特殊推荐?

喉镜片属于中度危险性物品(如接触黏膜或不完整皮肤的物品)。每次用后都应该按照厂家书面的说明书进行清洗和高水平消毒或灭菌。喉镜手柄属于低度危险性装置,仅接触完整皮肤,只需低水平消毒。但是,喉镜是由同时使用的两个部分组成的。当喉镜片折叠关闭时,镜片尖端触及手柄。手柄凹凸不平的表面刚好利于微生物聚集。正因如此,每次用完之后,喉镜手柄应该清洗和低水平消毒,也可按照厂家的书面说明书进行高水平消毒或灭菌。清洁和消毒后的喉镜手柄和喉镜片应进行包装,并且在防污染环境中储存。喉镜片应使用独立包装储存。

(6) AORN 是否有关于可能被朊病毒污染器械清洗消毒流程的特殊建议?

为了使器械污染引起朊毒体病的传播风险最小化,应采取特殊的预防措施。多学科小组应建立并记录、执行循证的政策和程序,将朊毒体病传播风险最小化。可能将该传播风险最小化的特殊预防措施包括:尽可能使用一次性手术单、隔离衣和一次性物品,用后废弃;除非一次性手术器械不可获得,否则使用一次性手术器械;限制可重复使用器械的使用,除非是那些容易清洗并且能耐受长时间压力蒸汽灭菌循环的器械;使用最少数量的器械;使用后器械尽量用清洗消毒机去污处理;使用的化学清洗剂应能灭活朊病毒活性并能提供相关证据,并且对清洗的器械无损害。注意:一些清洗剂具有清除朊病毒和使其丧失活性的能力,但同时也增加了朊病毒在后续压力蒸汽灭菌中的抵抗力。去污后用下列三种方法中的一种进行器械的压力蒸汽灭菌:预真空压力蒸汽灭菌器:134 ℃,18 分钟;压力蒸汽灭菌器:132 ℃,60 分钟;或浸于 1 mol/L NaOH[氢氧化钠(碱性液)]中 60 分钟,清水漂洗后,用上述任何一种方法消毒灭菌。且环境表面清洁后,用 1∶5 或 1∶10 的次氯酸钠(漂白剂)或氢氧化钠稀释液作用 15 分钟现场去污。关于可能被朊病毒污染器械清洗消毒特殊流程,读者应遵照 AORN《外科和动力设备清洗和维护指南》。

(刘荣辉　周艳芝　徐子琴　王广芬　陈文森
潘磊　胡国庆)

103. AORN 关于手术室着装常见问题的临床解答

文献来源:http://www.aorn.org/clinicalfaqs/attire/.

手术人员的着装管理既要整洁美观,又要注意污染,还要关注液体阻隔和不掉棉絮。美国手术室注册护士协会(AORN)总结了 22 个手术室常见的着装管理问题,告诉我们怎么正确佩戴花布帽、何时可以摘掉外科头罩、哪些时候未外科洗手的手术团队成员应该穿长袖、洗手衣的正确穿着、手术人员穿的鞋子和袜子有什么要求、外科口罩怎么佩戴和使用、带入手术区域物品的消毒要求等等,都值得我们在日常手术室管理中去推广和落实。

AORN 推荐的手术衣适用于门诊手术中心、内镜中心和疼痛治疗门诊吗?

AORN 认识到手术护士会在许多不同的环境下操作,本指南适用于所有开展手术和其他侵入性操作的区域。

如果在一次性无菌帽子覆盖下,佩戴家庭式洗涤的布帽可以吗?

"在我们机构里有外科团队成员会佩戴重复使用的布帽。这些布帽并未在医疗机构认证的洗衣房清洗。我们领导要求团队成员在布帽外面覆盖一次性无菌帽子，可以吗"可以。在一次性无菌帽子覆盖下重复使用的布帽可以家庭式洗涤，就像在洗手衣下的其他个人衣物（如 T 恤）可以家庭式洗涤一样。

离开手术区域，手术团队成员应该摘掉外科头罩吗？

离开手术区域时穿着洗手衣的员工不应该摘掉外科头罩。头罩通常在手术环境下使用（如无纺布圆帽），是为了罩住头发和皮肤，并非个人防护用品（PPE）。头罩的目的是罩住头发，尽可能减少微生物传播。当头罩被摘除，头发和微生物可能会掉在洗手衣上。职业安全和健康管理局（OSHA）要求 PPE 正常使用下不能被血液、体液或其他潜在感染物质穿透或到达雇员的衣服、皮肤、眼睛或其他黏膜。

手术患者皮肤消毒时，未外科洗手的手术团队成员应该穿长袖吗？

手术患者皮肤消毒时，团队成员应穿覆盖手臂的洗手衣。穿长袖洗手衣有助于罩住皮屑，避免其从裸露的手臂掉落。如果不穿长袖洗手衣，团队成员裸露手臂的皮屑可能会掉落至准备接受手术的区域，增加患者发生手术部位感染（SSI）的风险。

打开无菌物品时，未外科洗手的手术团队成员应该穿长袖吗？

打开无菌物品时手术团队成员应该穿遮盖手臂的洗手衣。穿长袖洗手衣有助于罩住裸露手臂的皮屑。如果没有穿长袖可能导致在无菌区域上打开无菌物品时团队成员的皮屑掉落到无菌区域，增加患者 SSI 风险。

在无菌器械处理的清洁包装区准备和包装物品时，未外科洗手的手术团队成员应该穿长袖吗？

在无菌器械处理的清洁包装区准备和包装物品时，手术或灭菌团队成员应穿覆盖手臂的洗手衣。穿长袖洗手衣有助于罩住从裸露手臂脱落的皮屑。不穿的话，准备和包装用于手术或其他侵入性操作的物品时，皮屑可能从裸露手臂掉落至正在准备或包装的物品内，从而增加患者 SSI 发生的风险。该有机物随即可能传播至手术切口或身体其他部位，增加患者 SSI 或其他术后并发症的风险。

AORN 推荐在洗手衣内穿 T 恤或其他个人服装吗？

不能罩在洗手衣内的个人服装，要么不穿，要么

在每日使用和污染时在医疗机构认证的洗衣机构清洗。

AORN 推荐在手术室外穿洗手衣吗？

离开手术室时手术室人员应该更换外出服。外科手术衣可能会因与外面环境的接触而被污染。进入半限制区前更换为干净的手术衣减少了被外面环境微生物污染的可能性。

AORN 关于穿遮盖服的建议是什么？

收集到的证据不支持穿遮盖服来避免洗手衣污染。证据表明作为遮盖服的实验室工作服可以被大量病原微生物污染。研究人员发现遮盖服不总是每天使用后更换或定期清洗。穿在洗手衣外的遮盖服（如实验室工作服）应清洁或一次性使用。重复使用的遮盖服在每天使用后和污染时应在医疗机构认证的洗衣机构清洗。

AORN 关于手术鞋的建议是什么？

手术室人员应穿专用于手术区域的干净的鞋。在手术环境下穿的鞋需包住脚趾和足背、低跟、鞋底防滑，符合职业安全和健康管理局（OSHA）与医疗机构安全的要求。预期有污染时必须穿鞋套或靴子（如整形手术）。

AORN 关于手术室佩戴首饰的建议是什么？

不能隐藏或限制在洗手衣下的首饰（如耳环、项链、手链、戒指）不应在半限制区或限制区佩戴。耳环、手表和戒指不管戴着还是在摘除后被发现能增加皮肤表面细菌计数。收集到的证据支持手术环境下摘除戒指、摘除或罩住手表、使用外科口罩或头罩完全遮盖耳钉和鼻钉。

AORN 关于带入手术区域的公文包和个人物品的建议是什么？

公文包、背包和其他带入半限制区和限制区的个人物品应用低水平消毒剂消毒，且不应放在地板上。

AORN 关于带入手术区域之前由于无法用低水平消毒剂处理的材料制成的公文包和个人物品的建议是什么？

如这些物品无法有效清洁，在带入手术区域前应包在不透水遮盖物内，在手术区域内应持续保持遮盖状态。

AORN 关于带入手术区域的手机和其他手持式电子设备的建议是什么？

手机、平板电脑以及其他个人通讯或手持电子

设备，应根据制造商的使用说明书，在进入手术室前后使用低水平消毒剂消毒。

为什么 AORN 推荐洗手衣在医疗机构认证的洗衣机构清洗？

AORN 建议每天穿戴和污染后的手术衣、遮盖服（如实验室衣服）、可重复使用帽子和不能罩在洗手衣内的个人服装应在医疗机构认证的洗衣机构清洗。

关于手术团队成员有可能对医疗机构认证的洗衣机构所使用的洗涤剂过敏，AORN 的建议是什么？

医疗机构认证的洗衣机构可减少对洗衣粉或其他化学添加剂的过敏，因为清洗过程中遗留在织物上的肥皂残留物很少。设备感染预防学家会确定具体的变应原并消除暴露，这样就可以预防手术成员对洗涤用化学物质可能的过敏反应。

手术期间佩戴护目镜，AORN 推荐清洗建议是什么？

与外科口罩同时佩戴的可重复使用的眼睛保护装置，如护目镜或添加实体侧边护罩的个人眼镜，应根据制造商的使用说明书，在医护人员执行或协助每一个新的手术前后进行清洁。

膀胱镜或鼓膜切开术术中需要佩戴外科口罩吗？

无论什么时候，有产生血液、体液或其他可能感染物质的喷溅、滴洒和合理预期可能污染到眼、鼻或口的情况下，必须佩戴外科口罩与眼睛保护装置，如护目镜，或长度至下巴的面罩。佩戴外科口罩、面部和眼部的保护装置是疾病预防控制中心（CDC）推荐的一种规范性要求。

外科口罩使用多久要更换，有规定时间吗？

AORN 没有建议外科口罩佩戴多久应更换。当口罩变得潮湿或污染或已取下时就应更换和丢弃。

手术区域可以使用耳挂式口罩吗？

耳挂式口罩不能被设计和用于作为外科口罩使用，它不能提供一个安全的面部密合，这个密合要求口罩两侧不能漏气。

手术室内患者能穿自己的衣服吗？

患者穿入半限制区和限制区的衣服必须以个人情况为基础、医疗机构政策为依据。如果允许的话，应该考虑医疗护理过程中需要进入患者身体的程度（如静脉内的操作、电外科装置分散电极）、患者从衣服受到的损害（如对呼吸或循环系统的限制、压伤、烧伤）、脏污的衣服、半限制区和限制区的运送模式（即用干净的亚麻布覆盖患者的衣服）。

AORN 推荐穿袜子吗？

AORN 没有关于在手术区域是否要穿袜子的正式建议。没有证据表明穿袜子可以减少手术部位感染。然而，袜子吸湿可能有助于防止足部真菌的发展。为了尽量减少手术区域细菌、真菌和病毒的存在，更倾向于穿一些吸湿类鞋袜。

（刘荣辉　徐子琴　万艳春　王广芬　陈文森　潘磊　胡国庆）

104. AORN 关于喉镜镜片及镜柄复用处理的建议

文献来源：https://www.aorn.org/guidelines/clinical-resources/clinical-faqs.

喉镜的清洗和消毒近来受到院感部门的关注，由于喉镜使用频繁，特别是麻醉科的喉镜，都是临床科室自己清洗和消毒，不少医院的喉镜甚至使用乙醇擦拭就算完成了复用消毒，这样做显然是不对的。那国外对喉镜复用处置又有什么要求呢。2015 年11 月美国手术室注册护士协会（AORN）对喉镜镜片及镜柄清洗消毒处理提出以下建议。

喉镜镜片是中度危险性物品（接触黏膜或者不完整皮肤的物品），每次使用后需要按照生产商的说明书进行清洗和高水平消毒或者灭菌。喉镜镜柄本身被认为是一种接触完整的皮肤仅需要低水平消毒的低度危险性装置。然而喉镜由需要同时处理的两部分组成，喉镜片折叠时关闭，叶片的尖端接触把手。喉镜镜柄表面有花纹可以累积大量的微生物污染物。因此，喉镜镜柄每次使用后应清洗和低水平消毒，根据生产商的说明书可能还需要高水平消毒或灭菌。清洗和消毒过的喉镜镜片和镜柄应包装储存以防污染，喉镜片应该单独包装储存。

（王广芬　赵东丽　石尚世　喻丽玲　王广芬　陈文森　潘磊　胡国庆）

105. 中低收入国家资源有限，外科手术器械灭菌质量如何

解读文献：《中低收入国家的外科手术器械灭菌处理：一个多中心前导性研究》

文献标题：Sterile reprocessing of surgical instruments in low-and middle-income countries：a multicenter pilot study.

原文作者：O'Hara NN，Patel KR，Caldwell A.

刊物信息：American Journal of Infection Control，2015，43(11)：1197－2000.

手术部位感染会增加医院感染发病率、死亡率和手术费用，重复使用的手术器械的处置过程就显得尤为重要，合格的压力蒸汽灭菌是预防手术部位感染(SSI)的大前提。这是一篇有关中低收入国家外科手术器械灭菌处理的一项多中心飞行研究，该研究在 2013 年 9 月美国召开的全球骨伤研讨会上，招募了部分参会的外科医师。来自 9 个中低收入国家的 26 家医院的外科医师同意对他们各自医院外科部门最常使用的压力蒸汽灭菌器进行测试。外科医师用 5 类化学指示物进行 10 次测试，每天灭菌器的第一个灭菌循环中放入化学指示物，总共进行 10 天测试。化学指示物放入测试布包内，该布包放入满载灭菌器的中心位置。快速灭菌程序不纳入本研究。外科医师记录了每次灭菌的总灭菌时间、灭菌温度、灭菌压力和包裹数量。结果，来自 7 个国家的 9 家医院(9/26,35%，尼泊尔 2 家，尼日利亚 2 家，坦桑尼亚 1 家，厄瓜多尔 1 家，菲律宾 1 家，肯尼亚 1 家，海地 1 家)反馈了他们的灭菌数据和化学指示物监测结果(n＝90)。在这 9 家医院中，78% 的医院所有 10 次化学监测结果都可以接受。但是，当灭菌过程参数与推荐的灭菌参数进行比较时，结果并不令人满意。所有 90 次测试中，每次测试至少有一个灭菌参数(灭菌时间、温度或压力)不达标。

（陈文森　徐虹　乔甫　戴薇郦）

点　评

每年在中低收入国家大约有 9 620 万台手术，"每件器械的背后都是一个鲜活的生命"，器械安全人命关天。本次飞行研究评估了中低收入国家手术器械重复处置过程中的压力蒸汽灭菌质量，所有测试(90 次)中至少有一个灭菌参数不达标，化学监测结果也不尽如人意，说明中低收入国家医院压力蒸汽灭菌质量隐患不小。在中低收入国家，压力蒸汽灭菌器通常都是捐赠的，且型号过旧，使用中常常还没有合格的电压、用水和蒸汽的配置，也没有经过培训的消毒技术工，需要引起各方的关注。现阶段，我国医院使用中的压力蒸汽灭菌器也存在上述问题，需要引起医院感染管理部门的关注；2016 版医院消毒供应中心行业标准，已经明确要求医院每年对使用中的压力蒸汽灭菌器进行灭菌参数的检测，对首次使用超大超重包、外来医疗器械、植入物和硬质容器的灭菌参数也要进行有效性测试，确保压力蒸汽灭菌器的灭菌质量。

（胡国庆）

106. 手术室管理工作的哪些细节可预防 SSI 发生

解读文献:《手术室人员的行为对感染风险产生影响吗:证据如何》

文献标题:Influence of staff behavior on infectious risk in operating rooms:what is the evidence.

原文作者:Birgand G,Saliou P,Lucet JC.

刊物信息:Infection Control and Hospital Epidemiology,2015,36(1):93-106.

手术部位感染是手术后常见并发症之一,不管是发达国家还是发展中国家。为此,很多国家或学术组织根据研究证据制订和发布了手术部位感染预防与控制指南。各级各类医疗机构也遵循指南要求,积极采取预防与控制措施降低手术部位感染风险。但令人纠结的是,纵观指南,特别是国际上的一些循证指南,我们发现,有一些我们日常工作中司空见惯,又很难管理的"不规范行为",如手术中反复开门、手术人数过多、团队纪律较差等,其是否会增加手术部位感染的发病风险。2015 年 1 月发表在美国 *Infect Control Hosp Epidemiol* 上的一篇文章探讨了这个问题。该研究对 2013 年 9 月以前用英文发表在 Medline、Embase、Ovid、Web of Science 以及 Cochrane 数据库中,所有有关手术室人员行为对手术部位感染风险影响的原始研究进行了检索。最后,纳入 27 篇原始研究文献进行系统评价。这 27 篇原始研究中,报告手术室人员数量的有 14 篇、报告手术室开门的有 14 篇(其中有关开门次数 6 篇、频次 7 篇、原因 4 篇、持续时间 3 篇)、报告手术团队遵守纪律情况的有 4 篇(主要是有关注意力分散)、报告遵守行为准则情况的有 6 篇、报告实验模拟行为的有 3 篇。这些文献,大多数(59%)发表在 2009—2013 年。评价指标选择报告 30 天手术部位感染率的有 8 篇、报告手术室空气微粒计数的有 2 篇、报告手术室空气微生物计数的有 6 篇。仅进行了描述性研究的有 11 篇。2 篇研究揭示了手术室人员数量与手术部位感染率或空气污染物(微粒/细菌)的关联。2 项观察性研究和 1 项实验研究揭示了手术室开门与空气细菌计数之间的关联。2 项队列研究揭示了外科医师被打扰/分心或噪音影响与手术部位感染率之间存在显著性关联。

研究发现,目前已经发表的有关手术室人员行为与感染风险影响的文献,数量还十分有限,而且研究结论不一致。同时,各项研究均在文中陈述了主要研究方法存在的缺陷。今后还需要更多采取精确测量手段的研究来评价手术室人员行为对感染风险的影响。简而言之,该研究得出的结论告诉我们,令我们非常纠结的手术中反复开门的行为,目前还没有可靠的证据证明,这种"不规范行为"会增加手术部位感染发生风险。

(吴春霖　徐子琴　徐虹　刘荣辉　戴薇郦)

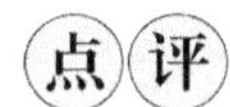

手术部位感染的影响因素很多,目前我们重点关注了手术器械的使用安全;尽管手术室空气不是术后感染的主导因素,但手术室空气中细菌数还是要控制的,国外和我国都有具体的要求。手术中如果参与手术人数过多、手术过程中人员随意走动、手术人员着装掉棉絮、开门次数过多、开门做手术等,这些都会影响到手术室气流正常流动,甚至增加污染,导致手术室空气中尘埃数量和细菌数量增加,最终会增加手术部位感染的发病风险。尽管目前没有证据证明"手术中开门次数多会增加手术部位感染风险",我们在手术过程中还是建议尽量减少开门的次数。

(胡国庆)

107. 医院感染防控中的无菌技术有哪些关键问题

文献来源：http://www.aorn.org/guidelines/clinical-resources/clinical-faqs.

无菌操作应该是医院感染防控中极其重要的环节。美国手术室注册护士协会（AORN）对临床实践中经常会遇到的六个问题进行了解答，告诉我们为什么侵入性操作时要戴双层手套、为什么要对开放的无菌区域进行持续监测、不同类型手术穿脱隔离衣和佩戴手套的方法是否有区别、同一套无菌设施是否可用于同一患者的两个不同手术区域、外科洗手团队成员打喷嚏了应该怎样办、外科口罩佩戴多久需要更换，这些答案都有助于我们帮助医务人员建立正确的无菌操作观念。

（1）为什么医务人员进行侵入性操作时要戴双层手套？

医务人员进行侵入性操作时佩戴双层手套（戴上一层手套后，在此基础上直接再戴一层手套）有以下作用：降低手套穿孔的风险，减少患者手术部位感染风险，防止术者暴露于血源性病原体，将针刺伤时的血液暴露量最小化。

（2）为什么要对术前开放的无菌区域进行持续监测？

由于无菌状态是同某些事件相关的，因此应当对手术过程中建立的无菌区域进行持续监测。对无菌区域进行监测的目的是观察或防止污染事件的发生。人为因素、物体掉落或昆虫等因素均可破坏无菌状态。保持无菌区域处于关闭状态不可取，因为这样做并不能完全阻止污染事件的发生，也无法观察潜在污染事件的发生情况。

（3）有针对清洁-污染手术制定的关于穿脱隔离衣和佩戴手套的具体指南吗？

不同类型手术（例如扁桃体切除术，膀胱镜检查）穿脱隔离衣和佩戴手套的方法并没有区别。穿隔离衣、戴手套、帽子、口罩、眼罩等防护措施具有双向防护作用，既能在手术过程中防止微生物污染无菌区域、手术部位及患者，且作为标准预防的一部分，又能降低医护人员血源性病原体或其他潜在感染性物质的职业暴露风险。

（4）同一套无菌器械可用于同一患者的两个不同手术区域（例如，脊柱前部和后部）吗（两个区域的切口类型相同）？

是的，从无菌技术的角度来看，同一无菌用品和器械可以从同一患者的一个无菌区域移到另一个无菌区域，但仅能从清洁区到另一清洁区、清洁-污染区、污染区或污秽区。但即使是同一患者，也不能从清洁-污染区、污染区或污秽区到清洁区。例如，可以从清洁的颈前侧到颈后侧，但不能从会阴区到清洁的颈前侧。在某些特殊情况下，尽管在无菌技术的原则下，一套无菌器械可以从同一患者的清洁区直接移动到另一清洁区，但为避免其他潜在污染风险，围手术期工作人员还是应当准备两套无菌设施。例如，为避免癌细胞种植，同时取双侧乳腺活检时，仍建议单独使用两套无菌器械，即使两个活检区域都属清洁类。再比如，对同一患者实施清洁-污染的胆囊切除术和污染的脱肛修复术时，在没有胆瘘发生的情况下，以上原则仍然适用，但这两个手术使用同一套无菌器械在视觉上可能让人感到不适。

（5）外科洗手团队成员打喷嚏前后应当怎样做？

如果情况允许，应当在打喷嚏前远离无菌区域。在打喷嚏后，应当脱去手术衣和手套，离开手术室，摘下并丢弃污染口罩，同时戴上干净口罩，并重新进行外科洗手，之后返回手术室穿无菌手术衣和戴无菌手套。

（6）外科口罩应该多久更换？

根据 AORN 手术着装实践指南规定，当口罩变潮湿或遇污渍时应当立即更换。研究者 Barbosa 和 Graziano 发现口罩连续使用 4 小时后应当及时更换。

（刘荣辉　付婷婷　王广芬　潘磊　胡国庆）

108. 手术室管理工作的哪些细节可预防 SSI 发生

解读文献:《手术患者不同寻常的集束化干预》

文献标题:Association of a bundled intervention with surgical site infections among patients undergoing cardiac, hip, or knee surgery.

原文作者:Chiang HY；Septimus EJ, Braun BI.

刊物信息:JAMA,2015,313(21):2162-2171.

2015 年 6 月《美国医学会杂志》发表论文,从细菌去定植角度对手术部位感染的集束化干预进行研究。该研究有美国 9 个州的 20 家医院参与,干预前期(从 2009 年 3 月 1 日到开始干预)中位数为 39 个月(范围,39～43 个月),干预期(从开始干预到 2014 年 3 月 31 日)中位数为 21 个月(范围,14～22 个月)。干预措施:术前鼻拭子为耐甲氧西林金黄色葡萄球菌(MRSA)和甲氧西林敏感金黄色葡萄球菌(MSSA)阳性的患者,术前 5 天使用莫匹沙星滴鼻,每天 2 次,每天应用氯己定(洗必泰,CHG)沐浴 1 次。MRSA 携带者使用万古霉素联合头孢唑啉或头孢呋辛进行围手术期预防用药;其他人使用头孢呋辛或头孢唑啉进行围手术期预防用药。MRSA 和 MSSA 阴性患者于手术前一天晚上或者手术当天早上应用 CHG 沐浴。如果筛查结果未知,干预措施等同于 MRSA 阳性者。主要结果指标为复杂性金黄色葡萄球菌手术部位感染(深部切口或器官腔隙),每月使用泊松回归分析对 SSI 发生数进行统计分析。

结果:在干预实施阶段,集束化措施的依从性为 83%(39% 为完全依从;44% 为部分依从)。干预前期 28 218 例手术中有 101 例发生复杂性金黄色葡萄球菌手术部位感染,干预期 14 316 例手术中有 29 例发生感染[干预前期平均感染率为 36/1 万例手术 vs 干预期平均感染率为 21/1 万例手术,差异,-15(95% CI:-35～-2);RR:0.58(95% CI:0.37～0.92)]。干预前后膝髋关节置换术后金黄色葡萄球菌感染率有明显下降[32/1 万例 vs 15/1 万例,-17(95% CI:-39～0);RR:0.48(95% CI:0.29～0.80)],而心脏手术后金黄色葡萄球菌感染率没有明显减少[46/1 万例 vs 40/1 万例,-6(95% CI:-48～8);RR:0.86(95% CI:0.47～1.57)]。

(干铁儿　王凤田　覃金爱　戴薇郦)

点　评

手术部位感染(SSI)是常见医院感染,可使患者病情复杂化,造成严重危害。国家卫生和计划生育委员会于 2010 年下发《外科手术部位感染预防与控制技术指南(试行)》,从手术前、手术中、手术后采取各项措施进行防控。但是,针对清洁切口手术,还有哪些特别的预防性措施值得我们关注呢? 本文通过多中心研究,评估了接受心脏或膝/髋关节置换的患者在接受有循证依据的集束化干预措施后,是否可以降低手术部位金黄色葡萄球菌感染。在这项多中心研究中,集束化干预措施(内容包括金黄色葡萄球菌的筛选、去定植、针对性预防用药)的实施,能降低膝髋关节置换术后金黄色葡萄球菌感染,值得我们临床工作中推广。

(胡国庆)

109. ICU 病患，何时转出有玄机

解读文献：《重症监护病房转出时机及后续死亡率的一项前瞻性多中心研究》

文献标题：The timing of discharge from the intensive care unit and subsequent mortality：a prospective multicenter study.

原文作者：Santamaria JD，Duke GJ，Pilcher DV，et al.

刊载信息：Am J Respir Crit Care Med，2015，191(9)：1033 - 1039.

重症监护病房(ICU)是医院中危重病患的集中地，也是死亡的高发地。在不同时间段从 ICU 转出，死亡率是否存在差别呢？2015 年 9 月发表在《美国呼吸与重症护理医学杂志》上的文章探讨了这个问题。这是一项前瞻性、多中心的、涉及两个国家的观察性研究，由澳大利亚重症监护基金会、澳大利亚和新西兰大学麻醉师基金会提供资金支持。该研究纳入了澳大利亚和新西兰共 40 间重症监护病房，参与者为 2009 年 9 月至 2010 年 2 月期间活着转出 ICU 的成年患者，共计 10 211 位，平均年龄 63 岁(四分位数间距，49～74)，6 224 名(61%)为男性。5 707 名(56%)患者需要机械通气，急性生理学和慢性健康评价(Acute Physiology and Chronic Health Evaluation，APACHE Ⅲ)死亡风险中位数是 9%(四分位数间距，3%～25%)。8 539 名(83.6%)患者在工作时间转出 ICU(06：00—18：00)，1 672 名(16.4%)患者在工作时间外转出 ICU(18：00—06：00)，这些人中分别有 408 名(4.8%)和 124 名(7.4%)患者随后在医院死亡 ($P < 0.001$)。在对重症监护病房转出时疾病严重程度(包括临床治疗缺陷)进行校正后，转出时间不再是患者死亡有意义的预测指标。临床治疗缺陷是患者死亡的最有利预测指标(*OR*：35.4，95% *CI*：27.5～45.6)(表 109 - 1)。该研究认为，转出重症监护病房时患者的状态分级(特别是临床治疗缺陷存在时)是患者生存的首要预测指标，与以往研究不同，转出时机与死亡率之间并没有独立关联。

表 109 - 1　与 ICU 病房转出后死亡率相关的临床因素的 *OR* 和 95% *CI*

	OR	95% *CI*	*P* 值
年龄	1.03	1.02～1.03	<0.001
心脏手术	0.47	0.30～0.75	0.002
转出时的临床治疗缺陷	35.40	27.50～45.57	<0.001
气管造口术	1.31	0.84～2.05	0.24
进行中的透析	3.66	2.10～6.15	<0.001
肠外营养	2.33	1.42～3.85	0.001
改变的意识状态(GCS<15)	2.01	1.57～2.58	<0.001

（唐雨萌　傅建国　刘玉岭）

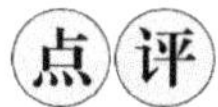

点评

《柳叶刀》曾发表过一篇文章 *Consequences of discharges from intensive care at night*，认为在工作时间之外转出 ICU 与患者死亡率的增长之间存在关联，但由于其回顾性研究的设计以及缺乏对转出 ICU 时患者疾病严重程度因素的校正，使这个关联存在争议。2015 年发表在《美国呼吸与重症护理医学杂志》上的这篇文章，通过前瞻性、多中心的、涉及两个国家的观察性研究，对 10 211 位活着转出 ICU 的成年患者进行了分析，评估患者在工作时间和工作时间外转出 ICU 与死亡率的关联。该研究通过对重症监护病房转出时疾病严重程度(包括临床治疗缺陷)进行校正，得出了与以往的研究不同的结论，认为转出时间不再是患者死亡有意义的预测指标，转出时机与死亡率之间并没有独立关联，而转

出重症监护病房时患者的状态分级（特别是临床治疗缺陷存在时）是患者生存的首要预测指标。该研究的实验设计比以往的研究更胜一筹，为临床工作

提供了更可靠的循证证据。

（张卫红）

110. 将 ICU 病房全部做成单间，值得吗

解读文献:《在 ICU 中，单间的成本花费与降低医院感染所省下的钱是否等值？一个仿真案例分析》

文献标题:Do cost savings from reductions in nosocomial infections justify additional costs of single-bed rooms in intensive care units? A simulation case study.

原文作者:Sadatsafavi H, Niknejad B, Zadeh R, et al.

刊载信息:Journal of Critical Care, 2016,31:193 - 199.

重症监护病房（ICU）病房中的危重患者是医院感染的高发人群，为了预防这类患者，医疗工作者从多方面进行了努力，但面对每年数以万计的医院感染来说，医院感染的防控还有很大的改进空间。一些研究发现单间病房可以降低患者的交叉感染，但是很少有研究从医院的角度，去关注用于改善和提高病房设施的投入，与降低患者院感发生相比，是否有成本-效益。这篇文章，研究人员通过假定分析实验，将原本为开放式病房的空间均转换为单间，903名住在开放式病区的患者均入住单间，对他们感染风险之间的关联进行了评价。同时使用矩量法（一种统计方法）进行合理估计，将投入（改造的花费以及每年运营单间的花费）和收入（即减少的医院感染所节约的医院成本）进行对比，并进行确定性和概率性的投资回报率分析。结果表明，在每年住院人数相同的情况下，患者入住单间与入住开放式病房相比，每年耐甲氧西林金黄色葡萄球菌（MRSA）、假单胞菌和念珠菌感染人数分别减少1.5(4.1 vs 2.6)、1.5(3.8 vs 2.3)和9.4(37.8 vs 28.4)。如果将所有住在开放病房的患者均转至单间，每年将节约418 269 美元。而改造病房和运营病房所增加的额外花费为 364 922 美元＋198 924 美元，尽管刚开始净现值（NPV）为负值，但 5 年后回报率达到 53%。该研究认为，虽然单间的建立和运行需要更大的开销，但与开放式病房相比，它避免了医院感染相关的花费从而带来了可观的节约。5 年以后的收益将远

远大于早期为单间所进行的投入，从单纯的财务角度，是有成本-效益的。

（罗万军　宋舸　廖丹　杨乐　刘菁）

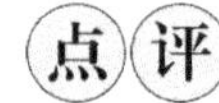

众所周知，从减少 ICU 患者的交叉感染尤其是多重耐药菌的交叉感染角度来看，国际、国内多个指南都建议 ICU 患者首选入住单间病房，但将 ICU 开放式病房全部改造成单间病房的改造和日常运营所增加的额外花费是否具有经济学效益需要循证证据。2016 年发表于《重症监护》杂志的这篇研究的结果显示，虽然单间的改造和运行需要更大的开销，但与开放式病房相比，它避免的医院感染节约的相关花费大于为单间改造和运营所进行的投入，单纯从财务的角度来看是具有成本-效益的，而且 5 年以后的收益远远大于早期为单间所进行的投入。然而，该研究应该没有考虑到所有患者入住单间后带来的医疗和护理成本增加的因素。然而，在我国目前 ICU"一床难求"的现状下，是否需要将 ICU 全部病房做成单间既需要更多的循证证据，也需要根据国情来考虑。

（张卫红）

111. 乙醇封管透析置管 ICU 患者感染风险

解读文献:《透析置管的危重症患者乙醇封管及感染风险的随机对照研究》

文献标题:Ethanol lock and risk of hemodialysis catheter infection in critically ill patients. A randomized controlled trial.

原文作者:Souweine B, Lautrette A, Gruson D, et al.

刊载信息:Am J Respir Crit Care Med, 2015,191(9):1024 - 1032.

重症监护病房(ICU)患者常需要短期中心静脉置管来进行肾脏替代或血浆置换等治疗,感染作为中心静脉置管的并发症之一可导致 ICU 患者住院时间延长,死亡率增加。用含抗菌药物的封管液封管作为预防中心静脉置管感染的干预措施之一,经研究其效果得到了肯定。在封管液中加入乙醇能否降低透析置管的危重症患者导管相关感染呢? 这篇文章对乙醇封管能否降低短期置管的透析患者发生导管相关感染(CRI)的风险进行了探讨。

这是一项随机、双盲、安慰剂对照研究,由法国卫生部提供资金支持。该研究对法国 7 家大学附属医院及 1 家综合医院的 16 家 ICU 的 1 460 名患者(2 172 置管例次,12 944 置管日,8 442 次封管操作)进行了研究。乙醇封管组和对照组分别使用 60%(W/W)乙醇和 0.9% 的生理盐水封管 2 分钟,结局为导管相关感染,病例定义为入住 ICU 期间发生导管相关的除血流感染外的临床脓毒症(CRCS)或导管相关血流感染(CRBSI)。研究结果表明,置管平均天数为 4 天[四分位数间距(IQR),2～8],乙醇封管组和对照组的置管平均天数无差别。主要导管相关感染的发生率两组间无差别(分别为 3.83/1 000 置管日,2.64/1 000 置管日,风险比为 1.55,95% CI:0.83～2.87,P=0.17)。两组发生导管细菌定植及导管相关血流感染的差别均

无统计学意义(P=0.99)。该研究为,使用乙醇封管 2 分钟不能减少 ICU 患者透析导管相关感染的发生。

(徐子琴　郑伟　徐子琴　胡潇云　刘玉岭)

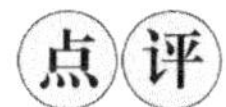

点评

乙醇作为常用消毒剂之一,具有价廉并对大部分细菌及真菌均有效的特点,且尚未有高浓度乙醇会引起耐药的报道。乙醇可快速去除生物膜,有临床研究数据表明乙醇封管可预防导管相关感染,但还没有类似的研究在 ICU 内进行。2015 年发表在《美国呼吸与重症护理医学杂志》上的这篇文章,通过随机、双盲、安慰剂对照研究,探讨了乙醇封管能否降低短期置管的透析患者发生导管相关感染(CRI)的风险。该研究认为,使用乙醇封管 2 分钟不能减少 ICU 患者透析导管相关感染的发生。那么到底需不需要使用乙醇封管或者是否可以使用其他消毒剂如氯己定或含有氯己定成分的消毒剂封管来降低短期置管的透析患者发生 CRI 的风险我们期待更多的研究证据。

(张卫红)

112. ICU 感染预防:是目标去定植还是普遍去定植

解读文献:《ICU 感染预防:是目标去定植还是普遍去定植》

文献标题:Targeted versus universal decolonization to prevent ICU infection.

原文作者:Huang SS, Septimus E, Kleinman K, et al.

刊载信息:N Engl J Med,2013,368:2255-2265.

微生物感染是导致重症监护病房(ICU)患者发生医院感染甚至死亡的常见原因,而耐甲氧西林金黄色葡萄球菌(MRSA)是最为重要的病原菌之一。ICU 的感染预防,应选择目标去定植还是普遍去定植?2013 年 6 月发表在《新英格兰医学杂志》上的文章对这个问题进行了探讨。研究人员开展了一项实用的、整群随机临床试验研究,该研究由美国医疗保健研究与质量局(AHRQ)医疗卫生保健相关感染项目(HHSA290201000008I)和疾病预防控制中心(CDC)预防中心项目(1u01CI000344)资助。该研究对 43 家医疗机构 74 个重症监护病房的 74 256 位患者进行分组,分别采用 MRSA 筛查和隔离法、目标性去定植法(比如筛查、隔离和去除 MRSA 的载体)、普遍去定植法(比如不筛查,对所有患者去定植)进行干预,最后使用比例危险度模型来评估组间在降低感染发病率上的差异性。

结果表明,干预阶段与基线调查阶段相比,MRSA 临床分离菌株的建模危险比,筛查和隔离组为 0.92(粗分离率,3.2 株/1 000 住院日 vs 3.4 株/1 000 住院日),目标性去定植组为 0.75(粗分离率,3.2 株/1 000 住院日 vs 4.3 株/1 000 住院日),普遍去定植组为 0.63(粗分离率为,2.1 株/1 000 住院日 vs 3.4 株/1 000 住院日)($P=0.01$,三个组的算法是相同的)。干预阶段与基线调查阶段相比,由任意一种病原体所造成的血流感染的危险比,三组分别为 0.99(粗发病率为 4.1 例/1 000 住院日 vs 4.2 例/1 000住院日),0.78(粗发病率为 3.7 例/1 000 住院日 vs 4.8 例/1 000住院日)和 0.56(粗发病率为 3.6 例/1 000 住院日 vs 6.1 例/1 000 住院日)($P<0.001$,三个组的算法是相同的)。对于所有血流感染发病率的降低,普遍去定植法比目标性去定植法或筛查与隔离法的差异更显著。采用普遍去定植法的 54 名患者中只有 1 人发生了血流感染。因 MRSA 造成的血流感染发病率下降趋势与所有血流感染发病率相似,3 组在降低 MRSA 引起的血流

感染方面差异无显著性。7 位患者罹患更严重的感染,与氯己定(洗必泰)有轻度相关性。该研究认为,在重症监护病房的日常实践中,在降低 MRSA 的临床分离率和由任意病原体造成的血流感染的发病率上,普遍去定植比目标性去定植和单纯的筛查隔离更有效。

(杨乐　刘玉岭)

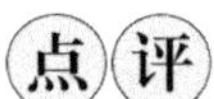

筛查隔离的方法简便易行且相对有效,是 ICU 多重耐药菌医院感染集束化防控措施之一。同时,去定植的方法常被用于减少 MRSA 携带者的细菌播散和预防致病,但采用去定植的方法预防感染是否有益仍有不少争议,同时采用普遍去定植还是针对高风险的目标病原体或高风险人群采取目标去定植也没有定论。由于氯己定具有广谱抗菌活性,一些研究显示对所有 ICU 患者进行常规氯己定洗浴去定植可降低 MRSA 感染率、皮肤表面细菌密度以及所有病原菌导致的血流感染率。因此,迫切需要通过效果比较试验来确定哪种去定植策略对降低 ICU 的 MRSA 和其他病原菌的感染更为有效。2013 年发表在《新英格兰医学杂志》上的这篇文章,通过一项实用的、整群随机临床试验研究,对 43 家医疗机构 74 个重症监护病房的 74 256 位患者进行了随机对照研究,该研究认为在重症监护病房的日常实践中,在降低 MRSA 的临床分离率和由任意病原体造成的血流感染的发病率上,普遍去定植比目标性去定植和单纯的筛查隔离更有效,为关于去定植的争议提供了有力的数据支持。同时该研究发现 7 位患者罹患更严重的感染与氯己定有轻度相关性,这个结果也提示我们在采取去定植策略时也应关注其可能产生的不良影响。

(张卫红)

113. 每日氯己定擦浴对获得性 CRAB 有无影响

解读文献:《在耐碳青霉烯类鲍曼不动杆菌(CRAB)流行的内科 ICU，
每日对患者进行氯己定擦浴可降低获得性 CRAB 感染》

文献标题:Effect of daily chlorhexidine bathing on acquisition of carbapenem-resistant Acinetobacter baumannii (CRAB) in the medical intensive care unit with CRAB endemicity.

原文作者:Chung YK，Kim JS，Lee SS，et al.

刊载信息:American Journal of Infection Control，2015,43:1171－1177.

耐碳青霉烯类鲍曼不动杆菌（carbapenem-resistant Acinetobacter baumannii，CRAB）在全球范围内都是院内感染的重要病原体,尽管已采取多种预防措施,但获得性 CRAB 并未得到显著减低。因此,就需要考虑更加高级别的防控措施。研究发现氯己定擦浴可以降低获得性耐万古霉素肠球菌和耐甲氧西林金黄色葡萄球菌感染,但尚缺乏足够证据证明氯己定擦浴能够降低获得性 CRAB。氯己定每天擦浴能够降低获得性 CRAB 吗？ 2015 年 11 月发表在《美国感染控制杂志》的这篇文章对这个问题进行了探讨。

研究人员对 CRAB 流行的内科重症监护病房(ICU),采用中断时间序列法来评估每天氯己定擦浴对院内获得性 CRAB 感染率的影响,用分层泊松回归分析法来评估氯己定擦浴对患病率的水平和趋势以及发病密度的影响,并对在氯己定擦浴期采集的 CRAB 分离菌株进行了氯己定药敏试验。结果表明,每天氯己定擦浴后,CRAB 整体患病率由对照期的 25.8% 降低到干预期的 18.2%;CRAB 的获得率降低了 51.8%(44.0 vs 21.2 例/1 000 患者风险日,$P<0.001$)。在对照期内,CRAB 的患病率有轻微的上升趋势(0.004，95% CI：$-0.022\sim0.030$，$P=0.762$),其发病密度呈下降趋势(-0.011，95% CI：$-0.031\sim0.008$，$P=0.265$),但均无统计学意义。在进行每天的氯己定擦浴干预后,CRAB 的发病密度显著下降(-0.604，95% CI：$-0.904\sim-0.305$，$P<0.001$)。氯己定对 98 株 CRAB 分离菌株的最小抑菌浓度在 $8\sim64$ μg/ml。该研究认为:每天氯己定擦浴可显著降低 CRAB 流行的 ICU 患者 CRAB 获得性感染。

（陈文森　符文娟　杨乐　刘菁）

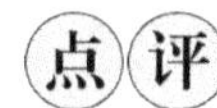

（点）（评）

国际和国内多个预防和控制多重耐药革兰阴性菌传播的指南都强烈推荐在 CRAB 流行的环境中采用卫生改进方案和接触隔离措施预防多重耐药革兰阴性菌感染。从 2012 年 6 月开始,主动培养筛查、接触隔离预防以及加强环境清洁等集束化措施逐渐在 ICU 开始推行。尽管采取了这些措施,CRAB 的患病率并没有显著下降。氯己定作为一种具有广谱抗菌活性的消毒剂,已经广泛应用于临床。已有研究表明,氯己定擦浴有助于预防院内感染和多重耐药菌感染的发生,如氯己定擦浴可以降低获得性耐万古霉素肠球菌和耐甲氧西林葡萄球菌感染,但是尚缺乏足够证据证实氯己定擦浴也能够降低 ICU 患者获得性 CRAB。2015 年发表在《美国感染控制杂志》的这篇文章,采用中断时间序列法来评估每天氯己定擦浴对院内获得性 CRAB 概率的影响,结果发现在进行每天氯己定擦浴干预后,CRAB 的发病密度显著下降。该研究还认为:每天氯己定擦浴可显著降低 CRAB 流行的 ICU 患者 CRAB 获得性感染。

（张卫红）

114. *BMJ*：氯己定口腔护理神话破灭

解读文献：《在 ICU 中进行选择性消化道或口腔去污染以及局部
口腔氯己定护理来预防死亡：系统回顾和 meta 分析》

文献标题：Selective digestive or oropharyngeal decontamination and topical oropharyngeal chlorhexidine for prevention of death in general intensive care: systematic review and network meta-analysis.

原文作者：Price R，Maclennan G，Glen J.

刊载信息：BMJ，2014，2：348-356.

ICU 患者口咽部细菌生态学会发生重要的变化，而这会导致呼吸机相关肺炎或其他感染，甚至死亡。为了降低这些并发症的发生率，可以采取包括预防性使用抗生素或口咽部消毒剂（大多是氯己定）。预防性抗生素包括口咽部、经消化道和经静脉使用，其中最主要的是单独选择性消化道去污染（selective digestive decontamination，SDD）和单独选择性口腔去污染（ selective oropharyngeal decontamination，SOD）。为了比较这几种方法对危重症患者死亡率的影响，研究人员对采用系统综述、常规 meta 分析及网状 meta 分析的方法，在 Medline、Embase 和 CENTRAL 数据库中搜索文献，纳入 29 个研究文献，其中单独 SDD 14 篇，单独 SOD 3 篇，SOD 和 SDD 比较 1 篇，氯己定 11 篇，依次确定 SDD、SOD 及局部口腔氯己定护理对于综合重症监护室（GICU）内成年患者死亡率的影响，并在一个网状 meta 分析中对这些干预措施进行相互比较。结果表明，SDD 可有效降低死亡率，直接证据的 *OR* 值为 0.73（95％ *CI*：0.64~0.84）。SOD 的直接证据 *OR* 值为 0.85（95％ *CI*：0.74~0.97）。氯己定护理与死亡率上升相关（*OR*：1.25，95％ *CI*：1.05~1.50）。把干预措施进行相互比较后发现，选择性消化道去污染和选择性口腔去污染都优于氯己定。而 SDD 和 SOD 之间的差异尚不明确。该研究认为：SDD 可有效降低 GICU 中成年患者的死亡率，SOD 的效果不太明显，但两者均优于氯己定。此外，氯己定口腔护理很可能与死亡率增加之间具有相关性。

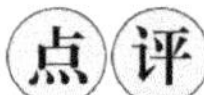

点评

口咽部和肠道细菌移行被认为是导致危重症患者感染的重要危险因素，增加 ICU 患者的死亡率。SDD 和 SOD 作为呼吸机相关肺炎（VAP）防控集束化措施之一仍存在争议，被认为可增加抗菌药物耐药风险。本研究通过网状 meta 分析显示了 SDD 和 SOD 在预防危重症患者死亡率中的作用，显示了其具有良好的保护效应。但比较有趣的结论是，氯己定口腔护理增加了患者的死亡风险。通常来说，感染控制和流行病学专业协会（APIC）推荐每天 4 次的口腔护理（每 6 小时一次），用于预防呼吸机相关肺炎发生。因此这一略显矛盾的结论也给我们的感染预防认知、危重症患者治疗护理提出了新的挑战和潜在的命题：氯己定口腔护理频次增加是否增加了误吸风险气管球囊的形状和材料对于预防坠积性肺炎有作用，也预防了口腔护理液进入肺部；但是球囊的材料以及对气管壁的压力，是否造成了口腔护理与死亡率的混杂……当然，我们也不应忽略这篇 meta 分析本来的不足：meta 分析本身有一定的偏倚，尤其还不能获取个体数据资料进行合并。不同的研究设计存在差异（随机对照、交叉对照、前后对照），口腔护理方案存在差异（频次 1~4 次）、氯己定浓度不同（0.12％、2％等等），这些都会影响研究结果合并。因此。期望开展更加严谨设计的前瞻性研究，进一步论证氯己定口腔护理与危重症患者死亡的关联。

（陈文森　张丽伟　廖丹　杨乐　刘菁）

（张卫红）

115. 碳青霉烯酶，ICU 的职业杀手

解读文献：《产碳青霉烯酶肠杆菌科细菌定植与 ICU 总死亡率的关系：一个观察性队列研究》

文献标题：The association between colonization with carbapenemase-producing enterobacteriaceaeand overall ICU mortality：an observational cohort study.

原文作者：Dautzenberg MJD，Wekesa AN，Gniadkowski M，et al.

刊载信息：Crit Care Med，2015，43(6)：1170-1177.

产碳青霉烯酶肠杆菌科细菌引起的感染引发临床的高病死率，尤以重症监护病房（ICU）为甚。大多数情况下定植早于感染，是患者不良预后的一个标记。产碳青霉烯酶肠杆菌科细菌定植与 ICU 患者预后有什么因果关系？2015 年发表在《重症医学》上的文章对这个问题进行了探讨。

该研究采用观察性队列研究的方法，对两个产碳青霉烯酶肠杆菌科细菌流行的重症监护病房内预期 ICU 住院日大于 3 天的患者进行观察，共计纳入 1 007 个患者，其中 36 人（占 3.6%）入院时定植产碳青霉烯酶肠杆菌科细菌，96 人（占 9.5%）在 ICU 住院期间获得产碳青霉烯酶肠杆菌科细菌定植，301 人（29.9%）在 ICU 死亡。分离的 132 株产碳青霉烯酶肠杆菌科菌株中，125 株是肺炎克雷伯菌（占 97.4%），74 株是产肺炎克雷伯菌碳青霉烯酶（KPC）（占 56.1%），54 株产金属 β-内酰胺酶（占 40.9%），有 4 株两种酶都有（占 3.0%）。研究结果表明，产碳青霉烯酶肠杆菌科细菌定植与 ICU 死亡率的部分分布风险比关联显著增加（部分分布风险比＝1.79；95% CI，1.31～2.43），不能通过日常死亡风险的增加解释（死因别风险比＝1.02；95% CI，0.71～1.41），但是可以通过住院时间的延长解释（出院存活因别风险比＝0.73；95% CI，0.51～0.94）。部分分布风险模型的其他危险因素是急性生理和慢性健康状况评分Ⅱ（部分分布风险比＝1.13，95% CI：1.11～1.15），女性（部分分布风险比＝1.29，95% CI：1.02～1.62），患恶性肿瘤（部分分布风险比＝1.54，95% CI：1.15～2.06）、造血系统恶性肿瘤（部分分布风险比＝1.61，95% CI：1.04～2.51）和免疫缺陷（部分分布风险比＝1.59，95% CI：1.11～2.27）（表 115-1）。该研究认为，ICU 中产

碳青霉烯酶肠杆菌科细菌定植会使患者死亡风险增加 1.79 倍，主要由于患者住院时间延长导致。

表 115-1　以产碳青霉烯酶肠杆菌科细菌定植作为时间依赖协变量对 ICU 死亡率部分分布风险比的多因素分析

危险因素	在 ICU 死亡（人数＝301）	
	部分分布风险比（95% CI）	P
产碳青霉烯酶肠杆菌科细菌定植	1.79(1.31～2.43)	<0.001
年龄	1.00(0.99～1.01)	0.628
性别（女）	1.28(1.02～1.62)	0.034
急性生理和慢性健康评分Ⅱ	1.13(1.11～1.15)	<0.001
住院原因（非外科的）	0.99(0.73～1.34)	0.962
恶性肿瘤	1.54(1.15～2.06)	0.004
造血系统恶性肿瘤	1.62(1.04～2.51)	0.032
慢性肝功能衰竭	1.32(0.80～2.19)	0.278
器官移植	1.45(0.69～3.04)	0.328
慢性透析	0.65(0.35～1.19)	0.163
免疫缺陷	1.59(1.11～2.27)	0.011

（覃婷　甘文思　谢承峰　干铁儿　覃金爱　刘玉岭）

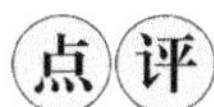

点评

产碳青霉烯酶肠杆菌科细菌引起的感染在世界范围内与日俱增，引发患者尤其是 ICU 患者的高病死率。因为潜在混杂因素与其他竞争因素共存，难以明确这种感染与危重患者死亡之间的因果关系。2015 年发表在《重症医学》上的这篇文章，采用观察性队列研究方法，对产碳青霉烯酶肠杆菌科细菌流

行的两个希腊重症监护病房内 1 007 个患者进行观察和分析。结果显示，ICU 中产碳青霉烯酶肠杆菌科细菌定植会使患者死亡风险增加 1.79 倍，主要是由于患者住院时间延长导致。该研究用实验数据量化了产碳青霉烯酶肠杆菌科细菌对患者预后的影响，明确了产碳青霉烯酶肠杆菌科细菌定植与 ICU 总死亡率之间的关系。这篇文章提醒 ICU 同仁应关注患者的产碳青霉烯酶肠杆菌科细菌定植情况，并尽量缩短患者在 ICU 的入住时间。

（张卫红）

116. AORN 关于内镜清洗的临床答疑

解读文献：《AORN 告诉你内镜清洗值得注意的关键点》

刊载信息：https://www.aorn.org/guidelines/clinical-resources/clinical-faqs.

（1）朊病毒内镜传播的潜力是什么？

大量证据表明人们担心内镜潜在的传播朊病毒和其他传染性海绵状脑病的风险，包括克雅病和变异克雅病的传播。内镜作为朊病毒的传播媒介，接触感染性组织是必需的。在克雅病中，朊病毒在中枢神经系统中积聚，并通过接触感染的大脑、垂体或眼组织传播。由于软式内镜不接触大脑、垂体或眼组织，内镜是不可能传播克雅病或其他传染性海绵状脑病的。在变异克雅病患者身体中，朊病毒在中枢神经系统和淋巴组织中积聚。变异克雅病患者在阑尾、脾脏、扁桃体、胸腺、淋巴结组织中可检出传染性。在末端回肠集合淋巴结中发现大量导致变异克雅病的朊病毒。在大肠和胃中也发现大量淋巴朊病毒聚集。由于朊病毒的淋巴分布，变异克雅病通过软式胃肠内镜传播在理论上是可行的。侵入性介入手术（如，活检、息肉切除术、黏膜切除术、括约肌切开术）中的传播风险比非侵入性手术要大得多，然而，文献中尚没有这种传播的报告。

（2）处理软式内镜时必须戴手套吗？

是的。在处理软式内镜和从存储柜来回运输内镜时工作人员应该戴清洁、低蛋白、无粉、天然橡胶乳胶手套或无乳胶手套。除非需要将内镜放置在一无菌区域外，处理软式内镜时不必戴无菌手套。戴清洁的手套可以减少工作人员手对处理后软式内镜的污染。使用无粉、低蛋白、天然橡胶乳胶手套或无乳胶手套可以同时使医护人员和患者乳胶暴露最小化和尽可能降低相关反应风险。有关软式内镜储存的研究证实医务人员手及环境物表对内镜有污染。

（3）AORN 推荐手工处理软式内镜吗？

不。软式内镜和附件经手工清洗后，应当按照内镜生产商的使用说明书，要么机械清洗并暴露于高水平消毒剂或液体化学灭菌剂中进行机械处理，要么机械清洗和灭菌。机械处理包括机械清洗、机械高水平消毒或灭菌和机械漂洗。大量证据表明，机械处理提高清洗效率，提高工作效率，减少人员生物职业暴露，实现清洗消毒过程标准化，并且可以更成功地保证监控质量和一致性。

（4）AORN 推荐在处理软式内镜时使用快速清洁验证测试吗？

是的。当购入新内镜时，应按设定的时间间隔（如每次使用后，每天）使用清洁验证测试来验证手工清洗软式内镜的效果。目测，即使使用放大镜，也不足以保证复杂设备如软式内镜等的清洁效果。可能仍有残留污物，影响后续高水平消毒或灭菌。用于检测临床相关残留物（如蛋白质、碳水化合物）的清洁验证测试包括 ATP 和化学试剂测试。使用快速清洁验证测试定期验证清洗有效性，提供了一个验证效果的客观方法，有利于确保清洗不彻底的软式内镜在高水平消毒或灭菌前能再次清洗。

（5）手软式内镜清洗后应存储在哪里？

软式内镜应储存在干燥柜中。大量证据表明，能促进干燥，并能防止环境污染的环境为内镜最佳存储环境。干燥柜包括一个高效微粒空气过滤循环干燥系统，过滤的空气通过内镜的内管道排出。内镜的内外表面不断变干,抑制细菌生长。干燥柜的功效研究表明,与其他存储方法相比,干燥柜在存储期间能有效限制细菌生长。如果没有干燥柜,软式内镜可以存储在一个有高效微粒空气过滤循环系统的密闭存储柜里,能提供正压,实现软式内镜周围空气循环。通风促进内镜干燥。使用高效微粒空气过滤循环系统可有助于防止细菌在内镜中生长。正压可能有助于防止存储内镜污染。软式内镜不应存储在运送车里。这种情况下很难清洁,可能被污染,仅用于运输。

（6）软式内镜处理后的最长安全存放时间是多久?

软式内镜处理后的最长安全存放时间目前还不够明确。关于软式内镜的最长存放时间,一些专业组织给出的建议是不一致的。一些研究也不一致,这些研究显示当软式内镜被正确处理后或可在 48 小时到 56 天之内安全使用。安全存放时间可受到一些特定的设备相关因素影响,包括被处理和存放的内镜类型、处理效果(如残留污染水平)、存放条件(如密闭空间、干燥箱、高效空气过滤器［HEPA］过滤的空气中)、符合生产商说明书要求(即内镜、机械清洗机、存储柜)、使用频率以及患者人数。由于这些原因,多学科小组(包括感染预防人员、内镜和围手术期人员、内镜处理人员、内镜医师和其他相关人员)应建立一个方针或政策来确定处理过的软式内镜在未再重新处理前可安全使用的最长存放时间。

（7）软式内镜应该进行微生物培养吗?

多学科小组(包括感染预防人员、内镜检查人员、内镜清洗人员、微生物学家、实验室人员、风险管理人员及其他相关人员)应评估对软式内镜及机械清洗机进行常规微生物培养监测的必要性。一些国际组织的清洗指南建议对软式内镜及机械清洗机进行常规微生物学培养监测,但在推荐程度上存在差异。文献支持常规微生物培养监测作为对清洗效果及质量、促进最佳实践、评估整改措施效果、检测内镜服务需求的有效监测方法。常规微生物培养监测也有益于识别污染源、纠正清洗方法,进而预防感染传播。值得注意的是对软式内镜进行微生物培养监测是有问题的。在检测与院感暴发相关的微生物时,常规微生物培养监测的敏感性是不可靠的。常规微生物培养监测常因结果反馈延迟以及对来源于环境污染的非致病性微生物的频繁隔离而模糊不清。按要求,必须培养结果确认后才能解除软式内镜检疫,但却无法满足快速重复使用的内镜检查的需求,同时也延误患者治疗。微生物培养是资源密集型的工作,需要支出额外资金,需要花费时间并由相关人员采集和处理标本。

（8）所有的软式内镜都应该灭菌吗?

根据斯伯尔丁分类法,进入无菌组织或血管系统的器械被认为是高度危险性物品,应该灭菌处理。像软式内镜这样的物品,接触不完整的皮肤或黏膜,被认为是中度危险性物品,应该给予灭菌处理,或至少高水平消毒。

为寻求专业的科学的临床意见,在 2015 年 5 月由食品药品监督管理局(FDA)组织的肠胃病学-泌尿病学器械设备研讨会上,Rutala 建议对斯伯尔丁系统进行修改,认为间接进入无菌组织或血管系统的物品属于高度危险性物品。间接进入无菌组织的器械包括那些通过黏膜途径进入无菌组织的器械,如支气管镜、膀胱镜、十二指肠镜。要求对间接进入无菌组织或血管系统的物品进行灭菌可预防感染。多学科小组(包括感染预防人员、内镜和围手术期人员、灭菌处理人员、内镜医师和其他相关人员)应进行风险评估以确定间接进入无菌组织或血管系统(即通过黏膜)的物品是否应灭菌处理。

（9）软式十二指肠镜应该使用强化消毒/灭菌方法处理吗?

强化消毒/灭菌方法处理软式十二指肠镜,是指在进行高水平消毒后紧接着进行以下处理:对十二指肠镜进行检测直至培养阴性、液体化学灭菌剂处理系统处理、二次高水平消毒、环氧乙烷灭菌或FDA 批准的低温灭菌。

对十二指肠镜采用强化处理方法,可减少处理后残留在内镜上的病原微生物。值得注意的是,进行高水平消毒后再进行液体化学灭菌剂灭菌、低温灭菌或环氧乙烷灭菌的有效性还尚未被内镜、机械清洗机、消毒器厂商所验证,有待进一步的研究。多学科小组(包括感染预防人员、内镜与围手术期人员、内镜处理人员、内镜医师和其他相关人员)应该进行风险评估以确定和比较采用一个或多个强化方法处理十二指肠镜的利弊。

（10）软式内镜管腔需要用乙醇冲洗吗?

多学科小组(包括感染预防人员、内镜与围手术期人员、内镜处理人员、内镜医师和其他相关人员)

应进行风险评估以确定内镜管腔是否应该用70％～90％乙醇或异丙醇冲洗。许多临床实践指南和该领域专家推荐手工或机械清洗内镜时用乙醇冲洗管腔，因为它易与残留水分结合，加速蒸发，从而促进管腔干燥。乙醇能阻碍细菌定植，防止水媒细菌传播。但是如果内镜已经完全干燥，则没必要再用乙醇冲洗内腔。因为乙醇有固定作用，一些国家不推荐使用这种方法。

（赵东丽　石尚世　喻丽玲　王广芬　陈文森　覃婷）

点 评

软式内镜的清洗极为重要，它直接影响后续的消毒和灭菌的效果。本文基于国内外有关内镜清洗消毒的最新进展，就大家日常工作中比较疑惑的问题，做出解答，供大家借鉴参考。比如：喉镜镜柄每次使用后应清洁和低水平消毒，根据生产商的说明书可能还需要高水平消毒或灭菌；侵入性介入手术中的传播风险比非侵入性手术要大得多，但文献中尚没有这种传播的报告；处理软式内镜时必须戴手套；不推荐手工处理软式内镜；推荐在处理软式内镜时使用快速清洁验证测试清洁效果；手软式内镜清洗后应存储在干燥柜中；软式内镜处理后的最长安全存放时间目前还不够明确；软式内镜消毒后是否应该进行微生物培养，还需多学科小组进行评估；所有的软式内镜使用后都应该进行彻底清洗和灭菌处理，或至少高水平消毒；软式十二指肠镜使用强化消毒／灭菌方法处理的有效性还有待进一步的研究；软式内镜管腔是否需要用乙醇冲洗应视情况而定，如果内镜已经完全干燥，则没必要再用乙醇冲洗内腔。

（刘运喜）

117. 美国内镜相关医院感染暴发事件：说明书不是万能的

解读文献：《内镜下逆行胰胆管造影术（ERCP）相关的产 Ampc 酶大肠埃希菌医院感染暴发事件》

文献标题：Endoscopic retrograde cholangiopancreatography-associated AmpC Escherichia coli outbreak.
原文作者：Wendorf KA，Kay M，Baliga C，et al.
刊载信息：Infection Control & Hospital Epidemiology，2015，36(6)：634－642.

2012 年 11 月至 2013 年 8 月，某院 7 名行内镜下逆行胰胆管造影术（ERCP）患者暴发了医院感染，经鉴定系由耐三代头孢及碳青霉烯类药物的产 AmpC 酶大肠埃希菌引起。基因测序结果显示这些大肠埃希菌在 *blaCMY* 基因上发生了新型突变，并表现为特异性 *fumC/fimH* 基因分型。为了解此次暴发的范围及流行病学特征，识别潜在的传染源，制定相应的感染控制措施并落实，同时确定该院耐碳青霉烯类大肠埃希菌与产 AmpC 酶大肠埃希菌之间的关联，采取对实验室报告、病案、内镜报告和内镜清洗消毒流程进行回顾、对消毒后内镜及诊疗环境进行采样，并采用脉冲场凝胶电泳（PFGE）和基因测序技术对分离自内镜和患者标本的产 AmpC 酶菌株进行检测等调查方法进行调查分析。

结果共检出 49 株产 AmpC 酶大肠埃希菌的病例，其中 35 例（包括所有的耐碳青霉烯类［CR］菌株感染的患者）符合此次感染暴发的病例定义，包括 10 株耐碳青霉烯类大肠埃希菌的病例。所有的病例患有复杂的胆道疾病并且均在某院内至少接受了一次内镜下逆行胰胆管造影术。30 天内总死亡率为 16％，而 CR 菌株感染的患者死亡率则为 56％。通过 PFGE 技术检测发现，8 条 ERCP 术后清洗消毒的内镜中，2 条内镜检测出产 AmpC 酶的大肠埃希菌，这与病例分离菌株相同。2014 年 1 月 22 日至 5 月 14 日，共采集 365 份样本，其中 65 份培养阳性。55 例考虑为污染，其余 10 例样本均来自内镜的抬钳器通道（表 117－1）。环境培养结果均为阴性，未发现有违反感染控制要求的情况。内镜清洗消毒操作高于生产商推荐的清洗指南(说明书)要求。

　　以往的内镜检查相关感染暴发与清洗不充分有关,但此次调查发现,尽管完全遵从说明书操作,甚至高于说明书要求,但病原体仍然通过内镜传播。当然,本次调查也有局限性,调查开始时该院已进行干预,故而无法观察到传播期间的具体行为。

表 117-1　分离自清洗消毒后 ERCP 内镜的病原菌

内镜	病原体	PFGE 同源簇	病原体定植点	培养时间	内镜是否返厂修复	内镜损坏情况
1. 160VF	鲍曼不动杆菌	—	抬钳器通道	2014-4-23	是	C-帽裂纹,I/T 裂纹,弯曲部磨损,K-杠杆和组织钳损坏
2. 160VF	产 AmpC 酶大肠埃希菌	类型 2	抬钳器通道	2013-11-22	否	
	产 AmpC 酶大肠埃希菌	异常条带类型	活检通道	2013-11-22		
	产 AmpC 酶大肠埃希菌	异常条带类型	抬钳器通道	2013-11-22		
	肠球菌	—	抬钳器通道	2014-5-2		
3. Q180V	产 AmpC 酶大肠埃希菌	类型 1	抬钳器通道	2014-1-22	是	C-帽绝缘损坏,D/E 塑料盖损坏,LG 镜头碎裂,调光器断裂
	产 AmpC 酶大肠埃希菌	其他	抬钳器通道	2014-2-3		
4. Q180V	铜绿假单胞菌(多重耐药菌)	—	抬钳器通道	2014-1-29	是	活检口与 C-帽裂隙,C-帽绝缘破损,C-帽裂纹,I/T 裂纹,活检钳通道破坏,插入管弯曲
	大肠埃希菌	—	抬钳器通道	2014-5-3		
5. Q180V	产 AmpC 酶大肠埃希菌	类型 2	抬钳器通道	2013-11-22	是	器械通道裂隙,LG 镜头裂隙,活检钳通道损坏,弯曲部磨损
6. Q180V	对甲氧西林敏感的金黄色葡萄球菌	—	抬钳器通道	2014-5-8	新内镜	
	鲍曼不动杆菌	—	抬钳器通道	2014-1-30		
7. Q180V	对甲氧西林敏感的金黄色葡萄球菌	—	抬钳器通道	2014-5-3	新内镜	
8. Q180V	对甲氧西林敏感的金黄色葡萄球菌	—	抬钳器抬钳器通道	2014-4-24	新内镜	
9. Q180V	对甲氧西林敏感的金黄色葡萄球菌				新内镜	

(刘聚源　占健　江佳佳　乔甫　干铁儿　刘欢　覃婷)

点　评

　　近年来,美国频频报道内镜检查相关感染暴发事件;人们也逐渐关注内镜清洗消毒技术以及内镜检查相关医院感染事件。纵观历次感染暴发事件的原因,一个名词频频出现:说明书。说明书是万能的吗? 是否完全遵守说明书就能保证安全呢? 2012—2013 年美国某医院发生的 ERCP 术后暴发事件告诉我们:未必! 研究表明,发生暴发事件的医院尽管完全遵从说明书操作,甚至高于说明书要求,但病原体仍然通过内镜传播,因此,内镜的再处理流程需进一步研究,尤其是抬钳器通道的清洗消毒。

(刘运喜)

118. 十二指肠镜为什么难清洗

解读文献:《ERCP 领域:对于预防感染我们还能做什么》

文献标题:ERCP scopes: what can we do to prevent infections.

原文作者:Rutala WA, Weber DJ.

刊载信息:Infection Control & Hospital Epidemiology, 2015, 36(6):643 - 648.

现行的内镜后期处理指南是否能够确保胃肠内镜去除潜在病原菌内镜长而狭窄的通道、直角转弯和微生物严重污染($10^7 \sim 10^{10}$)及其难以清洁和消毒的部件(如抬钳器通道)能够保证可靠的高水平消毒吗? 为了回答这些问题,我们简要回顾一下内镜后期处理的现有知识再提供建议。

第一,内镜属于中度危险性物品,至少需要高水平消毒。因为纤维胃肠内镜目前不耐热,只能采用化学消毒剂或低温灭菌技术进行高水平消毒。不幸的是,目前还没有解决方案被证明可以彻底消除十二指肠镜相关微生物污染的风险。例如,对于胃肠道内镜(GI 内镜)如十二指肠镜,没有低温灭菌技术能够达到 10^{-6} 的无菌保证水平(SAL)。

第二,与内镜污染相关的医院感染暴发,比任何其他可重复使用的医疗装备相关暴发要多。然而,直到最近,通过这些暴发追溯到不当的操作如不当的清洁和消毒(如消毒剂没有灌注所有通道),损坏的内镜或内镜设计上的缺陷(例如十二指肠镜抬钳器通道),或是自动化内镜清洗设备。在大量实例中,由于清洗消毒不充分,需要通知患者进行血源性病原体检测。

第三,专业机构已经出台循证的内镜清洗消毒处置指南,美国 CDC 以及过去的文献建议,严格遵守这些指南才能确保内镜安全。不幸的是,进一步的数据显示,内镜手工清洗消毒相关的所有步骤很少被执行,一些必需的步骤(例如刷洗所有的腔道和部件)一般情况下都没有落实。随着自动化内镜清洗设备的应用,内镜的后期处理得到改进,它的大多数步骤是全自动的。

第四,由于门诊操作监测不充分、定植和感染的滞后、感染率低等原因,可能导致对胃、肠镜相关感染的流行难以识别。此外,一些操作的风险可能比其他操作低(例如,结肠镜检查和 ERCP 相比,通常后者无菌区会被污染)。在 Wendorf 等报告的暴发中,一种不寻常的病原菌(产 AmpC 酶的大肠杆菌)的发现使得调查结果公认为:十二指肠镜是疫情暴发的根源。

重要的是内镜清洗消毒相关安全边际极小或不存在。GI 内镜微生物污染严重。有研究表明,GI 内镜的内部通道,包括十二指肠镜,可能包含 $10^7 \sim 10^{10}$ 的肠道微生物。调查显示,内镜处理的清洗步骤可以减少 $2 \sim 6 \log_{10}$ 的微生物,高水平消毒步骤可以另外减少微生物 $(4 \sim 6) \log_{10}$,总共减少 $(6 \sim 12) \log_{10}$ 的微生物,因此,胃肠内镜清洗和高水平消毒相关安全边际极小或不存在(污染水平:4 $\log_{10}$[最大污染,最少的清洁/高水平消毒]到 -5 $\log_{10}$[最小污染,最大清洗/高水平消毒])。因此,任何不当的清洗消毒(例如,与抬钳器通道相关的缺陷)可能导致污染清除失败,可能随之而来导致患者之间发生传播。这种低的内镜清洗消毒的安全边际(或不存在安全边际),相当于外科手术器械清洗和灭菌安全边际的 17 $\log_{10}$。

(刘聚源　万艳春　刘荣辉　江佳佳　乔甫　刘欢　覃婷)

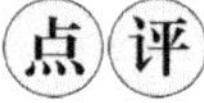

由于十二指肠镜的抬钳器通道唯一,这个独立的通道设计复杂且存在缺陷,导致清洗刷很难进入刷洗,从而影响内镜的再处理效果。多项研究表明抬钳器通道严重污染,并且多重耐药菌(MDR)可以作为设计复杂的十二指肠镜后期处理无效的生物"标记"或"指示物",对患者构成感染风险。具有抬钳器通道的超声内镜（常被用于侵入无菌腔隙获取诊断标本和实施干预治疗）是否会与 ERCP 内镜（引导附件）一样，因为同样的原因构成消毒挑战和感染风险目前尚不清楚。为提高十二指肠镜后期处理的安全性、防止与 ERCP 内镜和其他 GI 内镜有关的暴发，我们得不断寻找替代品，减少感染风险。

（刘运喜）

119.　美国内镜相关感染暴发后的改善策略

解读文献：《ERCP 领域：对于预防感染我们还能做什么》

文献标题：ERCP scopes：what can we do to prevent infections.
原文作者：Rutala WA，Weber DJ.
刊载信息：Infection Control & Hospital Epidemiology，2015，36(6)：643－648.

内镜清洗质量改善策略包括：设备维护；每年至少考核一次消毒员的清洗消毒技能；所有负责内镜清洗消毒的人员必须接受并彻底掌握关于十二指肠镜清洗消毒操作指南的培训（包括一些新措施，尽管这些措施是经过验证的，但尚无资料显示这些新的清洗措施对 ERCP 内镜具有消除细菌的作用。比如使用新的清洗毛刷和对抬钳器通道采取额外的冲洗和清洗步骤）；定期监测评估十二指肠镜微生物污染状况、必须了解内镜的微生物污染频率和程度等信息，如果发现内镜可能被病原体污染（如肠道革兰阴性杆菌），那么这种污染的临床影响则需要量化。

但该项策略存在的问题是：适合的消毒应该到什么临界值（例如，每通道肠道病原菌 0 个病原体或较高的数值［如，<10 CFU］）？是否应以分离出相对较弱的病原菌如凝固酶阴性葡萄球菌作为判断标准？什么样的抽样方案应该被用来评估胃肠内镜（如，所有内镜或其中一个样品）？如果某院对 10 条内镜中的 2 条进行培养，其中 1 条内镜为阳性，该院会因为内镜采样结果 50% 为阳性，而对所有 10 条内镜进行再处理吗？如果某院定期做微生物培养，而抽样内镜的 20% 为阳性，内镜中心应该采取什么行动（例如，告知患者进行血源性病原体检测，粪便耐碳青霉烯类肠杆菌检查，对阳性的内镜进行环氧乙烷灭菌［ETO］，和（或）对所有十二指肠镜使用高水平消毒后再进行 ETO 灭菌）？员工们是否已接受相关培训，既对十二指肠镜通道也对抬钳器通道进行培养？最后，是否根据污染程度或污染频率开展进一步的行动（如内镜污染的百分比）？另外，如果一个医院决定对所有内镜进行微生物培养，并在等待培养结果的 48～72 小时内禁止使用内镜，有一点还必须认识到，对抬钳器通道或内镜的微生物培养的灵敏度还是未知的（即，内镜被多少微生物污染才会导致培养阳性结果）。需制订实时监测方法以评估清洗和高水平消毒（HLD）的效果及感染风险，并验证该方法。应鼓励临床医师报告并发布与内镜相关的感染病例，特别是遵守目前规范清洗消毒内镜时，仍出现的内镜相关感染病例，这样我们可以判断最近报告的感染暴发是冰山一角，还是孤立事件。如果是冰山一角，则必须修改规范。

预防感染挑战的长期解决方案将是开展十二指肠镜和其他胃肠道内镜（GI 内镜）再处理的新技术，这个新技术必须有可靠的结果即通过食品药品监督管理局（FDA）公布的内镜灭菌要求，达到 10^{-6} 的无菌保证水平（SAL）。一些用于耐高温内镜的灭菌技术被评估。表 119－1 提供了各种高水平消毒和灭菌技术改进的优缺点。不幸的是，大多数这些策略可能会增加设备投入和再处理的成本，可能会导致工作流程与操作程序上的变化，并可能导致短期内用于 ERCP 操作的十二指肠镜短缺。出于这些原因和其他原因（包括医疗法律方面的），我们建议感染预防医师向管理层寻求对十二指肠镜再处理强化措施的支持以降低感染风险；或者，使用一次性无菌 GI 内镜或替换为其他诊断方式（例如，胶囊内镜、通过血液检测胃肠道癌等）可以避免内镜相关的暴发。

在这些问题得到解决之前，我们应该继续提供消化道内镜（如，ERCP）的操作程序，这是一个重要的诊断和治疗方式。这些程序应严格遵守现行的内镜强化处理指南，并且应告知患者益处和风险。

表 119 - 1　强化十二指肠镜再处理的高水平消毒和灭菌方法优缺点总结

方法	优　点	缺　点
蒸汽灭菌	快速杀菌； 灭菌过程中受有机/无机物污染影响最小； 快速循环时间	对热敏感的器械有损害； 不能用于当前不耐热的胃肠道内镜
过氧化氢气体等离子体灭菌	循环周期时间≥28 分钟，不需要排气； 可以用于不耐热和不耐湿的器械，操作过程中温度<50 ℃； 兼容大部分医用材料	内镜或医疗器械受限于柜体的内径和长度； 不能处理胃肠道内镜； 没有足够资料证明灭菌达到 10^{-6} SAL； 研究表明，存在有机物/盐时影响杀菌活性； 可能损坏内镜
100% 环氧乙烷（ETO）灭菌，高水平消毒后灭菌，生物监测	单剂量和负压室可以最大限度地减少气体泄漏、暴露的可能性； 操作和监控简单； ● 兼容大多数医用材料 ● 主要内镜生产厂家建议 ETO 可作为灭菌选项； ● 理想状况应是在标准的高水平消毒后使用； 一些资料表明高水平消毒后使用 ETO 灭菌可以降低感染风险	需要时间排气去除 ETO 残留； 美国只有 20% 的医院应用 ETO 灭菌； 长循环周期/排气时间（如，12～15 小时）； 没有足够资料证明灭菌达到 10^{-6} SAL； 研究表明，存在有机物/盐时影响杀菌活性； ETO 是有毒、致癌物质，易燃； 可能损坏内镜
过氧化氢灭菌	较快的循环周期时间，55 分钟； 可以用于热和湿敏感的物品（金属和非金属设施）	内镜或医疗器械受限于柜体的内径和长度； 不能处理胃肠道内镜； 没有足够资料证明灭菌达到 10^{-6}； 没有资料证明存在有机物/盐时影响杀菌活性； 可能损坏内镜
仅仅高水平消毒（使用 FDA 批准的高水平消毒方式，例如邻苯二甲醛）	高水平消毒抑制包括碳青霉烯类耐药的肠杆菌科细菌在内的多重耐药菌； 现行医疗标准； 广泛的可利用性	近期的 ERCP 疫情表明，感染风险与设备复杂度和微生物负载量相关； 没有强化措施降低 ERCP 操作相关的感染风险； 一些高水平消毒（例如，醛）可能凝固蛋白
两种高水平消毒（连续的），生物监测	高水平消毒抑制多重耐药菌，包括碳青霉烯类耐药的肠杆菌科细菌； 广泛的可利用性； 第二次高水平消毒周期可能减少或消除第一次高水平消毒周期遗留的微生物污染物	近期的 ERCP 疫情表明，感染风险与设备复杂度和微生物负荷相关； 一些高水平消毒（例如，醛）可能凝固蛋白
液态化学灭菌剂，处理过程使用过氧乙酸、用再处理的饮用水漂洗、生物监测	高水平消毒/化学灭菌剂抑制多重耐药菌包括碳青霉烯类耐药的肠杆菌科细菌； 被建议作为液体化学消毒剂处理选项	近期的 ERCP 疫情表明，感染风险与设备复杂度和微生物负荷相关； 非灭菌，因为没有终末灭菌流程，并且内镜采用再处理水冲洗； 目前还不清楚过氧乙酸是否会渗入进抬钳器通道并抑制病原体
高水平消毒，生物监测	高水平消毒抑制多重耐药菌包括碳青霉烯类耐药的肠杆菌科细菌； CDC 建议生物监测作为补充	近期的 ERCP 疫情表明，感染风险与设备复杂度和微生物负荷相关； 没有资料证明可以减少感染风险； 生物监测的敏感性未知； 48～72 小时后才知道培养结果； 每周/每月 100% 还是 10% 的内镜抽样方案没有达成共识； 没有明确有效消毒的临界值（0 个革兰阴性杆菌）

续表

方法	优　点	缺　点
高水平消毒，三磷酸腺苷（ATP）	高水平消毒抑制多重耐药菌包括碳青霉烯类耐药的肠杆菌科细菌； 实时监控手段； 操作简单； 能检测有机残留物	近期的 ERCP 疫情表明，感染风险与设备复杂度和微生物负荷相关； 没有资料证明可以减少感染风险； 不能检测到微生物污染； 三磷酸腺苷（ATP）没有被验证可以作为患者之间传播的危险因素； 没有明确保证安全的临界水平

- 在 GI 内镜设计上高水平消毒面临的挑战。
  - 内镜不耐热（需要低温消毒）。
  - 使用时严重污染。
  - 结构复杂。
  - 长而狭窄的管腔。
  - 尖角（如，直角弯）。
  - 通道终端为死角。
  - 难以清洁和消毒的附件（如，抬钳器通道）。
  - 交叉的表面。
  - 弹簧和阀门。
  - 粗糙、凹凸不平的表面。
  - 快速周转的需要。
  - 受损通道阻碍微生物暴露于高水平消毒。
- 高水平消毒步骤（严格遵守清洗消毒现行标准）。
  - 预清洗。
  - 彻底清洗。
  - 高水平消毒遵循制造商的建议。
  - 彻底冲洗。
  - 完全干燥。
  - 妥善存放。
  - 保证员工处理能力（初次评估并且至少每年培训评估）。
- 目前可用的十二指肠镜处理强化法（优先）。
  - 高水平消毒后 ETO 灭菌，定期生物监测。
  - 两种高水平消毒（连续的）和定期生物监测。
  - 隔离期高水平消毒，直到培养阴性。
  - 液体化学消毒剂处理系统，采用过氧乙酸（再处理饮用水冲洗）和定期生物监测。

- 高水平消毒后使用其他 FDA 批准的低温灭菌技术（使用灭菌器和内镜时，提供材料相容性和灭菌验证测试），定期生物监测。
  - 高水平消毒和定期生物监测。
- 可以预防 GI 内镜相关暴发的未来可能方法。
  - 蒸汽灭菌 GI 内镜。
  - 新的低温灭菌方法，证明达到 10^{-6} 无菌保证水平。
  - 使用一次性无菌消化道内镜。
  - 改善 GI 内镜的设计（减少或消除本表中第一项列出的挑战）。
  - 使用非内镜的方法诊断或治疗疾病（如，胶囊内镜检查，验血检测消化道肿瘤，粪便 DNA 测试）。

（刘聚源　万艳春　江佳佳　乔甫　刘欢　覃婷）

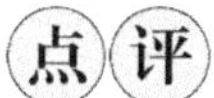

点评

内镜难以清洗消毒，其再处理的安全性问题仍有待商榷。如何提高内镜再处理后的安全性，有效预防与 ERCP 内镜和其他 GI 内镜有关的暴发，目前尚没有一个可供医院使用、能够保证患者安全的单一的、简单的、成熟的技术或预防策略。因此，以上基于循证经验和相关研究提出的改善内镜清洗质量的一揽子策略可供借鉴参考。

（刘运喜）

120. 欧洲视角：ERCP 相关感染防控策略

解读文献：《关注经内镜逆行性胰胆管造影术（ERCP）及
内镜再处理：预防或控制感染暴发我们能做什么》

文献标题：ERCP and reprocessing in focus：what can we do to prevent or manage infection outbreaks.
原文作者：Beilenhoff U.
刊载信息：Endoscopy，2015,47:483-485.

大多数案例记录表明 ERCP 感染的相关因素如下：内镜再处理过程中存在失败和错误的环节，并且工作制度欠缺和员工培训不到位；使用不恰当的再处理设备（例如使用不匹配的刷子）；使用损坏的和维护不当的内镜及清洗消毒机；存在污染的环境（例如污染的物表、水）；手卫生不到位；对静脉注射药物的管理不到位。

（1）预防或控制感染暴发的相关措施。

1）对十二指肠镜再处理的特殊要求：十二指肠镜抬钳器的正确清洗是至关重要的。十二指肠镜设计复杂。自 20 世纪 70 年代 ERCP 技术开展以来，侧视镜头末端和抬钳器就是其再处理过程中的一项挑战。目前，不同的制造商、不同代的内镜可供使用的设计装置各不相同。十二指肠镜可含有以下不同类型的构造：

- 固定的先端部和可漂洗的抬钳器管道。
- 固定的先端部和密闭的抬钳器管道。
- 可拆卸的头端帽和可漂洗的抬钳器管道。
- 可拆卸的头端帽（可拆除和进行高压蒸汽处理）和可刷洗的抬钳器管道。

如果抬钳器管道可进入，那么手工预清洗过程中的冲洗和刷洗，清洗消毒机中抬钳器管道的正确连接和终末彻底干燥都是至关重要的。可拆卸的头端帽和先端部使得预清洗变得更容易，因为清洗刷能轻松伸进抬钳器管道中进行刷洗，但是在再次使用之前，需要仔细地重新安装好这些可拆卸的部分。

2）应遵循制造商的建议，只使用专用的清洁刷。固定的先端部在预清洗过程中要求更加精确，因为日常的清洁刷很难进入内镜抬钳器管道后面狭窄的内腔进行清洁。需要使用专用的清洗刷，且这些都不应造成内镜任何损伤。为了避免"超说明书"的做法，制造商（内镜或者清洁配件的制造商）应当提供对清洗设备兼容性的相关数据。

3）不能忽视手工预清洗。即使使用了自动化的再处理，彻底的手工预清洗仍然必不可少。因为这是达到理想消毒效果的前提条件。工作人员应当意识到这一步骤的重要性。任何偏离指南和操作规程的行为都可能导致再处理过程的失败。

（2）培训：因为医疗器械的再处理要求专业的知识及技能，本国及国际的指南建议只有受过专业培训的和能胜任此工作的人员才能进行内镜的再处理。许多国家已经建立了内镜再处理的正式培训课程和评估胜任能力的系统。除了基本资质的要求，进行内镜再处理的工作人员需要熟悉每一个区域里正在使用的每一个内镜的具体设计，包括外借的内镜。基本的再处理方案是不够的。基于制造商的使用说明而成文的再处理操作规程，应当可用于每一种类型的内镜。大多数已公布的暴发事件都是由于再处理过程中的各种缺陷所致，这也可能是由于培训或者认识不到位所致。

（3）意识：医师、内镜护士和内镜再处理人员应当意识到他们担负着患者安全的责任。如果不严格遵循国家指南和本机构操作规程，感染的潜在风险就会增加。对再处理过程定期检查、定期开展相关培训和进行能力评估都是工作中有用的工具，帮助我们识别工作中的缺陷、执行改进措施和确保及时更新操作方法。

（4）专业职责：内镜新的结构设计旨在改善产品技术特性、提升使用者的操作便利和确保患者安全。在近期发表的论文中就讨论到，十二指肠镜的新的结构设计是感染性病原体传播的一个潜在来源。

如果医务人员（医师、护士、内镜后期处理专家们)认为新的或变更的设计影响了内镜再处理的安全性,他们的职责就是立即联系制造商告知他们这些困难之处。制造商应当提供关于设计改变的相关数据,Verfaillie 等人就在反复的维护和技术研究等方面与制造商及相关机构保持了密切合作。

与官方机构、学会和制造商保持密切的合作至关重要,可以控制暴发事件、向他们学习以及实施改进等。近期的暴发事件之后,国家相关机构参与和提高了对内镜新设计的认识,制造商审查和修改了十二指肠镜的再处理操作规程。FDA 表示,调查仍在继续。

(5)过程验证和微生物监测:依据 EN ISO 15883 标准,内镜再处理过程中使用清洗消毒机需要经过验证。不同的清洗消毒机,操作条件必须按照不同的负载量去执行。总体来说,对清洗消毒机进行验证是评估再处理周期的一个有用的工具。

此外,日常的技术测试和微生物监测可评估结果的质量,并且是早期识别任何问题、缺陷和薄弱环节的有用工具。美国相关机构对暴发事件做出回应并发布了十二指肠镜微生物监测的临时建议,建议中不包括内镜所有的附件和通道。欧洲指南推荐每3 个月进行一次常规的微生物监测,并强调需要对内镜所有的附件和可用的通道进行采样。在已发表的各种论文中,监测频率和检测流程仍是争议的焦点问题,尚需进一步的研究。

一旦存在污染,临床工作人员应停用可疑的仪器设备,直到采取了校正措施并且达到了满意的结果方可重新使用。Verfaillie 等报道的暴发事件中,官方的感染控制机构参与了这一决定。

(6)鼓励主动报告异常事件:应当鼓励临床医师公布感染暴发事件,因为这样就提供了事后回顾和改进日常操作的机会。应在不互相指责的工作氛围中,各方共同努力去识别和解决问题。

在新设备的开发和控制暴发事件方面,使用者、监管机构和制造商之间的紧密合作是必不可少的。医疗机构和制造商都应意识到他们有责任确保患者医疗安全。

(乔甫　李婧闻　徐子琴　江佳佳　刘欢　覃婷)

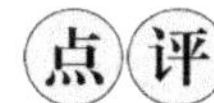

点评

通过对感染的相关危险因素进行回顾分析,提出了预防或控制感染暴发的相关措施。首先对十二指肠镜的再处理提出了特殊要求:十二指肠镜抬钳器管道的正确清洗是至关重要的,应遵循制造商的建议,必须使用专用的清洗刷,不能忽视手工预清洗。其次要加强培训、培养意识、要有相应的专业职责、进行过程验证和微生物监测、鼓励主动报告异常事件。减少感染暴发事件的发生。

(刘运喜)

121. ERCP 和 CRE 感染传播的关系

解读文献:《耐碳青霉烯抗菌药物的肠杆菌通过十二指肠镜传播的危险因素》

文献标题:Risk factors associated with the transmission of carbapenem-resistant Enterobacteriaceae via contaminated duodenoscopes.

原文作者:Kim S, Russell D, Mohamadnejad M, et al.

刊载信息:Gastrointest Endosc,2016,83(6):1121 - 1129.

十二指肠镜主要应用于内镜下逆行胰胆管造影术(ERCP)。ERCP 是指将十二指肠镜插至十二指肠降段,找到十二指肠乳头,经内镜活检孔道插入一造影导管,并进入乳头开口部、胆管或胰管内,注入造影剂,做 X 线下胰管胆管造影。通过此技术可直接观察十二指肠、胰管或胆管等的情况与病变,具有诊断的价值,同时还可行 Oddi 括约肌切开,取出胆总管下端结石,进行直接治疗。随着十二指肠镜的功能性不断增强,它所带来的感染风险也在不断升高。最近发生多起因使用十二指肠镜进行 ERCP 而造成的耐碳青霉烯类抗菌药物肠杆菌(Carbapenem-resistant Enterobacteriaceae,CRE)感染暴发。本文报道了在美国洛杉矶市加州大学的 David Gefeen 学院医疗中心发生的一起由污染的十二指肠镜造成的耐碳青霉烯肠杆菌的感染暴发,并对此次暴发进行了多因素的分析。

2014 年末,住院患者中耐碳青霉烯的肺炎克雷伯菌感染明显增加,并且致病菌均携带 blaOXA - 232 耐药基因。由于目前关于十二指肠镜传播 CRE 的危险因素尚不清楚,因此,Kim 等人通过回顾性的、单中心的病例对照实验分析所有使用污染的十二指肠镜进行 ERCP 的患者的数据,对获得 CRE(感染或定植)的患者和未获得的患者进行了比较。回顾了所有感染 blaOXA - 232 的 CRE 患者的病例,发现所有感染者在 2014 年 10 月 3 日至 2015 年 1 月 28 日期间曾接受过十二指肠镜实施的 ERCP 手术。同时发现其中两根十二指肠镜与这些感染的患者密切相关。这段时间内的所有数据进行了回顾性分析,最终发现一位感染 CRE 的患者在 2014 年 10 月 3 日使用十二指肠镜接受 ERCP 治疗,2014 年 10 月 29 日这位患者使用另一根十二指肠镜又接受了一次 ERCP 治疗。

采样发现,在 2014 年 10 月 3 日至 2015 年 1 月 28 日期间,共计 115 位患者被使用污染的十二指肠镜实施了 125 项操作。从 115 位患者中获得了 104 份培养结果(90.4%)。所有患者中,15(14.4%)人被 CRE 感染或定植。单变量的分析发现,最近使用抗菌药物(66.7% vs 37.1%,$P=0.046$)、经常住院(60.0% vs 28.1%,$P=0.034$)和有胆管癌史(26.7% vs 3.4%,$P=0.008$)的患者获得 CRE 感染的风险更高。在 ERCP 手术中胆道支架植入(53.3% vs 22.5%,$P=0.024$)是一项重要的与操作相关危险因素。对胆管癌患者进行多因素分析发现,胆道支架植入(OR:3.62,95% CI:1.12~11.67)和经常住院(OR:3.74,95% CI:1.15~12.12)是CRE 传播的独立风险因素。研究发现在所有使用污染的十二指肠镜进行 ERCP 的患者中,胆道支架植入、胆管癌和经常住院将增加获得 CRE

的风险。

当感控科发现 CRE 的感染患者增加后,开始采取干预措施。2015 年 1 月 28 日感控科宣布该院发生十二指肠镜相关的 CRE 感染暴发。自此胃镜中心取消了 ERCP 手术,暂停手术 8 天,同时相关的两根十二指肠镜暂停使用,并采用全新的十二指肠镜清洗消毒方法。重新查看十二指肠镜的清洗消毒流程,发现整个处理流程均是参照厂家的操作指南进行。根据美国 CDC 的指南从十二指肠镜的抬钳器前端和内腔内采集标本,培养检测是否存在 CRE。两根怀疑污染的十二指肠镜分别检测两次,每次检测之间相隔一周。所有的检测培养均为阴性,未检测到任何细菌生长。

针对十二指肠镜应采取更为严格的清洗流程和更高级别的消毒水平(最好达到灭菌水平),同时应加强对其定期的生物监测(活检孔道和抬钳器孔道同时检测),只有如此才能保障所有接受治疗的患者安全。

(孔懿　乔甫　刘欢　覃婷)

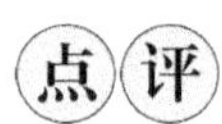

最近几年全球发生了多起由于十二指肠镜清洗消毒不合格而造成的医院感染暴发的案例,引起了大家的广泛关注。尽管已有大量文献报道了相关的事件,但是关于十二指肠镜究竟如何传播 CRE 的研究很少。本研究认为一个患者要通过 ERCP 获得 CRE 感染通常需要 5 个重要环节:①首先指示病例要有 CRE 定植。②定植 CRE 的患者要使用十二指肠镜实施 ERCP 手术。③十二指肠镜在给定植 CRE 的指示病例实施手术的过程中被 CRE 污染,并且在经过清洗消毒后污染仍存在。④后续的患者要使用 CRE 污染的十二指肠镜进行 ERCP 手术,并获得 CRE 定植。⑤CRE 定植的患者要发展成为活动性的感染,CRE 系统性扩散到血液、进入腹膜或泌尿系统。

(刘运喜)

122. 不容小觑：内镜引起的暴发

解读文献：《以内镜为传播中介的耐热产 ESBL 肺炎克雷伯菌暴发》

文献标题：Heat-resistant, extended-spectrum b-lactamase-producing Klebsiella pneumonia in endoscope-mediated outbreak.

原文作者：Jφrgensen SB, Bojer MS, Boll EJ, et al.

刊载信息：Journal of Hospital Infection，2016，93：57-62.

挪威一家二级医院的 ICU 发生了一起产超广谱 β-内酰胺酶（ESBL）肺炎克雷伯菌菌株的暴发。该事件源头为光纤内镜插管，尽管之前用指定的净化设备已对其进行了化学消毒，但菌株却依然存活。遗传标记物 clpK 会增强微生物的耐热性，这个特性在之前的肺炎克雷伯菌菌株暴发中描述过。本文是为研究 clpK 对于暴发菌株的生物膜形成和热休克稳定性的作用。

此次暴发调查是通过临床记录回顾、患者筛查以及内镜和支气管镜的采样而完成的。扩增片段长度多态性可以鉴别暴发菌株。clpK 的检测是通过聚合酶链反应完成的，之后再通过突变体的构建和热休克试验。调查结果发现 5 例患者和一个内镜插管含有相同扩增长度片段的多态性肺炎克雷伯菌。暴发菌株均包含了增加菌株耐热性的 clpK 遗传标记。菌株存活率在 clpK 存在下随着热处理后生物膜的形成而增长。

因此本次调查得到的结论是，虽然在暴发早期已经发现 clpK 与临床分离的肺炎克雷伯菌有关联，但是这是第一次从暴发环境源中分离出产 clpK 菌株。某种肺炎克雷伯菌菌株的耐热性可能有利于生物膜在医疗设备上的生存，也因此增加了这些菌株在医院环境中存活和扩散的可能性。

（刘荣辉　李薇　周艳芝　覃婷　刘欢）

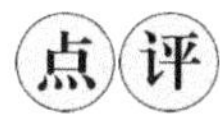

大多数可重复使用的光纤内镜，因其材料特殊，构造精细，许多部件不耐高温、高压，怕腐蚀，故不适于用高压蒸汽灭菌程序进行处理，只能采用低温消毒/灭菌或消毒剂浸泡，也就意味着其可能造成 ESBL 肺炎克雷伯菌播散，是医院感染暴发的潜在源头。而且，可增强 ESBL 肺炎克雷伯菌的耐热性遗传标记物 clpK，可以在编码耐多药菌株质粒间水平传递。假设该片段在不规范的内镜热处理后依然可以存活，且内镜是与黏膜表面接触的，严格的感染控制程序对避免患者之间的交叉传播是非常必要的。目前，没有一种控制方法可以发现所有导致暴发的危险因素，但本文中连续性的病原微生物实时监测将对快速发现和处置医院感染暴发起到至关重要的作用。

（刘运喜）

123. 对付 ICU‑CRE，如此新招，我看行

解读文献：《心脏外科 ICU 碳青霉烯类耐药肠杆菌科细菌感染控制成功的措施》

文献标题：Carbapenem-resistant Enterobacteriaceae on a cardiac surgery intensive care unit：successful measures for infection control.

原文作者：Abboud CS, de Souza EE, Zandonadi EC, et al.

刊载信息：Journal of Hospital Infection，2016，94(1)：60‑64.

目前，碳青霉烯类耐药肠杆菌科细菌(CRE)的产生与传播已成为一个严重的公共卫生问题。入住 ICU 是 CRE 感染的危险因素之一，CRE 能引起手术部位感染(SSI)，如何在 CRE 暴发后的 ICU 有效地控制 CRE 的传播呢？2016 年 9 月发表在 *Journal of Hospital Infection* 的一篇文章介绍了几项成功的干预措施。这是一项在 2013 年 4 月至 2014 年 12 月进行的描述性干预研究，研究地点为一所 374 张床位、每年约 2 000 例心脏手术的心血管外科教学三级医院。研究者收集了患者在 ICU 住院时间以及侵入性设备(血管导管、机械通气和导尿管)使用的时间。CRE 和其他多重耐药菌第一次培养阳性即被定义为定植或感染，仅有一次分离株的也包括在内。研究分为两个阶段：干预前(2013 年 4 至 9 月)和干预后(2013 年 10 月至 2014 年 12 月)。实施干预前，该院在预防 ICU 多重耐药菌感染方面已采取一些措施：每周采集所有 ICU 患者的直肠和腹股沟拭子进行多重耐药菌监测(如耐万古霉素肠球菌属、不动杆菌属、假单胞菌属和 CRE)；对多重耐药菌感染患者进行接触隔离(将 CRE 阳性患者集中到

一个有 10 张床位的独立监护室)；对患者进行手卫生和多重耐药菌感染相关知识培训，指导患者进行相关清洁工作等。实施干预后，除了常规筛查和分组护理外，该院还采取了一些强化措施：对入住 ICU>3 天的患者，在床旁放置乙醇消毒剂，每天用含 2% 氯己定的湿巾擦浴，专职护士每天用季铵盐类或双胍类消毒剂对患者周围物表消毒 3 次。每天在实施干预前，随机采集 ICU 环境中 15 个标本(床头柜、餐桌、呼吸机、输液泵、床垫、床栏杆、记录单和血液过滤器)进行微生物培养与鉴定。最终收集了 543 名患者的 1 120 份样本(干预前 239 份，干预后 881 份)，干预前、后多重耐药菌(MDRO)阳性检出率分别为 30%(72/239)和 12.7%(112/881)；干预前、后 CRE 阳性检出率分别为 26.8%(64/239)和 9.3%(82/881)，干预后 MDRO 和 CRE 定植率都在明显下降(P<0.001)。ICU 感染监测表明，导管相关血流感染率(P<0.002)和 SSI 率(P<0.003)均显著下降。表明心脏外科 ICU 实施的措施可有效降低 CRE 的定植和感染。

（唐俊　张培金　于铁儿　王静　覃金爱）

(点)(评)

本文作者通过比较一个心脏外科重症监护病区多重耐药菌相关指标的变化,发现采取干预措施后,住院患者的多重耐药菌(包括 MDRO 和 CRE)检出率明显下降、定植率明显下降、血管导管相关感染发病率与手术部位感染发病率也明显下降,证明这些措施是有效果的。除主动筛查、隔离和分组护理、对患者进行手卫生和多重耐药菌感染相关知识培训外,这些措施还包括①对入住 ICU＞3 天的患者,在床旁放置乙醇消毒剂。②每天用含 2％氯己定的湿巾擦浴。③专职护士每天用季铵盐类或双胍类消毒剂对患者周围物表消毒 3 次。目前多重耐药菌医院感染,尤其是在重症监护病区,已经成为我国医院感染面临的严峻挑战之一。他山之石,可以攻玉,本文为我们提供了有益的可以借鉴的经验。预防多重耐药菌感染,关键是切实管好感染源,彻底切断传播途径,保护易感者,关键是针对三个环节的各项措施落实到位,尤其是切断传播途径具有更为重要的意义。本文的主要局限性在于作者未交代采取的这些措施的依从性,只是给出了结果指标,而没有过程指标。

(吴安华)

124. 美国 2015 年医疗机构 CRE 防控指南摘要

文献解读:《美国 2015 年医疗机构 CRE 防控指南》

文献标题:Facility Guidance for Control of Carbapenem-resistant Enterobacteriaceae (CRE).
原文作者:Centers for Disease Control and Prevention.
刊载信息:CDC. https://www.cdc.gov/hai/pdfs/cre/CRE-guidance-508.pdf.

耐碳青霉烯类肠杆菌(CRE)引起的侵入性感染(如血流感染)与高死亡率(高达 40％～50％)相关。除了对 β-内酰胺类和碳青霉烯类抗菌药物耐药,CRE 通常携带对其他许多抗菌药物高水平耐药的基因,导致治疗上的选择极其有限。在美国,CRE 主要从有医疗暴露史的患者中鉴定出来,但传播到医疗机构外的风险较高,因为肠杆菌科细菌是造成社区相关感染的常见病原体,因此美国疾病预防控制中心(CDC)非常重视 CRE 的防控,并在 2015 年 11 月更新了《医疗机构 CRE 控制指南》(2012 版),旨在防止 CRE 的进一步蔓延。本文中的"医疗照护机构"包括了所有提供长期急症照护的医院以及提供有经验的护理或康复服务的家庭护理机构,但一般不包括辅助生活机构和不提供长期看护的家庭护理机构。此外,该指南不适用于门诊医疗机构,本文介绍了该指南的部分精华摘要,具体如下。

(1) 2015 版与 2012 版工具手册相比有何不同?

1) 对 CDC 的 CRE 监测定义进行了修订。

2) 单一干预层级取代了二级干预层级。不是所有的干预措施都适用于所有的医疗机构或情形。根据特定情形所传递出的讯息,制订针对性的干预措施才是最重要的。

3) 深入讨论了在非急症照护机构是否采用接触隔离措施。

4) 为了使此版指南更适用于医疗机构,删除了上一版中有关区域性干预措施的内容。对于防控多重耐药菌感染来说,地区的联动性仍然很重要,这些内容将在另外的文件中叙述。

5) 在干预措施中添加了医疗机构间沟通的部分。

(2) CRE 定义:通常,CRE 是对碳青霉烯类不敏感(中介或耐药)的肠杆菌科细菌。肠杆菌科细菌对碳青霉烯类抗菌药物的不敏感性可以通过若干不同机制获得,碳青霉烯酶的产生是目前最令人关注的耐药机制。

由于 2012 年的 CRE 定义过于复杂而难以实施,为了简化 CRE 定义以及进一步提高识别 CRE 的能力,CDC 已完善 2012 年中 CRE 监测定义。

CRE 是肠杆菌科细菌,对任何碳青霉烯类抗菌药物耐药(即多利培南、美罗培南或亚胺培南最小抑制浓度[MIC]≥4 μg/ml,或厄他培南 MIC≥2 μg/ml)或产碳青霉烯酶。此外,对亚胺培南天然不敏感的细菌(即摩氏摩根氏菌、变形杆菌属、普罗威登斯菌属),需要对除亚胺培南以外的碳青霉烯类耐药;目前,用于检测碳青霉烯酶的可接受的测试包括聚合酶链式反应、MHT、Carba NP 和金属 β-内酰胺酶测试(例如 MBL 测试或筛选)。

上述表型定义缺乏对产碳青霉烯酶的 CRE(CP-CRE)的特异性(即不产碳青霉烯酶的 CRE 常常满足这个定义),特别是在 CP-CRE 比较罕见的地区。因此,为了指导防控工作,鼓励具有碳青霉烯类抗菌药物耐药机制检测能力的临床和公共卫生实验室检测碳青霉烯酶的存在。更理想的是,美国实验室应测试 KPC、NDM 和 OXA-48 型碳青霉烯酶的存在。然而,如果 CRE 是从已知其他常见类型碳青霉烯酶的地区的患者,或是具有相关危险因素患者中鉴定到的(如,在美国以外的地方旅行,暴露于非 KPC 的碳青霉烯酶),那么应考虑其他碳青霉烯酶的测试。

(3)医疗机构级别的 CRE 防控。

1)监控:医疗机构应该知道他们的住院患者中是否分离出 CRE。另外,应该知道他们的实验室是否具有进行测试碳青霉烯酶和筛选 CRE 的能力。如果不能进行这些测试,医疗机构应在需要时到能做这些测试的实验室去鉴定。

医疗机构应考虑进行持续评估,以统计来自临床标本的 CRE 的发生率,例如检查存档的实验室结果,以确定在预先指定的时间段(如 6～12 个月)内 CRE 的数量和/或在肠杆菌科中的比例。此外,建议医疗机构收集定植或感染这些耐药菌的患者的流行病学信息,以了解这些个体的共同特征,包括患者的人口学资料、入院日期、转归、药物治疗和常见风险(如病房、手术、操作、从其他医疗机构转院等)。

2)急性和长期照护机构预防策略摘要。

- 手卫生。
  - 促进手卫生。
  - 监测手卫生依从性并进行反馈。
  - 确保手卫生设施。
- 接触隔离(CP)。
  - 培训医务人员 CP 知识并给予时间练习穿脱防护装备。
  - 监测 CP 执行情况并进行反馈。
  - 没有终止 CP 的建议。
  - 急症照护:接触隔离 CRE 定植或感染患者,高危转入患者可经验性采取 CP。
  - 长期照护:对高传播风险的 CRE 定植或感染患者采取 CP;对低传播风险患者根据操作类型采取相应措施。
- 医务人员培训。
- 最低限度使用侵袭性装置。
- 实验室检出 CRE 时及时通知。
- 出院和转院时告知患者 CRE 感染或定植情况再入院时立即鉴别已知的 CRE 患者。
- 促进抗菌药物管理。
- 环境卫生。
- 患者和工作人员分组。
  - 即使 CRE 感染或定植患者已经单间隔离,也应将医务人员分组诊疗或固定医务人员。
  - 假如单间数量有限,应提供给传播风险最高的患者(如失禁患者)。
- 筛查 CRE 患者接触者。
  - 根据流行病学线索筛查未知的 CRE 患者。
- 主动监测。
  - 入院时和定期监测 CRE 高危患者,等待入院监测结果时可考虑经验性采取接触隔离。
- 氯己定擦浴。
  - 用 2% 氯己定为患者擦浴。

(徐子琴　孔晓明　朱晓露　杨乐　廖丹)

125. CRE 感染，谁是罪魁祸首

解读文献：《危重患者中耐碳青霉烯类肠杆菌科细菌(CRE)的定植与感染：
与非携带者比较的回顾性队列研究》

文献标题：Carbapenem-resistant Enterobacteriaceae colonization and infection in critically ill patients: a retrospective matched cohort comparison with non-carriers.

原文作者：Dickstein Y, Edelman R, Dror T, et al.

刊载信息：Journal of Hospital Infection，2016,94:54－59.

过去 20 年来，随着碳青霉烯类耐药肠杆菌科细菌(CRE)的出现，关于其致病性的研究越来越多，但尚未有研究对 CRE 定植与相关临床感染的关系进行直接论证。以下这项研究的目的就是明确 CRE 定植是否为临床感染的危险因素之一。

该研究为一项回顾性匹配队列研究，对重症监护室(ICU)中 CRE 定植患者和匹配的非 CRE 携带患者侵入性感染的发生率进行了比较。研究的主要结局为：①在 CRE 携带者中因同一株 CRE 定植导致的 CRE 感染。②在非 CRE 携带者中，由同一碳青霉烯类敏感的肠杆菌引起的感染。由于 ICU 中 CRE 定植患者死亡率的增高与住院时间密切相关，故该研究认为出院与死亡是对立事件。整个队列以及按 APACHE Ⅱ 评分进行匹配分层的巢式队列，均进行了竞争性危害风险分析。

该研究共纳入 146 名 CRE 定植患者和 292 名 CRE 非定植患者。单因素分析发现肠杆菌科相关感染的危险因素包括年龄、慢性肾病、30 天内是否使用抗菌药物、先前是否存在侵入性感染、先前是否住院治疗、APACHE Ⅱ评分、机械通气时间、住院时间以及 CRE 定植。进一步 COX 回归分析显示 CRE 定植独立地与肠杆菌科感染存在关联，其特定原因风险比(CSHR) 为 2.06, 95% CI 为 1.03～4.09。根据 APACHE-Ⅱ评分匹配的队列(N＝284)进行回归分析，结果亦表明，CRE 定植与肠杆菌科感染显著相关，CSHR 为 3.32, 95% CI 为 1.31～8.43。

该研究最终结论为：在 ICU 患者中，CRE 定植至少使肠杆菌科相关的感染增加两倍，阐明其导致侵袭性感染增加的机制可能有助于解释 CRE 的快速扩散以及所造成的重大疾病负担。

（干铁儿　徐娅娟　覃金爱）

126. 患者出院后感染侵袭性 MRSA 的危险因素知多少

解读文献：《2011—2013 年急症医院患者出院后近期感染侵袭性耐甲氧
西林金黄色葡萄球菌(MRSA)的危险因素》

文献标题：Risk factors for invasive methicillin-resistant staphylococcus aureus infection after recent discharge from an acute-care hospitalization，2011－2013.

原文作者：Epstein L, Mu Y, Belflower R, et al.

刊载信息：Clinical Infectious Diseases，2016,62(1):45－52.

降低住院患者感染 MRSA 的风险已经取得了显著性进展。然而，近期出院患者感染侵袭性 MRSA 的风险并没有实质性降低。为了采取针对性的预防策略，一项关于急症医院住院后感染侵入

性 MRSA 的危险因素的前瞻性配对研究结果发表于 2016 年 1 月的《临床感染性疾病》杂志上，该研究将病例组定义为过去 12 周内出院并从其正常无菌的身体部位培养出 MRSA 的患者。从美国 6 个州的 15 家医院选择符合条件的病例。对于每一个病例，选择 2 名所住医院、出院月份及年龄相匹配的患者作为对照，通过病历审查和电话采访这两种方式进行。使用条件 Logistic 回归模型来确定出院后感染侵袭性 MRSA 的独立危险因素。

从 2011 年 2 月 1 日至 2013 年 3 月 31 日，研究纳入 194 例病例组患者和 388 名匹配的对照组患者。从出院到培养出阳性 MRSA 的时间中位数为 23 天（极差：1～83 天）。通过病例组与对照组住院期间变量单因素的比较分析发现，从 LTACH 或疗养院转入、入院时患有传染病、入住内科或外科病房、住院期间留置中心静脉导管、进行血液透析、有外科慢性伤口、使用抗菌药物的患者更容易感染侵袭性 MRSA（未经调整 OR 值分别为 4.28、2.31、1.82、2.68、7.09、4.93、2.13）；通过病例组与对照组出院时变量单因素的比较分析发现，出院小结上注明有 MRSA、出院到疗养院、留置导尿管、留置中心静脉导管、留置其他侵入性装置的患者更容易感染侵袭性 MRSA（未经调整 OR 值分别为 3.67、4.55、3.56、4.16、2.35）；通过病例组与对照组出院后变量单因素的比较分析发现，出院后置入中心静脉导管、进行血液透析、使用抗菌药物、有慢性伤口、有其他伤口、进行清创的患者更容易感染侵袭性 MRSA（未经调整 OR 值分别为 4.86、6.58、2.15、8.14、3.55、6.18）。通过条件 Logistic 回归模型发现感染侵袭性 MRSA 的独立相关危险因素包括 MRSA 定植（匹配比值比［mOR］：7.71，95% CI：

3.60～16.51)、出院到疗养院（mOR：2.65，95% CI：1.41～4.99)、出院后有慢性伤口（mOR：4.41，95% CI：2.14～9.09)、出院时留置有中心静脉导管（mOR：2.16，95% CI：1.13～4.99)或留置有其他的侵入性装置（mOR：3.03，95% CI：1.24～7.39)。由此研究组得出结论：预防性措施应该针对有 MRSA 定植或那些留置侵入性装置或慢性伤口出院的患者。此外，在疗养院实施 MRSA 预防措施也是有必要的。

（刘欢　覃婷　傅建国　潘瑜　罗万军）

点评

2014 年 7 月《急症医院中 MRSA 传播和感染预防策略》在 *Infect Control Hosp Epidemiol* 出版，为住院患者感染 MRSA 的风险降低提供了重要指导。而出院患者感染侵袭性 MRSA 的风险有多大，危险因素包括哪些，本文作者进行了一项前瞻性的病例对照配对研究，评估了急诊住院后感染侵袭性 MRSA 的危险因素。该研究涉及美国 6 个州 15 家医院，研究时间长达 2 年，较客观地评估了可能的危险因素，并针对不同时期如住院期间、出院时、出院后进行了对比研究，研究十分细致、严谨，有较强的临床实践价值。通过本研究发现 MRSA 的定植、慢性伤口、留置导管等是其独立的危险因素；同时加强 MRSA 的筛查与去定植，重视中心静脉导管及其他侵入性装置的护理等措施能从根源上避免患者出院后感染侵袭性 MRSA 的风险，保障患者安全。

（刘丁）

127. MRSA 去定植，我们忽略了什么

解读文献：《ICU 以外：全县 ICU 金黄色葡萄球菌全面去定植的影响》

文献标题：Beyond the intensive care unit（ICU）：countywide impact of universal ICU staphylococcus aureus decolonization.

原文作者：Lee BY, Bartsch SM, Wong KF, et al.

刊载信息：Am J Epidemiol, 2016, 183(5)：480-489.

耐甲氧西林金黄色葡萄球菌(MRSA)被美国疾病控制和预防中心认为是一个严重的公共卫生威胁。据报道,美国民众 MRSA 的定植率约为1.5％,约 6.3％的患者入院检查时即发现携带 MRSA。携带 MRSA 的 ICU 患者发生严重感染的概率及病死率更高,后果更严重。目前已经有很多学者研究在 ICU 开展主动监测对控制其传播的效果,却很少有报道 ICU 的 MRSA 感染率与医院普通病房 MRSA 感染率的关系。在 2016 年 5 月的《感染控制》杂志上,有这样一篇论文就这方面问题做了详细的阐述。

该课题是在加利福尼亚州奥兰治县所有的医疗保健机构中使用区域医疗生态系统分析仿真模型(RHEA),评估全县 ICU 住院者(各 ICU 床位的 25％、50％、75％和 100％)进行氯己定擦浴加莫匹罗星的全面去定植处理与仅针对性的筛查和采取接触隔离措施的不同影响。该模型——RHEA(区域医疗生态系统分析仿真模型)代表了奥兰治县所有的成人急症照护机构和疗养院(102 家医疗保健机构,28 家医院、5 家长期急诊照护机构和 74 家疗养院),并利用一系列出入院数据来构建,包括:普通病房和 ICU 病房的入院量,住院时间的长短和分布,患者再入院率的比例,以及这些再入院者入院地点和次数的分布。模型假定 50％急症照护机构和 20％疗养院转移到急症照护机构的患者将转入 ICU,这些患者需要机械通气或其他重症监护。在这个模型中患者可能携带 MRSA 或甲氧西林敏感金黄色葡萄球菌(MSSA),所有医疗保健机构的金黄色葡萄球菌定植率在第 0 天被设定为 30％。MRSA 的定植率基于奥兰治医院及疗养院的数据(MSSA 定植率＝30％－MRSA 定植率)。从所得的结果来看,全县 MRSA 阳性患者比 MRSA 阴性患者住院日平均长 5.5 天。模型中 MRSA 传播的计算取决于病房传播系数(β)和易感、感染者的数量。该研究用 0.01、0.03 和 0.05 分别把普通病房、ICU 病房和长期急诊照护机构的传播系数参数化。对于筛检试验阳性的患者,无论是否真的存在定植,都采取接触隔离措施。在该模型中,全面去定植是对所有进入 ICU 的患者给予氯己定擦浴加莫匹罗星,持续 5 天。假定从入 ICU 第一天到第五天期间的每天患者被去定植的可能性相等,有文献报道这些患者被成功的去定植,20％的患者在 90 天后复发,32％在 240 天后复发,模型假定复发率与时间呈线性关系。而结局指标设定为:MRSA、MSSA 感染率和带菌者数量,通过比较不同干预方法下带菌者的数量,确定阻止传播数,即如果不采取全面去定植措施会发生的 MRSA 例数。

从干预措施的结果来看,在 ICU 采取去定植的直接效益是巨大的(ICU 的 MRSA 感染率平均降低 60％)。当全县范围内 100％的 ICU 床位都采取去定植一年后,普通病房、长期急诊照护机构和疗养院的 MRSA 感染率也分别平均降低了 8％、3％和 1.9％。全县范围内 MRSA 感染率降低 3.2％,对 MSSA 的也有相似的效果。我们发现当只报告去定植对 ICU 的影响时,它的大部分效益会被忽略。在对 ICU 采取全面去定植措施 1 年后,避免了全县约 70％的 MRSA 传播。由此可见,在 ICU 采取全面去定植措施一年半后都能降低 MRSA 的感染率。

（唐俊　胡潇云　徐子琴　潘瑜　罗万军）

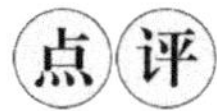

点评

本文所带来的一大启示是:对 ICU 患者进行全面去定植,不仅能降低 ICU 内 MRSA 的传播,还能显著降低医院内其他病房和医院外的长期老年照护机构中 MRSA 感染率。其实也不难理解,ICU 患者除了死亡之外,最终都要回到其他病房,很多老年患者最终又回到长期老年照护机构,因此将其在 ICU 中去定植后将有助于控制其他病房和老年照护机构中 MRSA。进行全面去定植也有一些问题需要考虑:①在我国,MRSA 并非目前防控的最紧迫问题,而是耐碳青霉烯的革兰阴性菌(不动杆菌、铜绿假单胞菌和肠杆菌科细菌),全面去定植是否对这些阴性菌有效还需要证据。实际上对 MRSA 的去定植措施中包括氯己定全身擦浴,而在理论上也能去除皮肤上这些阴性菌的定植。非常期待该研究能有后续结果发表,评价该县革兰阴性菌感染率是否也有所降低。②在实施全面去定植的同时仍应考虑可能诱发耐药产生的风险,因此,在实施全面去定植期间应定期监测细菌对氯己定及莫匹罗星的耐药性。此外,还需注意我国目前的莫匹罗星为皮肤用,不能用于鼻腔去定植。

（宗志勇）

128. 有效对抗多耐药鲍曼不动杆菌的新方法

解读文献:《一种新型的协同复合物,用于多耐药鲍曼不动杆菌感染治疗》

文献标题:A novel potent synergistic combination for the treatment of multi-drug resistant Acinetobacter baumannii infections.

原文作者:Phee LM, Betts JW, Bharathan B, et al.

刊载信息:Antimicrobial Agents & Chemotherapy, 2015,59(8):4544 - 4550.

　　革兰阴性杆菌是医院感染的主要致病菌,多耐药的鲍曼不动杆菌、铜绿假单胞菌、肺炎克雷伯菌想必都耳熟能详。毫无疑问,多耐药革兰阴性杆菌感染的预防和诊治无论给感染控制工作还是抗菌药物的合理使用都提出了巨大挑战,尤其是多耐药的鲍曼不动杆菌感染已是导致重症监护室患者死亡的重要原因。一旦出现碳青霉烯耐药,多黏菌素(COL)便成了最后的救命稻草,但这个救命稻草——COL的疗效和安全性的不稳定性、药代动力学的不可预测性、较强的毒副作用以及快速产生的耐药性,又往往限制了其有效应用。英国学者在第 54 届抗菌药物和化疗国际会议上介绍了一种有效对抗多耐药鲍曼不动杆菌(MDRAB)的新型协同复合物,同时该研究成果也于 2015 年发表在 *Antimicrobial Agents and Chemotherapy* 杂志上。有一种甾体骨架的抗菌药物叫作夫西地酸(FD),与 COL 联用对抗 MDRAB 可以起到很好的协同作用。本研究选用 11 株 MDRAB 菌株,在体外采用纸片扩散、棋盘稀释法(分级抑菌浓度指数[FICI],FICI <0.5,敏感折点指数[SBPI],SBPI >2)以及时间-杀菌曲线法(菌量减少 2 $\log_{10}$ CFU/ml 以上)来评价这种协同作用。结果显示,通过每种药物单独或联合存在或缺失的实验设计证明了 FD 可阻止 COL 抗药性的产生。两者的协同作用也同时被证明,所有菌株的平均 FIC 和 SBP 指数分别为 0.064 和78.85。时间-杀菌曲线亦发现 COL - FD 存在协同作用,并且能够起到快速杀菌作用,包括 COL 耐药菌株。FD 阻止了因单独使用 COL 导致的药物选择性药菌株的出现。本研究首次描述了一种新型复合物 COL/FD 在治疗 MDRAB 中的协同作用,而且该复合物在很低的浓度就具有很好的抑菌效果,说明 COL/FD 联合使用可以在保证最佳疗效的同时尽可能减少毒副作用的发生。当然,COL/FD 的交互机制和其是否适合作为多耐药革兰阴性杆菌的非传统治疗方案还需要进一步的研究来证实。

(王鹏　张培金　干铁儿　王静　覃金爱)

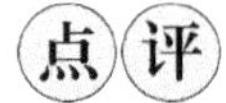

（点）（评）

　　从战略的高度研究分析表明,治疗革兰阳性球菌感染的药物不多,但总体有效,治疗革兰阴性杆菌感染的抗菌药物很多,但总体疗效不佳,治疗效果令人担忧,特别是多耐药革兰阴性杆菌感染的抗菌药物治疗已经成为现代医学中的世界难题和临床瓶颈问题,全球医学界都在致力于这方面的研究。许多研究数据表明将 COL 与其余的抗菌药物结合可增强抗菌活性,如 COL 搭配碳青霉烯类、利福平或糖肽类药物治疗鲍曼不动杆菌具有显著疗效。本研究介绍了一种新型复合物 COL/FD,通过棋盘稀释法和时间-杀菌曲线法两种方法对 COL/FD 联合使用效应进行验证,结果发现两者在治疗 MDRAB 中具有协同作用,并且在很低浓度下即可达到显著的抑菌效果。此外,该复合物在肝脏代谢,经胆囊排泄,具有良好的生物利用度且可广泛地渗透到皮肤、骨骼和呼吸道。在治疗手术部位感染、呼吸机相关肺炎、危重患者或败血症患者方面可能具有较好的临床前景。但是,这些发现是基于体外实验获得的,其在人体内的有效性和安全性尚需严谨的药物临床试验进行验证。另一方面,COL/FD 的交互机制及其是否适合作为其余多耐药革兰阴性杆菌的非传统治疗方案还需要进一步的研究来证实。总之，该研究在 MDRAB 的治疗方面有了新的突破和方法，使得 MDRAB 对多黏菌素的耐药性大大减低。

（曹晋桂）

129. 洗洗更健康？且看每天氯己定擦浴对获得性 CRAB 有无影响

解读文献：《每日对耐碳青霉烯类鲍曼不动杆菌(CRAB)流行的内科 ICU 患者进行氯己定擦浴可降低获得性 CRAB 感染》

文献标题:Effect of daily chlorhexidine bathing on acquisition of carbapenem-resistant Acinetobacter baumannii (CRAB) in the medical intensive care unit with CRAB endemicity.

原文作者:Chung YK, Kim JS, Lee SS. et al.

刊载信息:American Journal of Infection Control, 2015, 43:1171 - 1177.

CRAB 作为医院感染常见的病原菌,如何预防已成为全球性的难题。目前研究表明,每天对 ICU 患者进行氯己定擦浴可以有效降低获得性 MRSA 和 VRE 感染。但对于获得性 CRAB 是否也有相同作用呢？在 2015 年第 43 期《美国感染控制杂志》上的一篇文章讨论了这个问题。

这是个前瞻性研究,研究现场设在韩国翰林大学附属圣心医院。该院为一家三级医院,设有 829 个床位,ICU 中设有 16 个床位。在该院 CRAB 流行的内科重症监护病房,采用中断时间序列法来评估每天氯己定擦浴对院内获得性 CRAB 概率的影响。研究对象为入 ICU 时间>48h,需要对 CRAB 进行监测的非妊娠成人,共有符合条件的患者 593 人。研究分为两个阶段,分别为 14 个月的对照期和 12 个月的氯己定擦浴期(干预期)。在对照期,所有 ICU 患者使用非药物性日常床浴,在开始氯己定沐浴(2%氯己定免洗液)前一周,对相关护士与助理护士进行氯己定沐浴的培训。用分层泊松回归分析法来评估氯己定擦浴对患病率的水平和趋势以及发病密度的影响。此外,对在氯己定擦浴期采集的 CRAB 分离菌株进行了氯己定药敏试验。

对照每天氯己定擦浴前后,CRAB 院内获得概率可见患病率分别为 25.8%、18.2%,发病密度分别为 44.0%、21.2%。对照每天氯己定擦浴前后环境中 CRAB 培养阳性率如下(%):医务人员白大褂,25：16.13;病员服,34.62：22.73;窗,10：23.68;护理床,0：0;电话,8.33：5.56;键盘,26.47：7.31;鼠标,5.88：4.88;输液,0：2.86;呼吸,12.5：13.79;监护,16：2.17;病床轨,23.08：8.7;盥洗,25.08：8.7。从总体看,环境中的 CRAB 阳性率在对照期为16.79%,干预期为 11.6%,其中,监护仪、病床轨道的阳性率下降最为显著。研究者在氯己定擦浴期采集了 CRAB 分离菌株并进行了氯己定药敏试验。结果显示:每天氯己定擦浴后,CRAB 的获得率降低了 51.8%（44.0 例/1 000 患者 vs 21.2 例/1 000 患者风险日,$P<0.001$）。CRAB 的发病密度显著下降（-0.604, 95% CI: -0.904~ -0.305, $P<0.001$）,反之,CRAB 患病率的水平和趋势并没有明显变化(图 129 - 1)。从 42 例患者和

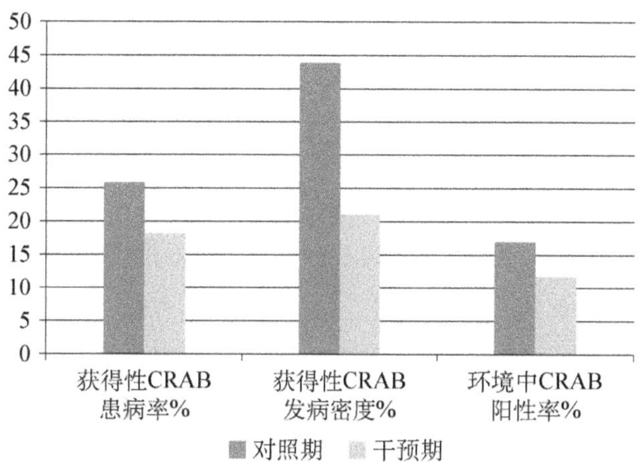

图 129 - 1　干预前后获得性 CRAB 患病率、发病密度、环境中 CRAB 阳性率比较

56例发病者中收集 CRAB 分离菌株,分析氯己定对 CRAB 分离株的最小抑菌浓度(MIC)分布,结果显示氯己定对 98 株 CRAB 分离菌株的最小抑菌浓度在 8～64 $\mu g/ml$。由此研究者认为,每天氯己定擦浴可显著降低 CRAB 流行的 ICU 患者 CRAB 获得性感染。

（符文娟　杨乐　潘瑜　罗万军）

点评

　　CRAB 作为医院感染常见的病原菌,如何预防已成为全球性的难题。这篇发表在《美国感染控制杂志》上的文章,通过缜密设计的前瞻性队列研究,对比了每天氯己定擦浴前后的患者获得性 CRAB 发病率和环境中 CRAB 的培养结果,同时还通过分析氯己定对 CRAB 分离株的最小抑菌浓度和最低杀菌浓度分布图,展现了每天氯己定擦浴对获得性 CRAB 趋势的影响。本研究的设计严谨,但是样本量不够大并且仅在一家医疗机构开展,其结论仍值得继续扩大研究范围加以验证。有一些研究显示氯己定擦浴效果无统计学意义,也有一些研究表明未正确执行氯己定擦浴可能导致皮肤上氯己定浓度水平不理想有关。因此美国 CDC 2015 年医疗机构耐碳青霉烯类肠杆菌(CRE)防控指南推荐该干预措施可用于目标高风险患者(如日常活动完全依赖医务人员、使用呼吸机、大便失禁,或伤口渗液控制不佳)或高风险科室,并且采取该措施的医疗机构应确保其正确执行以保证最好的效果。

（刘丁）

130. 手套对鲍曼不动杆菌传播的影响如何

解读文献:《鲍曼不动杆菌在污染物和指垫间的传播效率(获取和沉积)——戴或不戴手套》

文献标题:Fomite-fingerpad transfer efficiency (pick-up and deposit) of Acinetobacter baumannii with and without a latex glove.

原文作者:Greene C, Vadlamudi G, Eisenberg M, et al.

刊载信息:American Journal of Infection Control,2015,43(9):928 - 934.

　　众所周知,感染控制措施就是要从感染的三个环节进行管理,其中切断传播途径,也是我们感染控制的重要环节之一,而在医院病原菌的传播途径中又以接触传播最为常见。鲍曼不动杆菌作为医院感染传播流行的"主流"菌群,正成为全球抗感染领域的挑战,更是目前我国最重要的"超级细菌"来源之一。由于其传播机制未明,往往在人体内造成定植比感染更为常见。为探索鲍曼不动杆菌的传播,美国密歇根大学环境卫生学院的教授做了一项有趣的实验研究,并将其研究成果发表在 2015 年的 *American Journal of Infection Control* 杂志上。鲍曼不动杆菌在环境中处于长期定植的状态,容易从污染物中获得,并难以从环境中去除,往往与医院感染的发生密切相关,所以需要了解其在环境中的传播动力学,从而有效控制医院感染的发生。本研究首先从两个方向比较鲍曼不动杆菌在使用与不使用乳胶手套的情况下,从指垫到污染物以及污染物到指垫的传播效率。为了区别其用途,还对两种不同的皮肤表面从一个指垫到另一个指垫的传播效率进行了比较。利用明确病原体的传播指标,例如全方位的病原传播效率,用来填补对环境传播系统的研究空白。通过这些研究数据对定量微生物的风险评估模型进行暴露评价,评估医院环境中的病原体的生长与传播。选取六种不同材质(玻璃,瓷器,不锈钢,聚丙烯,聚碳酸酯,橡胶)来研究污染物—指垫的传播效率,采用直接回收率评估干燥后理论的细菌回收总量。从实验结果可以看出,鲍曼不动杆菌的传播,从污染物到指垫的传播效率为 24.1%,从指垫到污染物的传播效率为 5.6%。戴上乳胶手套时,污染物到指垫的传播效率减少了 55.9%(达

10.6%），指垫到污染物的传播效率减少了 47.1%（达 3.0%），如图 130-1 所示。两皮肤间的平均传播效率为 32.5%。不论是否戴手套，对于任何材质而言，污染物到指垫的传播效率相比指垫到污染物的传播效率更加具有统计学意义。唯一例外的情况是戴上乳胶手套的时候（未配对样本 t 检验，$P=0.37$）。为评价不同材质表面产生的测量误差带来的影响，在没有传播发生的情况下测量材质表面细菌的直接获取率，发现戴乳胶手套的细菌回收率显著高于其他材质的（$P<0.01$），如图 130-2 所示。多变量 Logistic 回归进一步证实了，在手套—污染物和指垫—污染物传播中，污染物到指垫的传播效率与指垫到污染物的传播效率仍然具有显著性差异（即使考虑到理论回收率和初始浓度的变化也是如此）。因此，在临床工作过程中，应强调医护人员在护理不同的患者之间，通过勤更换手套以及医护人员在未戴手套的情况下勤洗手以减少病原学传播的重要性。

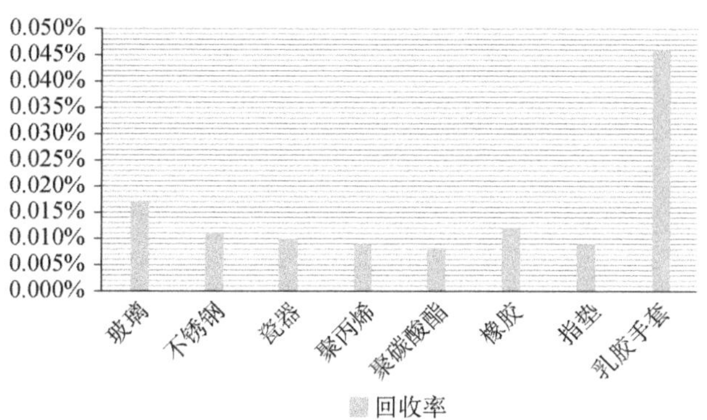

图 130-2　来自不同介质的细菌回收率估计

（王鹏　张培金　陈文森　邹鹤娟　廖丹　杨乐）

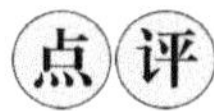

点评

　　本文抓住了鲍曼不动杆菌在医院内的主要传播方式——接触传播，对有可能污染的非生物媒介如橡胶、玻璃、瓷器、不锈钢、聚丙烯、聚碳酸酯等六种不同的材质在指垫之间的传播效率，以及指垫与污染物之间的传播效率进行比较分析，发现不管是否戴手套，鲍曼不动杆菌从污染物到指垫的传播效率均高于指垫到污染物的传播效率，差异均具有统计学意义。上述得出的实验结论，可以为我们感染控制方面采取有效的措施，提供有力的证据支持，说明我们平时关注的护理人员在护理不同患者之间的手套是否及时更换，是感染防控的要点。同时，在无菌操作前、接触清洁物品前、接触患者前、脱手套后、接触患者的环境物品之后能及时正确进行手卫生操作，对于控制与防止鲍曼不动杆菌的传播起到积极有效的作用。

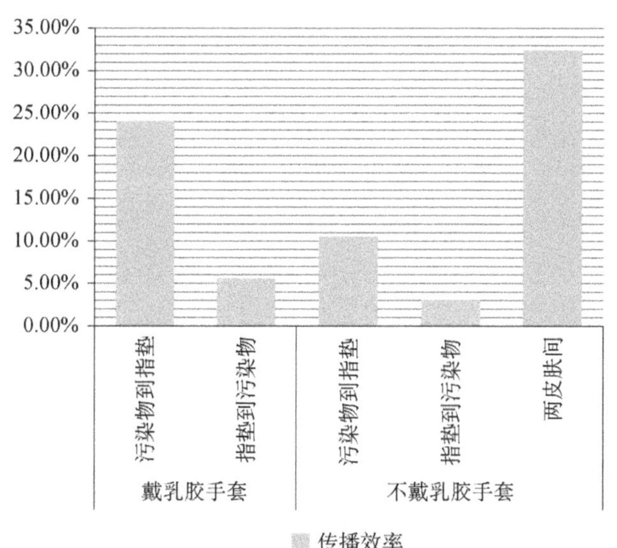

图 130-1　鲍曼不动杆菌在戴与不戴乳胶手套的污染物到
　　　　　指垫间的传播效率比较

（刘丁）

131. ICU 内的 XDRAB 感染控制

解读文献：《意大利南部一所教学医院的重症监护病房针对耐碳青霉烯鲍曼不动杆菌感染控制》

文献标题：Control of carbapenem-resistant Acinetobacter baumannii outbreak in an intensive care unit of a teaching hospital in Southern Italy.

原文作者：Bianco A, Quirino A, Giordano M, et al.

刊载信息：BMC Infect Dis, 2016, 16(1)：747.

近年来国内重症监护病房(ICU)患者泛耐药鲍曼不动杆菌(XDRAB)的检出率持续升高,因其造成严重医院感染而受到广泛关注。Bianc 等在 *BMC Infection Disease* 杂志上发表了一篇关于意大利一所教学医院 ICU 发生多菌株 XDRAB 感染暴发的文章,利用分子生物学的技术对感染菌株进行同源性分析,最终揭示了感染暴发的真正原因,整个过程简述如下。

(1)一般情况介绍。年龄 64.5 岁±14.7 岁,男性 4 例,女性 4 例;内在危险因素有:使用类固醇 7 例(87.5%),吸烟史 3 例(37.5%),肥胖糖尿病、慢性阻塞性肺炎及曾经住院各 2 例(25%),慢性肾病、恶性肿瘤及骨折各 1 例(12.5%);入院时诊断分别为冠状动脉疾病 2 例(25%),呼吸衰竭、肺阻塞、肺炎、癌症、休克及骨折各 1 例(12.5%);侵入性医疗装置有:气管导管和中心静脉导管各 8 例(100%),胸腔引流管 2 例(25%),胃肠外营养 5 例(62.5%);过去 90 天内曾使用抗生素有:β-内酰胺类及 β-内酰胺类加其他抗生素各 1 例(12.5%),β-内酰胺类加至少其他 2 种抗生素 6 例(75%);获得 XDRAB 前住院天数为 8.3 天±8.8 天,获得 XDRAB 前 ICU 入住天数为 9.4 天±8.8 天;临床症状:呼吸机相关肺炎 6 例(75%),中心静脉导管血流感染 2 例(25%);分离到菌株标本的采集部位:支气管肺泡灌洗液 6 例(37.5%),气管内吸引物 4 例(25%),中心静脉血和痰培养分别为 2 例(12.5%),外周静脉血和直肠拭子分别为 1 例(6.25%),院内死亡率 50%。

(2)开展主动监测和环境采样。此次暴发发生在 2014 年 3 月至 5 月意大利卡拉布利亚地区一所教学医院的 ICU。自 2013 年 5 月由医院卫生管理部门在 ICU 开展持续的院内感染主动监测,所有入住患者入住 1 周以后,针对 3 种多重耐药菌进行筛查,包括耐甲氧西林金黄色葡萄球菌的筛查、直肠和口咽部的多重耐药鲍曼不动杆菌和多重耐药克雷伯菌属的拭子筛查;采集不同物体表面作为环境标本,主要来自地面、医疗设备、家具、呼吸机、监护仪以及其他医疗设施的表面、病历夹和医务人员手,使用 Microflow α 微生物空气采样器对周边的空气进行采样。

(3)展开感染暴发调查。当感染监测系统预警感染暴发后,采集所有 ICU 患者的临床信息,定义感染病例、定植病例和院内感染病例。入选病例的

定义是患者为 XDRAB 造成的院内感染,且分离菌株经微生物学鉴定。XDRAB 定植的病例定义为入院时筛查出或住院期间获得此致病菌,但无临床症状。2014 年 3 月 28 日(第 1 例)至 2014 年 5 月 2 日(最后 1 例),共 8 名住院患者在 ICU 获得 XDRAB 感染,全部分离到鲍曼不动杆菌。第 1 例,57 岁,女,3 月 28 日从外院转入,该病患在入住后获得 XDRAB 呼吸机相关肺炎。接下来的 2 个月里,出现 7 位 XDRAB 感染患者。2 名患者(患者 4 和 8)为中心静脉导管相关血流感染。5 名患者(患者 2、3、5、6 和 7)为呼吸机相关肺炎,其中,患者 4 在入住 ICU 前进行直肠拭子筛查,发现其 XDRAB 定植,后来又在血液中分离到 XDRAB。最终 4 位患者死于其他基础疾病,另 4 位患者转到其他病房或医院。1 份来自患者 8 的床旁扶手的环境标本培养出 XDRAB。

(4)菌株耐药性结果。所有分离到的菌株均对氨基糖胺类、磺胺类、抗假单孢菌的碳青霉烯类、抗假单孢菌的氟喹诺酮类、抗假单胞菌的 β-内酰胺酶抑制剂的青霉素类和四环素,但是它们都对多黏菌素敏感,并且其最低抑菌浓度为 0.5 mg/ml。除来自患者 4 的分离菌株(ACI 3414 和 ACI 4314)(MIC=12 mg/L),其他均对氨苄西林/舒巴坦敏感(MIC≤4 mg/L)。所有菌株对碳青霉烯类抗生素耐药(厄他培南、亚胺培南、美罗培南)。特别是所有的菌株对碳青霉烯的最小抑菌浓度介于 8 到 16 μg/ml,从而可以确定它们对这一类的抗生素均耐药,其 MIC 的临界点为≥8 μg/ml。所有菌株对碳青霉烯耐药都得到 E-test 的再次确认,除了患者 1 的分离株(ACI 3014)对美罗培南和亚胺培南敏感。在此次暴发事件中的所有菌株至少对碳青霉烯类的一种抗生素耐药,对多黏菌素都敏感。但随着在耐碳青霉烯鲍曼不动杆菌中广泛使用多黏菌素,可能会加快其对多黏菌素的耐药性的出现。

(5)鲍曼不动杆菌基因分型结果。所有鲍曼不动杆菌菌株共分析出 4 种基因型(α、β、γ、δ)。患者 1 独立为一个基因型 α;患者 4 分离菌株(1 株来自直肠拭子,1 株来自血培养)也独立为一个基因型 γ;来自患者 2、3、5(4 月 3—8 日)的菌株非常相似,其基因指纹图谱相比无明显差异,为基因型 β;来自患者 6、7、8(4 月 29 日—5 月 12 日)的菌株也十分形似,成为基因组 δ;患者 8 的环境标本菌株与其体

液标本的菌株相似度达到 97.9％，与患者 6 和患者 7 的相似度也在 95％以上；虽然患者 5 和患者 6 的基因型分属不同的组（β 和 δ），但其相似度也高达 95.7％。临床标本和环境标本中分离的菌株显示出相似的药物敏感性，可能揭示入住 ICU 前已经感染的第一位患者为此次暴发的感染源，然而，根据基因分型结果，除患者 1 以外的所有感染患者的菌株都显示出高达 85％以上的相似度，因此可以认为它们具有更高的同源性。患者 1 并不是此次感染暴发的感染源。

（6）采取的有效感染控制措施。将感染或定植的患者进行隔离；使用速干手消毒液、一次性口罩和个人防护用品加强接触隔离的预防措施；定期对医护人员进行培训；对各种行为细节严格要求，如手卫生、医务人员的穿着、复用医疗器械进行消毒和灭菌、环境表面的清洁和终末消毒等，根据 2013 Health Protection Agency 指南（在可能的情况下），选用有效氯浓度为 $1\,000 \times 10^{-6}$ 二氯异氰尿酸钠或 70％的乙醇。抗生素合理使用在此次暴发事件中也起到了重要作用，降低了对耐药菌株抗药性的进一步选择。

（龙岩　徐子琴　孔懿　乔甫）

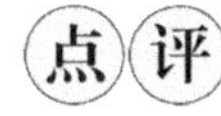

点评

本篇文献报道了意大利一所教学医院重症监护病房由不同基因型的 XDRAB 造成的一起感染暴发，系统阐述了如何开展主动监测、发现感染暴发、展开暴发调查以及采取感控措施有效阻断感染传播。多重耐药菌主动筛查为感染暴发调查提供了前提基础，同时再次证明分子生物学分型检测在感染同源性判定及防控措施有效性评估方面的重要作用。目前我国某些综合医院已经具备开展细菌同源性分析的能力，文献中使用的感染暴发调查方法、同源性检测技术以及防控措施应用等，对我国感染控制专职人员的感染控制实践具有很好的借鉴意义。

（张秀月）

132. 无处不在的鲍曼不动杆菌

解读文献：《CRAB 的携带情况及其所致的环境污染》

文献标题：Evaluation of carriage and environmental contamination by carbapenem-resistant Acinetobacter baumannii.
原文作者：Nutman A，Lerner A，Schwartz D，et al.
刊载信息：Clin Microbiol Infect，2016，22（11）：949.

众所周知，耐碳青霉烯鲍曼不动杆菌（CRAB）很难控制。感染了 CRAB 的患者哪些部位可能有 CRAB，是否会造成污染环境，如何筛查患者是否有 CRAB，如何评价 CRAB 感染患者对周围环境污染的情况，在 2016 年 11 月《临床微生物感染》杂志上给出了有关 CRAB 的携带情况及其所致环境污染的最新答案。

这项研究于 2015 年 3 月至 10 月在以色列的 Tel-Aviv Sourasky 医疗中心进行，对住院患者进行非概率抽样（便利样本），进行临床培养检测 CRAB 患者，随后对≤7 天的 CRAB 患者进行筛查。考虑到几乎所有医院感染发生之前都可能有细菌定植，因此假设所有 CRAB 定植的患者均为临床培养阳性。采集的资料包括年龄、性别、病房、机械通气状况和使用抗生素治疗情况；对 CRAB 患者及其床单位环境的 CRAB 的敏感性进行评估；样本直接接种或隔夜增菌后接种在多重耐药的不动杆菌显色培养基上面；进行 CRAB 的半定量培养计数，患者定植菌和环境污染菌被计算为综合评分。

首先，筛查 CRAB 患者在不同部位培养的敏感性。对 7 天内临床培养结果为 CRAB 的患者用棉签分别在口腔黏膜、直肠、皮肤进行采样。从临床培养采样到筛查培养采样的平均时间为 4 天（范围 1～7 天）。进行筛查时 22 例接受抗生素治疗，仅有 10 例使用了针对 CRAB 有效的抗生素。口腔黏膜、皮肤、直肠筛查的敏感性分别为 82%（28/34）、88%（30/34）和 74%（25/34），总体敏感性为 94%（32/34）。在呼吸道标本培养为 CRAB 阳性的患者中，口腔黏膜的筛查敏感性为 100%（20/20），综合 3 个部位采样进行直接接种具有较高的敏感性：89%（25/28）。此外，非呼吸道 CRAB 阳性的患者组，其直接接种的敏感性明显低于呼吸道标本 CRAB 阳性的患者组，其敏感性分别为：63%（5/8）和 100%（20/20）。

其次，调查患者直接接触的环境中检测到耐碳青霉烯的鲍曼不动杆菌（CRAB）的比例。用浸湿的无菌棉拭子对患者直接接触的床旁周围环境进行采样，其中床单 91%（31/34）、床栏杆 88%（30/34）、营养泵 75%（18/24）、输液泵 72%（16/22），在环境中检测到 CRAB 总比例为 100%（34/34）。入选患者的床旁环境均被 CRAB 所污染，患者定植数与环境污染数之间呈正相关关系（$r = 0.63$，$P < 0.001$；口腔黏膜 $r = 0.4$，$P = 0.04$；皮肤 $r = 0.7$，$P < 0.001$；直肠 $r = 0.46$，$P = 0.14$）。

为了减少患者携带 CRAB 病菌采取了延长抗生素治疗时间（>5 天）的方法，但研究中发现效果并不理想，或许因为小样本太小。患者周围环境污染严重，与定植患者污染环境相关，因此，监测 CRAB 的贮菌库很重要。由此可见，通过直接对 CRAB 携带者皮肤和口腔黏膜进行采样筛查，并针对 CRAB 所致的环境污染普遍存在的事实，实施筛查可促进感控措施以降低 CRAB 的传播。

（龙岩　徐子琴　李婧闻　乔甫）

点评

该研究紧紧抓住 CRAB 防控中最重要的定植与污染两个环节，较具体地梳理了患者定植筛查敏感性和环境污染率，虽然样本量较小，但数据表明患者的定植数与环境污染数之间呈正相关，同时，该研究还对如何进行有效主动监测进行了探讨，提示筛查部位选择皮肤和口腔黏膜具有较强的敏感性，能够较好地促进感染防控措施的落实。当然，该研究也有其局限性，一是由于入选患者均为机械通气患者，故研究结论代表性不强，二是研究未对环境去污消毒效果进行进一步评价，不过，在 *Lancet* 2017 年发布的一篇高质量文章中已提示强化病房的终末消毒能减少多重耐药菌或艰难梭菌感染风险，无疑是对本文的很好补充。

（曹晋桂）

133. 死亡危险大对决：CRAB vs CSAB

解读文献：《鲍曼不动杆菌感染患者的死亡率与碳青霉烯类耐药性的 META 分析》

文献标题：Carbapenem resistance and mortality in patients with Acinetobacter baumannii infection：systematic review and meta-analysis.

原文作者：Lemos1 EV, de la Hoz FP, Einarson TR, et al.

刊载信息：Clinical Microbiology and Infection，2014，20（5）：416 - 423.

碳青霉烯耐药是否会增加鲍曼不动杆菌感染患者的死亡风险一直都存在争议，一项对 Medline 和 Embase 数据库 2013 年 5 月以前的文献进行的耐碳青霉烯类鲍曼不动杆菌（CRAB）与碳青霉烯类敏感的鲍曼不动杆菌（CSAB）感染患者之间死亡率比较的研究，或许能回答这一问题。这些文献中，有 16 篇对于感染源（菌血症和非菌血症）进行了研究，有 16 篇对感染的地区分布做了分析，另有 16 篇对亚胺培南和碳青霉烯的拮抗性做了分析。该课题使用随机效应模型来进行比值比（*OR*）分析，异质性检验

使用 I^2。研究纳入了 16 个观察性研究，2 546 例患者中有 850 例报道死亡（33%）。结果显示，CRAB 感染患者比 CSAB 感染患者具有更高的死亡风险（粗 OR：2.22，95% CI：1.66～2.98），异质性 I^2：55%。其中有 10 个研究在混杂因素后如潜在疾病的严重程度、合并症和抗菌药物治疗等，碳青霉烯类抗菌药物耐药与鲍曼不动杆菌感染患者死亡率之间仍存在有统计学意义的关联（调整后 OR：2.49，95% CI：1.61～3.84，异质性 I^2＝32%）。另 6 项研究没有报告调整后的 OR 值。值得注意的是，其中 4 项研究没有报告调整后的 RR 值，因为他们在单因素分析中未发现统计学意义或单因素分析中有意义的指标在多因素分析时却无意义。灵敏度分析显示，当假定其中 4 项研究结果的调整 OR：1 时，10 项研究报告的调整 OR：1.77（95% CI：1.22～2.55，I^2：50%）。粗略的和调整效果的估计，运用 Begg 漏斗图检验和 Egger 检验发表偏倚，未发现相关偏移证据（P 均大于 0.20）。不合理使用抗菌药物治疗潜在的疾病是一项潜在的混杂因素，因此研究对这项变量进行了评估。7 项研究报道，CRAB 患者更可能接受了不合理的经验性抗菌药物治疗。此外，6 项研究报道，CRAB 患者更可能有严重的基础疾病。不合理的经验性抗菌药物治疗及 APACHE Ⅱ评分在大多数研究中是导致死亡的重要危险因素。鲍曼不动杆菌具有广谱的固有和获得性抗生素耐药性机制，其对碳青霉烯的耐药性很可能是其产生的 β-内酰胺酶，尤其是碳青霉烯水解内酰胺酶。鲍曼不动杆菌的耐药性还可能与外排泵过度活跃，改变了生物膜上拮抗抗生素的表达有关，此

外还有其固有的潜在的毒性因子，如含铁细胞采集系统和生物膜的形成系统等都可能影响最终的临床结果。该研究显示，碳青霉烯类耐药会增加鲍曼不动杆菌感染患者的死亡风险。

（闫小娟　乔甫　潘瑜　罗万军　徐子琴）

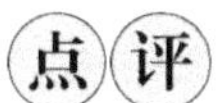

点评

鲍曼不动杆菌常导致重症患者的医院感染，其死亡风险已从 8% 上升至 40%。鲍曼不动杆菌持久的生存能力和强大的获得多重耐药的能力更令人担忧。我国 CHINET 发布的数据显示，2015 年鲍曼对亚胺培南的耐药率为 62%，对美罗培南的耐药率为 70.5%，本研究结果也显示碳青霉烯类耐药会增加鲍曼不动杆菌感染患者的死亡风险。因此，针对危险因素采取有针对性的预防与控制措施尤为重要。

2012 年我国的专家共识就提出一系列预防与控制措施：如加强抗菌药物临床管理，延缓和减少耐药鲍曼不动杆菌的产生；严格遵守无菌操作和感染控制规范；采取手卫生、实施解除隔离、加强环境清洁与消毒、必要时进行耐药菌筛查等措施阻断鲍曼不动杆菌的传播途径；对重点部门进行环境筛查。

由于本文属于回顾性研究，分析的病例存在残余混杂因素、样本量不足、评定死亡率差异等不足，故结果可能存在一定的偏移。今后研究过程中需要注意混在因素调整方法，注意均质化研究问题。

（黄勋）

134. 利用统计模型预测产 ESBL 大肠埃希菌感染的临床风险

解读文献：《预测住院患者获得产 ESBL 大肠埃希菌感染的临床风险评分系统》

文献标题：Clinical risk scoring system for predicting extended-spectrum β-lactamase-producing Escherichia coli infection in hospitalized patients.

原文作者：Kengkla K, Charoensuk N, Chaichana M, et al.

刊载信息：Journal of Hospital Infection，2016，93(1)：49-56.

　　当前，尽管已经不再常规的监测产超广谱 β-内酰胺酶的细菌，但预测这类细菌感染对于感染控制

与经验性抗生素治疗具有重要意义。过度用药会增加细菌耐药的风险，而错过最佳用药时机则会使疾病并发症或死亡率增高，因此，寻求两者间的平衡至关重要。2016 年发表在 *Journal of Hospital Infection* 杂志上的一项泰国的研究探索了预测患者获得产超广谱 β-内酰胺酶的大肠埃希菌（Extended spectrum b-lactamase-producing Escherichia coli，ESBL-EC）的风险评分系统。该研究从医疗计算机信息系统回顾性地收集 2011 年至 2014 年大肠埃希菌感染为阳性且符合条件的 810 例患者资料，包括患者的临床特征、病史、近 3 个月抗生素暴露史。将 ESBL-EC 阳性者纳入病例组（443 例），ESBL-EC 阴性者纳入对照组（367 例），采用 Logistic 回归模型对比分析两组患者的年龄、性别、感染类型、获得感染的病房、败血症、一年内感染大肠埃希菌和 ESBL-EC 的感染情况、感染前的住院时间、侵袭性操作、患者基础疾病及治疗用药史等参数，将单因素分析中有统计学意义的变量纳入多因素回归分析，保留多因素分析中 $P<0.05$ 的变量，建立回归预测模型，最后通过受试者工作特征曲线下面积（receiver operating characteristic curve，AuROC）和 H-L 拟合优度检验分析回归预测模型的预测力及拟合性。资料显示，纳入的患者大多数为女性（456 例，56.30%），平均年龄为 63.32 岁±19.12 岁。这些由大肠埃希菌所致的感染中尿路感染有 446 例（55%），下呼吸道感染 100 例（12.3%），腹腔感染 85 例（10.5%），皮肤感染 56 例（6.9%），血流感染 20 例（2.5%）。单因素分析结果显示感染 ESBL-EC 的危险因素主要有：年龄大，男性，并有肝功能不全、脓毒症，近一年内感染过产 ESBL 细菌，近期手术，机械通气，住院时间延长（>7 天），以及有广谱头孢菌素和氟喹诺酮类药物治疗史等。而多因素 Logistic 回归显示，产 ESBL 大肠埃希菌感染的预测因子分别有男性（*OR*：1.53），年龄≥55 岁（*OR*：1.50），医疗保健相关性感染（*OR*：3.21），医院获得性感染（*OR*：2.28），败血症（*OR*：1.79），延长住院时间（*OR*：1.88），在一年内获得过 ESBL 感染（*OR*：7.88），本次感染前 3 个月内使用过广谱头孢菌素（*OR*：12.92），本次感染前 3 个月内使用过其他抗生素（*OR*：2.14）。在诊断效能参数的基础上，将得分范围从 0 到 47 分成三组：低风险（得分：0~8，44.57%），中等风险（得分：9~11，

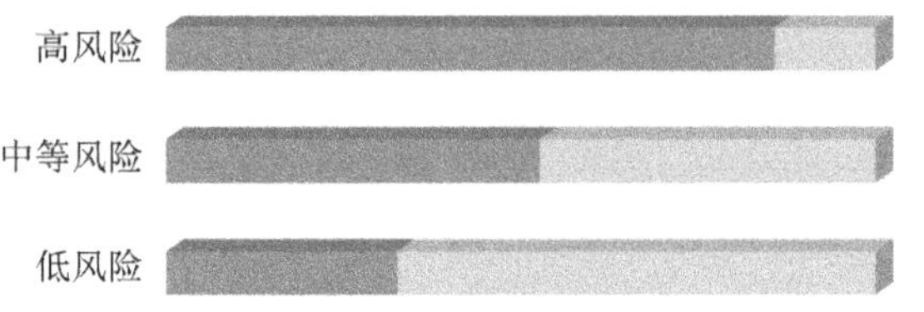

图 134-1　产超广谱 β-内酰胺酶大肠埃希菌感染的风险分布图

21.85%），高风险（得分：≥12，33.58%）（图 134-1）。该模型显示出中等的预测能力（AuROC：0.773，95% *CI*：0.742~0.805）和良好的校准（Hosmer-Lemeshow $\chi^2 = 13.29$，$P=0.065$）。研究者建议根据此模型，对于评分为低风险的患者不进行经验性用药，对于中等风险的患者给予 β-内酰胺类/β-内酰胺类抑制剂或氟喹诺酮类抗菌药物经验性治疗，而对于高风险的患者则给予碳青霉烯类药物行经验性治疗。

（胡潇云　徐子琴　李薇　覃婷　周艳芝）

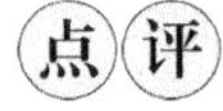

点评

医院感染风险评估是预防医院感染的一项重要措施。而运用统计学模型预测医院感染的风险国内相关方面的研究较少，本研究为今后我们进行医院感染风险评估尤其是预测多重耐药菌方面提供了有效的思路。由于本文是一项单中心回顾性分析研究，仅通过电子病例信息系统收集数据，难以避免信息偏移。今后应注意开展多中心前瞻性研究，对研究结果是否能够适用于临床进行广泛验证。

本文应用的 Logistic 回归分析模型可研究疾病与多个危险因素之间的数量关系，但应该注意的是应用 Logistic 回归需注意研究结果不能任意外推，如本研究只收集了大肠埃希菌感染患者的数据，不能确定该模型是否适用于其他产 ESBL 菌的预测评分。

同时，值得借鉴的是本文中应用的 ROC 曲线的评价方法优于传统的评价方法，它是根据实际情况，允许有中间状态，可以把试验结果划分为多个有序分类，如正常、大致正常、可疑、大致异常和异常 5 个等级再进行统计分析。临床应用 ROC 曲线时，应根

据临床研究的目的选择合适的折点,例如,当研究目的是筛选医院感染患者中 ESBL - EC 的感染,据此制订控制措施时,可适当提高灵敏度而降低特异度;而当研究目的是为了指导抗菌药物的治疗时,则可

适当降低灵敏度而提高特异度,从而降低过度经验用药风险。

（黄勋）

135. 当多耐遇上菌血症,该何去何从

解读文献:《法国一家大学医疗中心多重耐药菌所致的菌血症:3 年资料汇总》

文献标题:Bacteremia caused by multidrug-resistant bacteria in a French university hospital center:3 years of collection.

原文作者:Picot-Guéraud R，Batailler P，Caspar Y，et al.

刊载信息:Am J Infect Control，2015,43(9):960 - 964.

菌血症是指外界的细菌经由体表的入口或是感染的入口进入血液系统后在人体血液内繁殖并随血流在全身播散,患者往往发生急性的多个器官的转移感染,因此,一旦确诊应立即进行抗菌药物治疗。2012 年法国国家医院感染患病率调查显示菌血症是法国住院患者第四大常见感染,且菌血症中多重耐药菌感染比其他部位多重耐药菌感染更常见。多重耐药所致菌血症的治疗给临床抗菌药物选择带来很大的压力。发表在 2015 年第 43 期《美国感染控制杂志》的一篇文章描述了对法国一家教学医院 2011 年至 2013 年 3 年间全部多重耐药菌血症患者的主要特征、多重耐药菌株所致菌血症的特点、首日抗菌药物治疗方案合理性、30 天死亡率数据进行的单中心回顾性观察队列研究。通过资料回顾,228 例菌血症患者中检出产超广谱 β-内酰胺酶肠杆菌($n = 102$),产 Amp C 酶肠杆菌($n = 59$),耐碳青霉烯肠杆菌($n = 3$),耐头孢他啶或碳青霉烯鲍曼不动杆菌($n = 2$),耐头孢他啶或碳青霉烯铜绿假单胞菌($n = 23$),耐甲氧西林金黄色葡萄球菌($n = 40$),耐万古霉素肠球菌($n = 2$)。228 例菌血症中医院获得性菌血症为 641%($n = 139$),菌血症患者首位原发感染灶是尿路感染(28.1%),其分离最多的多重耐药(MDR)为产超广谱 β-内酰胺酶肠杆菌(44.7%)。11%($n = 25$)的菌血症患者既往曾经发生过相同类型 MDR 的感染。平均住院时间是 23 天(IQR:10 ～ 39),入院至发生菌血症的平均住院时间是 13 天

(IQR:6 ～ 31.5)。21 例为复发性菌血症患者,其中 18 例距离上次 MDR 菌血症发病不超过 90 天(85.7%，$n = 18$),15 例患者(83%，$n = 15$)发生与初次发病致病菌相同的 MDR 复发感染。41.7% 的菌血症患者在获得阳性的血液样本结果 1 天内进行抗菌药物治疗。治疗首日抗菌药物的不合理应用的危险因素分析显示 2 个独立相关的因素:产 AmpC β-内酰胺酶的肠杆菌科细菌(AOR：2.36；95% CI：1.22 ～ 4.59)所致菌血症和耐头孢或碳青霉烯的铜绿假单胞菌(AOR：3.15；95% CI：1.16 ～ 8.55)。成年患者 30 天死亡率相关危险因素的多因素分析显示 30 天死亡率的 4 个独立的危险因素包括:多重耐药菌的混合感染(AOR：3.62，95% CI：1.42 ～9.27)，年龄 ＞ 65 年(AOR：6.08，95% CI：2.17 ～ 17.04)，肝病(AOR：6.56，95% CI：2.15 ～ 19.97)和严重的败血症或感染性休克(AOR：8.96，95% CI：3.86 ～ 20.80)。30 日内死亡率达 23%,在 30 天内死亡的患者中,33.3% 的患者在菌血症发生第 2 天内死亡($n = 17$)。Charlson 合并症评分平均为 6。Charlson 评分 ＜ 3 与 Charlson 评分 ＞ 3 的患者的抗菌药物合理治疗率在统计学上无显著性差别(61.3% vs 57.1%，$P = 82$)。有 41.7% 的菌血症抗菌药物治疗不恰当,30 日内死亡率达 23%。因仅有 20.9% 的患者在前 2 个月内细菌学样本结果阳性,所以可能存在抗菌药物初始治疗不恰当。本研究的菌血症患者中可观察到高死亡率和有很多合并症。

早期更多兼顾到多重耐药菌感染可使初始抗菌药物治疗更恰当。

（陈虹冰　罗万军　潘瑜　徐子琴　胡潇云）

点评

　　菌血症通常是外界的细菌经由体表的入口或是感染的入口进入血液系统后，在人体血液内繁殖并随血流在全身播散。局部病灶感染的不合理的抗菌药物治疗极易诱导出多重耐药菌株，因此菌血症中多重耐药菌感染比其他部位多重耐药菌感染更常见，而多重耐药菌引起的菌血症由于死亡率高和治疗用药选择困难，一直是临床医师非常棘手的难题。对于 MDR 菌血症，合理选择抗菌治疗对于避免出现治疗失败至关重要。本研究对法国一家教学医院 2011 年至 2013 年 3 年间全部多重耐药菌血症患者的主要特征、多重耐药菌株所致菌血症的特点、首日抗菌药物治疗方案合理性、30 天死亡率数据进行的单中心回顾性观察队列研究，运用 Logistic 回归模型分析并确定 30 天死亡率和初始不恰当治疗的相关危险因素，提出合理的初始抗菌药物治疗需要尽可能地参考患者近期的细菌学资料，尤其是 2 个月内的多耐定值/感染的细菌学资料，更多地考虑多药耐药细菌感染因素可以提高适当的初始抗生素治疗率。研究结论对当前医疗机构中多重耐药菌感染与定植病例日益增多的现状下，为抗菌药物合理使用提供了很好的探索依据。

（高晓东）

136. 多重耐药菌的管理如何省时省力又有效

解读文献：《多重耐药菌预防自动化追踪和"私人定制"实现》

文献标题：Automated tracking and ordering of precautions for multidrug-resistant organisms.

原文作者：Quan KA, Cousins SM, Porter DD, et al.

刊载信息：American Journal of Infection Control，2015，43(6)：577 - 580.

　　近年来，多重耐药菌（MDRO）已成为医院感染的重要病原菌，如何防控其进一步传播，是医护人员所面临的严峻挑战。当我们平时在手忙脚乱疲于应付对多重耐药菌进行追踪、隔离时，一些有效的多重耐药菌管理方式已应运而生。多重耐药菌的管理如何省时省力又有效？2015 年 1 月发表在 *American Journal of Infection Control* 上的一篇文章，介绍了一套 MDRO 自动预警系统，给我们提供了良好思路。该系统是针对 MDRO 和艰难梭状芽孢杆菌（c-diff）的一个自动化追踪系统，不论是对刚入院还是住院期间的患者都能够通过整合实验室检查结果、电子病历资料，自动识别和预警 MDRO，并推送相应的预防控制措施。它主要有 3 个方面的功能：实时监测微生物培养结果并对 MDRO 和艰难梭状芽孢杆菌进行自动标记，实时推送接触隔离防护措施，确定接触隔离措施的解除时机。2012 年，该系统在美国加州大学伊文医学中心进行了实践，取得了很好的效果。研究结果显示，自动化系统每处理 1 000 名入院患者就能够为感控医师节省 43 小时，其中这还不包括评估每位入院患者 MDRO 病史所节省的时间。除了节省时间外，这套系统还能够及时推送多重耐药菌接触隔离措施。当实验室检查结果为阳性时，系统会及时向患者推送相关预防措施，避免了人为因素导致的干预延迟。在接触隔离措施解除时机的确定上，该系统具有非常高的准确度。2013 年，研究者通过时点患病率调查对这套系统接触隔离措施解除时机的判断进行了评估，结果系统给出的解除时机完全正确。

（唐俊　张培金　王广芬　秦瑞　王福斌　陈文森）

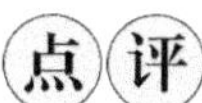 点评

　　早发现、早隔离、早治疗,对于减少 MDRO 的医院感染具有十分重要的作用。在及时送检合格标本、临床微生物室及时有效监测的前提下,信息系统的作用是十分关键的。在大中型医院,完善的信息系统使早发现早隔离早治疗成为可能。本研究引进了一套自动预警系统用于 MDRO 和艰难梭状芽孢杆菌等病原菌的识别、追踪及提醒采取必要的接触预防措施,具有精准高效的特点,为 MDRO 防控提供了很多便利,也解决了因感控人员休息或忙于其他更紧迫工作而带来的延迟判断与错误判断,作者在 2013 年通过患病率调查对该系统接触隔离措施解除时机的判断进行了评估,结果系统给出的解除隔离的时机完全正确。可喜的是医院感染监控信息系统在国内方兴未艾,有的系统如蓝蜻蜓已经具备 MDRO 预警功能,但都缺乏相关实际应用研究的检验。值得注意的是尽管医院感染监控已经进入信息时代,信息系统已经成为我们工作的重要帮手,但信息系统不是万能的,监控干预的最后一公里,仍需要我们务实可靠的工作去落实,如具体的隔离工作,否则信息系统只会成为聋子的耳朵,让我们沾沾自喜。

(吴安华)

137.　多重耐药菌通过环境传播可能性有多大

解读文献:《日常清洁后多重耐药菌造成的环境污染》

文献标题:Environmental contamination by multidrug-resistant microorganisms after daily cleaning.

原文作者:Gavaldà L, Pequeño S, Soriano A, et al.

刊载信息:Am J Infect Control, 2015, 43(7):776 - 778.

　　多重耐药菌一直是人们关注的话题,人们采取各项干预措施来控制多重耐药菌感染,环境保洁更是其中重要一环。那么日常环境清洁消毒后,环境表面的多重耐药菌真的全灭了吗? 2015 年 7 月发表在《美国感染控制杂志》上的文章探讨了这个问题。这篇文章进行了横断面研究,评估患者住院期间重症监护病房(ICU)日常清洁后持续存在多重耐药菌定植的高频接触表面的百分比,并分析了这个百分比是否会因患者靠近程度的不同而有所不同。该研究在巴塞罗那医院进行,该医院有 3 个内、外科 ICU,每个病区有 12 间病房。随机选择 13 个感染耐甲氧西林金黄色葡萄球菌(MRSA)、多重耐药铜绿假单胞菌或多重耐药鲍曼不动杆菌的患者入住的 ICU,在日常清洁后 1 小时内对高频接触表面进行环境筛查。感染诊断需要至少在环境筛查之前 7 天进行。在每个病房内根据患者的靠近程度选择 7 个高频接触表面。根据世界卫生组织的手卫生标准指南,考虑到 ICU 患者卧床不起,这些高频接触表面被分为以下 3 组:①患者区域内与患者直接接触的高频接触表面 1(床栏杆)。②患者区域内不与患者直接接触的高频接触表面 2(床旁桌、台灯和巡回走廊的内置门把手)。③病室的患者区域外的高频接触表面 3(墙壁[wall shift]、病房入口的门把手和辅助架子)。结果显示,日常清洁后 1 小时内,共计收集 13 个病房的 91 个样本。仅有 2 个病房的任何表面都未检出 MRSA。在患者区域内与患者直接接触的表面中,至少检出 1 个 MRSA 的检出率是53.8%;在患者区域内不与患者直接接触的表面中,检出率是 30.8%;在病室患者区域外的表面中检出率为 17.9%(趋势 P 值:0.014)(图 137 - 1)。该项目还研究了 MRSA 和多重耐药铜绿假单胞菌临床和环境分离菌株的分子分型结果,以及多重耐药鲍曼不动杆菌分离菌株的表型一致性。结果显示,MRSA 患者病房内高频接触表面相同菌株的检出率为 22%,而多重耐药铜绿假单胞菌患者病房内,检出率为 5%。然而,在患者 MRSA 菌株和高频接触表面检出菌株之间未发现明

显的差异。研究中房间 4 和 5 相邻,且环境样本是同一天获得。房间 4 中的患者感染了多重耐药铜绿假单胞菌,但环境结果显示他与房间 5 的患者拥有相同的 MRSA 菌株。房间 4 的患者曾显示 MRSA 的培养阴性,但在环境研究 6 天之后,筛选培养显示出与房间内之前所确定的 MRSA 菌株相同的菌株。

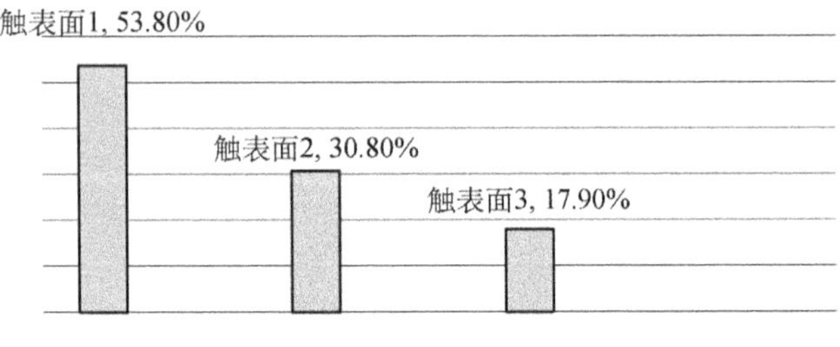

图 137-1　ICU 日常清洁后 1 小时内环境表面 MDRO 检测结果
说明:趋势的 χ^2 检验;$P=0.014$。

(杜庆玮　徐子琴　戴薇郦　马嘉睿　高晓东)

点评

本文结果很有意思,保洁后一定时间内离感染多重耐药菌不同距离的 3 组高频接触表面都不同程度地被污染,但污染的程度有差异,分离的多重耐药菌具有与现住在患者或之前环境分离的细菌的同源性。结果显示,日常清洁后 1 小时内,共计收集 13 个病房的 91 个样本。仅有 2 个病房的任何表面都未检出 MRSA。在患者区域内与患者直接接触的表面中,至少检出 1 个 MRSA 的检出率是 53.8%;在患者区域内不与患者直接接触的表面中,检出率是 30.8%;在病室患者区域外的表面中检出率为 17.9%(趋势 P 值:0.014)。该项目还研究了 MRSA 和多重耐药铜绿假单胞菌临床和环境分离菌株的分子分型结果,以及多重耐药鲍曼不动杆菌分离菌株的表型一致性。结果显示,MRSA 患者病房内高频接触表面相同菌株的检出率为 22%,而多重耐药铜绿假单胞菌患者病房内,检出率为 5%。然而,在患者 MRSA 菌株和高频接触表面检出菌株之间未发现明显的差异。研究中房间 4 和 5 相邻,且环境样本是同一天获得。房间 4 中的患者感染了多重耐药铜绿假单胞菌,但环境结果显示他与房间 5 的患者拥有相同的 MRSA 菌株。房间 4 的患者曾显示 MRSA 的培养阴性,但在环境研究 6 天之后,筛选培养显示出与房间内之前所确定的 MRSA 菌株相同的菌株。

问题是为什么会出现这样的情况? 为什么会出现在保洁之后? 是通过保洁传播的吗? 如何通过保洁传播? 如何才能阻止通过保洁传播?

阻止通过保洁传播多重耐药菌,保洁工具消毒后不重复来回擦拭、无缝隙擦拭非常重要,一次擦拭后正确的终末消毒同样非常重要。

(吴安华)

138. 战斗多耐菌,如何实现华丽逆转
解读文献:《控制院内多重耐药的革兰阴性杆菌:一个转变的历程》

文献标题:Controlling multidrug-resistant Gram-negative bacilli in your hospital: a transformational journey.
原文作者:Munoz-Price LS.
刊载信息:Journal of Hospital Infection,2015,89(4):254-258.

在过去的 20 年间,多重耐药的革兰阴性菌在全世界范围内广泛流行。针对这一现象,权威机构提出了一系列的应对策略和防控指南:①提高手卫生依从性和执行接触隔离措施的依从性。②对于定植的患者,早发现、早隔离。③分组护理。④氯己定洗浴。⑤加强环境消毒。⑥抗菌药物合理应用管理。该如何有效地贯彻落实这些干预措施? 2015 年 2 月发表在 *Journal of Hospital Infection* 的一篇文章提供了很好的参考。该研究介绍了 2009 年至 2013 年期间,美国一家曾经对多重耐药菌感染"习以

为常"的大型公立医院在预防和控制耐碳青霉烯类鲍曼不动杆菌的感染和定植方面取得的成功经验。面对耐碳青霉烯类鲍曼不动杆菌,作者所在医院的感控人员以消除碳青霉烯类鲍曼不动杆菌感染为目标,以科室文化作为切入点,分3个阶段实施不同的干预措施,逐步提高医务人员对多重耐药菌的认识,改变相关行为,从而自觉遵守执行多重耐药菌的防控指南,最终取得鲍曼不动杆菌感染率显著下降的好成绩。

3个阶段的主要工作分别为:

(1)第一阶段,评价重症监护病房(ICU)环境清洁效果,每周向院领导和科室管理者公布。①使用紫外线荧光粉末标记评估 ICU 的环境卫生清洁情况,评估结果震惊了整个管理层,引起了领导层的重视,在每周反馈结果和院领导压力的双重作用下,ICU 环境卫生清洁依从性逐渐提高。②以图表的形式,公布 ICU 高频接触物表(床边护栏、床头柜、呼吸机控制面板以及输液泵)耐碳青霉烯类鲍曼不动杆菌的污染情况。③公布入住 ICU 患者耐碳青霉烯类革兰阴性菌筛查结果(肛拭子、机械通气者呼吸道样本),发现阳性者,立即隔离,并严格执行接触隔离措施(隔离衣和手套),执行分组护理。

(2)第二阶段,与科室主要成员进行一对一的电子邮件沟通。①从 2011 年 1 月开始,感染控制部门每周与 150 余名科室主要人员(ICU、其他临床科室、采购、质控、科教、药剂等部门的护士长和医学顾问)进行电子邮件沟通,内容包括各科室每周多耐药菌阳性检出例数排名。②公布各科室物表采样、医务人员手采样的培养皿图片,使微生物感染形象化。③对医疗器械共用问题进行干预。

(3)第三阶段,科室观念转变,多重耐药感染率下降。在实施以上两阶段的措施后,收效并不明显。

直到护士们意识到耐碳青霉烯类鲍曼不动杆菌是他们必须克服的问题时,他们才注重床旁操作行为的改善。干预措施的实施也从最初由感染控制团队单纯驱使,变成创伤 ICU 内部驱使(科室文化发生转变,成为全院标杆),进而带动全院各科室共同执行。最终得到的成果虽然没有进行客观评价,但是监测数据表明,鲍曼不动杆菌感染率是显著下降的。

(唐俊　张培金　干铁儿　廖丹　杨乐)

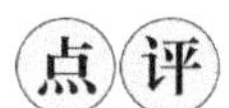

文中作者始终坚持一个观点:多重耐药菌防控措施的落实不应该是简单的政策、指南宣教,它需要医务人员真正地改变床边操作行为。作者分享了他所在的医院通过科室文化改变来实现医务人员行为改变的经验,值得借鉴参考。有学者曾提出,科室文化改变需经历一个过程:在组织内形成共同的愿景,并在组织内宣传;形成一个联盟并制造需要做出改变的紧迫感;消除过程中的所有障碍;达到短期的目标;在不断改变中,巩固取得的成果。作者的经验分享正是这个过程的真实写照,他们通过电子邮件在组织内形成了消除耐碳青霉烯类鲍曼不动杆菌的共同目标,从环境清洁评价开始,逐步对院内多重耐药菌感染情况进行干预,直到医务人员观念转变,科室文化改变,多重耐药菌的控制也取得了显著成效。作者的成功之处在于,坚持不屑公开透明的沟通,抓住一切契机进行宣教,一旦临床科室与感控团队达成一致的愿景,成功便是水到渠成。

(高晓东)

139. 多重耐药菌防控,接触隔离有效吗

解读文献:《系统综述:在急性照护期间接触隔离对防控多重耐药菌传播的有效性》

文献标题:Effectiveness of contact precautions against multi-drug resistant organism transmission in acute care: a systematic review of the literature

原文作者:Cohen CC, Cohen B, Shang J.

刊载信息:J Hosp Infect, 2015,90(4):275 - 284.

对多重耐药菌感染/定值患者实施接触隔离，这对绝大多数医院来说已经是常规工作。但大家是否曾质疑过接触隔离的作用？它对控制多重耐药菌在院内的传播真的是必要的吗？目前是否有充足的证据支持实施这一措施？在 2015 年 5 月发表在《感染控制杂志》上的一篇综述探讨了这个问题。研究者通过研究先前已发表的系统综述和 meta 分析文献，再全面检索 4 个电子科学文献数据库中 2004 年 1 月到 2014 年 6 月英文文献，来获得所需研究资料。研究纳入标准为有干预措施、原创研究及评估接触隔离在阻断多重耐药菌传播中的作用。本综述共收集了 284 项研究，其中 6 项纳入评价。这些研究分别评价了包括耐甲氧西林金黄色葡萄球菌（MRSA）、耐万古霉素肠球菌（VRE）、耐碳青霉烯类肺炎克雷伯菌（CPKP）、抗多耐药鲍曼不动杆菌（MDRAB）等 4 种不同的多重耐药菌。其中只有一项研究表明经过接触隔离干预，一段时间内多重耐药鲍曼不动杆菌定植率有所减少（相关危险因子：0.5，95％置信区间 0.40～0.60，$P<0.001$）。高质量研究基于结果的可重复性和统计方法的合理性，然而本综述所纳入文献整体质量偏低，主要是因为缺少干预措施描述、人群特征差异和存在潜在的偏移。有 4 个非随机准实验研究来比较干预前和干预后多重耐药菌发生率，1 个研究在多重耐药菌暴发期间进行。有 4 个研究进行了依从性监测，但是这些依从性数据难以达到有效的说服力，原因是依从性的监测只选择了部分干预措施，范围在 21％到 87％之间，并在不同研究阶段（$N=2$）存在显著的差异。因此，目前研究结果尚无足够的证据来支持或反对接触隔离措施。

（杜庆玮　徐子琴　朱雪丽　廖丹　孙庆芬　赵静）

点评

多重耐药菌最主要、最重要的传播途径就是接触传播，尤其是在重症监护病房，患者之间、患者与环境之间接触是非常有限的，患者感染或定植多重耐药菌如果是外源性的，理论上讲接触隔离应该有效果。该分析 6 个研究中仅一个针对鲍曼不动杆菌的有效，也能很好的证明这一点。其他 5 个似乎无效，并不能否认接触隔离的阻断作用，可能与研究质量、感染类型（如内源性感染？）、接触隔离质量有关。我们应充分认识接触隔离在多重耐药菌感染中的作用，重要的是落实接触隔离措施，不让病原体传播过去。

（吴安华）

140. 入院 48 小时后检测到的多重耐药菌不一定是医院获得的

解读文献：《入院 48 小时后检测到的多重耐药菌不一定是医院获得的》

文献标题：Multidrug-resistant organisms detected more than 48 hours after hospital admission are not necessarily hospital-acquired.

原文作者：Erb S, Frei R, Dangel M, et al.

刊载信息：Infect Control Hosp Epidemiol，2017，38（1）：18 - 23.

一直以来，根据医院感染的定义，我们将入院 48 小时后在感染部位检测到病原菌判断为医院感染的致病菌。发表在 2017 年 1 月的《感染控制流行病学》的一项研究对美国疾病与预防控制中心（CDC）定义的入院 48 小时后确定的多重耐药菌（MDRO）感染与定植即考虑为医院获得性的（CDC-HAMIC）提出不同看法。这项研究通过分析瑞士一家三级医院中患者多重耐药菌感染或者定植的情况，来评估医院获得性感染中可预防感染所占的比例。研究者从瑞士巴塞尔一家教学医院 2002 年至

2011 年住院的 283 840 名患者中经过严格的纳入标准选择了 1 190 例医院获得性感染或定植（HAMIC）或者符合 CDC 定义的医院获得性感染或定植（CDC-HAMIC）案例进行前瞻性评估，通过流行病学、微生物学和分子分型的方法，筛查观察对象感染或定植的 MDRO 的耐药表型、寻找观察对象与 MDRO 索引患者的流行病学联系，推断患者 MDRO 的感染或定植是否具有院内传播证据。有院内传播证据指的是医院内存在的 MDRO、明确通过额外诊查措施传播而获得 MDRO 感染或定植的病例，被称为可以预防的医院获得性感染或定植（p-HAMIC），没有院内传播证据指的是没有明确暴露于定植或感染同一病原菌的患者或没有分子分型一致的菌株的 CDC-HAMIC，被称为不可预防的医院获得性感染与定植病例（non-p-HAMIC）。在观察对象的 MDRO 筛查时机上，所有观察对象与索引患者有流行病学联系（这种流行病联系是指和所有现任或前任室友接触时间≥6 小时）或患者间存在同种诊疗程序（如在同一时间段进行内镜检查），当在索引患者检测出 MDRO，即对这些观察对象进行相应的 MDRO 筛查。筛查 MRSA 的部位包括鼻子、喉咙、伤口，以及导管和引流管置入口；筛查产超广谱 β-内酰胺酶（ESBL）及非产 ESBL MDRO 部位是喉咙、伤口、导管和引流管置入口、持续留置尿管的尿液和孕妇的阴道；筛查耐万古霉素肠球菌（VRE）则取直肠拭子。研究结果显示，1 190 个多重耐药菌感染或者定植的案例中，274（23.0%）被归类为符合 CDC 定义的医院获得性感染或定植，包括 MRSA（20.5%，$n=86$），VRE 6（37.5%，$n=6$），ESBL（22.7%，$n=155$），non-ESBL MDRO（37.5%，$n=27$），其中只有 51.8% 有足够证据证实为医院获得性的，并被认为是可以预防的，包括 MRSA（11.7%，$n=49$），VRE 6（31.5%，$n=1$），ESBL（10%，$n=68$），non-ESBL MDRO（27.8%，$n=20$）。具体而言，57% 的 MRSA 感染，83.3% 的 VRE 感染，43.9% 的 ESBL 感染以及 74.1% 非产 ESBL 多重耐药菌感染是可以预防的医院获得性感染或定植。根据研究结果，只有约 52% 的 CDC-HAMIC 实际上是在医院获得性，因此，潜在可减少的医院感染可能远远低于预先的估计。高估 HAMIC 可能导致对感染控制干预措施效力的评价不准确以及在诊断相关组（DRG）体系下没有获得足够的报销。

（陈虹冰　罗万军　陈志辉　徐子琴）

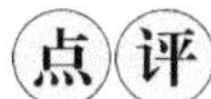

准确的医院感染诊断是获取真实的医院感染基线数据、准确评价其相关经济负担与健康损害的前提，在以 DRG 为基准的医保付费体系中，更决定了医院能否获得医保付费。本研究选择多重耐药菌感染或者定植的病例，来评估医院获得性感染中可预防感染所占的比例。根据医院感染定义，入院 48 小时后确定的 MDRO 感染与定植即考虑为医院获得性的，这势必会对因为入院时未送检、诊断延误、潜伏期差异大难以确定等因素造成 48 小时后诊断的社区获得性感染误归入到医院感染中来。选择多重耐药患者作为观察对象，相较于非多重耐药患者，前者的感控措施更加具有可行性和代表性。笔者认为，在修订当中的《医院感染诊断标准》可借鉴本研究方法及结果，使医院感染诊断更具科学性、可行性。对于系统管理患者，指导感控活动，估计医疗机构的经济负担，具有重要的现实意义。

（张秀月）

141. 当多重耐药菌盯上了袜子

解读文献:《防滑袜:医院多重耐药菌（MDRO）传播的潜在隐患》

文献标题:Non-slip socks: a potential reservoir for transmitting multidrug-resistant organisms in hospitals?

原文作者:Mahida N, Boswell T.

刊载信息:Journal of Hospital Infection, 2016, 94:273-275.

越来越多的医院开始使用防滑袜防止患者跌倒。患者在医院各个区域内走动或在病床上也穿戴防滑袜。那么，患者脚上的防滑袜是否会导致耐药菌的传播？来自英国诺丁汉大学医院临床微生物部的 Mahida 和 Boswell 两位学者就此问题开展了一项特别的研究试验。

该研究在一个三级转诊中心的两家医院中进行，所有防滑袜样本（英国 Medline Industries 产品）均来自该两家医院的 7 个病房。于患者更换新袜子时匿名收集样本。每一双袜子放置于无菌袋运送至实验室，并于当天对样本进行统一处理：一双袜子中取一只切割成四等分。其中 1/4（袜底部分）放置于无菌容器，加入 100 ml 脑心浸液琼脂（BHI；英国 Oxoid 产品）。15 双未使用过的新袜用相同方法处理作为阴性对照。在每个收集袜子的病房，使用 Polywipe™ 多用途海绵拭子（英国 Medical Wire and Equipment 产品）对 5 处地面区域进行采样（病房走廊 2 处，洗手间 3 处）。同时对清洁地面用的超纤维拖把头（常规高温清洗后）进行采样：分别从拖把头中心以及纤维边缘切割 5 cm×5 cm 的样本。海绵拭子及其他样本置于无菌容器后加入 100 ml 脑心浸液琼脂（BHI；英国 Oxoid 产品）。样本在培养基隔夜浸泡后，取 10μl 接种于 VRE 琼脂（英国 Oxoid 产品）、MRSA 琼脂（英国 EO Lab 产品）和 Braziers 琼脂（英国 EO Lab 产品，用于检测梭状芽孢杆菌）。接种后，使用 Vitek-2（英国 bioMerieux 产品）鉴定菌群，并根据情况采用纸片扩散法进行敏感性测试。另外，查询医院的患者管理系统，查明采样期间病房内是否有 MDRO 患者。

该研究共采集了 54 双袜子样本和 35 个环境地面样本。其中 85% 防滑袜检出 VRE（屎肠球菌 44 例，粪肠球菌 2 例，详见表 141-1）。环境地面样本中同样发现大量 VRE，包括屎肠球菌 21 例、鹑鸡肠球菌 2 例、粪肠球菌 1 例，详见表 141-1）。9% 的袜子样本和 17% 的地面样本均检测到 MRSA。所有样本均未发现梭状芽孢杆菌。15 双未使用的新袜子以及 20 个拖把头样本（高温清洗后的）均未培养到 VRE、MRSA 或艰难梭菌。

研究人员最后提到：

- 该研究在无任何已知特定多耐药菌暴发流行的情况下进行，结果 69% 的地面样本中检出 VRE。

- 过去大多数人认为这些环境表面传播病原体的风险很低。但近年来，我们对于医院新引入的防滑袜在致病菌传播中的作用认识不足。患者在医院各区域行动时穿戴和在床上穿戴的防滑袜中检测到高水平的 VRE（85%）和 MRSA（17%），MDRO 可能从地面聚集于防滑袜，随后传播至患者及患者床单中。

- 该研究对拖把和清洁的新袜也进行了采样，排除了清洗后拖把头以及袜子制造过程中污染病原体的可能；另外，清洁袜子的实验结果也排除了实验室的交叉污染。

- 研究缺陷：同一中心采集样本数较少。未记录患者穿戴袜子时长。患者管理系统中显示的耐药菌定植数据并不完整，携带耐药菌的患者实际数量会更高。由于病原体鉴定的范围有限，该研究未对耐碳青霉烯类肠杆菌或多耐药不动杆菌的污染进行评估。但该中心内，相比 MRSA、VRE、梭状芽孢杆菌，以上两种病原菌所致临床感染较少。另外，该研究未对赤足行走与穿戴防滑袜进行比较，故尚不能肯定是否是防滑袜的材质促进了污染。最后，该研究使用 BHI 肉汤增菌后再培养，故无法精确评估袜子或地面上的定量污染水平。

- 防滑袜属于一次性物品，使用后应丢弃。然而，"一次性"的概念比较模糊，患者有可能在医院穿同一双袜子几个小时，几天甚至几个星期。因此本文所用的"一次性"防滑袜理解为"单患者使用"更为确切。

表 141-1　防滑袜和地面样本中耐药菌检出数以及患者管理系统显示的携带耐药菌的病例数

	VRE 例数（构成比）	MRSA 例数（构成比）	CD 例数
使用后防滑袜（54 例）	46（85%）	5（9%）	0
环境地面（35 例）	24（69%）	6（17%）	0
携带 MDRO 的患者	3	2	4

（干铁儿　倪玲美　林凯）

142. 社区医院多重耐药革兰阴性杆菌感染相关负担知多少

解读文献:《社区医院多重耐药革兰阴性菌感染相关临床结局及医疗资源利用研究》

文献标题:Clinical outcomes and healthcare utilization related to multidrug-resistant gram-negative infections in community hospitals

原文作者:Kristen VD, Deverick JA, Arthur WB, et al.

刊载信息:Infect Control Hosp Epidemiol 2016;1-8.

多重耐药菌感染是近年来国际医学界的难题,给患者的健康带来了巨大的威胁。大量研究显示,多重耐药菌感染能增加住院费用、延长住院时间、增加死亡率,但这类研究主要是在三级医疗机构(教学医院)中开展的,社区医院相关数据研究较少,*Infection control & hospital epidemiology* 杂志 2016 年刊登了一篇论文,涵盖了参与杜克感染控制推广网的 6 家社区医院,时间跨度从 2010 年 1 月 1 日至 2012 年 12 月 31 日间,探讨多重耐药革兰阴性杆菌(MDR-GNR)感染对社区医院患者死亡率和医疗资源利用的影响。该研究采用两组配对的病例对照分析的设计,将 MDR-GNR 血流感染患者(BSI)和尿路感染患者(UTI)和以下两组患者比较:①非 MDR-GNR 引起的感染患者。②非精神科患者及非产科住院患者为代表的对照组患者。BSI 定义为至少 1 种血培养检出 GNR,同时具有以下情况之一:发热(温度>38 ℃),寒战,精神状态改变,收缩压低于 90 mmHg 或平均动脉压<70 mmHg,心脏速率>90 次/分钟,或呼吸频率>20 次/分钟。UTI 定义为培养结果至少 1×10^5 CFU/mL 和不超过 2 种 GNR,具有至少 10 个白细胞/高倍视野,以及至少有以下一种情况:发热(温度>38 ℃)、排尿困难、尿频、尿急或血尿。用死亡率、直接住院费用、住院时间以及 30 天再住院率等 4 个结局指标进行评估。通过建立多变量回归模型来评价 MDR 状态对每个结局的影响。结果发现任一分析组间死亡率均无明显差异(P>0.05);与非 MDR-GNR 感染患者相比,MDR-GNR 感染患者的 30 天再住院比值更高,为 2.03(95% CI:1.04~3.97,P=0.04);在直接住院费用和感染后住院天数方面,非 MDR-

GNR 感染患者和 MDR-GNR 感染患者无明显差异(P>0.05);与对照组住院患者相比,MDR-GNR 感染患者的 30 天再住院比值无明显差异(P>0.05);MDR-GNR 感染住院患者需多花费 5 320.03 美元(95% CI:2 366.02~8 274.05 美元,P<0.001),并导致 3.40 天的额外住院天数(95% CI:1.41~5.40,P<0.001)。

（朱秋丽　徐子琴　陈志辉　陈文森　罗万军）

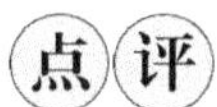（点）（评）

近年来,社区医院多重耐药菌感染的病例报道越来越多,但相关的临床结局及医疗资源利用研究方面文献较少。这项研究是截止到 2016 年初最大的一项社区医院多重耐药革兰阴性杆菌感染数据的相关报道,通过该项研究发现 MDR-GNR 感染患者与非 MDR-GNR 感染患者或对照组患者间在死亡率方面无明显差异;但是在 30 天再住院和直接住院费用这两个疾病负担指标上存在差异,并提出社区医院应根据实际情况进行综合评估,将多重耐药菌感染病例相关的疾病负担降到最低。阅读者需要注意该研究中存在的不足如纳入的病例可能存在一定偏差,参与研究的六家医院电子病例记录系统记录数据存在偏差,这些偏差可能导致研究结果的精确性受到一定影响。该研究为今后我们开展相关医院感染病例研究时提供了一个新的视角。

（黄勋）

143. 耐 β-内酰胺类抗菌药物的细菌，也会经空气传播

解读文献：《医院的空气：耐 β-内酰胺类抗生素细菌感染的潜在传播途径》

文献标题：Hospital air: a potential route for transmission of infections caused by β-lactam-resistant bacteria.
原文作者：Mirhoseini SH, Nikaeen M, Shamsizadeh Z, et al.
刊载信息：American Journal of Infection Control, 2016, 44(8): 898-904.

接触传播和空气传播是医院感染的主要传播途径。多重耐药菌是否能经空气传播呢？2016 年 8 月发表在 *American Journal of Infection Control* 杂志上的文章对这个问题进行了探讨，这个多中心的调查研究从伊朗古都伊斯法罕医科大学的 4 个教学医院的病房中收集了 64 份空气样本，采样地点包括手术室、重症监护病房、外科病房和内科病房，每个病房分 4 次进行采样，详细调查并记录了每个病房的建成或改建时间、房间数、床位数、患者数、病房面积以及每个病房使用的通风系统。在每家参与该研究的医院中，4 个病房的空气采样都在同一天例行清洁后（上午 9 点到中午 12 点间）进行，采样地点包括病房走廊、患者床间及医护工作站周边。采样期间关闭窗户避免室内外空气对流，医护人员、患者以及陪护人员在病房开展常规工作，但限制探视人员进入病房，采样后将样本尽早送往实验室检验。在青霉素和头孢类抗菌药物中选择苯唑西林、头孢唑林和头孢他啶对空气中的细菌进行检测，用 5 个常见的 β-内酰胺酶（bla）编码基因（包括 bla_{TEM}、$bla_{CTX-m-32}$、bla_{OXA-23}、bla_{OXA-51} 和 mecA）筛选出对 β-内酰胺类抗菌药物产生耐药性的菌株（β-lactam-resistant bacteria, BLRB），再对鉴定出的 BLRB 进行序列分析。结果显示，4 家医院空气中的菌落数差异无统计学意义，但 D 医院 BLRB 检出率高于其他医院。此外，4 家医院的相似病房间的空气菌落数差异无统计学意义（表 143-1）。最终 BLRB 的检出率在 3%～34%。苯唑西林耐药率最高，其次是头孢他啶和头孢唑啉。在分离出的 BLRB 中 β-内酰胺酶编码基因出现频率在 0～47%，出现率最高的是 bla_{OXA-23}，出现率最低的是 $bla_{CTX-m-32}$。mecA 在外科病房和手术室出现率较高，而 bla_{TEM} 在重症监护病房和内科病房出现率较高。bla_{OXA-51} 在四类病房均有检出，其中重症监护病房检出率最高。不动杆菌属，鲍曼不动杆菌和葡萄球菌属是最主要的耐β-内酰胺类细菌。优势菌的测序结果表明，医院病房的空气中存在 15 种细菌，分别是芽孢杆菌属、类芽孢杆菌属、短波单胞菌属、表皮葡萄球菌、人葡萄球菌、腐生葡萄球菌、溶血性葡萄球菌、抗辐射不动杆菌、鲍曼不动杆菌、不动杆菌属、产黏棒状杆菌、棒状杆菌属、湖生代夫特菌、嗜麦芽窄食单胞菌和施氏假单胞菌。

表 143-1　在不同医院病房的空气中细菌和耐 β-内酰胺类细菌平均浓度（菌落形成单位/m^3）

医院及病房		头孢他啶	头孢唑啉	苯唑西林	空气中细菌±标准差
A 医院	ICU	35	0	79	335±312
	OT	19	0	85	351±205
	SW	32	4	174	337±118
	IM	32	0	43	518±360
B 医院	ICU	35	0	41	699±337
	OT	61	5	15	284±84
	SW	37	8	26	149±88
	IM	53	0	42	99±56
C 医院	ICU	28	14	64	354±287
	OT	15	9	35	119±34
	SW	50	0	154	919±1154
	IM	27	0	83	740±973
D 医院	ICU	0	20	76	208±92
	OT	28	0	207	693±305
	SW	361	10	149	532±112
	IM	42	9	40	1079±485

注：ICU：重症监护病房；OT：手术室；SW：外科病房；IM：内科病房。

（胡潇云　徐子琴　罗万军）

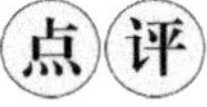

长期以来，接触隔离是控制多重耐药菌在医院

内传播的主要手段。然而,越来越多的证据提示多重耐药菌如铜绿假单胞菌、金黄色葡萄球菌、鲍曼不动杆菌、结核分枝杆菌等都可能经由空气途径传播。本研究再次为我们提示医院的空气是多重耐药菌传播的潜在途径。同时证实使用有效的方式降低潜在空气传播病原体减少高危人群发生医院感染的重要性。

虽然本研究存在一定的局限性,如采样过程中有人员在环境中工作可能会对采样结果有一定影响,但研究者提及 D 医院空气中的菌落数显著高于其他医院,而其 ICU 空气中的菌落数却显著低于其他医院,可能由于 D 医院近期更换了空气过滤网。由此可见,改进控制措施以降低医院环境内空气中的细菌是很有必要的,应重视对医院通风系统的维护,定期清洗、更换,加强监管从而降低患者发生院内感染的风险。

未来的研究方向可以考虑开展高质量的研究明确空气中病原体的来源,探讨随着空气消毒后时间的延长,不同病房空气中的菌落数、不同细菌类型与医院感染间的关系以利制订更加有效的预防控制措施。

(黄勋)

144. 革兰阴性杆菌的耐药机制

解读文献:《革兰阴性杆菌的耐药机制》

文献标题:Mechanisms of antimicrobial resistance in Gram-negative bacilli.
原文作者:Ruppé É, Woerther PL, Barbier F.
刊载信息:Annals of Intensive Care,2015,5(1):21-35.

如何面对革兰阴性杆菌(GNB)的耐药负担已成为 ICU 医师们的日常挑战。事实上,ICU 45%～70% 的呼吸机相关肺炎、20%～30% 的导管相关血流感染以及常见的其他 ICU 获得性脓毒症如手术部位或泌尿道感染所造成的均与耐药 GNB 有关。GNB 耐药主要由抗生素灭活酶和非酶机制引起,造成的耐药机制可能干扰危重患者的抗生素管理,包括经验方案的选择、降阶梯疗法的选择,以及由于治疗中出现的耐药性导致的临床治疗失败的管理。故抗菌药物的合理使用在延缓耐药发展、改善患者预后方面至关重要。本文探讨了几种常见的革兰阴性杆菌的耐药机制,旨在为解决这一全球性的难题提供参考。

(1)肠杆菌科细菌的耐药性:肠杆菌科细菌对第三代头孢菌素耐药率急剧增加的主要原因与质粒型产超广谱 β-内酰胺酶(ESBL)有关,尤其与属于 CTX-M 型族群的革兰阴性杆菌传播有关。目前 β-内酰胺类/β-内酰胺酶抑制剂对于严重感染的疗效要归咎于未对产 ESBL 肠杆菌科细菌在危重患者身上造成感染的严重程度进行充分评估,基于此,碳青霉烯类抗菌药物仍是首选。然而,在过去 10 年中产碳青霉烯酶的菌株已在全球范围内出现。Vim 和 NDM 型金属 β-内酰胺酶、OXA-48 和 KPC 作为最成功的酶可能在不久的将来威胁碳青霉烯类抗生素的疗效。ESBL 和碳青霉烯类编码质粒频繁地对其他抗菌药物完全耐受,包括氨基糖苷类(氨基糖苷类修饰酶和 16S rRNA 甲基化酶)、氟喹诺酮类(Qnr, AAC[6′]-Ib-cr 或外排泵),是促使多药耐药在肠杆菌科细菌中传播的一个重要特征。

(2)非发酵 GNB 的耐药性:对于铜绿假单胞菌、鲍曼不动杆菌和嗜麦芽窄食单胞菌等非发酵的 GNB,其序列染色体只要畸变一次,就可能出现多药耐药,因为这会导致内源性 β-内酰胺酶过度产生、外排泵过度表达、靶向基因被修改和细胞膜的通透性改变。铜绿假单胞菌和鲍曼不动杆菌也有获得可动遗传因子的能力,这种因子能编码耐药基因,包括对碳青霉烯类抗生素。目前对碳青霉烯类抗生素耐药的革兰阴性杆菌导致的 ICU 获得性感染的治疗选择显得捉襟见肘。

基于上述肠杆菌科细菌和非发酵 GNB 耐药机制,本文总结出 ICU 抗生素治疗管理的 10 个关键点:①羟基和脲基青霉素在治疗野生诱导型产 AmpC 酶的肠杆菌科时应优先于第三代头孢菌素

（尤其是肠杆科菌属）。②头孢吡肟的使用在高产 AmpC 酶肠杆菌科细菌属所导致的感染中可以考虑作为一个保留选项。③碳青霉烯类抗生素作为产 ESBL 肠杆菌科细菌严重感染的一线选择。④并未在产 ESBL 肠杆菌科细菌感染危重患者身上对 β-内酰胺/β-内酰胺酶抑制剂的功效进行充分调查：针对低最小抑菌浓度（MIC，≤2 mg/L）菌株，哌拉西林/他唑巴坦或许可以作为碳青霉烯类抗生素的备选方案。通过优化管理（增大剂量、延长或持续输液、监测治疗药物）和控制感染来源实施。⑤在铜绿假单胞菌的治疗中，亚安培南的耐药率处于一个较高的水平，而它应当在其他 β-内酰胺类药物无效时才使用。⑥当产碳青霉烯酶 GNB 在 ICU 有流行趋势时，可以考虑多黏菌素的经验用药。⑦针对产碳青霉烯酶 GNB 使用多黏菌素后，可能会出现耐药性。⑧尚未证实抗生素联合治疗是否可以防止非发酵 GNB 耐药性的出现。⑨尽管具有较强的合理性，降阶梯疗法的生态效益仍需合适的前瞻性研究证实。⑩当 ICU 有多药耐药 GNB 流行趋势时，必须进行长期的选择性口腔去污/选择性消化道去污的生态影响评估。

（张培金　徐子琴　陈文森　冯诚怿　杨乐）

145. 新型耐药基因(mcr-1)中国流行现状

解读文献：《来自中国患者和健康成人中多黏菌素耐药基因（mcr-1）阳性的
肠杆菌的流行、危险因素、预后和分子流行病学研究》

文献标题：Prevalence, risk factors, outcomes, and molecular epidemiology of mcr-1-positive Enterobacteriaceae in patients and healthy adults from China: an epidemiologicaland clinical study.

原文作者：Wang Y, Tian GB, Zhang R, et al.

刊载信息：Lancet Infect Dis, 2017,17(4):390-399.

多黏菌素耐药基因（mcr-1 基因）的表达代表了可转移的多黏菌素耐药性，mcr-1 阳性肠杆菌（MCRPE）已经引起了医疗、媒体和政界的广泛关注，2017 年在 *Lancet* 上的这篇文章报道了中国 MCRPE 的感染和携带情况、临床相关的 mcr-1 基因阳性大肠埃希菌（MCRPEC）感染情况和危险因素。这篇文章采用的是回顾性横断面研究（现况调查），收集 2007—2015 年浙江和广东的两家医院内分离出的革兰阴性菌，对其中的 MCRPE 的感染状况进行了评估。采用回顾性病例对照研究的方法，收集 2012—2015 年所有 MCRPEC 感染株和随机回顾性收集 mcr-1 阴性大肠埃希菌感染株，评估感染 MCRPEC 的危险因素和感染后死亡率（感染研究）。同时，采用前瞻性的病例对照研究的方法，收集 2015 年 5—12 月 MCRPEC 和 mcr-1 阴性的住院患者肛拭子检出情况，评估 MCRPEC 定植的危险因素，并与住院患者肛拭子 mcr-1 阴性分离株相比较（定植研究）。结果发现 18 698 名住院患者和 2 923 名健康志愿者中共鉴定出了 21 621 例包括肠杆菌、不动杆菌和铜绿假单胞菌等的非重复独立菌株。在 17 498 株感染相关分离株中，mcr-1 基因阳性的菌株，在 5 332 株大肠埃希菌中分离出 76 株（1%），在 348 株肺炎克雷伯菌中分离出 13 株（<1%），890 株阴沟肠杆菌中分离出 1 株（<1%），162 株产气肠杆菌中分离出 1 株（1%）。在感染研究中共纳入了 76 株 MCRPEC 和 508 株 mcr-1 阴性大肠埃希菌菌株；入院前 MCRPEC 感染与男性（对照组 209 例[41%]，病例组 47 例[63%]，调整 P=0.011）、免疫抑制（对照组 30 例[6%]，病例组 11[15%]，调整 P=0.011）、抗生素，特别是碳青霉烯类的使用（对照组 45[9%]，病例组 18[24%]，调整 P=0.002）、喹诺酮的使用（对照组 95[19%]，病例组 23[30%]，调整 P=0.017)有关。在定植研究中，肛拭子 MCRPEC 检出比例为健康志愿者 19/2 923，患者 35/1 200。与 378 名 mcr-1 阴性大肠埃希菌定植患者相比，35 例患者 MCRPEC 的定植

与住院前使用抗生素（$P<0.000\ 1$）和生活在农场旁附近（$P=0.03$，单因素检验）有关。$mcr-1$ 基因可以在细菌之间高频转移（10^{-1} 到 10^{-3}），在质粒分型和 MCRPEC 多位点序列分型（MLST）上，广东菌株比浙江菌株更多变，还包括了人类株 ST131。MCRPEC 还包括 17 个未报告的 ST 进化枝。

（徐子琴　罗万军　赵丽华　徐虹）

点评

多黏菌素是革兰阴性菌的最后一道防线，在革兰阴性菌治疗中的地位不亚于万古霉素对于革兰阳性菌的治疗。2015 年底中国报道了称为 mcr-1 的首个多黏菌素抗性的移动机制，迅速引起了多方面关注，本文是中国跨省的耐多黏菌素革兰阴性菌感染临床研究，系统评价了对 MCRPEC 相关因素和预后、医院和社区定植风险，并采用 MLST 分析明确了菌株间的关系。本文提示 MCRPEC 在中国可能有广泛分布，其感染和定植与抗菌药物暴露、生活在农场附近有关，这也再次警示我们不管是人类还是动物，抗菌药物滥用最终的恶果还是会由所有人类承担。不管是对人类还是动物，都不能滥用抗菌药物，因而抗菌药物的管理不能仅局限对人用抗菌药物，动物用的抗菌药物管理也同等重要。幸运的是，政府已逐渐认识到抗菌药物合理使用的重要性，并已经积极参与到抗菌药物的管理中来。2016 年 7 月 26 日，中国农业部发布公告，正式禁止将黏菌素添加到动物饲料中，转而用于人类治疗上。

（高晓东）

146. 最新英国多重耐药革兰阴性菌的预防与控制指南（节选）

文献标题：Prevention and control of multi-drug-resistant Gram-negative bacteria: recommendations from a Joint Working Partyournal of Hospital Infection.

原文作者：Wilson AP, Livermore DM, Otter JA, et al.

刊载信息：Journal of Hospital Infection，2015,92 Suppl 1:S1.

多重耐药革兰阴性菌引起的医院感染已成为重要的公共卫生问题。如何预防和控制多重耐药革兰阴性菌感染是医院感染流行病学家、感控专家、临床专家共同面临的难题。2015 年 11 月英国医疗感染学会（HIS）联合工作小组发布了多重耐药革兰阴性菌防控建议。

● 监测

（1）对所有重要的革兰阴性菌进行的药敏试验应包括美罗培南药敏测试；此外，肠杆菌科细菌应做头孢泊肟药敏测试，假单胞菌属应做头孢他啶药敏测试。（强烈推荐）

（2）所有携带产碳青霉烯类酶革兰阴性菌的患者应采集他们旅行史（即过去一年曾走访过国家或已知流行地区）。（强烈推荐）

（3）各医疗机构应具有足够的微生物检测能力，检测和报告在常规临床样本中所有多重耐药革兰阴性菌，并能使用高度敏感的测试进行筛查，且使诊断所需时间 <48 小时。（一般推荐）

● 筛查

（4）建议对高风险人群主动筛查而不是被动监测。（一般推荐）

（5）耐碳青霉烯类细菌定植或感染的高风险患者，包括那些住进重症监护病房（ICU）和长期护理机构（如养老院）的患者。（一般推荐）

（6）筛选直肠和伤口携带产碳青霉烯类酶肠杆菌的高危患者。（强烈推荐）

（7）对在过去一年内从已知产碳青霉烯类酶的肠杆菌流行医疗机构转院的患者或有住院史的患者，都应进行筛查。（强烈推荐）

（8）当发生院感暴发时，要对耐碳青霉烯类鲍曼不动杆菌和多重耐药铜绿假单胞菌进行筛查。

（强烈推荐）

（9）对多重耐药肠杆菌科细菌和铜绿假单胞菌的筛查，应使用直肠拭子或粪便标本（如果尿管存在，采集中段尿）。对于不动杆菌属不动杆菌的筛查，应对皮肤部位进行采样，如果导管或气管内管存在，应对尿液或呼吸道分泌物进行采样。（一般推荐）

（10）在 CRE 继发感染时，对临床医务人员的标准预防和接触预防措施，应进行监控和强化。高危患者中，CRE 阴性的患者应每周筛查一次，对感染患者出院后的病房进行筛查直到 7 天以上且直至没有新发病例。（强烈推荐）

（11）对有碳青霉烯类耐药或其他多重耐药性革兰阴性菌史的患者，应在入院时进行筛查。（一般推荐）

● **预防传播**

（12）除了标准的感染控制措施外，应对存在感染风险的患者实施接触隔离预防措施。（强烈推荐）

（13）如有可能，应对多重耐药革兰阴性细菌感染/定植的患者进行单间隔离，接触隔离预防措施应持续到患者住院期间。（一般推荐）

（14）护理以下多重耐药性革兰阴性菌患者应使用一次性手套、隔离衣或围裙：鲍曼不动杆菌、耐碳青霉烯类和产超广谱 β-内酰胺酶肠杆菌、铜绿假单胞菌。（强烈推荐）

（15）识别并安置感染和定植的患者在单独的房间，可以按照以下优先顺序：耐碳青霉烯类肠杆菌科细菌、耐碳青霉烯类鲍曼不动杆菌、产超广谱 β-内酰胺酶（ESBL）的肺炎克雷伯菌属、产碳青霉烯类铜绿假单胞菌、产 ESBL 大肠埃希菌和其他肠杆菌、

产 AmpC 酶的肠杆菌科细菌。（强烈推荐）

（16）如果没有足够的单间，应对患者进行风险评估。（一般推荐）

（17）直接接触患者前后，接触患者的体液、黏膜和非完整皮肤后，接触患者周边的环境后及去除手套后要进行手卫生。（强烈推荐）

● **清洁与环境**

（18）当出现不明原因的多重耐药革兰阴性菌传播或疑似院感暴发时，应进行环境筛查。（强烈推荐）

（19）呼吸管道和其他污染的器械（或丢弃的呼吸道分泌物）应远离床单位，在指定的清洗槽和非洗手槽进行消毒。（强烈推荐）

（20）铜绿假单胞菌，包括耐药铜绿，当感染率或定植率上升时，至少应审查本机构的"供水安全"条款，进行风险评估以确定是否应在用水点安装过滤器或是否需要更换水龙头。（强烈推荐）

（21）当多重耐药革兰阴性菌感染暴发流行时，应用次氯酸钠对房间进行终末消毒。（一般推荐）

（22）过氧化氢"蒸气"可视为一种辅助措施，用于对空置的隔离病房/区域进行清洁消毒。（一般推荐）

（23）不推荐常规对口腔或消化道多重耐药菌去定植处理。

● **其他**

（24）当集中照护患者时，应监控所有人员手卫生。（强烈推荐）

（王广芬　陈文森　徐子琴　罗万军）

147. 艰难梭菌负担知多少

解读文献：《2009—2011 年艰难梭菌相关性腹泻对住院患者住院时间、住院费用和再入院的影响的一项多中心回顾性研究》

文献标题：Impact of Clostridium difficile-associated diarrhea on acute care length of stay, hospital costs, and readmission: a multicenter retrospective study of inpatients, 2009 - 2011.

原文作者：Magee G, Strauss ME, Thomas SM, et al.

刊载信息：Am J Infect Control, 2015, 43(11):1148 - 1153.

在过去的 15 年里，艰难梭菌相关性腹泻（简称　　CDAD）的发病率及严重程度不断上升。尽管目前

的治疗方法不断提高，但是与非 CDAD 患者相比，CDAD 的死亡率仍然居高不下，同时 CDAD 患者面临着更高的医疗护理费用。之前关于 CDAD 对美国卫生保健费用影响的研究局限于个别医院、特定人群和小区域，各研究之间的归因结果（费用和住院时间）不稳定和报道不一，难以得出有意义的结论。一篇 2015 年发表在《美国感染控制杂志》上的文章，选用第一医院的数据库来研究 CDAD 患者的相关负担，这个数据库因为其样本量充足、地理上的多样性以及教学和非教学医院样本的代表性，可以对易感人群提供足够的有意义的结论。研究人员通过回顾性分析该数据库出院数据，评估患者住院时间（LOS）、住院总费用、再入院、住院死亡率。在该研究中，CDAD 住院患者为 2009 年 1 月 1 日至 2011 年 12 月 31 日间首次住院患者中满足以下条件的：出院时年龄≥18 岁；主要或次要诊断编码为 ICD-9-CM 008.45（肠道感染由艰难梭菌引起）；住院期间接受非达霉素、甲硝唑或万古霉素治疗；90 天内无住院史。非 CDAD 对照群体选择为 2009 年 1 月 1 日至 2011 年 12 月 31 日间首次住院患者中满足以下条件的：年龄≥18 岁；入院前 90 天内无住院史；并没有 ICD-9-CM 008.45 代码的记录。非 CDAD 患者与 CDAD 患者进行 1∶1 匹配。匹配的协变量包括患者人口统计学（年龄、性别、种族、入学来源、入院类型和出院年份）和医院特点（地理区域、教学状况、城乡状况、床位数）。结果发现 CDAD 患者的总住院天数、重症监护病房（ICU）住院率和住院死亡率方面结局均明显比非 CDAD 患者更差。调整风险系数后，CDAD 患者的住院死亡率、总住院时间、ICU 住院时间、总住院费用、ICU 住院费用较对照组高，30 天、60 天、90 天再入院率增加。上述结果在亚组分析中同样具有统计学意义（$P<0.01$），但在肿瘤患者（$P=0.14$）或免疫受损患者（$P=0.26$）住院死亡率上无统计学差异。在所有的研究易感人群中，其 CDAD 归因疾病成本较高，与对照组相比，30 天、60 天、90 天全因再入院率增加。因此，基于 CDAD 对医院经济效益的重大影响，预防首次发作、对易感人群进行目标性治疗以防止复发，对降低医疗总费用至关重要。

（陈志辉　罗万军　陈虹冰　徐子琴　陈文森）

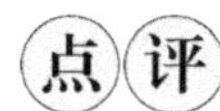

以往关于 CDAD 对卫生保健费用影响的研究大多依赖于医疗保险数据、全国出院调查，或者来自于单一医疗机构的回顾性或前瞻性数据，样本量少或对混杂因素控制不足，如并发症、年龄和疾病敏锐度等，导致各研究之间的归因结果（费用和住院时间）不稳定和报道不一，难以得出有意义的结论。这项研究通过评估在 3 年内美国 477 所急性照护医院接受治疗的所有患者的数据库，利用其地理多样性及其对教学和非教学医院的代表性的优势，有效丰富了样本库，可以对易感人群提供足够的有意义的结论。研究结果表明无论是调整风险系数前还是调整风险系数后，CDAD 患者的住院死亡率、总住院时间、ICU 住院时间、总住院费用、ICU 住院费用均较非 CDAD 组高，30 天、60 天、90 天再入院率增加。该研究还是存在少许不足，首先该研究的再入院率只是根据同一家医院再入院率计算的，患者如果进入不同的医院将不会被纳入。因此，再入院率可能被低估。其次，研究者未调整患者入院时疾病的严重程度，而这也可能会导致患者住院死亡率的增加。CDAD 的最新流行病学变化显示，该病已经对美国急诊医院产生巨大的经济负担，因此预防其首次发作，对易感人群进行目标性治疗以防止复发，对降低医疗总费用至关重要。

（程颖）

148. 复发性艰难梭菌感染的经济负担研究

解读文献:《住院患者原发性和再发性艰难梭菌感染的经济负担:前瞻性队列研究》

文献标题:Economic burden of primary compared with recurrent Clostridium difficile infection in hospitalized patients: a prospective cohort study.

原文作者:Shah DN, Aitken SL, Barragan LF, et al.

刊载信息:Journal of Hospital Infection, 2016,93:286 - 289.

艰难梭菌感染的诊治指南将复发性艰难梭菌感染明确定义为前次艰难梭菌感染治愈后 8 周以内,再次出现相应临床症状(主要为腹泻)及粪便艰难梭菌检测阳性。除发病率和死亡率增加之外,复发性艰难梭菌感染也增加了相关的医疗费用,从而为社会和患者家庭带来沉重的经济负担。美国学者在第 54 届抗菌药物和化疗国际会议上探讨了这一问题,同时该研究成果也于 2016 年发表在 *Journal of Hospital Infection* 杂志上。这是一项前瞻性单中心的队列研究,研究地点为得克萨斯州休斯敦一所大型的、大学附属的三级医院。该研究通过患者在线医疗表或与患者直接访谈前瞻性地收集 2007 年至 2013 年原发性艰难梭菌感染且符合纳入标准的 540 例患者资料,包括患者的年龄、性别、入出院时间、粪便诊断测试的日期、艰难梭菌感染治疗相关的数据(包括抗菌药物名称、剂量、使用途径、频率及治疗开始和停止日期)以及相关的临床参数。将至少经历过一次复发性艰难梭菌感染的患者定义为复发组(95 例,89 例经历过 1 次,6 例经历过 1 次以上,共 101 次复发),其余的定义为原发组(445 例),对比分析两组患者的年龄、性别、基础疾病、艰难梭菌感染治疗的药物、住院总时间、住院总费用以及归因于艰难梭菌感染的住院时间和住院费用等。结果显示,纳入的患者大多数为女性(356 例,58.33%),45.56%(246 例)的患者伴有严重的基础疾病。归因于艰难梭菌感染的住院时间(从诊断艰难梭菌感染当天开始算起)和住院费用中位数以及四分位数间距(*IQR*)都有所增加:原发性艰难梭菌感染增加 7(*IQR*:4~13)天和 13 168 美元(*IQR*:7 525 ~ 24 456),相应的,复发性艰难梭菌感染增加 15(*IQR*:8~25)天和 28 218 美元(*IQR*:15 050 ~

47 030)(*P* <0.000 1,两者皆是)。原发性艰难梭菌感染患者总住院时间的中位数增加 24(*IQR*:11~48)天,费用增加 20 693 美元(*IQR*:11 287~41 386),复发性艰难梭菌感染患者住院时间的中位数增加 24(*IQR*:11~48)天,住院费用中位数增加 45 148 美元(20 693~82 772)(*P* <0.000 1,两者皆是)。原发性艰难梭菌感染患者住院期间药物治疗费用的中位数为 60(23~200)美元,复发性艰难梭菌感染患者住院期间药物治疗费用中位数为 140(30~260)美元(*P*=0.001 3)。综上所述,该研究表明艰难梭菌感染患者承担着与艰难梭菌感染直接相关的医疗经济负担。对于复发性艰难梭菌感染患者经济成本和医疗负担显著增加。

(张培金　徐子琴　罗万军　冯诚怿　杨乐　廖丹)

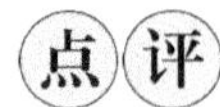

艰难梭菌感染是近年来导致医院内感染性腹泻的主要原因之一,其中 20%~30% 的患者在首次感染治愈后仍会复发。该研究的优势在于采用前瞻性研究设计,准确评估艰难梭菌感染患者治疗和住院有关的变量,以及进行为期 3 个月的随访,以评估复发。严格定义复发性艰难梭菌感染,除具备临床症状外,还要求诊断试验阳性。运用标准化成本数据量化药理成本和住院费用产生的结果类似于其他研究或机构。研究结果表明复发性艰难梭菌感染患者的住院时间、住院费用和药物治疗费用较原发性艰难梭菌感染患者均有所增加。另外,本研究也具有一定的局限性,比如它属于观察性研究的范畴,所有患者出院后,如果他们重新入住在不同的医院或参加其他诊所进行的随访，我们将不能获得反应实际情况的客观数据。基于 PCR 的诊断已被证明可识别艰难梭菌定植的患者，在 PCR 鉴定期间这可能会高估艰难梭菌患者，但是在本研究中，通过严格的定义可将这一偏倚降至最低。住院时间和随后的住院费用数据仅说明了在我们医院的花费，并未考虑在其他机构所使用的资源。因此，本研究的分析角度基于一个医院的单中心系统，而不是社会化的多

中心，研究结论外推存在一定的局限性，但可为未来多中心的调查提供依据和参考。目前，国内对于艰难梭菌感染率的统计尚缺乏全国范围内的数据，复发性艰难梭菌感染的相关数据更为欠缺，医疗费用方面更是未见报道，应引起中国学者的广泛关注。

（程颖）

149. 入院时艰难梭菌院内感染风险预测

解读文献：《患者入院时艰难梭菌院内感染（HO－CDI）风险预判：HO－CDI 风险评估》

文献标题：Predicting the risk for hospital-onset Clostridium diffcile infection（HO-CDI）at the time of inpatient admission：HO-CDI risk score.

原文作者：Tabak YP, Johannes RS, Sun X, et al.

刊载信息：Infection Control & Hospital Epidemiology，2015,36(6):695－701.

在美国，艰难梭菌感染（CDI）是最常见的医院感染之一，显著增加了社会和患者家庭的经济负担。为有效实施干预措施，一些学者分析了 CDI 风险因素并创建风险预测模型，这些模型主要基于患者入院时和住院过程中个体、治疗和环境因素的多样化组合而建立的，有利于医院内部进行质量改进。而本文作者却另辟蹊径，仅从患者入院时可获得的临床数据入手建立预测模型，从而对入院感染高风险患者实施针对性的预防措施，达到合理利用医疗资源的目的。

本研究通过电子病历系统收集了美国六所急症护理医院 78 080 名成年住院患者入院时的临床数据，包括临床微生物学数据（例如，标本收集日期/时间、地点和检验结果）、一般实验室检测结果、人口统计学特征、入院来源及其他临床和行政数据等。艰难梭菌院内感染（HO-CDI）被定义为入院 48 小时后粪便标本检测出艰难梭菌毒素阳性菌株。社区获得性艰难梭菌感染（CO-CDI）压力，是一项反映发生 CDI 环境风险的指标，与 HO-CDI 发生风险增加相关。CO-CDI 压力计算方法为患者入院前 14 天及入院后 3 天期间，入院患者中 CO-CDI 感染的例数除以同时期入院患者总人数，不包括 12 周内从

同一医院出院的 CO-CDI 患者；全 CO-CDI 压力则包括 12 周内从同一医院出院的患者。采用拟合 Logistic 回归模型来预测 HO-CDI 风险，然后将模型系数转换为风险评分（用每个变量系数除以模型中的最小系数，四舍五入），并从研究队列随机产生 1 000 个自抽样对模型进行内部效度检验。为简化应用，研究人员还设计了一个近似线性的风险评分分组。

资料显示，研究对象中共计 323 例患者为 HO-CDI（4.1‰）。根据压力计算方法的不同，研究者分别建立了 2 个预测模型，CO-CDI 压力模型和全 CO-CDI 压力模型，共计 14 个风险因素纳入预测模型中，包括 CO-CDI 压力（>60 百分位数）、年龄大于等于 65 岁、从急诊医院转入、从专科护理机构转入、入院时机械通气、入住 ICU、30 天内从同一医院出院、入院时存在社区感染标记物、之前住院期间发生过 CDI、白蛋白≤3 g/dl、肌酐>2.0 mg/dl、杆状核粒细胞>32%、血小板≤150×10⁹/L 或>420×10⁹/L、白细胞计数>11×10⁹/L。两个模型的 c 统计量分别为 0.78 和 0.79；Hosmer-Lemeshow χ^2 分别为 12.6（P＝0.13）和 15.8（P＝0.03），均显示较好的拟合优度，见表 149－1。

表 149 - 1　HO - CDI 感染风险因素评分标准

风险因素	CO - CDI 模型		全 CO - CDI 模型	
	风险系数	分值	风险系数	分值
CO - CDI 压力（>60 百分位数）	0.23	1	0.45	2
年龄≥65 岁	0.65	3	0.65	3
从急诊医院转入	0.57	3	0.57	3
从专科护理机构转入	0.96	4	0.94	4
入院时机械通气	0.9	4	0.91	4
入住 ICU	0.43	2	0.43	2
30 天内住过院	0.64	3	0.64	3
社区感染标记物	0.44	2	0.44	2
之前住院期间感染过 CDI	1.18	5	1.18	5
白蛋白≤3 g/dL	0.8	4	0.8	4
肌酐>2.0 mg/dL	0.45	2	0.46	2
杆状核粒细胞>32%	0.67	3	0.69	3
血小板≤$150×10^9$/L 或>$420×10^9$/L	0.49	2	0.48	2
白细胞计数 > $11×10^9$/L	0.41	2	0.4	2

对 CO - CDI 模型中的风险因素进行量化评分，确定了与 HO - CDI 感染率接近线性关系的风险评分，所有患者风险评分范围为 0～28，中位数为 4，上四分位数为 2，下四分位数为 7。风险评分为 0～7 的 HO - CDI 感染率为 0.19%；≥20 分的感染率为 6.23%。入院患者中约 79% 的患者评分在 0～7 分，其 HO - CDI 感染病例数占全部 HO - CDI 感染的 35%；21% 的患者评分≥8 分，其 HO - CDI 感染病例数占全部的 65%，见表 149 - 2。

表 149 - 2　不同 HO - CDI 风险分值的入院分布和 HO - CDI 感染率

风险分值	入院分布	HO - CDI 感染率
0～7	79.08%	0.19%
8～15	19.22%	0.99%
16～19	1.33%	3.95%
>20	0.37%	6.23%

（邓粮　张培金　干铁儿　陈志锦　吴春霖　江佳佳　乔甫）

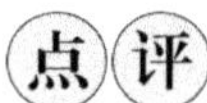

点评

作者根据患者入院时的临床参数创建了 HO - CDI 感染预测模型，该模型展示了良好的预测能力，并将其简化成评分标准，有利于临床甚至医院管理者集中资源针对重点人群进行重点管理，合理分配医疗资源。但是研究数据只是来自于 6 所医院，感染病例数量有限，可能并不能真实反映 HO - CDI 压力的多样性；另外模型只是采用内部数据进行效度验证，这些因素影响了该模型的推广和应用。因此对于该模型和评分标准的临床应用价值，需要更多前瞻性、多地域人群的研究来支持。另外在国内受艰难梭菌检测方法的限制，CO - CDI 压力难以获得，使得该模型在国内的应用面临挑战。

（程颖）

150. 病房越大，艰难梭菌感染风险越大吗

解读文献：《艰难梭菌的环境传播：病房大小和艰难梭菌感染的关系》

文献标题：Environmental transmission of Clostridium difficile：association between hospital room size and C. difficile infection.

原文作者：Jou J, Ebrahim J, Shofer FS, et al.

刊载信息：Infect Control Hosp Epidemiol, 2015, 36(5)：564 - 568.

艰难梭菌（Clostridium difficile，CD）已迅速成为院内获得感染性腹泻的主要原因，艰难梭菌感染

（CDI）更与发病率及死亡率显著相关。许多研究表明，艰难梭菌常污染医院环境，包括患者的皮肤、医疗机构工作人员的手和病房的物表，并通过医务人员和患者的直接接触或通过间接接触污染的物表而造成其交叉传播。更可怕的是，艰难梭菌自己还能生成芽孢，抵抗多种消毒和灭菌方法，比如热力消毒、70%的乙醇（即手消毒剂的主要成分）和季铵盐类复合消毒剂，从而在环境表面持续生存。而病房面积变大后增加了环境污染的可能性和有效消毒的困难性，那么病房面积与院内获得 CDI 之间存在什么关系呢？2015 年 5 月发表在《感染控制与医院流行病学》上的文章探讨了这个问题，这是在一所大学医院进行的一项病例对照研究。病例组是 2011 年院内获得性 CDI 的成人患者。对照组是同年份住院时间超过 3 天的非 CDI 患者，以 2∶1 的比例与病例组随机选择匹配。入院前艰难梭菌检测阳性患者将被排除，此外，ICU 住院患者也被剔除。如果研究期间患者艰难梭菌试验多次阳性，则只纳入第一次阳性结果。采用 Logistic 回归建立多变量模型评估院内获得性 CDI 的风险因素。在研究期间总共发生了 468 例艰难梭菌感染。在这些病例中，103 例（22%）确诊为医院获得性感染，根据纳入和排除标准，共有 75 例病例患者被纳入到本研究中。整个研究队列中，患者的中位年龄是 60 岁（四分位数间距，50～70 岁），其中 117 人（52%）是男性。值得注意的是，研究队列中超重/肥胖（体质指数 ≥25 kg/m²）（65%）和恶性肿瘤（47%）患病率较高。在多变量分析，医院病房面积是院内获得 CDI 的独立危险因素［每增加 50 ft²（1 ft² = 9.29×10⁻² m²）的面积：OR：3.00，95% CI：1.40～2.94，P<0.001］，与院内获得 CDI 风险增加显著相关的因素还有单人间的位置（OR：3.74，95% CI：1.76～7.96，P=0.001），恶性肿瘤（OR：2.92，95% CI：1.56～5.47，P=0.001）以及先前使用头孢吡肟（OR：1.94，

95% CI：1.05～3.59，P=0.03）或免疫抑制剂（OR：5.70，95% CI：2.07～15.7，P=0.001）。

（陈志辉　罗万军　宋舸　杨乐　干铁儿）

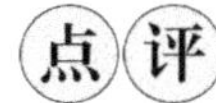

点评

　　虽然许多流行病学研究表明医院环境，包括房间的分配在医院 CDI 的发生中起着至关重要的作用，但是在此前尚未有研究评估病房面积与院内获得 CDI 之间的关系，这篇发表在《感染控制与医院流行病学》杂志上的文章，通过病例组和对照组以 1∶2 的比例进行匹配，使用条件 Logistic 多变量回归模型来评估医院 CDI 的风险因素。结果表明医院病房面积是院内获得 CDI 的独立危险因素，且病房面积每增加 50 ft²，医院 CDI 发生的风险增加 2 倍。在随后原因分析中，作者认为更大的医院房间导致医院 CDI 风险增加可能通过以下几个因素：首先，更大的面积能容纳更多的艰难梭菌芽孢并且导致表面污染的风险增加。其次，具有更大面积的病房可能包含更多数量的被污染的高触摸对象（例如，医疗设备），并且因此增加后续房间占用者的感染风险。最后，更大的房间可能清洁不彻底，特别是在许多医院对床铺更换需求高的情况下。该研究依然存在少许不足，比如该研究中医院 CDI 的结果是由感染预防专家通过医疗图表审查得到而非依靠诊断或计费代码验证，这可能会导致错分偏倚。再者，此研究是在单一医疗机构内进行，因此结果可能无法推广到其他机构。尽管存在些许不足，该研究依旧突显医院环境在 CDI 传播中的重要性，提示我们应改善医院环境消毒过程，包括床位管理和根据患者的位置和特点分配消毒和环境服务资源。

（程颖）

151. 艰难梭菌究竟离我们有多远

解读文献:《多州医院感染现患率调查》

原文标题:Multistate point-prevalence survey of health care-associated infections.
原文作者:Magill SS, Edwards JR, Bamberg W, et al.
刊载信息:N Engl J Med, 2014,370(13):1198-1208.

限制和减少医院感染的发生是医疗卫生服务中的一个优先事项。目前,美国没有任何一个监测系统可以估算出所有急性病照护患者发生各种医院感染(HAI)后导致的负担。为了弥补这一认知上的差距,美国疾病预防控制中心(CDC)于 2011 年通过对不同地理位置的 10 个州进行了一次大规模的现患率调查,以确定急性病照护医院的 HAI 患病率,并重新估算此类感染导致的国家负担,相关研究结果发表在 2014 年的《新英格兰医学杂志》上。

该研究采用国家医疗安全网络的标准对 HAI 进行了定义。调查方法分为两个阶段进行:2009 年的单城市试点和 2010 年的限制性推广调查,在新兴感染计划(EIP)区域合作进行,急性病照护医院内任何年龄的住院患者都有资格入选,门诊部、急诊科和精神病学、专业护理和康复单位的患者被排除在外。医院工作人员收集人群和有限的临床数据,接受过培训的数据收集者回顾性审查病历以确定调查期间发生的 HAI 病例。根据患者年龄和住院时间对此次调查数据和 2010 年全国住院患者抽样调查数据进行分层统计,估算 2011 年美国急性病照护医院中 HAI 发生总例数和发生 HAI 的住院患者总人数。

共有 183 家医院参加了这次调查,其中 93 家(51%)是小型医疗机构,68 家(37%)是中型医疗机构,22 家(12%)是大型医疗机构。11 282 名患者中有 452 人发生 1 例或多例 HAI[4.0%, 95% CI(3.7~4.4)]。504 例 HAI 中,最常见的类型是肺炎(21.8%)、手术部位感染(21.8%)、胃肠道感染(17.1%)。除了 50 例原发性血流感染,还有 37 例继发性血流感染。与设备相关的感染(即呼吸机相关肺炎,导管相关尿路感染和中央导管相关血流感染)合计占所有医院感染的 25.6%,设备相关感染和手术部位感染(21.8%)占所有医院感染的 47.4%

(504 例感染中有 239 例)。其余 52.6% 的感染与设备或手术操作无关。艰难梭菌是最常见的病原体,导致 61 种医院感染(12.1%),金黄色葡萄球菌是第二常见的病原体[54 种感染(10.7%)],其次是肺炎克雷伯菌和产酸克雷伯菌[50 种感染(9.9%)]和大肠杆菌[47 种感染(9.3%)]。据此估算,2011 年美国急性病照护医院中至少发生一种医院感染的住院患者有 648 000 名(95% CI, 246 400~987 300)。器械相关感染[即导管相关血流感染(CRBSI)、导尿管相关尿路感染(CAUTI)、呼吸机相关肺炎(VAP)]占25.6%,这一直是预防 HAI 方案的重点。此次美国多州医院感染现患率调查结果表明,公共卫生监测和预防活动应继续解决艰难梭菌感染。随着器械相关感染和操作相关感染的减少,应考虑扩大监测和预防活动,包括其他卫生保健相关感染。

(陈志辉　罗万军　江佳佳)

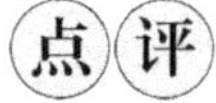

点评

目前,美国没有任何一个监测系统可以估算出所有急性病照护患者发生各种医院感染后导致的负担,这篇发表在《新英格兰医学杂志》上的文章,通过对美国不同地理位置的 10 个州进行了一次大规模的现患率调查,确定急性病照护医院的 HAI 患病率,并重新估算此类感染导致的国家负担。研究结果表明美国的医院感染现患率约 4%,其中最常见的病原菌为艰难梭菌,其所致医院感染占总体医院感染的 12.1%。这个研究也存在一些限制,首先因为这次调查主要在有参与新兴感染计划合作的地区的急性病照护医院进行,因此结果并不代表所有美国急性病照护医院,结论也无法外推到其他类型的医疗机构。其次,研究者无法对 10 个 EIP 站点的数据进行验证。再者,我国医院感染患病率与常见病原菌类型及分布与美国差别较大,因此该研究结论同样无法直接照搬到中国。尽管存在这些限制,但该研究仍具有十分重大的意义。该研究对我国未来开展大规模现患率调查的启示在于:继续完善我国医院感染监测系统,统一院感监测标准。其次,加强院感监测顶层策略设计,因地制宜,点面结合,有条不紊地开展长期院感重点项目监测。再者,及时把调研结果上升为国家卫生公共卫生措施,增加研究数据可用性。

(程颖)

152.　美国用英国人的措施预防 CDI,成效显著

解读文献:《利用马尔可夫模型进行预防艰难梭菌医院相关感染组合干预措施成本-效益分析》

文献标题:The cost-benefit of federal investment in preventing clostridium difficile infections through the use of a multifaceted infection control and antimicrobial stewardship program.

原文作者:Slayton R, Baggs J, Scott RD, et al.

刊载信息:Infection control and hospital epidemiology, 2015, 36(6):681 - 687.

作为公认的医院内感染和抗生素相关腹泻的重要病原体,艰难梭菌感染(CDI)已成为一个重大的公共卫生问题。2008 年英国实施了抗菌药物管理、患者隔离、手卫生、环境清洁与消毒以及监控多组合干预措施,至 2012 年 CDI 病例减少了 59%。美国各医院也实施了不同程度组合的干预措施,但是在抗菌药物管理方面与英国有很大的区别。2005 年到 2009 年,英国医疗机构中氟喹诺酮类处方量减少大于 40%,头孢菌素类处方量减少大于 50%。然而,在美国抗菌药物使用方面并没有类似的改变,助长了 CDI 发病率的上升。本课题从联邦政府的角度,依据英国成功的防控经验,用马尔可夫模型研究美国 CDI 预防控制成本-效益,为美国联邦政府提供决策依据。

马尔可夫模型是指事物可能处于有限个状态中的一个,且有一定概率在这些状态间相互转换。本研究马尔可夫状态表示住院患者 CDI 相关健康状况,包括无 CDI,院内感染 CDI(HO - CDI),医院内相关的在社区发病的 CDI(COHA - CDI),死亡;周期长度为 1 年,如图 152 - 1 所示。模型参数从 CDC 监测系统、美国医疗保健研究与质量局(AHRQ)医疗成本和利用项目及查阅文献获取。建模的干预措施包括:参照国家医疗保健安全网(NHSN)抗菌药物使用和耐药性模块进行管理抗菌药物、实施接触隔离以及加强环境清洁。为了解决参数估计的不确定性,对干预成本效果、其他联邦合作伙伴的支出、贴现率进行了敏感性分析。研究对象为 65 周岁及以上住院医疗保险受益人,研究还包括了感染控制的管理成本。

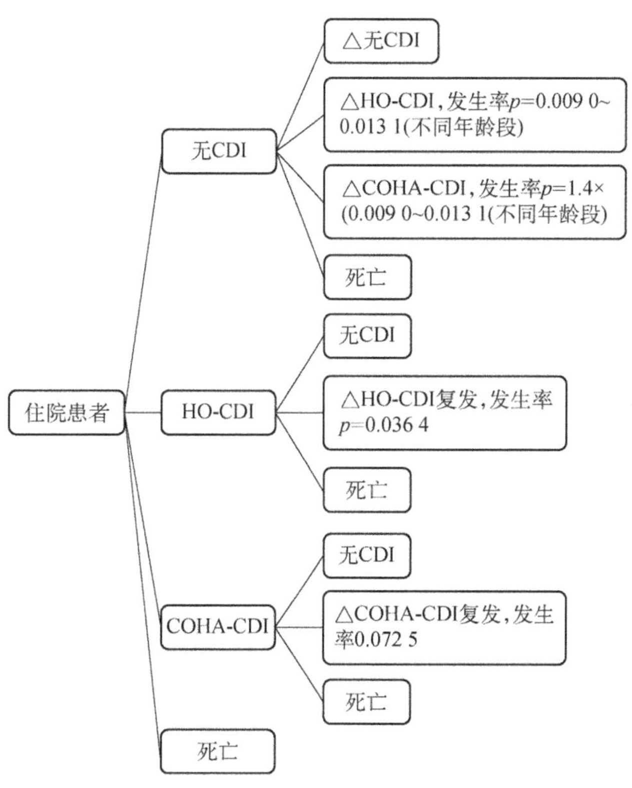

图 152 - 1　CDI 相关健康状况马尔科夫决策树

注:△代表一个周期结束后继续循环

　　研究结果显示,基于英国成功经验 50% 的干预有效性,5 年周期内每千名 65 岁及以上住院患者可减少 36.94 例医院相关 CDI 感染,其中 HO - CDI 15.46 例,COHA - CDI 21.48 例;可避免 5.91 例 CDI 感染相关死亡,其中 HO - CDI 2.43 例,COHA - CDI 3.48 例。据美国老年人医疗保险估计,医疗保险受益人每次住院能节约 184 美元(95% CI:90~287 美元)。全国范围内 5 年间估计可以减少 509 000 例 CDI 感染患者和 82 000 例因 CDI 感染死亡患者,可节约住院成本 25 亿美元(95% CI:12 亿~40 亿美元)。敏感度分析显示在老年人群中,中等效果的干预措施(0~25%)就能够节约成本。

佳实践,评估了多层综合干预的效果。尽管没有足够的数据用来估计每一干预措施在综合干预中的贡献量,但是证据表明抗菌药物管理在预防 CDI 中发挥关键作用,也指明了今后预防 CDI 的主要努力方向。这与美国医疗保健流行病学学会(SHEA)和美国感染病学会(IDSA)主张对抗菌药物进行管理以降低多重耐药感染发生的宗旨不谋而合。虽然一些模型参数具有不确定性,但减少成本的研究结果仍然是稳健的,不单在干预初级阶段减少,随后的几年也将持续减少。因此,从联邦角度看,落实医院相关 CDI 组合防控措施,能够节约医疗成本,具有巨大的潜在效益。也为国内学者开展相关研究提供参考。

(邓粮　张培金　干铁儿　邹鹤娟　杨乐)

(程颖)

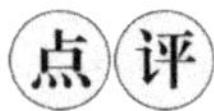

　　该研究基于目前文献中介绍的预防 CDI 的最

153. 亚洲核糖体 002 型艰难梭菌感染与疾病愈后

解读文献:《在中国香港人群中 002 型菌株与艰难梭菌感染高发病率和死亡率关系》

文献标题:High morbidity and mortality of Clostridium difficile infection and its associations with ribotype 002 in Hong Kong.

原文作者:Wong SH, Ip M, Hawkey PM, et al.

刊载信息:Journal of Infection,2016,73(2):115 - 122.

　　艰难梭菌是医院感染的主要原因,有较高的发病率和死亡率。在许多国家艰难梭菌感染(CDI)的发病率快速上升。2000—2008 年,美国的 CDI 发生率从 3.82/1 000 住院人上升到 8.75/1 000 住院人。2011 年的发病率是 147.2/10 万。为了研究中国香港人群 CDI 的疾病负担、危险因素和严重程度,研究组对中国香港三家急症医院进行了一项前瞻性病例对照研究。用 PCR 检测确诊为 CDI 腹泻的成人住院患者(n=139)与非 CDI 对照(n=114)进行比较。对分离菌株进行核糖体分型和药敏试验。

结果发现:

(1) 中国香港 CDI 发病率。估计 CDI 粗的年发病率为 22/10 万～23/10 万,65 岁以上人群年发病率为 133/10 万～207/10 万。

(2) 患者特征、临床特点。CDI 患者的平均年龄是 71.5 岁。88.5% 的 CDI 患者潜在合并了慢性肾脏疾病、糖尿病、肿瘤等并发症。

(3) 危险因素与预后。家庭护理中 CDI 病例明显较高(24.5% vs 3.5%,P<0.001),近期住院即入院前 12 周内曾住过院的患者发生 CDI 的概率明显增加(69.8% vs 42.1%,P<0.001),伴随恶性肿瘤并发症的患者发生 CDI 的比例明显较高(20.9% vs 10.5%,P=0.039),近 8 周使用过抗菌药物的患者更易发生 CDI(93.5% vs 84.2%,P=0.023),

其中使用碳氢酶烯类抗菌药物（19.4% vs 1.8%，$P<0.001$）、头孢类抗菌药物（45.3% vs 28.9%，$P=0.009$）、超广谱青霉素类抗菌药物（21.6% vs 10.5%，$P=0.027$）与发生 CDI 有显著相关性，使用原子泵抑制剂（PPI）与发生 CDI 显著相关（36.0% vs 21.9%，$P=0.019$），最终 Logistic 回归发现使用抗菌药物（调整 OR：3.0，95% CI：1.3～7.1）和使用 PPI（调整 OR：2.2，95% CI：1.2～3.9）是发生 CDI 的独立危险因素。

（4）细菌核糖体分型。最常见的核糖体型是 002 型（22.8%）、014 型（14.1%）、012 型和 046 型，没有 027 型。

（5）死亡与复发的相关因素。单因素分析发现，SHEA/IDSA 定义的严重 CDI（时序检验，$P=0.001$）、002 型（时序检验，$P<0.001$）、年龄与 30 天内存活率显著相关，最终通过 Cox 回归模型，调整年龄、性别、合并症等因素后发现严重的 CDI（调整后的 HR：4.8，95% CI：1.5～15.1，$P=0.007$）和 002 型（调整后的 HR：2.8，95% CI：1.1～7.2，$P=0.030$）是死亡的独立预测因素。家庭护理是与 60 天内 CDI 复发相关的唯一变量（29.6% vs 6.4%，$P=0.004$）。

该研究结果显示老年人中有较高的 CDI 发病率和死亡率，在这个队列人群里核糖体 002 型是引起严重感染的高毒株。

（罗万军　张培金　李若洁　徐虹）

点 评

在发达国家，高达 20% 报道的抗生素相关性腹

泻，以及近乎所有的假膜性结肠炎均是由艰难梭菌引起，艰难梭菌已成为院内感染性腹泻的首要病因。随着 CDI 愈发盛行与严重，很多国家都意识到艰难梭菌的危害，并已开展了大量的危险因素分析、预后的预测分析等，大量研究显示艰难梭菌的危害可能是与其核糖核酸型有关。各种各样的实践方法和合作努力已被施行以扭转此种局面，但成果甚微。据报道，2000 年到 2005 年 CDI 增长了 200%，而且每年几近指数式地继续增长。另一个严峻的局面是针对亚洲种群的研究资料非常有限，同样可以引起并发症和死亡的社区感染资料也很缺乏；CDI 的危险因素、严重程度、治疗和结局情况也不明确。在北美和欧洲，核糖体 027 型是引起主要暴发和严重感染的高毒株，但是在亚洲仅仅散发。亚洲最常见的核糖体型是 002 型、014 型和 017 型。核糖体型可能与临床严重程度有关。本研究运用前瞻性、病例对照研究，并同时运用统计方法排除了混杂因素的干扰，对多变量进行了详细的分析，研究团队发现 CDI 可能与近期曾住院、家庭护理以及很多文献报道过的使用广谱抗菌药物和使用 PPI 有密切关系，因此对于 CDI 的预防与控制必须采取多维度的综合措施，如一系列的 bundle、主动监测、抗菌药物的管理措施、胃酸抑制剂的规范使用等，为制定 CDI 预防与控制措施提供了详尽的理论依据。

（曹晋桂）

154. 全基因组测序，揭示艰难梭菌传播与感染复发真相

解读文献：《基因基础的感染追踪揭示艰难梭菌传播和复发的流行动态》

文献标题：Genome-based infection tracking reveals dynamics of Clostridium difficile transmission and disease recurrence.

原文作者：Kumar N，Miyajima F，He M，et al.

刊载信息：Clinical Infectious Diseases，2016，62（6）：746-752.

目前艰难梭菌的分子流行病学研究进展较快，常用的分子分型方法包括聚合酶链式反应（PCR）、

限制性内切酶分析（REA）、脉冲场凝胶电泳（PFGE）和多位点序列分型（MLST）等。然而，这些方法不足以从基因学上区分单态家系，比如艰难梭菌027/ST1分支。高通量全基因组测序（WGS）对艰难梭菌病原学的探索已分别在全球、国家和医院层面成功应用。英国利物浦的一家教学医院利用该技术，揭示了艰难梭菌强毒株027/ST1在院内传播与发病的特点，研究成果发表在2016年的 *Clinical Infectious Diseases* 杂志上。该研究于2008年7月至2010年5月期间，从7 048名患者中共收集到10 580份样本，其中801名患者证实为艰难梭菌感染。根据事先制订的标准经过层层筛选，最终对来源于87名患者的108份PCR核糖体型027/ST1分支的样本进行全基因组测序和系统发育分析。同时，收集87名患者住院期间详细的流行病学资料包括人口统计学特征、患者病房位置、院内活动、给予的治疗方法和艰难梭菌感染的结局。采用高分辨的系统发育分析结合院内传播和接触资料共同创建一个连接患者个体和特定医院病房的感染监控网络。结果显示，艰难梭菌027/ST1株在采样周期中是引起大多数感染的菌株。集成的全基因组单核苷酸多态性（SNP）系统发育分析方法结合时空模型，通过准确区分27个不同的SNP基因型（伴随着患者活动）与接触数据间的关系来明确32个可能引起传播的事件，包括21个基于病房传播的事件（66%）或11个感染供体与受体的直接接触（34%）传播事件。艰难梭菌027/ST1的传播主要发生在重点科室（78%，25/32），尤其是在急诊医学评估病房发生了9次。高度传染性排菌者被确定为造成克隆菌株在医院病房内的持久存在和不同病房之间的传播的主要传染源，特别是在周转率较高的病房。有趣的是，基于患者的活动和接触数据，发现感染供体处于潜伏期与传播频率没有关系（$P>0.05$），但传染3个人的感染供体传播期显著少于传染1个人的感染供体传播期（$P<0.05$）。高频传播频率与患者住院时间、患者活动的房间数、患者治疗持续时间或使用的抗菌药物数量以及暴露于质子泵抑制剂均不存在显著关联性（P 均>0.05）。根据现有的复发性艰难梭菌的临床定义，对抽样的6例复发性艰难梭菌感染和8例原发性艰难梭菌感染进行比较分析，发现初次发作与复发之间的时间远远高于8周的临床标准。复发病例发生在首次感染后的4～26周，这提示8周作为诊断和管理艰难梭菌复发或再次感染的时间截点是有缺陷的。由此可见，SNP系统发育分析方法可精准检测复发性艰难梭菌感染以及患者与患者间的传播。研究建议基因组数据库中的相关数据可作为一个公共、开放存取资源，利用它通过WGS或其他措施如SNP分型比较来识别和跟踪局部区域内的艰难梭菌。

（张培金　徐子琴　干铁儿　倪玲美　覃金爱）

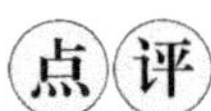

WGS可以对已知或未知基因组序列的物种进行个体的基因组测序，拥有现有分子分型中最高的分辨力。通过后续的SNP分析，能够揭示出艰难梭菌菌株之间小到单个碱基之间的区别，以期更准确、快速和有效地对艰难梭菌感染暴发进行识别和调查，为艰难梭菌的感染防控提供可靠的分子流行病学数据。该研究通过一个全基因组系统分析方法来跟踪单个克隆艰难梭菌027/ST1感染住院患者的流行情况，并识别艰难梭菌再发的两种原因，复发（相同株）或再感染（不同株）。这种方法的优势在于划分108株艰难梭菌027/ST1基因型为27个不同的SNP基因型，在此基础上描述他们精确的进化关系。同时，WGS通过识别"超级传播者"可为感染控制管理提供独特的好处，制定更有效的艰难梭菌防控措施，将院内艰难梭菌感染风险降至最低。另一方面，该研究和先前的WGS研究均存在着一定的局限性，比如用于传播的当前假设定义，其可以指示或可以不指示实际传播。其次，由于缺乏与临床、流行病学和某些情况下运动数据有关的后勤和技术限制，该研究舍弃了一部分艰难梭菌027/ST1菌株，可能会造成选择偏倚的风险。现如今，测序成本持续降低，WGS分型敏感性不断提高，WGS技术将会越来越普遍，可为研究艰难梭菌等重点院感病原的分子溯源、传播模式和机制研究提供更加精准的方法。

（程颖）

155.　揭开预防艰难梭菌感染临床实践指南的面纱

解读文献:《预防难辨梭菌感染:一项对现有临床指南的系统评价研究》

文献标题:Prevention of Clostridium difficile infection: a systematic survey of clinical practice guidelines.
原文作者:Lytvyn L, Mertz D, Sadeghirad B, et al.
刊载信息:Infection Control & Hospital Epidemiology，2016,27(8):901-908.

难辨梭菌感染(CDI)是医院获得性腹泻的最常见原因。各不同学术组织分别颁布了不同的 CDI 防控临床实践指南,为分析这些指南的方法学、内容、循证依据的质量,研究组从医学相关数据库和非公开发表的文献中检索了 2004 年 1 月至 2015 年 1 月发布的 CDI 临床实践指南。三位评审者使用指南评价工具 AGREE Ⅱ,独立地对这些指南进行了筛选,并对指南的质量进行了评价。AGREE Ⅱ包含 6 个方面(指南的适用范围及目的;利益相关人员是否参与;指南开发的严谨性;推荐意见表述是否清楚、明确;指南的可行性和指南编写独立性)23 个条目,每个条目分为 1~7 级。每个领域得分等于该领域中每一个条目分数的总和,并标准化为该领域可能的最高分数的百分比及其四分位数间距,以 60% 作为可接受的分数线。评分者之间的信度通过组间相关系数及其 95% 置信区间来分析结果的一致性。汇总推荐意见,提取这些推荐意见所依据的循证文献,根据牛津大学循证医学证据分级方法对这些推荐意见进行分级评价。

评价结果显示,从 2 578 篇文献中筛选出 5 个符合入选标准的临床实践指南。AGREE Ⅱ平均得分及其四分位数间距如下:"推荐意见表述是否清楚、明确"得分为 75.9%(75.9%~79.6%);"指南的适用范围及目的"得分为 74.1%(68.5%~85.2%);"指南编写独立性"得分为 63.9%(47.2%~66.7%);"利益相关人员是否参与"得分为 40.7%(38.9%~44.4%);"指南开发的严谨性"得分为 18.1%(17.4%~35.4%)。CDI 防控临床实践指南的内容包括如下几个方面:抗菌药物管理方案、使用次氯酸溶液消毒、预防性使用益生菌及组合措施。76 条推荐措施,引自 180 篇相关研究,指南的作者引用了许多其他指南的文献,例如手卫生、隔离防护指南。

这些引用的文献大多数不是系统综述,且发表时间在 2007 年之前。大多数文献是前后比较研究,少数为设置对照的临床试验。推荐的建议与支持的证据多存在不一致,且大多数依据的是低水平的循证研究。

研究组发现 CDI 临床实践指南与 AGREE Ⅱ指南评价标准不一致。此外,循证依据到推荐意见存在一定的差距(循证依据的级别较低,证据不充分)。CDI 防控临床指南的制订应该遵循 AGREE Ⅱ指南评价标准,并且需要缩小循证依据到推荐意见间的差距,推荐意见需要更多高质量的循证证据支持。

【补充知识】

什么是 AGREE Ⅱ？

Appraisal of Guidelines Research and Evaluation,简称 AGREE,是 2003 年,由 13 个国家的研究者制订的一种指南研究和评价的评估工具。AGREE 旨在提供一个评价临床实践指南(CPG)质量的框架。2009 年,经过 AGREE 协会的努力开发了 AGREE Ⅱ,它由新的用户手册和 23 个条目工具组成了与之前相同的 6 个领域。

应用 AGREE Ⅱ评估系统可以评价哪些指南?

AGREE Ⅱ评估系统可以用来评价地方、国家、国际组织或联合政府组织发布的指南,包括各种初版指南和更新版指南。

AGREE Ⅱ评估系统具有通用性,适用于一切卫生保健环节中任何疾病领域,包括诊断、健康促进、治疗或干预。对于纸质版和电子版的指南均同样适用。在现阶段,AGREE Ⅱ并非设计用于评估与卫生保健组织有关的指南文件质量的评价。另外,在评估卫生技术方面的作用也没有进行过正式的研究评价。

(罗万军　张培金　刘聚源　王广芬　陈文森)

（点）（评）

指南是连接临床研究与临床实践的桥梁，当医务人员面对临床实际问题，需要做出抉择时，往往会查阅相关指南，从而获取相应的推荐意见。以前，没有指南，医务人员无从参考，会面临很多的疑问和难题，只能凭借经验，摸着石头过河；然而，在当下各种指南"横行"的年代，每个领域或临床问题都会有不同组织发布的各种指南，我们又面临更大的疑问和难题了，当几个指南针对同一个临床问题有不同的推荐意见时，我们该如何选择？这就会涉及更多的问题：如何评价指南的质量？指南的制订过程是否科学、设计严谨？制订者与推荐措施的推行是否存在利益相关？本文通过对国际上5个权威的CDI防控临床实践指南进行评价，包括指南的编制过程和质量，并且按照牛津大学循证分级的方法对5个指南的主要推荐措施进行了重新评价，为指南使用者批判性使用指南提供方法学的依据。

（程颖）

156. 环境艰难梭菌采样新方法

解读文献：《一种新的检测和监测医院环境中艰难梭菌污染的定量采样技术》

文献标题：A novel quantitative sampling technique for detection and monitoring of Clostridium difficile contamination in the clinical environment.

原文作者：Ali S，Muzslay M，Wilson P.

刊载信息：Journal of Clinical Microbiology，2015，53(8)：2570-2574.

在国外艰难梭菌已经成为医院感染的重要病原体，国内也有越来越多的学者开始关注抗生素相关性腹泻与艰难梭菌感染的关系。与众多医院感染致病菌一样，环境是艰难梭菌在院内传播的重要储存库，然而，艰难梭菌苛刻的培养条件以及环境中的低检出率一直妨碍了许多学者去证实医院环境污染与艰难梭菌感染的关系。如何提高环境采样的敏感性、还原环境艰难梭菌污染最真实的情况？2015年8月发表在 *Journal of Clinical Microbiology* 上的这篇文章提出了一种新的快速定量检测环境表面艰难梭菌污染的方法。

研究人员以 25 cm² 的接触平板（Brazier 的环丝氨酸头孢西丁卵黄琼脂平板，SGL Ltd，United Kingdom）作为对照，评估海绵拭子（LabMLtd.，United Kingdom）采样技术在临床环境和模拟环境中对艰难梭菌芽孢的回收率。临床环境选取英国伦敦一教学医院的患者隔离室、配套卫生间、病区护士/医师站和污物处置间的高频接触物表共 21 个采样点。模拟环境是在聚丙烯中密度纤维板工作台、不锈钢板或床栏三种材料表面涂上固定浓度的艰难梭菌芽孢悬浮液（～10⁰

材料表面涂上固定浓度的艰难梭菌芽孢悬浮液（～10^0 CFU/25 cm²，10^1 CFU/25 cm²，10^2 CFU/25 cm²）。

海绵拭子采样方法：用含有中和液的海绵拭子从左到右，以 45°和 90°角来回擦拭采样区域 3 次后，将海绵拭子放入含 50 ml 中和液的无菌袋中，指尖用力按揉袋子 1 分钟，将袋内容物手动均化，在环境温度中放置 10 分钟。然后用真空过滤技术浓缩中和液中的内容物，将过滤膜接种在 Brazier 的环丝氨酸头孢西丁卵黄琼脂平板培养基上（Oxoid，Basingstoke，United Kingdom），在 37 ℃厌氧菌培养箱中培养 48 小时。

结果显示在模拟环境中接触平板对艰难梭菌芽孢的回收率为 19%～32%，而海绵拭子的回收率可达 76%～94%，而且接触平板不能检测到环境艰难梭菌污染低于 10 CFU/25 cm²（0.4 CFU/cm²）的阈值（图 156-1）。在临床环境中，接触平板未能检测到艰难梭菌的污染（0/96 接触板；4 个病房），而海绵拭子能复苏临床环境中 29%（87/301）的艰难梭菌芽孢（图 156-2）。患者周边约有 74%（36/49）的环

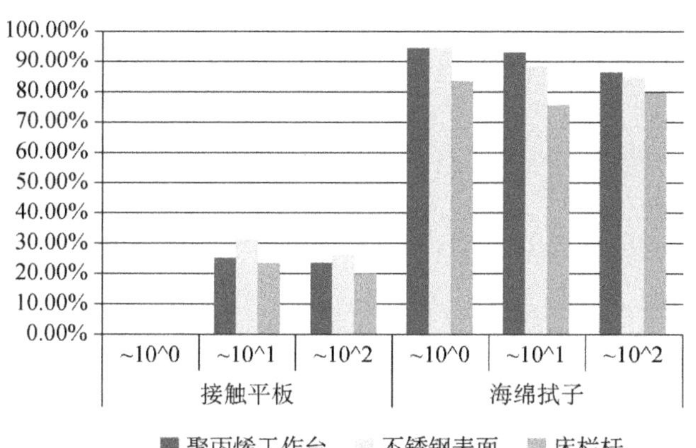

图 156-1　模拟环境中接触平板和海绵拭子采样艰难梭菌芽孢的回收率(%)

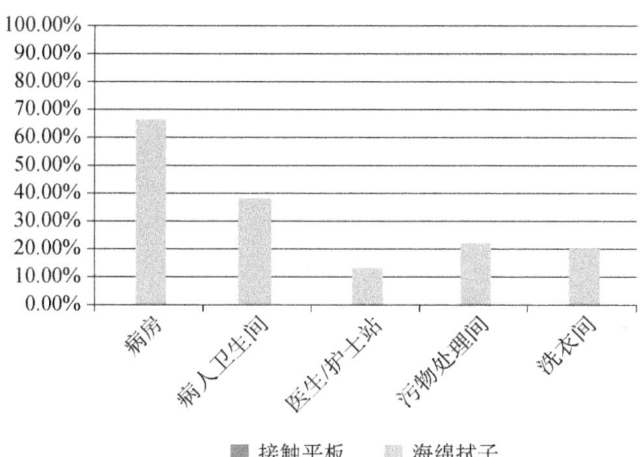

图 156-2　临床环境中接触平板和海绵拭子采样艰难梭菌的复苏率(%)

(36/49)的环境被艰难梭菌污染(～1.34 CFU/cm^2±6.88 CFU/cm^2),艰难梭菌污染还可延伸至其他区域:污物处置间水槽的艰难梭菌载量可达 2.26 CFU/cm^2±5.90 CFU/cm^2,厕所地板为 1.87 CFU/cm^2±2.40 CFU/cm^2,椅子扶手为 1.33 CFU/cm^2±4.69 CFU/cm^2,90％所选病房的地板存在艰难梭菌。

(邓粮　张培金　覃婷　干铁儿　覃金爱)

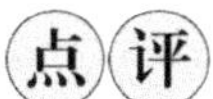
点评

使用有效的采样技术对于准确报告临床环境表面的细菌含量是至关重要的。接触平板采样法操作简单,只需要将接触平板按压到目标区域即可送检,但是因为受接触面积的限制,只适用于点采样。海绵拭子采样方法,操作者能够通过手动擦拭施加压力,围绕采样周边区域进行最大面积擦拭,小孔径膜保证过滤大部分的艰难梭菌细菌和芽孢,从而更有效的回收艰难梭菌;同时还能减少富集时间,确保在取样后 2 天内定量检测出环境表面的艰难梭菌污染。因此海绵拭子采样法具有敏感度高、能定量、检测时间短的优点。

(程颖)

157. 抗菌药物管理或能降低社区获得性肺炎住院患者艰难梭菌感染的发生

解读文献:《社区获得性肺炎住院患者感染艰难梭菌的危险因素》

文献标题:Risk factors for Clostridium difficile, infection in hospitalized patients with community-acquired pneumonia.

原文作者:Chalmers JD, Akram AR, Singanayagam A, et al.

刊载信息:J Infect, 2016,73(1):45-53.

艰难梭菌是一种革兰阳性厌氧菌,可定植或感染肠道,并引起一系列疾病,包括从相对轻微的腹泻到危及生命的假膜性结肠炎。艰难梭菌感染(CDI)最常见于医疗机构内,并且与广谱抗生素治疗的使用密切相关。近年来,包括英国、美国和澳大利亚在内的许多国家,CDI 的发病率都急剧上升。据报道,即使是号称有非常好的 CDI 防控措施的英国,2014 年 4 月到 2015 年 5 月间英国国家医疗服务体系(NHS)仍接到 14 000 个案例的报告,年发病率为 41/10 万个住院日,因此足以引起我们的重视。CDI 是社区获得性肺炎(CAP)的一个相对少见的主要发生于老年患者的并发症。CAP 的住院患者中 CDI 的发生与 30 天和 1 年死亡率增加有关。目前为止,它在全球 CDI 流行中所起的作用是相当大的。那么在社区获得性肺炎这样的抗菌药物必需使用的群体中感染艰难梭菌到底有哪些值得我们注意的危险因素呢？一篇 2016 年 4 月发表在《感染学杂志》上的文章探讨了这个问题，研究者分析了来自英国爱丁堡的一个前瞻性、观察性研究的 CAP 患者的数据。在腹泻患者中系统的筛选 CDI，通过时间依赖性生存分析确定危险因素。总共纳入 1 883 例 CAP 患者，其中 365 例出现了腹泻，其中 61 例为实验室证实的 CDI。充血性心力衰竭（$P=0.007$）和脑血管疾病（$P<0.000\ 1$）在 CDI 患者中比在无 CDI 患者中更常见。此外，57.4% 的 CDI 患者有 HCAP 的危险因素，而无 CDI 的患者为 22.8%（$P<0.000\ 1$）。在记录的 HCAP 的风险因素中，26 名患者具有近期住院史，6 名来自养老院或护理机构，2 名接受慢性肾衰竭的透析，1 名接受家庭注射治疗。多因素分析表明 CDI 的危险因素是：年龄（危险度 HR：每年 1.06，95% CI：1.03～1.08）、接受的抗生素总的类数（HR：每类 3.01，95% CI：2.32～3.91）、抗生素治疗的持续时间（HR：每天 1.09，95% CI：1.00～1.19）以及住院状态（HR：13.1，95% CI：6.0～28.7）。校正这些危险因素后，抗生素种类并不能独立的预测 CDI 的发生（通过交互检验 $P>0.05$）。该研究表明，CDI 是可预防的，降低总的抗生素暴露，限制治疗时间，以及减少住院时间可能至少与降低疾病的发病率不断改变抗生素种类同样重要。

（陈志辉　罗万军　张培金　徐子琴）

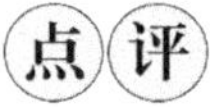

尽管十多年前就已经发现艰难梭菌与呼吸道感

染的抗生素治疗相关，但之前没有描述 CAP 人群中 CDI 的危险因素的研究。这篇发表在《感染学杂志》上的文章分析了来自英国爱丁堡的一个前瞻性、观察性研究的 CAP 患者的数据。在腹泻患者中系统的筛选 CDI，通过时间依赖性生存分析确定危险因素。研究结果表明至少一些 CDI 风险因素是可以修改的，并且一些 CDI 的病例是可预防的。在时间依赖性回归模型中确定的主要危险因素之一是抗生素治疗的持续时间和使用的抗生素类的数量，两者都可以在一定程度上改变。鉴于 CDI 最常见的是院内感染，患者在住院期间获得 CDI 的风险高于出院后的风险，分析表明，缩短 CAP 住院时间的举措也可能影响 CDI 风险。然而，令人惊讶的是该研究没有发现抗生素种类和 CDI 之间的强关系。这项研究也存在一些限制，对于风险因素分析的统计学方法比较多，但最为可靠的是前瞻性对照研究，本研究仅仅是前瞻-观察研究，其结论的可靠性值得注意。另外，大多数与 CAP 相关的 CDI 以及特定抗生素的报告都是在流行病或暴发的背景下出现的，因此本研究可能存在偏倚。英国胸科学会指南 2004 年和 2009 年更新都特别提到了以 CAP 作为驱动减少广谱抗生素消耗，以响应 CDI 发病率的上升。总体上讲，该研究的结论还是重要的，特别是大家都熟知的 CDI 与抗生素使用间的关系是密切的。CDI 是可预防的，通过降低总的抗生素暴露，限制治疗时间，以及减少住院时间有助于降低社区获得性肺炎住院患者艰难梭菌感染的发生。

（马小军）

158. 铜-银离子化，控制军团菌

解读文献：《在卫生保健机构的碱性环境中采用铜-银离子化来控制军团菌》

文献标题：Use of copper-silver ionization for the control of legionellae in alkaline environments at health care facilities.
原文作者：Dziewulski DM，Ingles E，Codru N，et al.
刊载信息：Am J Infect Control，2015，43(9)：971-976.

军团菌可以在 25 ℃至 45 ℃间生长、繁殖，而 32 ℃至 42 ℃是最合适的生长温度，嗜肺军团菌可以在 50 ℃的高温下耐受数小时，这使军团菌成为潜伏在医院供水系统中的隐形健康杀手。*American*

Journal of Infection Control 杂志中 2015 年的一篇论文对军团菌的控制提供了循证依据。该研究在卫生保健机构的碱性环境中采用铜-银离子化(CSI)来控制军团菌,对铜(Cu)和银(Ag)离子进行监测,同时监测相应的军团菌培养阳性率。研究中认为控制有效的指标包括:军团菌菌落形成单位(CFU)平均<10 CFU/100 ml,并且每个采样周期的阳性培养结果低于 30%,同时无复发病例。研究结果显示,铜-银离子化既减少了 CFU 的数量,也减少了培养阳性样本的百分率。无论是急症医疗机构还是长期护理机构,开始干预后,培养阳性率从 70%(>103CFU/100 ml)减少至持续<30%(38CFU/100 ml)(图 158-1 和图 158-2)。同时还发现银离子对嗜肺军团菌 1、嗜肺军团菌 6 和阿妮萨军团菌的控制有作用。

在急症医疗机构,第一个表明 CSI 可能是一种有效的治疗方法的迹象发生在 2011 年 1 月。它有效减少军团菌群到无法检测的水平,并按计划,3 个月后 CSI 设备被移除。移除后 3 个月,检测结果上升,直到 CSI 设备被永久性重新安装后,检测值才开始下降。

在长期护理机构,CSI 治疗的第一年全年阳性率<30%(范围,<1.0～60 CFU/100 ml,平均 CFU 为 3.8/100 ml,$n=56$),并在 2012 年 4 月正式干预结束时不常规检测军团菌。

干预结束后,到 2013 年夏天为止,急症医疗机构和长期护理机构都没有发现军团菌,到 2014 年 8 月为止,军团菌控制良好,没有复发。

（朱秋丽　徐子琴　万艳春　乔甫　陈文森）

（点）（评）

复旦大学附属中山医院对上海市内 8 所医院的采样显示,其中 7 所(87.5%)医院的供水系统能分离到军团菌,采集的 193 份样本中 43% 检出军团菌,可见医院供水系统中军团菌属常见污染。军团菌的控制在供水系统是一个复杂的过程,控制是否适当需要进行长期评估。这项研究发现,CSI 能够成功地控制碱性水环境中的军团菌,对于临床消毒隔离工作是一项强有力的决策循证依据。

（高晓东）

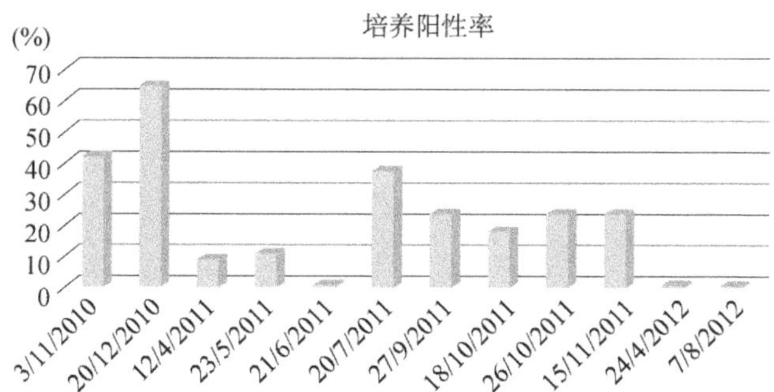

图 158-1　在急症医疗机构的干预前和干预期间培养阳性率

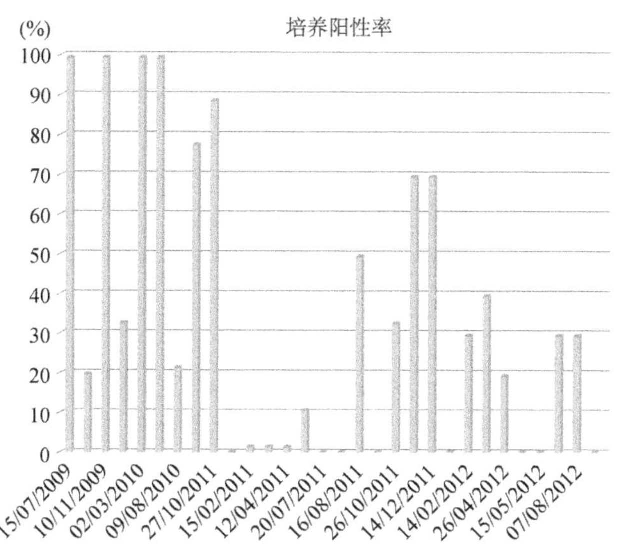

图 158-2　长期护理机构的干预前和干预期间培养阳性率

159. 多重耐药耳道假丝酵母菌，三大洲同时出现

解读文献:《经全基因序列和流行病学分析确认，多重耐药耳道假丝酵母菌在三大洲同时出现》

文献标题:Simultaneous emergence of multidrug-resistant Candida auris on 3 continents confirmed by Whole-genome sequencing and epidemiological analyse.

原文作者:Lockhart SR, Etienne KA, Vallabhaneni S, et al.

刊载信息:Clin Infect Dis，2017,64(2):134 - 140.

耳道假丝酵母菌是一种能引起侵袭性感染的多重耐药真菌，2017 年 *Clinical Infectious Diseases* 上刊出的文章报道了耳道假丝酵母感染患者的临床特点、药敏特征以及全基因测序分析结果，让我们对耳道假丝酵母菌的全球分布情况和流行病学特征有了一定的了解，该课题组收集了 2012—2015 年，巴基斯坦、印度、南非和委内瑞拉的 54 例耳道假丝酵母菌感染患者标本，简要概况如下。

患者情况:54 例患者中，收集到其中 41 例患者的基本信息和临床资料，其中巴基斯坦 18 例，印度 15 例，委内瑞拉 5 例，南非 3 例。平均年龄 54 岁；新生儿 3 例，均来自委内瑞拉；男性 26 例。41% 的患者患有糖尿病，51% 患者近期接受过手术治疗。73% 患者有中心静脉置管，61% 带有导尿管。41% 患者感染耳道假丝酵母前 90 天内接受了全身抗真菌治疗。从入院到发现感染的时间中位数是 19 天。61% 患者为血流感染。59% 患者死亡。

对抗真菌药物的耐药性:使用严格的折点判断，分离株中 50 株(93%)对氟康唑耐药，29 株(54%)对伏立康唑耐药，19 株(35%)对两性霉素 B 耐药，4 株(7%)对棘白霉素耐药，3 株(6%)对氟胞嘧啶耐药;有 22 株(41%)对 2 类抗真菌药物耐药，4% 对三类耐药。

全基因组测序(WGS)结果:WGS 分析显示，根据地理区域不同，分离株可以划分为不同的支系。这些支系可以用成千上万的单核苷酸多态性分开，但每一个支系内的菌株非常相近。不同地理支系的菌株，在 ERG 11 位点上的突变各异，与唑类耐药性相关联。

念珠菌监测:为确定耳道假丝酵母菌先前是否被误鉴定或漏检，课题组查询了国际抗真菌监测项目 SENTRY，它包括 15 271 株 2004—2015 年收集的念珠菌。结果发现有 4 株可鉴定为耳道假丝酵母菌(分别采集自 2009、2013、2014、2015 年)，2009 年前的标本未发现耳道假丝酵母菌。

耳道假丝酵母是一种死亡率高的医疗相关病原体，对抗真菌药物耐药性导致其治疗手段有限。全基因测序分析提示，最近，独立的不同克隆群在 3 个大洲几乎同时出现。本研究对 15 271 株念珠菌的回顾性分析鉴定，说明这种病原体先前确实稀少，未被认识，而非先前简单误判。其危险因素和传播机制需要进一步明确，以指导防控。

（徐子琴　罗万军　雷晓婷　乔甫）

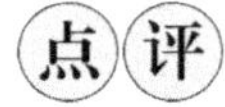

耳道假丝酵母菌自 2009 年首次在日本报道后，现多国已有陆续报道，其对氟康唑耐药，对其他唑类、两性霉素 B 和棘白霉素的敏感性不稳定，其表型类似于西木龙假丝酵母菌，需用分子学方法鉴定。本文进一步揭开了耳道假丝酵母菌的神秘面纱，其临床特征提示为医院感染相关病原体、感染者死亡率高，对多种抗真菌药物耐药，尤其对氟康唑耐药率超过 90%。实验室鉴定难度高，需使用分子学方法鉴定。近期全球各地出现的耳道假丝酵母菌均为独立克隆株，而回顾性分析提示这种病原体先前确实稀少，值得警惕的是其出现原因不明，可能与人、动物或环境中抗真菌药物选择性压力增加有关，相关的防控经验尚少。

需要注意的是，该研究在几个国家的发现以及相应药敏分析仅仅是描述性研究，其对临床的影响

结果并没有相应数据提供。本文对微生物专业人员的参考价值较大,比如新的测序技术;对临床人员来说,价值有限,尤其是新诊断技术在平衡卫生经济学获益方面。不过,有一点是明确的,作为可单药治疗念珠菌感染的棘白菌素类对适宜患者(感染部位)的治疗价值是有优势的。

(马小军)

160. WHO中东呼吸综合征感控指南速递

解读文献:《疑似或确诊中呼吸综合征冠状病毒(MERS-CoV)医院感染预防与控制临时指南》

文献标题:Infection prevention and control during health care for probable or confirmed cases of Middle East respiratory syndrome coronavirus (MERS-CoV) infection Interim guidance.

原文作者:World Health Organization.

刊载信息:http://apps. who. int/iris/bitstream/10665/174652/1/WHO_MERS_IPC_15. 1_eng. pdf? ua=1.

为满足医疗机构对疑似或确诊中东呼吸综合征冠状病毒(MERS-CoV)感染安全诊疗的最新信息和循证建议的迫切需求,WHO 对 2013 年 5 月 6 日发布的临时指南进行了更新。本临时性指南中所推荐的各项措施参考 WHO 已经发布的基于证据的指南,包括"急性呼吸道感染流行或大流行时的医院预防与控制指南",并回顾了目前对 MERS-CoV 感染的最新证据。另外,本指南所推荐的措施均通过了感染预防与控制(IPC)专家和其他相关领域专家的审查。

MERS-CoV 是一种人畜共患的病毒,迄今为止的证据表明骆驼是导致人类感染 MERS-CoV 的主要传染源。人和人之间传播主要发生在医疗机构内,社区传播比较有限,主要集中在家庭内。无明确证据表明 MERS-CoV 在人和人之间具有持续传播的能力。MERS-CoV 主要通过密切接触传播,包括飞沫和接触传播。我们需要更多的研究进一步认识 MERS-CoV 在动物传人和人传人过程中的危险因素和相关机制。

医疗机构是否能够成功预防 MERS-CoV 在院内的交叉传播,关键取决于 IPC 核心措施的落实程度。大多数传播主要发生在基础 IPC 防控措施的缺失或在确切病例被怀疑或确诊以前,因此,在诊疗急性呼吸道感染症状的患者时,常规采取急性呼吸道传播疾病(ARI)防控措施对减少 ARI 在院内的传播具有重要意义。在处理疑似或确诊 MERS-

CoV 感染的患者时需要采取额外的预防措施以保证将感染风险降到最低。医疗机构应该加强对医务人员健康的监督,以保证为每一位患者和医务人员提供安全的诊疗环境。尤为重要的是,医务人员在接诊 MERS-CoV 患者时,能得到当地最好预防措施的保护,并在出现暴露后被医学观察与随访。

(1) 防控原则。

1) 行政控制:这是 IPC 中首要的。它们提供了政策和操作程序的基础构架,用于医疗过程中预防、早期发现和控制感染传播。为了有效,IPC 措施必须能预估从一开始到出院期间患者的流动性问题(可能的潜在风险)。

临床预检分诊是非常重要的一项措施,用于对 ARI 患者,包括 MERS-CoV 感染患者进行快速鉴别以及提供合适的医疗与护理。诊断为 ARI 的患者应该被安置在一个单独区域内,与其他患者分开,立即实施额外的 IPC 措施。立即评估病例的临床和流行病学部分(见 WHO 推荐意见),并补充实验室评估结果。

用于 ARI 的其他行政控制和政策包括建立可持续的 IPC 基础构架和行为;医务人员教育培训;预防等待区域内的过度拥挤;为患者提供专用的等待区域和安置住院患者;组织后勤部门提供充分的必需品和补给;有关职业健康方方面面的政策和操作程序,重点强调医务人员中开展 ARI 监测和寻找医疗救治的重要性;监测医务人员的依从性和需要改进的机制。

2）环境和工程控制：它们包括医疗机构的基础设施。这些控制措施需要确保在医疗机构内的所有区域有充分的环境通风和充分的环境清洁。每一个 ARI 患者与其他患者、不使用个人防护用品（PPE）的医务人员之间保持至少 1 m 的空间距离。这两个控制措施能降低医疗过程中许多病原体的传播。

3）PPE：合理和持续使用有效的 PPE、正确的手卫生同样可以降低感染的传播。虽然使用 PPE 是最常见到的用于预防传播的控制措施，但是它是 IPC 措施等级中最后和最弱的，不应该作为首要预防策略。缺乏有效的行政管理和工程控制，使用 PPE 收益有限。

（2）感染预防和控制措施。

1）标准预防：是提供安全医疗保健的基石，能进一步降低感染风险并保护医务人员，应在所有医疗机构的所有患者中应用。标准预防包括手卫生和根据直接接触患者的血液、体液、分泌物（包括呼吸道分泌物）和非完整皮肤的风险使用相关个人防护用品。还包括：针刺伤或锐器伤的防护；医疗废物安全处理；织物的清洁、消毒，必要时灭菌以及环境的清洁和消毒。鼓励有呼吸系统症状者做好呼吸卫生。

医务人员应遵守"手卫生的五大指征"：接触患者前；进行清洁或无菌操作前；有体液暴露风险后；接触患者后；接触患者周围环境后，包括被污染的物品或物表。

手卫生包括用洗手液和水洗手或使用含乙醇速干手消毒剂搓手；有可见污染时用洗手液和水洗手；使用个人防护用品不能取消手卫生，穿脱个人防护用品前后都要进行手卫生。

个人防护用品的使用：使用个人防护用品应遵循日常诊疗过程中接触血液、体液、分泌物和非完整皮肤的预期风险评估。当面部或身体有污染的风险时，应使用个人防护用品，面部防护借助于医用口罩和眼罩或者使用面罩、隔离衣、清洁手套。

医务人员应避免用有潜在污染的手套或没戴手套的手接触患者的眼睛、鼻子和嘴巴。确保清洁和消毒始终正确地进行。使用清水、洗涤剂和常用消毒剂（如次氯酸）清洁环境表面是充分、有效的措施。洗衣房管理、餐饮器具和医疗废物依照常规安全措施。

2）其他护理 ARI 的预防和控制措施：除标准预防外，所有接触急性呼吸系统感染患者的探视者和医务人员应近距离接触（约 1 m 内）、进入病房或隔间时使用医用口罩；接触患者前后，接触患者周围环境后，去掉口罩后立即执行手卫生。

3）在进行产生气溶胶的操作时的预防与控制措施：产生气溶胶的操作是指能产生包括微粒子（<5 μm）在内的不同大小的病原微生物的气溶胶的任何医疗操作。源于针对严重急性呼吸系统综合征冠状病毒（SARS 冠状病毒）的研究结果显示，病原体传播与气管插管之间有密切关系。另外，有少数研究显示气管切开术、插管前无创机械通气与人工呼吸能增加 SARS 冠状病毒传播的风险，但是，这些结论仅来自于少数的研究，质量较低，很难用于解释某些问题或实际应用。尚未发现其他医疗操作会显著增加 ARI（急性呼吸道传播感染）的风险。

由于在进行产生气溶胶操作尤其是气管插管时，可能会增加感染的风险，因此应该采取额外的预防措施。包括：使用医用防护口罩，佩戴一次性医用防护口罩时应检查其密合性；采取保护眼睛的措施（如佩戴护目镜或防护面罩）；使用清洁、未经灭菌的、长袖隔离衣及手套（在进行一些特殊操作时需要使用无菌手套）；在可能受到大量液体喷溅时应穿防水围裙；在通风良好的房间内执行操作，如使用机械通风时应保证每小时 6～12 次换气，如自然通风时室内通风量应达到至少每名患者 60 L/秒；为保证对患者的护理及操作，应限制病房内人数至最少；接触患者及其周围环境前后、脱去个人防护用品后应执行手卫生。

4）诊疗疑似或确诊 MERS－CoV 感染患者时的感染预防与控制措施：诊疗时将疑似或确诊 MERS－CoV 感染患者安置在通风良好的单间或"空气隔离"的房间内；如有可能，在与其他患者诊疗区域明确分隔的区域内设置单间，用于隔离护理。当单间不够用时，将确诊患者共同安置，并与疑似患者分开。如果无法做到，则患者床间距至少 1 m。

限制接触疑似或确诊 MERS－CoV 感染患者的医务人员、家属和访客的数量。在可能的情况下，指定一组技术精湛的医务人员专门负责对疑似或确诊病例进行治疗，以保证治疗的连续性，并减少因疏于感染控制措施可能引起的暴露机会。可以进入并接触患者的家属和访客应限于那些对患者生存必不可少的人，并且应与提供常规诊疗服务的医务人员一样，接受有关传播风险以及关于采用相同感染控制预防措施的培训。这对那些住院患者通常由家属护理的医疗机构来说尤其重要。

除了标准预防外，包括访客和医护人员在内的所有人员，当近距离接触（1 m 以内）或进入疑似或确诊 MERS - CoV 感染患者的房间或隔离房间时应总是：戴医用口罩；戴护目镜或防护面罩；穿清洁、非灭菌的长袖隔离衣；戴手套（有些操作可能要求无菌手套）；接触患者及其周围环境前后，以及脱去 PPE 后，立即执行手卫生。如有可能，使用一次性设备或专用设备（如听诊器、血压计和温度计）。如果设备共用，则每名患者使用后进行清洁和消毒。医务人员应避免让可能污染的手套或裸手接触到眼睛、鼻子或嘴。

此外，对于疑似或确诊的 MERS - CoV 感染患者：除非治疗必需，应避免患者在隔离护理房间或区域外的移动和转运。使用指定的便携式 X 光设备和其他重要的诊断设备可有助于这项措施易于实施。如果必须转运，转运路线应使得员工、其他患者和访客暴露最小化。尽量在患者到达之前，告知接收区域医务人员患者的诊断和必要的预防措施。清洁和消毒患者接触后的物体表面（如床）。确保转运患者的医务人员穿戴合适的个人防护用品并执行手卫生。

5）MERS 病毒感染患者隔离期间的护理措施：

MERS 感染者传染期不明。虽然要持续实施标准预防措施，在出现症状期间应增加额外隔离预防措施，并持续至症状消失后 24 小时。考虑到目前对于 MERS 病毒潜在传染性和传播能力所知甚少，有条件时，应进行病毒散发（viral shedding）测试，为决策提供依据。患者可能会长时间持续排出病毒，这与患者年龄、免疫状态、药物治疗等情况有关。

6）急性呼吸系统感染患者实验室标本的采集和运送：实验室采集的所有标本均应认为有潜在的感染性，采集和运送标本的医务人员应严格遵循标准预防措施来将病原体暴露减到最少。

确保收集标本的医务人员佩戴适宜的 PPE；确保运送标本的人员接受过样本安全处理和样本溢出时清除污染的培训；转运标本放置于防泄漏的容器（第二容器）中，该容器有一个独立可密封的袋子（如一个塑料的生物危险样本袋），上面贴有含患者信息的标签（主容器）以及书写规范的申请单；确保医疗机构的实验室能根据所处理的微生物种类遵循适当的生物安全实践以及运输要求；尽可能人工传递标本，不能使用气动传输系统转运样本；在附带的申请单中写清楚有潜在危险的急性呼吸系统感染患者（或疑似患者）的姓名，并尽快通知实验室标本正在运送途中。

（干铁儿　乔甫　徐虹　王振中　罗万军　江佳佳　廖丹　张培金）

161. 患者自诉 vs 医疗记录，该听谁的

解读文献:《患者自诉与医疗记录尿路感染症状的低相关性》

文献标题:Low correlation between self-report and medical record documentation of urinary tract infection symptoms.

原文作者:Echaiz JF，Cass C，Henderson JP，et al.

刊载信息:American Journal of Infection Control，2015，43:983 - 986.

使用电子病历(EMR)可提高医疗保健的质量和效率，并加强用药错误和多种药物不良事件的监测。涉及回顾性数据审查的医学研究常常以 EMR 为主要来源，而基于 EMR 的医院感染监测已经显示出其优异的效用。使用 EMR 数据确认尿路感染(UTI)病例不仅需要客观临床数据，还需要主观数据(即体征或症状)。例如，诊断由细菌感染引发的 UTI，不仅需要尿培养的阳性结果，还要兼有临床症状。有研究发现其他疾病在医疗记录中的症状和患者自诉(SR)之间存在不一致性，但尚未有研究证实两者在 UTI 中的一致性。为了解 UTI 患者自诉与医疗记录之间的一致性水平，这篇发表在 *American Journal of Infection Control* 的研究对此进行了探讨。该研究是一项泌尿系感染大肠杆菌的住院患者横断面调查研究。研究者对自诉有 UTI 症状且 24 小时内诊断为 UTI 的 43 例患者进行询问。同时回顾了由住院医师(IPs)、护士(RNs)、急诊医师(EPs)记录的 UTI 症状的医疗记录。利用 Kappa 系数法对组间的一致性水平进行了评估。结果有 34 例(79%)患者至少自诉了 6 个主要症状中的 1 个。最常见的自述症状是尿频(53.5%)，尿潴留(41.9%)，

腰痛、耻骨上疼痛和疲劳(37.2%)以及排尿困难(30.2%)。自诉 UTI 症状与医疗记录间有弱相关性(SR 和 IPs 之间的 Kappa 系数为 0.06～0.4；SR 和 EPs 之间的 Kappa 系数为 0.09～0.5)。排尿困难和尿频有较高一致性。研究得出患者自诉 UTI 症状和医务人员记录的症状之间一致性差。医疗记录是临床医师和研究人员的重要信息来源，评估和记录症状对于区分无症状性菌尿和 UTI 至关重要，故医务人员应竭力完善病历记录。

（田媛媛　郭群秀　陈文森）

点 评

目前，医院感染信息系统是基于医务人员的各类医疗记录，因此，医疗记录是否翔实非常重要。虽然已有对其他疾病的相关研究，却没有对医院感染诊断中的 UTI 进行研究。同时，"症状"是鉴别细菌感染引起的 UTI 和无症状菌尿的关键，因而对细菌感染引起的 UTI 的 SR 和医疗记录的一致性水平的研究就显得尤为重要。为了减少因医患沟通与医疗

记录之间的时间差过长而引起的回忆错误（即回忆偏倚），研究者对刚诊断为 UTI 的患者在 24 小时内进行再次询问。对于护理人员的医疗记录与 SR 之间相关性低，是因为他们不需要或偶尔需要记录 UTI 的特定症状（发热）。对于 UTI 的医疗记录与 SR 之间相关低性，而排尿困难和尿频却有较高一致性的结果，研究者认为可能与除了排尿困难和尿频外的症状缺乏诊断 UTI 的特异性有关。但医师医疗记录的正确性和一致性低却是不争的事实。因此，在依托 EMR 开展医院感染监测的基础上，更加迫切需要医师依靠专业知识，在排除患者过度主诉的基础上，翔实记录病历。

（李卫光）

162. 院感自动监测系统助力尿路感染危险因素分析

解读文献：《基于医院感染自动监测系统对尿路感染危险因素的分析》

文献标题：Analyzing risk factors for urinary tract infection based on automated monitoring of hospital-acquired infection.

原文作者：Redder JD，Leth RA，Møller JK.

刊载信息：Journal of Hospital Infection，2016，92(4)：397 - 400.

尿路感染占全部医院感染（简称"院感"）的三分之一左右，而留置导尿管是尿路感染最主要的原因，引起了 80% 左右的医院获得性尿路感染（HA - UTI）。糖尿病、高龄、尿路障碍、免疫抑制、神经系统紊乱也是已知的 UTI 危险因素。这篇发表在 *Journal of Hospital Infection* 的研究基于自动感染监测系统（医院感染登记系统，HAIR），通过一项配对病例对照研究来探讨危险因素与 HA - UTI 的关联，以验证之前所报道的 HA - UTI 患者的临床特征。研究发现，住院时有社区获得性尿路感染、泌尿生殖系统疾病、神经系统疾病是 HA - UTI 患者的危险因素。采用自动化医院感染监测系统能记录关键危险因素，对全部或特定患者可更好地评估感染控制干预措施的效果。

（田媛媛　吴春霖　徐虹）

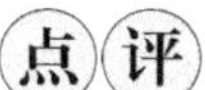

由于受到院感人力和信息技术的限制，早期只能将有限的精力用于对 ICU 患者进行人工医院感染的前瞻性监测；目前，随着信息技术的飞速发展，可以依靠院感软件系统进行院感预警，但该研究利用自动化医院感染监测系统，对五年间（2010 年 1 月—2014 年 12 月）所有收治位于丹麦南部 Lillebaelt 医院的 285 215 例患者进行研究。在自动对性别、每隔五岁的年龄组、科室、住院年份进行 1：2 匹配的病例对照研究后，不仅证实了以前文献中发现的 HA - UTI 危险因素，而且揭示了新的危险因素。时间跨度如此之大，观察人数之多，患者涉及广泛的医学专科，匹配的因素之多，这些都是人工院感监测做不到的。此外，假如对 HA - UTI 患者及其相关危险因素进行持续监测，还可以有效地评估感染控制干预措施的实施效果。而且，对于 HA - UTI 易感患者也可以采取个体预防措施，从而避免 HA - UTI。相信 HAIR 会越来越容易发现各类院感患者，更加"循证"地评价院感干预措施，遏制院感事件的发生。

（李卫光）

163. 老年患者间歇性导尿致尿路感染的控制效果研究

解读文献:《老年病医院间歇性导尿相关尿路感染的控制研究》

文献标题:Controlling urinary tract infections associated with intermittent bladder catheterization in geriatric hospitals.

原文作者:Girard R, Gaujard S, Pergay V, et al.

刊载信息:Journal of Hospital Infection,2015,90(3):240-247.

尿路感染是器械相关感染中的一个重要部分,其中导尿相关尿路感染(CA-UTI)占到了70%。老年患者长期留置尿管,是诱发 CA-UTI 的重要危险因素。采用有效的干预组合,可以有效预防与控制 CA-UTI,降低老年患者 CA-UTI 的发生。那么如何实施开展呢? 这篇发表在 *Journal of Hospital Infection* 的研究或许可以给我们带来一些启示。该研究的目的在于控制老年患者间歇性导尿相关尿路感染的发生。研究人员首先在 2009 年对 6 家老年病医院 1 500 多名患者进行为期一个月的前瞻性研究,调查老年患者尿路感染的发生率、相关危险因素等情况。发现获得性尿路感染发生率为 4.8%,间歇性导尿患者的尿路感染率(29.7%)高于留置导尿患者的尿路感染率(9.9%),远高于文献记录。为此,研究人员又在 2010 年对这 6 家医院的医护人员进行了 269 份问卷调查。调查结果显示,导尿置入的感染风险、导尿的适应证和导尿技术操作知识缺乏及不同医院使用的设备不同都会影响尿路感染发生。于是,2011 年组成尿路感染控制小组并采用了组合式干预措施,包括提高对排尿、膀胱容积测量和导尿指征的认识,限制医疗器械使用、完善处方和可追溯程序以及对所有医护人员进行相关知识详细培训。2012 年,重复流行病学调查以评估整个项目的效果。经过干预,发现间歇性导尿患者尿路感染由 2009 年的 29.7% 下降至 2012 年的17.6%,发生率显著下降。由此得出组合式干预措施能有效控制老年患者间歇性导尿相关尿路感染。

（田媛媛　王广芬　陈文森）

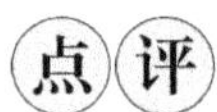

院感防控过程就是探究医院感染发生原因,并采取有效防控措施,最终有效控制院感事件发生的过程。Girard 等研究人员历经 4 年展示了降低间歇性导尿患者尿路感染率的过程。该研究有以下特点:第一,设计合理,对法国不同地区的 6 家老年医学单位,包括 3 家老年医院、3 家普通医院的老年病科,进行了一个月的多中心前瞻性研究;第二,样本量大,两次流行病学调查都纳入了 1 500 多位老年患者;第三,组建多学科泌尿道感染控制小组,包括感染控制小组、临床小组、尿动力学专家、药剂师和质量专家;第四,前后两次流行病学调查可比性强,对医院感染防控的实践研究具有一定的指导意义。

（李卫光）

164. 新生儿 ICU 低出生体重新生儿呼吸机相关肺炎的回顾性观察研究

解读文献:《NICU 中低出生体重新生儿的呼吸机相关肺炎:一项回顾性观察研究》

文献标题:Ventilator-associated pneumonia in low birth weight neonates at a neonatal intensive care unit: a retrospective observational study.

原文作者:Le PL, Le WT, Chen HL, et al.

刊载信息:Pediatrics and Neonatology,2017,58:16-21.

危重新生儿常需辅助机械通气,可有效提高抢救成功率、改善生存状态,但也带来相应并发症,如呼吸机相关肺炎(ventilator-associated pneumonia, VAP)。VAP 是重症医学科(ICU)内机械通气患者最常见的感染性疾病之一,可使机械通气患者住院时间和 ICU 留治时间延长,抗菌药物使用增加,并导致重症患者病死率增加,严重影响重症患者的预后。这是一篇发表在 *Pediatrics and Neonatology* 上的关于 NICU 低出生体重(<2.5 kg)新生儿 VAP 发生情况的回顾性研究,用于分析在 NICU 中呼吸机插管的低出生体重儿发生 VAP 的临床特点和危险因素。研究人员回顾性分析了 2005 年 1 月—2009 年 12 月入住中国台湾地区高雄大学附属医院 NICU 有气管插管的低出生体重新生儿围生期的相关数据,共有 605 例低出生体重患儿符合纳入标准,其中气管插管超过 48 小时的占总体 18.84%(114/605),发生 VAP 的为 13.16%(15/114),平均年龄为 24 天±11.2 天,平均修正月龄 30.6 周±1.8 周(参照最后一次月经时间),平均孕周为(27.1 周±2.3 周),而非 VAP 患者平均孕周(30.2 周±3.5 周),差异有统计学意义;体重方面,VAP 患儿的平均出生体重为(944.4 g±268.4 g),显著低于非 VAP 患儿(1 340.1 g±455.4 g)。此外,经过校正后发现 VAP 组气管插管(OR=1.35,95% CI:1.12~1.62)和全胃肠外营养(OR=1.32,95% CI:1.14~1.51)持续时间较长。由此可见,在新生儿 ICU 中,对于低出生

体重的患者气管插管时间超过 48 小时,VAP 将是防控的重点,且好发生在 30~32 孕周;多因素回归分析显示,长期置管和全胃肠外营养是诱发 VAP 的危险因素,因此,建议应尽早拔除气管插管和适当的肠内营养可降低低出生体重新生儿 VAP 发生的风险。此外,虽然 VAP 的发病日龄可变,但研究人员也发现发生 VAP 的修正月龄(PMA)却很相似。

(陈亚男　董瑞谦　覃婷　干铁儿)

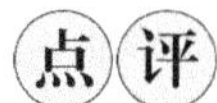

点评

VAP 作为医疗保健相关性感染事件中器械相关性感染的一个重要监控指标,历来都是医院感染监测的重要内容。针对低出生体重新生儿开展 VAP 危险因素的研究,对下一步做好新生儿特别是低出生体重且执行气管插管的患者有效预防 VAP 的发生、降低病死率具有重要意义。此外,以往的研究中很少有关于早产儿 VAP 好发时间的研究,该研究结果显示 VAP 主要发生在修正月龄 30~32 周,为分析早期接受机械通气支持的低出生体重早产儿发生 VAP 的原因提供一定研究基础。不足方面,主要是 VAP 组与非 VAP 组间样本量差异较大,可能对结果的准确性起到一定影响。

(黄怡)

165. 新生儿呼吸机回路换还是不换,7 天还是 14 天

解读文献:《新生儿重症监护病房患者呼吸机相关肺炎的危险因素》

文献标题:Risk factors for ventilator-associated pneumonia in neonatal intensive care unit patients.

原文作者:Kawanishi F, Yoshinaga M, Morita M, et al.

刊载信息:Journal of Infection and Chemotherapy,2014,20:627-630.

呼吸机相关肺炎(VAP)是新生儿患者机械通气的一种严重并发症,在 NICU 的医院感染中新生儿 VAP 占第二位。新生儿 VAP 的相关危险因素有哪些,新生儿的呼吸机回路需不需要更换? 应每 7 天还是每 14 天更换? 来自日本的一项研究回答

了这个问题。该研究是一项单中心回顾性观察研究,目的为调查某 NICU VAP 的发生率和相关危险因素,特别是对比每 7 天和每 14 天更换呼吸机管路的结果。共纳入 71 名在院 NICU 新生儿,并根据有无发生 VAP 分组。纳入标准为所有在 2009 年 1

月—2012 年 6 月入住大阪医学院附属医院 NICU，出生体重≤2 000 g，使用呼吸机≥48 小时的新生儿。研究分为两部分：第一部分为检验 VAP 的发生率及相关危险因素，根据是否发生 VAP 对新生儿分组，并对其相关变量进行单因素 Logistic 回归分析和调整。变量包括性别、1 分钟 Apgar 评分、5 分钟 Apgar 评分、出生体重、胎龄、第 1 阶段或第 2 阶段、剖宫产、使用呼吸机天数和回路更换（次数）。剔除因回路污染或机械故障而进行回路更换的患者。第二部分对第 1 阶段每 7 天更换回路和第 2 阶段每 14 天更换进行比较，以检验呼吸机回路更换频率对 VAP 发生率的影响。纳入的研究对象均为上机时间大于等于 14 天的新生儿。在单因素 Logistic 回归分析中，延长机械通气时间、频繁重复插管、胎龄短、低出生体重是 VAP 发生的显著危险因素。经其他变量调整之后，只有出生体重<626 g 是 NICU 婴儿 VAP 的显著独立预测因素。其次，为了检验呼吸机回路更换频率对 VAP 发生率的影响，比较了每 7 天更换组和每 14 天更换组之间的差别。每 7 天更换组的 VAP 发生率为 9.66/1 000 呼吸机日，每 14 天更换组为 8.08/1 000 呼吸机日，两组之间差别无统计学意义。出生体重<626 g 是 VAP 的显著独立预测因素，将呼吸机回路更换频率从每 7 天更换降至每 14 天更换对 NICU 的 VAP 发

生率无不良影响。

（石尚世　陈文森　覃婷　覃金爱　干铁儿）

点评

目前对 VAP 的疾病负担及其危险因素研究多数集中在成人，而对新生儿的报道甚少。在由美国 CDC（疾控中心）、SHEA（美国医学流行病协会）、IDSA（美国感染病协会）和 ATS（美国胸科协会）联合制定的成人 VAP 的预防策略中不推荐常规更换呼吸机回路。该研究发现出生体重（<626 g）是 NICU 中新生儿发生 VAP 的独立预测因素，而将呼吸机回路更换频率从每 7 天降至每 14 天对新生儿的 VAP 发生率无不良影响。因此，在开展新生儿 VAP 防控过程中，可考虑适当降低呼吸机回路更换频率，加强对低出生体重新生儿的关注。本研究也有一些局限性，首先该研究是一项单中心回顾性的观察性研究，其次是样本量有限。有必要进一步开展包括多中心、前瞻性研究在内的更多的研究，以探讨新生儿 VAP 的预防措施。

（黄怡）

166. 呼吸机相关事件你了解多少

解读文献：《呼吸机相关事件的可预防性》

文献标题：The preventability of ventilator-associated events: the CDC prevention epicenters' wake up and breathe collaborative.

原文作者：Michael Klompas MD, Deverick Anderson MD, William Trick MD, et al.

刊载信息：American Journal of Respiratory and Critical Care Medicine, 2015, 191(3): 292 - 301.

监测呼吸机相关事件（ventilator-associated event，VAE）是 2013 年由美国 CDC 提出的，因为监测 VAP 虽然有重要的临床意义，但是美国 CDC 发现 VAP 的诊断标准会低估 VAP 的发生率。美国 CDC 于 2013 年提出了 VAE 的定义，但是关于其预防措施，大家还知之甚少。美国 *American Journal of Respiratory and Critical Care Medicine* 杂志于 2015 年发表一篇通过对 20 家 ICU 的多中心 VAE 监测的前瞻性研究，首次说明了 VAE 的可预防性。研究人员于 2011 年 11 月—2013 年 5 月将 20 家 ICU VAE 监测的前瞻性研究中嵌入一项多中心质量改进项目。其中有 12 家加

入协作并由护士和呼吸治疗师每日进行配对自发觉醒试验和自主呼吸试验,而其余的 8 家 ICU 仅开展 VAE 监测。在一年半时间内共追踪了 5 164 个连续机械通气事件,其中协作单位中有 3 425 个,其余 1 739 个发生在仅实施监测的 ICU。结果发现在协作单位中随着自发觉醒试验、自主呼吸试验及未用镇静剂的自主呼吸试验所占百分比明显增加,机械通气时间和住院时间明显缩短。虽然每个机械通气日的 VAE 风险无明显变化及肺炎的风险没有明显变化($OR=0.51$, 95% CI:$0.19\sim1.3$),但每例机械通气的 VAE 风险明显下降($OR=0.63$;95% CI:$0.42\sim0.97$),感染有关的呼吸机相关并发症的风险也明显下降($OR=0.35$, 95% CI:$0.17\sim0.71$)。在仅实施 VAE 监测的 ICU 中,自发觉醒试验、自主呼吸试验或 VAE 发生率均未发现有明显变化。由此说明采取每日自发觉醒试验和自主呼吸试验,可有效减低 VAE 的发生风险。

(李兰兰　赵东丽　陈文森)

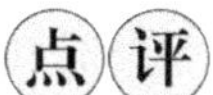

VAE 监测经常被批评之处在于其中有多少可以被预防(因为监测难以被预防的问题,无论其看上去数据多么有诱惑力,都没有实际意义),以及其适宜的预防措施是什么? 本次研究显示了通过自发觉醒试验和自主呼吸试验结合以期早期停机拔管,能够减少 37% 的 VAE。展示了 VAE 在很大程度上是可以预防的,而且通过简单的措施就能预防很大比例的 VAE。VAE 监测的主要开发者 Klompas 医师在其随后的综述中提出了一整套针对 VAE 的防控措施,包括:①减少镇静的时间和深度;②每日唤醒和自主呼吸试验;③早期锻炼和活动;④低潮气量通气;⑤保守的液体管理;⑥保守的输血指证。为进一步研究指明了方向。

(宗志勇)

167. 呼吸机相关事件:呼吸机相关肺炎新监测方法

解读文献:《呼吸机相关事件:呼吸机相关肺炎新监测方法》

文献标题:Developing a new, national approach to surveillance for ventilator-associated events: executive summary.
原文作者:Magill SS, Klompas M, Balk R, et al.
刊载信息:Clinical Infectious Diseases,2013,57(12):1742-1746.

经过较长时间的监测,目前普遍认为呼吸机相关肺炎(VAP)定义存在局限性,诊断标准不够客观,临床难以判断。因此,美国 CDC 于 2013 年新提出了一个更常见及更客观地监测机械通气患者并发症的方法,即呼吸机相关事件(ventilator-associated event,VAE)。VAE 采用呼吸机相关状态(VAC)、与感染相关呼吸机相关并发症(IVAC)、疑诊或拟诊呼吸机相关肺炎(possible and probable VAP)的分级方法定义。首先 VAC 判断标准为机械通气患者最小呼气末正压(PEEP)或最小吸气氧浓度(FiO_2)在 2 天以上的时间内处于稳定或不断降低的状态,随后最小 PEEP 每天增加$\geqslant3\,cmH_2O$ 或 FiO_2 每天增加$\geqslant20\%$,并持续$\geqslant2$ 天。其次 AVAC 判断标准为在 VAC 的基础上可能存在感染,发生不正常的 WBC 计数或者体温或者新的抗生素应用。最后疑诊 VAP 定义为满足脓性分泌物或下呼吸道阳性结果(任何生长的细菌);拟诊 VAP 定义要求脓性分泌物同时还有定量的下呼吸道病原学阳性结果。VAE 监测有两个明显特点:一是因为缺乏特异性及判断缺乏客观性,放射影像学证据未纳入判断标准;二是只有 VAC 和 IVAC 采用客观数据判断,减少了主观因素,并适合于大多数机械通气患者,因此在所有 VAE 中,只有其发生率用作公开上报、机构比较和成本绩效。VAE 监测作为一种新的监测方法,仍有其缺陷,尚需不断改进,但其目的性明显,更加客观,适用性更强,作为监测 ICU 预防措施和患者安全措施方面具有良好的前景。

（李兰兰　宫小慧）

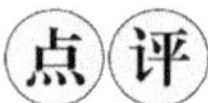

点 评

　　VAP 监测有其主观性强、特异性差的不足,因而 VAE 监测应运而生。VAE 监测不依赖临床医师对患者症状体征(湿啰音、痰的性状)和 X 线结果等可能带来主观性的描述,而是依赖患者的 PEEP、FiO_2、体温、白细胞计数、抗菌药物使用、微生物学检测等容易获得的指标,层层递进监测三层 VAE,包括 VAC、IVAC 和 possible VAP(注:后来 probable VAP 被取消,其判断标准被整合入 possible VAP)。VAE 监测的特点在于:①简便易行,避免了花费大量时间寻找病例资料;②相对客观;③可以发现预后差的机械通气的患者。这三个特点在我们开展的多中心前瞻性研究中也获得证实。除此之外,VAE 最大的改变是在于突破了我们传统地只关注感染的思维框架,而将机械通气患者可能发生导致通气恶化的各种不良事件(如感染、心功能不全、咯血、栓塞等)全部纳入监测;换言之,是将感染纳入到了更大范畴的患者安全中去,这更符合全面健康、整体医学的理念。从

VAP 到 VAE 的改变尤其值得我们深思,美国 CDC 和感控专家面对实践中的问题(VAP 监测的诸多不足)时,没有绕开或者认为无法解决或者等待他人来解决,而是组织专家团队花了数年时间予以攻关,创新性地提出了 VAE。尽管 VAE 监测远非完美,但其工作态度、创新性思维和对感控工作的引领值得敬佩。反观我们的感控实践,大量的问题长期未获解决,更多满足于对西方发达国家(尤其是美国)的跟随,人云亦云,并引以为先进性,未能组织有效的攻关,亟须改变。

　　我们同时也需要看到 VAE 监测还有一些尚待解决的问题,例如:①大多数机械通气患者不能被纳入 VAE 监测(也就是 VAE 监测漏掉了大多数机械通气患者),这是因为判断 VAE 需要患者机械通气至少 4 天,先有连续至少 2 天的通气状况稳定、然后至少 2 天的通气状况恶化;大多数机械通气患者都达不到这样的标准。②VAE 监测仍可被主观操控。不在判断的窗口期内送检微生物标本导致无法判断为 possible VAP,频繁更换抗菌药物导致不能判断为 IVAC,一开始就给患者设置很高的 PEEP 和 FiO_2 或者频繁调整导致 PEEP 和 FiO_2 时高时低则导致 VAC 无法被判断。③尽管 VAE 的预防措施被提出来,但其真实效果如何尚需要实践检验。

（宗志勇）

168. 呼吸机相关事件(VAE)是否可以预防

解读文献:《一项关于呼吸机相关并发症(VAC)和感染
有关呼吸机相关并发症(IVAC)的前瞻性研究》

文献标题:A prospective evaluation of ventilator-associated conditions and infection-related ventilator-associated conditions.

原文作者:Boyer AF, Schoenberg N, Babcock H, et al.

刊载信息:CHEST, 2015, 147(1):68 - 81.

　　美国 CDC 已经改变监测策略,由使用呼吸机相关肺炎(VAP)转变成使用呼吸机相关并发症(VAC)作为 ICU 质量的一个评价指标。截至目前,综合 ICU 和外科 ICU 患者中关于 VAC 发生率的

前瞻性数据有限,但是运用 VAC 的诊断标准可以筛选出 VAP 患者以及临床上潜在的可预防的 VAC 患者。这篇来自 CHEST 杂志上的研究向我们展示了这个监测理念的应用效果。该研究是一项为期

12 个月的前瞻性队列研究(2013 年 1—12 月),研究人员前瞻性地调查了机械通气≥2 天的患者,共计 1 209 例。发现 67 例(5.5%)VAC,其中 34 例(50.7%)为 IVAC,对应的发生率分别为 7.0/1 000 机械通气日和 3.6/1 000 机械通气日。VAC 患者的死亡率显著高于未发生 VAC 患者(65.7% vs 14.4%,$P < 0.001$)。VAC 最常见的病因包括:IVAC(50.7%)、急性呼吸窘迫综合征(16.4%)、肺水肿(14.9%)和肺不张(9.0%)。IVAC 患者中,44.1%的患者为疑似 VAP,17.6%的患者为拟诊 VAP。25 例(37.3%)VAC 被判断为潜在的可预防性事件。研究期间,84 例(10.0/1 000 机械通气日)患者中出现了 86 例次 VAP 事件。运用 VAC 诊断标准检测 VAP 的灵敏度是 25.9%(95% CI:16.7%～34.5%)。尽管 VAC 比较少见,但是一旦出现,会导致更高的发病率和死亡率。大多数的 VAC 为不可预防的事件,VAC 标准可识别一小部分的 VAP 病例。

(石尚世　陈文森　张培金　罗万军　徐子琴)

点 评

VAE 被提出来后,作为全新的监测系统,需要经过大规模严密的验证。这项研究发现 VAE 监测有两大问题:①VAE 监测漏掉了多数肺炎;②VAE 中大部分都不能被预防。一方面,我们需要学习美国学者对权威机构推行新鲜事物(此处是,美国 CDC 在成人机械通气患者中推行 VAE 监测)没有一味迎合,而是保持了科学质疑精神,正是这种精神在很大程度上推动了发达国家现代医学的发展。另一方面,VAE 监测的主要开发者 Klompas 医师在其随后的综述中对本项目提出的问题做出了回应:①关于 VAE 监测漏掉了多数肺炎,Klompas 医师认为这反映了临床诊断与医院感染防控监测之间的固有分歧。临床诊断强调敏感性:针对个体,不漏掉重要的疾病,但可能带来过度诊断和过度治疗。而防控监测针对群体,强调客观性、可重复性、有效率,只有带来严重后果的肺炎可能才被 VAE 监测所发现。而且美国 CDC 开发 VAE 监测的目标就是要将监测扩大到感染之外的可预防的负性事件。②关于 VAE 中大部分都不能被预防,VAE 原因中肺炎所占比例仅为 25%～40%,用预防肺炎的干预措施和评判标准将严重低估 VAE 的可预防性。Klompas 医师在随后一项大规模多中心前瞻性研究中发现,通过自发觉醒试验和自主呼吸试验结合以期早期停机拔管,能够减少37%的 VAE,这就提示 VAE 在很大程度上是可以预防的(见本书"呼吸机相关事件你了解多少")。当然,VAE 中确切有多少是可以预防的,以及医疗机构由于临床和感控实践不一其 VAE 原因不同而是否有不同比例的可预防性,这些问题还需要更多研究予以证实。如同本文和随后研究所做的争论将有力推动医学的发展,我们也需要解放思想,结合实践,合理质疑,甚至挑战权威,才能促进感控事业的发展。

(宗志勇)

169. 集束化措施和 VAE,还能好好做朋友吗

解读文献:《集束化措施和呼吸机相关事件:不充分》

文献标题:"Bundle" practices and ventilator-associated events: not enough.
原文作者:O'Horo JC, Lan H, Thongprayoon C, et al.
刊载信息:Infection Control and Hospital Epidemiology, 2016,37(12):1453 - 1457.

呼吸机相关肺炎(VAP)是重症医学科(ICU)内机械通气患者最常见的感染性疾病之一。《呼吸机相关肺炎诊断、预防和治疗指南》(2013)的数据显示:我国 VAP 的发生率在8.4～49.3 例/1 000 机械

通气日,病死率为 $19.4\% \sim 51.6\%$。为此,不断有研究探索并逐渐形成了一套针对 VAP 行之有效的防控措施,也就是我们大家通常所说的"Bundle"。而在 VAP 的监测方面,由于 VAP 诊断标准主观性大,诊断方法特异性低,临床诊断存在较大困难。为此,近年来,美国 CDC 提出了一个新的监控方法——呼吸机相关事件(VAE),可监控更大范围的呼吸机相关人群或并发症。那么关于 VAP 的集束化防控措施是否适用于 VAE 呢?近期,美国 *Infection Control and Hospital Epidemiology* 杂志发表了一篇题为"*Bundle*" *Practices and Ventilator-Associated Events：Not Enough* 的文章,研究人员采用回顾性队列研究的方式收集了 2012 年 1 月—2014 年 8 月某三级医疗中心接受机械通气超过 24 小时的所有成年患者相关数据,其中纳入研究患者 2 660 例次,累计 16 858 个机械通气日,发生 VAE 77 例。此外,研究人员还对每一要素依从性进行了逐一单因素分析以及采用 Cox 比例风险模型来评估应激性溃疡的预防、深静脉血栓形成(DVT)的预防、口腔护理和停用镇静对 VAE 的影响效应。研究结果显示,VAE(77 例)和非 VAE(2 583 例)患者在使用机械通气天数、住院时间以及入住 ICU 时间方面均存在显著性差异($P < 0.01$);经过 APACHE 评分和性别校正后,仅有口腔护理与降低 VAE 风险有关($HR = 0.44$, 95% CI：$0.26 \sim 0.77$),DVT 预防($HR = 1.05$, 95% CI：$0.63 \sim 1.81$)和停用镇静($HR = 1.50$, 95% CI：$0.37 \sim 1.18$)对 VAE 未显示任何显著影响。应激性溃疡预防倾向于增加 VAE 的风险($HR = 1.59$, 95% CI：$1.00 \sim 2.56$)。由此可见,现有对 VAP 的集束化防控措施中仅口腔护理对 VAE 防控有意义,其他措施对 VAE 防控并没有表现出实际意义。

（陈亚男　张培金　陈文森　徐子琴　罗万军）

点评

自从美国 CDC 提出对成人患者采用 VAE 监测替代以往的 VAP 以来,争议一直不断。争论的焦点在于 VAE 是否可以被预防,如果是那又该如何预防?毕竟,监测是应该去发现可以被预防的事情,并指导采取措施加以预防。本研究通过回顾性研究发现针对 VAP 预防的集束化措施对 VAE 预防基本上无效,因此质疑 VAE 的可预防性。然而,用 VAP 的措施去预防 VAE 本来就有些"牛头不对马嘴",这是因为 VAE 中肺炎所占比例仅 $25\% \sim 40\%$,用预防肺炎的干预措施和评判标准将严重低估 VAE 的可预防性。此外,回顾性研究本身就难以明确可预防性,而需要前瞻性干预研究;其中的一个重要原因在于回顾性研究很难控制各种偏移和混杂因素,正如本研究中 VAE 组与非 VAE 组患者未能匹配年龄($P = 0.04$)、性别($P = 0.01$)等混杂因素。本研究也仅为单中心研究,致使该研究结果的外延缺乏一定的支撑。总而言之,本研究只是发现预防 VAP 的集束化措施可能不能有效预防 VAE,但并不能说明 VAE 不能预防。

（宗志勇）

170. 气管导管复位：一个被低估的危险因素

解读文献:《气管导管复位：一个被低估的危险因素》

文献标题:Ventilator associated pneumonia and endotracheal tube repositioning：an underrated risk factor.

原文作者:Murphy FM, Raymond M, Menard PA, et al.

刊载信息:American Journal of Infection Control,2014,42：1328 – 1330.

呼吸机相关肺炎(VAP)是常见的医院感染类型,其发生与长时间机械通气和延长 ICU 住院时间有关,并导致患者和医疗卫生系统的疾病负担增加。气管导管插入后往往不可避免地发生移动,原因包括准备拔管、选择性插管、患者自己引起或者每次操作移动、常规口腔护理和气管导管护理等，这些都会产生误吸可能，从而增加 VAP 的发生风险。由于气管导管复位在 ICU 普遍存在且可能有多种不利影响，那么它是否是 VAP 的独立危险因素呢？来自加拿大的 F. McGovern Murphy 研究团队通过设计一项病例对照研究进行了验证。该研究选取 2010 年 10 月—2011 年 11 月在舍布鲁克大学治疗中心（42 张成人 ICU 床位，每年住院 4 500 人）接受气管插管和机械通气的患者为研究对象。在该中心，指南推荐的 VAP 预防措施常规开展，插管时使用定制的半英寸斜纹胶带固定气管导管，其下接口处另外使用胶带和双套结（clove hitch）固定。VAP 病例和对照的选择标准如下：病例选择上机时间＞48 小时发生 VAP 的患者，并由机构内 VAP 监测项目组确定。临床肺部感染评分（CPIS）≥6 分并且符合 CDC 监测标准的患者被判断为可能存在 VAP，然后由微生物学家（根据收集的临床、实验室和微生物数据）进一步确认。每个病例随机选取 4 个上机时间＞48 小时但未发生 VAP 的患者作为非匹配对照。根据标准共入选 263 例患者，研究期间记录了 47 例 VAP，VAP 发病率为 18.2/1 000 机械通气日。收集病例组和对照组数据，单因素分析发现，病例组的气管导管每日总复位率和规定复位率显著高于对照组，差异具有统计学意义（$P<0.05$）。病例组 charlson 评分、糖尿病患病率和插管第 1 天抗生素使用率低于对照组，差异具有统计学意义（$P<0.05$）。多因素回归分析发现，气管导管复位是 VAP 的独立危险因素，糖尿病和插管第 1 天使用抗生素是 VAP 的潜在保护因素。

（石尚世　刘聚源）

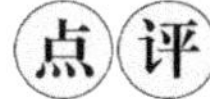

　　VAP 是使用呼吸机进行机械通气的患者常见的并发症。数据显示，进行机械通气的患者有 10%～20%会发生 VAP，其主要原因是口咽部定植细菌的吸入和气管插管球囊上方聚集细菌的吸入。声门下吸引和新一代气管导管的应用在一定程度上降低了 VAP 的发生率。但气管插管过程中因各种原因引起移位需要复位的操作是否是 VAP 的发生的独立危险因素还不清楚，本研究中 F. McGovern Murphy 研究团队通过一项病例对照研究，并利用多因素回归分析证实气管导管复位是 VAP 发生的独立危险因素。因此气管导管复位操作应十分谨慎地进行，至少在强制条件下应该如此，同时研究人员还发现糖尿病和插管第 1 天使用抗生素是 VAP 的潜在保护因素。插管第 1 天使用抗生素是 VAP 的保护性因素在其他研究中得到了证实。但对于作者得出糖尿病是 VAP 的潜在保护因素这一有违常理的结论笔者认为应该慎重，作者引用了一篇荟萃分析支持该结论，但该荟萃分析只是研究了糖尿病与鲍曼不动杆菌 VAP 发生和死亡率的相关性，此外真如作者所分析的该研究缺陷，只是单中心观察性研究，研究对象数量有限，且病例对照研究倾向于夸大暴露与结局之间的关联，这也是该研究的局限性所在。

（黄怡）

171. 气管导管气囊材质和形状对预防 VAP 有效吗

解读文献：《使用聚氨酯或圆锥形气囊的气管导管预防 VAP 的随机对照临床试验》

文献标题：Randomized intubation with polyurethane or conical cuffs to prevent pneumonia in ventilated patients.

原文作者：François P, Stephane G, Laurent Q, et al.

刊载信息：American Journal of Respiratory and Critical Care Medicine，2015，191（6）：637 - 645.

　　呼吸机相关肺炎（VAP）指气管插管或气管切　　开患者在接受机械通气 48 小时后发生的肺炎。撤机、拔管 48 小时内出现的肺炎，仍属 VAP。关于 VAP 防控的相关研究历来都是感控工作的热点，关于 VAP 发生的原因也有很多报道，其中吸入口咽部分泌物、气管导管细菌定植和误吸是导致 VAP 发生的主要原因之一，2013 年中华医学会重症医学分会发布的《呼吸机相关肺炎诊断、预防和治疗指南》中也指出：上气道分泌物可聚集于气管导管球囊上方，造成局部细菌繁殖，分泌物可顺着气道进入肺部导致感染。已经有研究报道不同材质和形状对气囊上方的分泌物阻断效果有差异。但是，材质和形状对预防 VAP 的发生效果到底如何呢？*American Journal of Respiratory and Critical Care Medicine* 于 2015 年发表了一篇题为 *Randomized Intubation with Polyurethane or Conical Cuffs to Prevent Pneumonia in Ventilated Patients* 的文章，用于测试使用聚氨酯气囊和/或圆锥形气囊是否减少急性呼吸衰竭患者气管导管细菌定植和 VAP 的发生，其主要原理为设定 VAP 的发生与吸入气管导管周围污染的咽部分泌物有关，而聚氨酯气囊或圆锥形气囊比聚氯乙烯气囊或圆柱形气囊增加了气管腔的密闭性。研究人员于 2010—2012 年在 4 个重症监护病房进行了此项多中心、前瞻性的随机研究(临床试验注册号：NCT01114022)，共有 621 例患者纳入本次的研究队列，研究人员按照气管导管气囊的特点将纳入的研究对象分为圆柱形聚氯乙烯气囊组(n=148)、圆柱形聚氨酯气囊组(n=144)、圆锥形聚氯乙烯气囊组(n=150)和圆锥形聚氨酯气囊组(n=162)四个组，采用 Kaplan-Meier 法和对数秩和检验进行统计分析。对 604 例患者进行了意向性分析[中位数（四分位数范围）]，其中气管插管第 2 日细菌定植量$>10^3$cfu/ml 的结果分别是：圆柱形聚氯乙烯气囊组 0.66(0.58～0.74)、圆柱形聚氨酯气囊组 0.61(0.53～0.70)、圆锥形聚氯乙烯气囊组 0.67(0.60～0.76)及圆锥形聚氨酯气囊组 0.62(0.55～0.70)，组间无差异($P=0.55$)。四个组发生 VAP 分别为 14 例(10.85%)、21 例

(17.07%)、17 例(13.18%)和 25 例(16.34%)，组间差异无统计学意义($P=0.20$)(表 171-1)，试验结果说明，聚氨酯气囊和/或圆锥形气囊在预防机械通气患者气管导管细菌定植和 VAP 的发生方面并无优势。

表 171-1　不同组 48 小时气管细菌定植和 VAP 发生情况

组别	48 小时气管细菌定植 $>10^3$cfu/ml	VAP 发生率
圆柱形聚氯乙烯气囊组	0.66(0.58～0.74)	10.85%(14/129)
圆柱形聚氨酯气囊组	0.61(0.53～0.70)	17.07%(21/123)
圆锥形聚氯乙烯气囊组	0.67(0.60～0.76)	13.18%(17/129)
圆锥形聚氨酯气囊组	0.62(0.55～0.70)	16.34%(25/153)
P	0.55	0.20

注：四个组机械通气时间达到 48 小时的分别为 129 人、123 人、129 人和 153 人。

（陈亚男　王广芬　殷黎　陈文森　徐子琴）

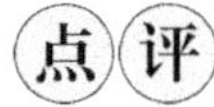

点评

随机对照试验（RCT）在验证干预措施方面的流行病学效力是最高的，本文采用 RCT 的方式验证了使用聚氨酯或圆锥形气囊的气管导管在预防细菌定值和 VAP 的发生方面较传统的聚氯乙烯或圆柱形气囊的气管导管并无优势。

该研究对临床科学合理地选择恰当干预措施来预防 VAP 具有重要指导意义。若非要指出存在的不足的话，可能项目实施的中心和纳入的样本量略显不足。

（黄怡）

172. 在医疗中心外科 ICU 采用集束化治疗预防呼吸机相关肺炎的疗效

解读文献:《在医疗中心外科 ICU 采用集束化治疗预防呼吸机相关肺炎的疗效》

文献标题:Efficacy of ventilator-associated pneumonia care bundle for prevention of ventilator-associated pneumonia in the surgical intensive care units of a medical center.

原文作者:Lim KP, Kuo SW, Ko WJ, et al.

刊载信息:Journal of Microbiology, Immunology and Infection，2015,48(3):316-321.

呼吸机相关肺炎(VAP)是最严重的医院感染之一,不仅延长 ICU 停留时间和住院时间,还会导致较高的发病率、病死率和医疗支出。CDC 和 NHSN 监测数据显示美国外科 ICU 的 VAP 发病率在 3.6/1 000 呼吸机日,而发展中国家波动于 10～41.7/1 000 呼吸机日。发表在 *Journal of Microbiology, Immunology and Infection* 杂志上的一项研究,就是通过回顾性的方法在 ICU 针对 VAP 采取了集束化治疗,旨在评估集束化治疗措施的疗效。此项研究在台湾大学医院的 5 个 SICU(外科重症监护病房)采取了 6 项集束化治疗措施,这些策略由改善医疗保健研究所的措施改动而来。一个多学科团队参与了这些集束化治疗项目,本研究分析了 2006 年 1 月—2013 年 3 月 SICU 床位利用率、呼吸机使用率以及 VAP 的发病率等以评估集束化治疗策略对临床结局的影响。结果,共有 28 454 例 SICU 患者纳入本研究,排除年龄不满 18 岁的患者(n=1 329),最终纳入研究的有 27 125 例,未干预组患者 12 913 例,干预组患者 14 212 例。集束化治疗干预组年龄偏大($P = 0.024$),在 SICU 住院时间短($P = 0.006$),两组除了创伤严重程度评分明显差异($P=0.729$),非干预组的疾病严重程度评分(TISS 治疗干预评分系统、Glasgow 昏迷量表、急性生理学与慢性健康评价 Ⅱ 评分)均低于干预组($P<0.001$)。采取集束化治疗策略后,SICU 床位利用率无明显差异($P=0.982$),但值得关注的是,呼吸机使用率明显降低,呼吸机月使用总日数从 1 148.5 天下降到 956.1 天($P<0.001$)。VAP 发病密度从 3.3/1 000 呼吸机日下降到 1.4/1 000 呼吸机日。通过本研究,可以看出在 SICU,集束化治疗措施的实施可以降低 VAP 发生率,多学科协作、教育培训、一个全面的检查清单以提高医疗服务提供者的执行率,是集束化治疗项目成功的关键。

（陈亚男　　陈文森　　胡潇云　　徐子琴）

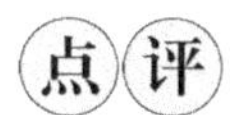

集束化(B)干预的大样本研究不多,本研究是迄今为止中国台湾研究规模最大、时间跨度最长的针对 SICU 引起感染的直接和间接要素,采用集束化治疗进行相应干预的研究,具体执行的措施由护士、呼吸师、医师等组成的团队协作完成,包括以下 6 项内容:①插管和接触患者前后的手卫生;②预防误吸的措施:床头抬高 30°～45°、保持适当的气管导管套囊压力,在＞20～25 cmH_2O、改变体位或翻身前清理口腔分泌物、使用氯己定每 8 小时做一次口腔护理;③减少对呼吸道设备的污染:呼吸机管道的高水平灭菌和储存、使用无菌注射用水;④每日停用镇静药物和每日评估拔管的可能性;⑤预防性药物治疗:预防消化性溃疡、深静脉血栓形成;⑥把握插管指征。虽然本研究结果证明,Bundle 措施可以有效降低 VAP 的发生率,但是从研究设计的角度仍有一些不足。首先,虽然前瞻性采取 Bundle 干预措施,但是本研究是回顾性地收集资料,在组间均衡性上略显不足;其次,本研究只在 SICU 进行了实施,其他类型的 ICU 也需要进一步验证;第三,VAP 的 Bundle 干预措施的依从性没有进行量化。

（黄怡）

173. 鲍曼不动杆菌引起的 VAP，危险因素在哪里

解读文献:《泰国大学附属医院医学重症监护室多重耐药、广泛耐药
与泛耐药鲍曼不动杆菌呼吸机相关肺炎的危险因素》

文献标题:Risk factors of multidrug-resistant, extensively drug-resistant and pan drug-resistant Acinetobacter baumannii ventilator-associated pneumonia in a Medical Intensive Care Unit of University Hospital in Thailand.

原文作者:Inchai J, Liwsrisakun C, Theerakittikul T, et al.

刊载信息:Journal of Infection and Chemotherapy, 2015,21(8):570-574.

随着重症医学的迅猛发展,重症患者的预后得到明显改善,生存时间明显延长。但随着重症监测与治疗技术的推广和普及,面对免疫功能受到影响或抑制的重症患者,呼吸机相关肺炎(VAP)等医院获得性感染明显增加。而其中由多重耐药或泛耐药菌引起的 VAP 病死率可达 76%。由鲍曼不动杆菌(AB)引起的 VAP 是引起发病和死亡的重要因素。越发严重的抗生素耐药性影响了抗生素治疗的选择,尤其是对于泛耐药鲍曼不动杆菌的治疗。泰国学者发表在 *Journal of Infection and Chemotherapy* 杂志上的文章,利用回顾性队列研究的方法,在 MICU 探讨了由鲍曼不动杆菌引起的 VAP 的危险因素,旨在通过对危险因素进行干预来降低 VAP 的发生率。该研究在拥有 1 400 张病床的泰国大学附属医院 ICU 进行,此 ICU 共有 40 张病床。研究对象是从 ICU 感染控制监测数据库中选取的 2005 年 1 月—2011 年 12 月所有由 AB 引起 VAP 的患者。非机械通气引起的医院获得性肺炎和 AB 定植患者均不包括在内。本研究的鲍曼不动杆菌指的是多重耐药鲍曼不动杆菌(MDR-AB)、广泛耐药鲍曼不动杆菌(XDR-AB)和泛耐药鲍曼不动杆菌(PDR-AB),所有确诊的由 AB 引起的 VAP 患者均包含在内。分类变量的组间比较采用了 Fisher 精确概率法。连续性变量的组间比较采用了单因素方差分析或 K-W 检验。在 MDR-AB、XDR-AB、PDR-AB 与 DS-AB(参考组)之间做了多元 Logistic 回归,同时估计了比值比、95% 置信区间。其中 MDR-AB 的发生数为 72(21.4%)、XDR-AB 与 PDR-AB 分别为 220(65.3%)和 12(3.6%)。最终研究表明,MDR-AB 的危险因素是之前使用过碳青霉烯类抗生素(比值比=5.2,置信区间为 1.41~19.17)。XDR-AB 的危险因素也是之前使用过碳青霉烯类抗生素(比值比=6.3,置信区间为 1.8~21.97),同时又有较高的序贯器官衰竭评估(SOFA)评分(比值比=1.35,置信区间为 1.07~1.71)。PDR-AB 的首要危险因素则是之前使用过黏菌素(比值比=155.95,置信区间为 8.0~3 041.98),其次是碳青霉烯类(比值比=12.84,置信区间为 1.60~103.20),同时又有较高的简化急性生理评分(SAPS Ⅱ)(比值比=1.10,置信区间为 1.01~1.22)。总之,之前使用过抗生素和 VAP 的严重程度是感染耐药鲍曼不动杆菌的危险因素。因此此文认为正确的使用碳青霉烯类抗生素和黏菌素可有效地预防有机体的菌株耐药。

(陈亚男　张丽伟　杨乐)

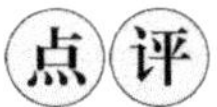

点评

本研究是泰国第一个报告多重耐药鲍曼不动杆菌危险因素的研究,虽然,研究场所是位于泰国北部的一所医院(单中心),但是其研究结果为其他区域开展类似的研究提供了经验。由于本研究是回顾性的设计,因此一些可能的影响因素没有办法进行分析,例如更换使用抗菌药物的数据、VAP 防控措施的依从性数据等。此外,样本量较小,也是制约本研究结果外推的因素之一。因此,需要多中心、大样本的研究进一步论证 VAP 的危险因素,从而为采取有效防控措施提供数据支持。

(高晓东)

174. 无创机械通气患者医院获得性肺炎发生率、特点和结局

解读文献:《无创机械通气患者医院获得性肺炎:发生率、特点和结局》

文献标题:Nosocomial pneumonia in non-invasive ventilation patients: incidence, characteristics, and outcomes.

原文作者:Zhang Z, Duan J.

刊载信息:Journal of Hospital Infection,2015,91(2):153-157.

大家熟知的是,使用有创呼吸机会引发呼吸机相关肺炎(VAP),而无创机械通气则会减少其发生,但是无创机械通气是否完全避免了医院获得性肺炎的发生,重庆医科大学第一附属医院 RICU 的一项前瞻性研究提示了其发生率、发病特点和结局。研究共纳入 520 例接受无创机械通气的患者,入选标准为入院后无创机械通气等于或超过 48 小时。其中共有 16 例患者发生了医院获得性肺炎,发生率为3.1%(4.5/1 000 NIV 使用日)。感染组和非感染组的年龄、性别、诊断、病情危重情况、血气分析结果无明显差异,但感染组患者接受无创机械通气治疗时间更长(8.4 天 vs 5.0 天,$P<0.01$),ICU 留治时间更长(10.8 天 vs 7.9 天,$P=0.01$),住院时间更长(25.9 天 vs 15.3 天,$P=0.04$),插管概率更高(63% vs 21%,$P<0.01$),住院死亡率更高(75% vs 25%,$P<0.01$)。本研究中无创机械通气患者医院获得性肺炎发生率为 3.1%,医院获得性肺炎患者无创机械通气及 ICU 留治时间更长,总住院日、气管插管率和医院内死亡率均更高。

（李兰兰　宫小慧　覃婷）

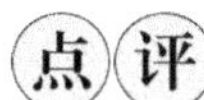

点评

无创机械通气虽然可以缩短有创呼吸机的使用时间,减少呼吸机相关肺炎的发生,并降低院内死亡率,但并不能避免医院获得性肺炎的发生。该论文研究者采用前瞻性研究揭示了接受无创机械通气患者医院获得性肺炎发生率及其发病特点和最终结局。在接受无创机械通气患者中,压力气流在扩张肺部的同时,增加患者咳痰的难度,过高的压力还可能引起食管和胃扩张,增加呕吐和误吸的风险,从而增加发生医院获得性肺炎的风险,而医院获得性肺炎的发生是导致无创机械通气失败、需要有创通气独立的危险因素。因此,无创机械通气并不绝对安全,仍需采取相关措施来较少其并发症的发生。

（黄怡）

175. CAP 死亡:当一切都是正确的,问题在哪

解读文献:《CAP 死亡:当一切都正确,什么错了》

文献标题:CAP death: what goes wrong when everything is right?

原文作者:Wunderink RG.

刊载信息:Lancet Infectious Diseases,2015,15(9):995.

大家都知道早期进行适当的抗生素治疗可以降　　低社区获得性肺炎(CAP)的死亡率,但是部分社区

获得性肺炎患者即使早期就给予适当的抗生素治疗，也难抵死神。原因究竟出现在哪里？发表在《柳叶刀·传染病》杂志上的一篇报道中，Yuichiro Shindo 和其同事分析了社区获得性肺炎患者的死亡危险因素，共发现包括白蛋白低于 30 mg/L、住院、pH<7.35、呼吸速率至少 30 次/分及血尿素氮至少 7.14 nmol/L 这五个危险因素。这些患者早期均接受了适当的抗生素治疗，因此需要其他的干预措施来降低其死亡率。因为临床印象中社区获得性肺炎死亡患者多为既往健康而合并重症脓毒性休克和多器官功能衰竭的年轻患者和合并多个慢性基础病的老年患者，呈现双峰分布。这种分布对多因素分析来说是个难以解决的问题。相关研究人员提出的分类与回归树分析中，第一层次的风险分层为患者住院与否，住院死亡率为 29%，而门诊死亡率为 6%。对门诊患者来说第二层次的风险分层是就诊时的白蛋白浓度，白蛋白浓度低于 30 mg/L，死亡率为 14%，白蛋白浓度大于等于 30 mg/L，死亡率为 3%。虽然认为白蛋白浓度正常的门诊患者是进行

干预试验的理想人群，但因为其死亡率较低，因大家并非都认为是肺炎导致死亡，导致可能难以找到足够的愿意参与的实验者。

（李兰兰　陈文森　乔甫）

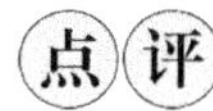

社区获得性肺炎是感染导致死亡的主要原因，没有及时进行适当的抗生素治疗与其死亡率呈明显的正相关，但是即使早期予以适当的抗生素治疗，仍有部分社区获得性肺炎患者难逃死亡。在《柳叶刀·传染病》杂志上，Yuichiro Shindo 和其同事分析了早期就接受了适当抗生素治疗的社区获得性肺炎患者的死亡危险因素，并进行了死亡风险分层，为进一步采取干预措施降低死亡率提供了方向。

（黄怡）

176. 器械相关感染猛于虎

解读文献：《科威特器械相关感染率、细菌耐药、住院时间及死亡率的研究：
国际医院感染控制联盟的一项研究结果》

文献标题：Device-associated infection rates, bacterial resistance, length of stay, and mortality in Kuwait: International Nosocomial Infection Consortium findings.

原文作者：Haifaa HA，Abeer AO，Victor D，et al.

刊载信息：American Journal of Infection Control，2016，44(4):444-449.

越来越多的文献报道，器械相关感染（DA-HAIs）已经成为重症医学科（ICU）患者安全的主要威胁之一，同时也是导致患者发病和死亡的主要原因。（美国）国家医疗保健安全网（NHSN）2013 年监测数据显示，其中央导管相关血流感染（CLABSI）发生率为 0.8‰、呼吸机相关肺炎（VAP）发生率为 1.2‰、导尿管相关尿路感染（CAUTI）发生率为 1.2‰。那么，其他国家的监测情况又如何呢？科威特作为国际医院感染控制协会（INICC）监控网络成员之一，于 2013 年 11 月—2015 年 3 月在境内

7 个成人 ICU、儿科 ICU 和新生儿 ICU 按照 NHSN 器械相关感染定义和 INICC 统一的监测方法开展了一项 DA-HAIs 前瞻性研究。共计监测 3 732 例成人和儿科 ICU 住院患者、21 611 个住院日；671 例新生儿、4 515 个住院日。其中，内科-外科 ICU 的 CLABSI 发病率和 CAUTI 发病率均为最高，分别为 3.5‰和 3.3‰，心血管 ICU 的 VAP 发生率最高，为 12.9‰，尽管低于 INICC 的监测数据（CLABSI：3.9‰；VAP：16.5‰；CAUTI：5.3‰），但较 NHSN 的监测数据（CLABSI：0.9‰；VAP：1.1‰；

CAUTI:1.2‰)仍然高出许多;而在耐药率方面,铜绿假单胞菌对环丙沙星、大肠埃希菌对亚胺培南或美罗培南的耐药率均低于 INICC 和 NHSN 监测数据,铜绿假单胞菌对阿米卡星的耐药率虽然高于 INICC,但低于 NHSN 监测数据;其他各菌耐药率均高于 INICC 和 NHSN 报道数据。综上所述,科威特地区 ICU 的器械相关感染情况高于美国 CDC-NSHN 监测数据,但低于 INICC 的平均水平。

（陈亚男　罗万军　刘聚源　王广芬　陈文森）

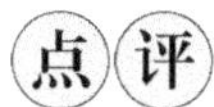

点评

　　发达国家对院内感染的监测尤其是对高危险科室 ICU 的器械相关感染监测已经成为感染控制和医疗质量保障的重要组成部分。美国 CDC-NHSN 对器械相关感染已有明确定义,但目前大部分有关 ICU 获得性感染的文章来自西方发达国家,发展中国家少有报道依据标准定义开展的 ICU 器械相关感染的监测。国际医院感染控制联盟(International Nosocomial Infection Control Consortium, INICC)是一家国际综合性非盈利的院内感染控制医疗健康机构,主要针对发展中国家和发达国家无感控经验的医院,依据美国 CDC-NHSN 的院内感染定义帮助建立完善的感控监测体系,同时根据监测结果实施有力感控干预措施,从而达到降低院内感染率的目的。但与美国 CDC-NHSN 的监测方法不同,他们不仅采集 ICU 内发生院内感染住院患者的情况,而是采集所有 ICU 住院患者的信息(包括发生院内感染和未发生院内感染的患者),因此,相比较而言 INICC 提供 ICU 每天每位患者医疗情况的全景图:重要的临床迹象、侵入性操作、微生物培养结果、抗菌药物使用情况等,从而更能帮助医院发现那些未做培养或培养阴性的但已发生败血症或肺炎的院内感染。除此之外,通过比较发生院内感染和未发生院内感染的患者的差异计算院内感染造成的额外住院时间和额外医疗费用。INICC 院内感染的监测体系分为两种类型:数据监测和过程监测。数据监测主要统计一定时间内 ICU 院内感染的发生率,如中心静脉置管相关感染率、呼吸机相关肺炎发生率、导尿管导尿相关感染率,以及其他院内感染的相关数据,如致病菌情况、细菌耐药、抗菌药物的使用、院内感染造成的额外住院时间、费用和死亡率以及危险因素分析等。过程监测的主要目的是观测医务人员规范化行为的依从性,从而寻找造成院内感染的潜在医疗漏洞。其监测的内容主要分为四大模块:手卫生依从性、静脉置管护理的依从性、导尿管导尿护理和呼吸机使用护理的依从性。INICC 自 1998 年 Victor D, Rosenthal 教授在阿根廷创建以来,致力于建立全球发展中国家的院内感染监控网,根据统一的标准和定义开展院内感染监测,推进以事实为基础的感控措施的实施,旨在帮助发展中国家的医疗机构建立全新的、简便的、并不昂贵的院内感染控制措施体系,从而逐步降低发展中国家院内感染率、相关死亡率、额外住院时间和费用以及细菌耐药,从而提高医疗保健安全和质量。

　　本研究是一项在科威特境内 7 个成人 ICU、儿科 ICU 和新生儿 ICU 按照 NHSN 的器械相关感染定义和 INICC 统一的监测方法开展的一项器械相关感染前瞻性研究。大量研究表明,发展中国家器械相关感染率和细菌耐药率均高于发达国家。从本研究的监测结果来看,科威特作为发展中国家,但作为 INICC 监控网络成员之一,虽然 ICU 的器械相关感染率高于美国 CDC-NSHN 监测数据,但低于 INICC 的平均水平,而且在细菌耐药率方面,其铜绿假单胞菌对环丙沙星或阿米卡星、大肠埃希菌对亚胺培南或美罗培南的耐药率均低于 NHSN 监测数据。由此提示我们,脚踏实地实施以事实为基础的一揽子简便却并不昂贵的院内感染控制措施,可以确实有效降低院内感染率、相关死亡率、额外住院时间和费用以及细菌耐药,从而提高医疗保健安全和质量。

（刘荣辉）

177. 手术部位感染预测模型，可靠吗

解读文献:《无法应用于独立数据集的结直肠手术部位感染预测模型——有价值还是造成了困惑》

文献标题:Failure of colorectal surgical site infection predictive models applied to an independent dataset: do they add value or just confusion?

原文作者:Bergquist JR，Thiels CA，Etzioni DA，et al.

刊载信息:Journal of the American College of Surgeons，2016,222(4):431-438.

结直肠手术部位感染(C-SSI)是术后并发症的重要组成部分,若能通过建立科学的模型,预测 C-SSI 的发生情况,对做好术前、术中和术后感染的防控具有重要指导意义。目前已经建立了许多模型用于预测医疗机构内结直肠手术部位感染发病率,但已构建的模型大多缺乏外部效度检验。研究人员检索了 2006—2014 年美国外科医师协会手术质量改进项目 (National Surgical Quality Improvement Program，NSQIP)数据库中实施了结直肠切除术的病例,选择的结局指标则为所有基于美国外科医师协会 NSQIP 所定义的结直肠手术部位感染,但急诊手术病例不纳入本次研究。研究人员采用受试者工作特征曲线对基于结直肠手术部位感染风险评分的模型进行了分析,进而评价该模型的预测能力,这些风险评分包括美国医院感染监测系统(NNIS)手术风险评分,COLA 综合指数(由手术切口分类、肥胖、开腹、美国麻醉医师评分组成)、荷兰医院感染监测网 PREZIES (PreventieZiekenhuisinfecties door Surveillance，PREZIES)评分和美国 NSQIP 评分,假定这些现有的模型在独立数据中准确预测 C-SSI的能力有限。结果共有 2 376 例手术患者符合纳入标准,C-SSI 发生率为 8.96％(213/2 376)。其中,NNIS 评分的一致性指数为 0.57,COLA 评分的一致性指数为 0.61,PREZIES 评分一致性指数为0.58,而 NSQIP 评分的一致性指数为 0.62(图 177-1),没有一个模型达到最低阈值标准(0.7),因此,相关模型均不能较好地预测出 C-SSI 的发生。此外,上述这些模型同样不能高质量地预测浅表手术切口感染、深部手术切口感染和器官/腔隙感染。

注:受试者工作特征曲线(ROC),用于二分类判别效果的分析与评价。一般自变量为连续变量,因变量为二分类变量,其基本原理是通过判断点的移动,获得多对灵敏度(注:把实际为真值的判断为真值的概率)和误判率(注:把实际为假值的判断为真值的概率),以灵敏度为纵轴,以误判率为横轴,连接各点绘制曲线,然后计算曲线下的面积,面积越大,判断价值越高。

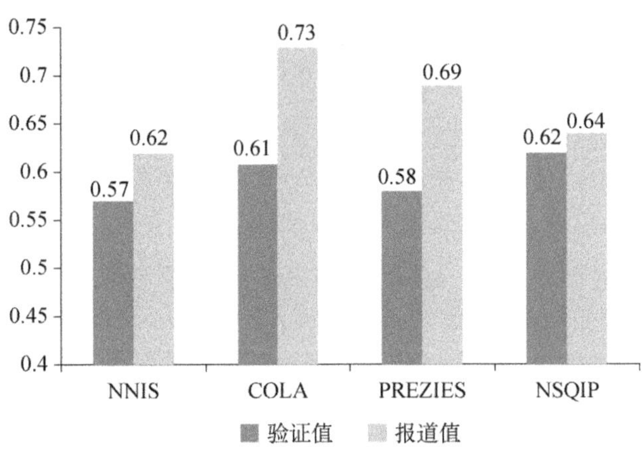

图 177-1　四种模型验证值与报告值的一致性指数比较

（陈亚男　罗万军　邓粮　徐子琴）

点评

手术部位感染(SSI)可以说是外科医师的"噩梦",若能通过建立数学模型对 SSI 的发生进行预警,可以降低 SSI 发生率,从而有效降低医疗花费、改善结局、保障医疗安全。此外,对医护人员做好术

前、术中和术后防控措施起到促进作用。该研究运用不同的预测模型对其机构所有择期结直肠手术部位感染患者的数据进行了分析，结果显示现行的四种预测模式在预测值与实际值的一致性方面并没有达到基本的阈值要求，认为上述四种模型并不能够有效预测 C-SSI 的发生，对后续计划使用该模型的人员提供了一定的提示。但本研究存在一定的局限性，虽然该机构在整个研究期间对结直肠手术患者进行了标准化的临床路径管理，

但是否每例均严格遵循了临床路径管理，尤其是显著影响 SSI 发生率的一些因素，如围手术期抗菌药物的合理使用，不得而知。此外，该研究的四个模型本身虽然考虑到了多因素综合影响，但仍然忽略了一些重要影响因素，比如吸烟史、免疫抑制药物使用情况等，从而致使对结果的真实性存在一定的质疑。

（刘荣辉）

178. SSI 监测需要关注随访，你忽略了吗

解读文献：《外科医师报告与患者自我报告 SSI 发生率比较》

文献标题：Surgical site infection：comparing surgeon vs patient self-report.

原文作者：Pham JC, Ashton MJ, Kimata C, et al.

刊载信息：Journal of Surgical Research，2015，202(1)：95-102.

随着手术患者平均住院时间的缩短，出院后手术部位感染（SSI）监测难度倍增。那么，如何才能做好 SSI 监测工作？美国约翰霍普金斯医学院 Julius 博士等通过开展一系列的研究告诉我们：随访正成为有效监测 SSI 的重要方式！研究人员通过对一个私人医疗体系的 4 家医院的手术患者进行前瞻性观察研究，比较了外科医师报告和患者自我报告 SSI 发生率的情况，其中外科医师报告是指术后 30 天内通过联系外科医师或医院员工来识别感染，流程主要是：首先由护士站护士将传真发给医师，此时一般有三种情况，一是外科医师提供 SSI 的相关数据；二是没有得到外科医师的回应；三是另一名内科医师跟进。对于第二种情况主要包括根据回顾电子病历系统记录情况进行排除或通过给患者打电话进行排除确认，对于第三种情况则是将传真发给内科医师，由内科医师提供 SSI 相关数据进行排除，若没有回复的话，则通过查阅电子病历系统或给患者打电话确诊排除两种情况。而患者自我报告是由一个训练有素的外科临床评论家通过电话接触感染患者来确认，流程主要是：首先给患者打电话询问手术切口情况，若无法得到患者提供的 SSI 相关数据，则回顾电子病历系统记录进行排除确认。研究结果显示，自

2011 年 2 月—2012 年 6 月共有 2 853 例手术符合入选标准（图 178-1）。外科医师报告的 SSI 发生率为 2.4%(67/2 853)，患者自我报告为 4.3%(122/2 853)，两者差异有统计学意义($P<0.01$)；手术切口分类方面，发生浅部手术切口感染的患者自我报告 SSI 发生率(3.0%，$P<0.01$)显著高于外科医师报告(1.3%)，而在深部切口感染和器官/腔隙感染

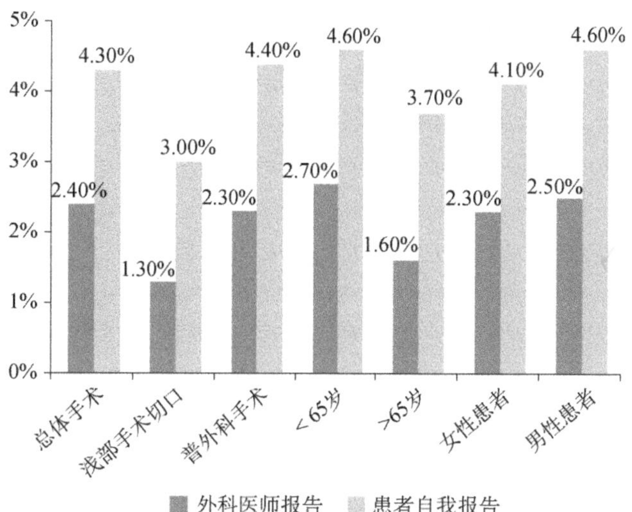

图 178-1　患者自我报告 SSI 与外科医师报告 SSI 差异有统计学意义项

中两者差异无统计学意义;外科手术类别方面,以普外科手术患者自我上报 SSI(4.4%)明显高于外科医师报告(2.3%,$P<0.01$);不论患者年龄是否大于 65 岁,两者间报告 SSI 差异均有统计学意义。在患者性别方面,不论患者是男性或女性,患者自我报告 SSI 均显著高于外科医师报告,且相比女性(4.1%,76/1 844),男性患者自我上报 SSI 发生率(4.6%,46/1 006)更高。

（陈亚男　殷黎　赵东丽　王广芬　陈文森）

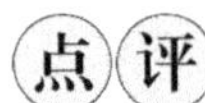

美国十年全国监测数据显示,有 12%～18% 的 SSI 发生在患者出院之后。随着门诊手术的增多和住院天数的缩短,甚至 30%～40% 的 SSI 会发生在患者出院以后。该研究通过前瞻性观察比较了外科医师主动报告和患者自我报告 SSI 发生情况,结果显示在浅部手术切口感染率方面两者具有显著性差异,患者自我报告 SSI 发生率显著高于外科医师报告,但深部切口感染和器官/腔隙感染两者差异无统计学意义。我国有学者研究发现,一般来说器官/腔隙感染漏报的可能较小,而表浅切口和深部切口漏报可能性较大,因为器官/腔隙感染往往需要重返手术,或许本研究结论更进一步验证了这一点。当然,本研究本身存在一定不足,比如,外科医师报告的 SSI 是基于美国 NHSN 的定义,而患者自我报告的 SSI 则是基于 NSQIP 的定义,而有研究表明基于这两种不同定义的 SSI 差异明显;此外,患者自我报告 SSI 的与否某种程度上有赖于患者的回忆和对医学知识的了解,这也会影响 SSI 的报告情况;第三,单纯依靠电话回访的形式不一定在所有的医疗机构都能推广。

（刘荣辉）

179. 5 年数据告诉你：如何降低心脏外科 SSI 的发生

解读文献:《连续 5 年感染控制与抗生素管理措施对心脏外科手术部位感染的影响》

文献标题:Influence of a 5-year serial infection control and antibiotic stewardship intervention on cardiac surgical site infections.

原文作者:Frenette C，Sperlea D，Tesolin J，et al.

刊载信息:American Journal of Infection Control，2016；44(9)：977 - 982.

外科手术部位感染(SSI)使手术变得复杂,导致较高的发病率和死亡率。对于如冠状动脉旁路搭桥术(CABG)、心脏瓣膜置换术的心脏外科手术来说,更是如此。感染控制集束化措施与抗生素管理能有效减少 SSI。但对 SSI 长期干预的效果尚不清楚。加拿大魁北克地区的一家医院对开展持续长达 5 年的感染控制和抗菌药物管理的干预措施进行了研究。该研究是回顾性类实验研究,目的是评价持续 5 年感染控制与抗生素管理措施对 SSI 的影响。2009—2014 年,该医疗机构对接受 CABG、心脏瓣膜置换术或 CABG＋心脏瓣膜置换术的所有患者主动实施术前、术中、术后的多学科干预措施。术前措施包括术前一日晚和术日晨使用含 2% 氯己定毛巾擦拭皮肤;根据术后使用敷料尺寸在手术室使用剪刀备皮;术前识别并治疗活动性感染。术中使用 2% 氯己定＋70% 乙醇消毒皮肤。术后措施:术后 24 小时更换非封闭敷料,如果敷料被血液浸透或污染则提前更换,术后 48 小时一定去除敷料;加强静脉采集部位手术技术的建议,包括无菌区保护;每日评估引流管、导尿管、中心静脉导管的拔管指征。同时,修订抗生素预防性使用制度。干预结果与之前 2 年(2007—2009 年)和之后 1 年(2014—2015 年)进行比较。本研究共纳入了 6 518 例手术。经过干预,CABG、CABG＋心脏瓣膜置换术、心脏瓣膜置换术的手术部位总感染率从 11.9% 降至 4%,下降了 66.39%($OR=0.34$,95% CI：0.23～0.49,$P<0.001$)。干预前后比较,手术部

位总感染率、胸部、腿部、CABG、CABG＋心脏瓣膜置换术的手术部位感染率降低超过 50%（ $P<0.001$ ）。抗生素管理措施使院内手术预防用药方案的依从性从39.8%提高至 86.6%（95% CI ：41.0～52.4， $P<0.001$ ）（如图 179-1）。长期连续的综合感染控制与抗生素管理措施可降低 CABG 和心脏瓣膜置换手术患者的总体手术部位感染率。

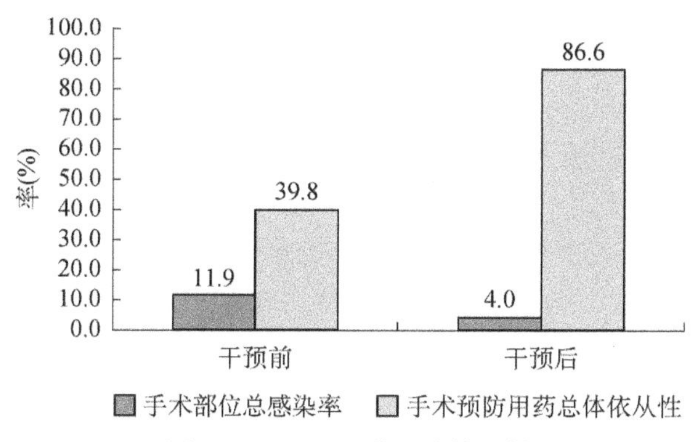

图 179-1　干预前后率的比较

（石尚世　刘聚源　王广芬）

手术部位感染（SSI）已经成为美国最常见的医院感染，也是外科常见的手术后并发症。SSI 不但延长患者的住院时间、增加医疗费用，甚至威胁患者的生命。本文作者通过回顾性研究探讨了连续 5 年感染控制与抗生素管理措施对 SSI 的效果，发现长期连续的综合感染控制与抗生素管理措施，不仅使抗菌药物合理使用的依从性大幅度上升，更重要的是使 CABG 和心脏瓣膜置换术患者的总体手术部位感染率得到了明显下降，这表明长期感染控制集束化措施与抗生素管理干预能有效减少 SSI。该研究时间跨度较长，样本量大，有一定证据推荐性。但该研究中使用多项干预措施并贯穿整个研究过程，因而难以评估各个干预措施单独对 SSI 发生率的影响。

（葛茂军）

180. 脊柱外科手术部位感染危险因素研究

解读文献：《脊柱外科手术部位感染危险因素研究》

文献标题：Risk factors for surgical site infections following spinal surgery.

原文作者：Meng F, Cao J, Meng X, at al.

刊载信息：Journal of Clinical Neuroscience, 2015, 22(12)：1862-1866.

因手术部位感染（SSI）的发生，脊柱外科手术变得更加复杂。许多研究报道显示，脊柱手术患者术后 SSI 的发病率为 1%～15%。通常，这类感染会增加患者的死亡率和医疗费用，延长住院时间。所以，鉴别使 SSI 发病率升高的危险因素种类，制定预防感染策略，从而将感染风险降到最低显得尤为重要。美国 *Journal of Clinical Neuroscience* 杂志于 2015 年发表了一篇关于脊柱外科手术部位感染危险因素研究的 meta 分析文章，研究人员通过检索 PubMed、Embase 和 Cochrane 数据库，确定了 25 个病例对照研究。研究结果显示，肥胖（ $OR=2.13$ ，

95% CI ：1.55～2.93）与 SSI 的发生率存在关联性，可能由于肥胖患者的皮下脂肪层厚，在任何手术过程中都会被破坏，关闭后形成无效腔，从而增加感染风险；此外，糖尿病（ $OR=2.04$ ，95% CI ：1.69～2.46）和高血压（ $OR=1.67$ ，95% CI ：1.26～2.22）也被验证是脊柱手术术后 SSI 的危险因素，糖尿病和高血压，因微血管病变，局部组织缺血，造成抗生素浓度减小，可减缓伤口愈合，更易发生 SSI；第三，尿路感染（ $OR=3.19$ ，95% CI ：1.68～6.06）近期也被研究证实是另一个与 SSI 显著相关的危险因素，微生物污染可以从尿路开始直达手术切口，从而增加

SSI 发生风险；第四，与饮酒、服用类固醇及其他一些习惯相比，吸烟($OR=1.17$，$95\%\ CI$：$1.03\sim1.32$)手术患者术后 SSI 的发生风险显著高于非吸烟患者，吸烟可能会通过引起微血管病变从而导致组织缺血影响伤口的愈合，Thomsen 等也提出：患者可受益于术前戒烟或使用尼古丁替代疗法；第五，输血($OR=3.64$，$95\%\ CI$：$2.60\sim5.08$)同样被认为是 SSI 的危险因素，考虑术中经常需要输血，而这很可能导致免疫抑制和随后手术切口感染的发生；此外，研究人员还证实，脑脊液渗漏($OR=3.22$，$95\%\ CI$：$1.07\sim9.67$)会增加 SSI 的发生风险，这主要与持续的体液渗漏可能延长皮肤创面的愈合有关。综上所述，DM(糖尿病)、肥胖(BMI 指数)、吸烟、UTI(尿路感染)、高血压、输血和 CSF(脑脊液)渗漏等与 SSI 的发生之间关联有统计学差异。而男性、年龄、乙醇摄入和类固醇的使用等则与术后 SSI 的关联无显著性差异。

（陈亚男　周艳芝　杨乐）

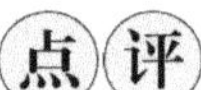

　　本文采用 meta 分析的方式，从方法学的角度对现阶段脊柱外科手术部位感染危险因素的相关研究设计进行评价，得出糖尿病、肥胖、吸烟和尿路感染等诸多因素显著增加 SSI 发生风险，对制定 SSI 预防策略，从而将感染风险降到最低起到积极作用。不足方面：一是纳入的研究项目之间存在一定的异质性，不同研究项目对 SSI 的定义、防控措施以及对各个危险因素的理解可能存在差异影响结果准确性；二是从纳入研究的文献来看，报道的基本都是美国的一些研究项目，对结果的外推存在一定的制约性。

（刘荣辉）

181. 脊柱创伤内固定植入手术术后切口感染危险因素分析

解读文献：《脊柱创伤内固定植入手术术后切口感染危险因素分析》

文献标题：Risk factors for surgical site infection after instrumented fixation in spine trauma.
原文作者：Kevin C，Chad A，Michael M，et al.
刊载信息：Journal of Clinical Neuroscience，2016，23：123－127.

　　手术部位感染(SSI)作为外科手术患者最常见和最严重的并发症之一，在延长住院日，增加患者痛苦、费用和医疗纠纷的同时，也给医院感染防控带来严峻挑战。(美国)国家医疗保健安全网(NHSN)报告数据显示，脊柱融合术术后 SSI 平均发生率为 $0.7\%\sim4.2\%$，椎板切除术 SSI 平均发生率为 $0.7\%\sim2.3\%$。急诊脊柱创伤融合术术后 SSI 发生率高达 10%，增加的医疗成本及当前的医疗保险制度促使医院及相关部门采取措施降低手术部位感染发生率及改善患者的预后。那么，对于脊柱创伤内固定植入手术来说，其术后切口感染的危险因素又包括哪些呢？*Journal of Clinical Neuroscience* 于 2016 年发表了一篇关于脊柱创伤内固定植入手术术后切口感染危险因素分析的研究文章，研究人员采用回顾性研究的方法比较了在一间 1 级创伤中心，营养补充协议前(2005—2007 年)、后(2008—2010 年)脊柱创伤内固定植入手术后手术部位感染发病率，同时评估了不同手术部位、手术方式以及不同人口及临床特点人群的手术部位感染发病率。具体的营养补充措施包括补充复合维生素，每天补锌 1 次、每次 200 mg，每天补维生素 C 2 次、每次 500 mg，将总蛋白和血清白蛋白水平作为评价患者术前营养状况的指标。本次研究的 SSI 数据主要来源于该创伤中心实施了手术矫正的所有创伤性脊柱骨折患者。研究结果显示，共有 358 例手术符合标准，患者男女性别比为 2.125，其中 6 名患者没有完成 1 年的随访，实施补充营养协议前共计手术 163 例，其中发生脊柱手术切口感染 7 例，SSI 发生率为 4.29%，实施营养补充协议后共计手术 189 例，SSI 感染发生率为 3.70%，实施营养补充协议前后 SSI 发生率差异无统计学意义（$P > 0.05$）；而不同损伤部位脊柱手术 SSI 发生方面，术前诊断部位为腰椎的 SSI 发生率为 7.87%(7/89)，术前诊断部位为胸椎的 SSI 发生率为 3.03%(4/132)，术前诊断部位为颈椎的 SSI 发生率为 2.29%(3/131)，尽管不同损伤部位间 SSI 发生率存在差异，但该差异并无统计学意义（$P > 0.05$）；此外，在采用后路、前路或前后联合入路三种不同手术方法时，只有后路方法均出现了感染。对于颈椎创伤，后路方法感染率(8.1%)比其他手术方法均高（$P = 0.0453$）；而腰椎手术，后路方法的感染率是 8%，其他手术方法没有感染病例的发生；而对于胸椎手术，后路方法的感染率是 3.1%，同样其他手术方法没有感染病例的发生。而在影响因素分析方面，患者合并有基础疾病（$P = 0.032$）、采用后路方法（$P = 0.048$）以及术前住院时间>3 天（$P = 0.006$），手术部位感染发病率明显升高，而患者住院期间有并发症（$P = 0.061$）、住院时间超过 15 天（$P = 0.0537$）、术前诊断腰椎创伤（$P = 0.090$）、近期术前血清白蛋白≤63.8 g/dl（$P = 0.075$），手术部位感染风险相对较高，但这些差异没有统计学意义。

（陈亚男　陈文森　邓粮　胡潇云　徐子琴）

点评

20 世纪 80 年代起，椎弓根螺钉因其具有固定节段短、固定强度大、稳定性好和疗效确切等优点被应用于胸腰椎骨病、创伤的固定融合。然而临床应用的增多，使得术后并发症，特别是术后急性感染的发生亦日渐增多，内固定植入手术术后急性感染在临床中处理较为棘手。

这个研究初看起来主要是研究实施营养补充措施对脊柱手术切口感染发病率的影响，结果发现发病率差异统计学上无显著性。作者进一步分析了不同损伤部位手术、不同手术入路及白蛋白水平等对手术部位感染发病率的影响，发现损伤部位较低、入路为后路的手术、术前血清白蛋白较低患者的手术部位感染发病率较高。该研究对分析脊柱创伤内固定植入手术术后切口感染危险因素及制定干预措施具有一定指导意义。但本研究存在以下不足之处：①为回顾性分析；②手术例数较少，尤其是进行亚组分析时，可能掩盖某些可能存在的差异；③均衡性资料欠缺会影响组间资料的可比性，影响结论的科学性；④若能进行多中心、随机对照试验，并保证资料的均衡性，以及手术部位感染监测的可靠性，将对了解脊柱创伤内固定植入手术术后手术部位感染危险因素提供更好的证据。

（吴安华）

182. 脊柱手术后 SSI 危险因素的 meta 分析

解读文献：《脊柱手术后 SSI 危险因素的 meta 分析》

文献标题：Risk factors for surgical site infection following spinal surgery：a meta-analysis.

原文作者：Fei Q, Li J, Lin J, et al.

刊载信息：World Neurosurgery, 2015, 95：507 - 515.

手术部位感染（SSI）是脊柱术后常见的并发症之一，常见危险因素包括年龄、ASA 评分、肥胖、基础疾病情况，此外还包括术后植入物、移植及输血量等。近些年，脊柱术后 SSI 发病率呈增高趋势，延长了患者住院时间，增加了医疗费用，甚至增加了患者的病死率。想要预防脊柱手术感染，确认其危险因素是降低 SSI 发生预防策略中很重要的环节。美国 *World Neurosurgery* 杂志于 2015 年发表了一篇关于脊柱手术后 SSI 危险因素的 meta 分析，采用循证的方法告诉我们脊柱手术后 SSI 最重要的危险因素。研究人员从 PubMed、Embase 及科学网上系统等诸多数据库检索出有关脊柱手术后 SSI 危险因素的队列或病例对照研究,其中 12 篇论文符合纳入标准,包括 7 篇病例对照研究、4 篇队列研究以及 1 篇巢式病例对照研究,包含 13 476 例患者。有 6 篇文章评估了肥胖和 SSI 发生之间的关联,合并评估结果显示体质指数(BMI＞35)($RR=2.36$,95% CI:$1.47\sim3.80$,$P=0.000$)是脊柱术后 SSI 发生高危因素;9 篇文章评估了糖尿病与 SSI 发生的关联,合并评估结果显示糖尿病($RR=2.22$,95% CI:$1.38\sim3.60$,$P=0.001$)会导致脊柱术后 SSI 风险增加 2 倍以上;6 篇文章评估结果显示手术时间延长(＞3 小时)($RR=2.16$,95% CI:$1.12\sim4.19$,$P=0.009$)是脊柱术后 SSI 发生的又一高危因素;此外,椎间隙水平(≥7)($RR=2.11$,95% CI:$1.11\sim4.01$,$P=0.023$)以及后路手术($RR=1.22$,95% CI:$1.05\sim1.41$,$P=0.009$)等也被证实会增加脊柱手术后 SSI 发生的风险。而对于手术史($RR=1.88$,95% CI:$0.90\sim3.91$,$P=0.092$)、吸烟($RR=1.81$,95% CI:$0.70\sim4.69$,$P=0.225$)、胸椎手术($RR=1.22$,95% CI:$0.77\sim1.94$,$P=0.393$)、腰骶水平($RR=1.51$,95% CI:$0.41\sim5.61$,$P=0.535$)、异体骨移植($RR=2.72$,95% CI:$0.51\sim14.60$,$P=0.244$)、植入物($RR=2.151$,95% CI:$0.70\sim6.61$,$P=0.182$)、分期手术($RR=5.84$,95% CI:$0.19\sim18.78$,$P=0.314$)、预防性使用抗菌药物($RR=1.06$,95% CI:$0.92\sim1.23$,$P=0.425$)以及激素治疗($RR=2.261$,95% CI:$0.40\sim12.81$,$P=0.356$)等经评估均不会增加脊柱术后 SSI 的发生风险。

（陈亚男　李兰兰　陈文森）

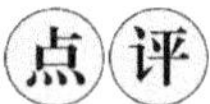

点　评

脊柱手术感染率低,单中心研究样本量不足,这些都不利于分析脊柱术后危险因素。本文采用 meta 分析研究的手段,通过检索 PubMed、Embase 及科学网上系统等诸多数据库中有关脊柱手术后 SSI 危险因素的队列或病例对照的研究,样本量达 13 476 例,对准确评价脊柱术后 SSI 的危险因素起到很大帮助,相比单中心研究等结果更具说服力。但同时,文章本身仍然存在不足,这可能也是 meta 分析的通病,即很难纳入所有的研究,且无法提取纳入文章的原始数据,用于合并评估的终点定义不明确且极易受到发表偏倚的影响。

（高晓东）

183. 创伤骨科术后感染无高危因素

解读文献:《创伤骨科术后手术部位感染危险因素和治疗费用成本分析的病例对照研究》

文献标题:Surgical site infection in orthopedic trauma: a case-control study evaluating risk factors and cost.
原文作者:Rachel V. Thakore BS, Sarah E. Greenberg BA, Hanyuan Shi BA, et al.
刊载信息:Journal of Clinical Orthopeadics and Trauma,2015,6(4):220-226.

手术部位感染(SSI)增加患者临床负担,常导致再入院、再次手术、入住 ICU、延长住院天数和增加死亡率等,造成直接经济损失。2015 年发表在美国 *Journal of Clinical Orthopeadics and Trauma* 杂志的一篇研究评估了创伤骨科术后发生 SSI 的危险因素和治疗成本。该回顾性研究纳入了 1 819 例单纯骨折的患者,其中 78 例患者发生 SSI,同时选择未感染的 78 例对照患者进行对照。配对患者的骨折部位、骨折类型、手术时间相似,且尽可能选择同龄患者、同年手术、接受相同的治疗流程。研究分别统计初次住院费用和再次入院费用,从病历中收集相关危险因素。总体治疗费用分为专科费用和医技费用。专科费用包括外科医师、麻醉师和其他医务人员手术和劳务费用;医技费用包括外科材料,如植入物和其他用品、麻醉、药物、X 线检查、实验室检查和食宿费用。研究发现,合并 SSI 的患者中位治疗费用(108 782 美元)明显高于未发生感染患者(57 418 美元)(*P*<0.001),感染患者专科费用和医技费用明显增加。未发现导致 SSI 的高危因素。本研究发现术后继发 SSI 创伤骨科患者的住院费用几乎是无 SSI 患者的 2 倍。研究认为可通过执行质量管理项目降低 SSI 风险,缩短术后住院天数降低治疗 SSI 费用。

提示 SSI 导致的巨大经济损失。本研究只调查了感染初次和再住院费用,尚未包括进一步治疗感染的费用。实际上这些患者可能因感染需多次住院治疗,成本比研究要高更多。在未来的支付模式下,创伤骨科医师将面临 SSI 费用的挑战,国家医疗报销系统是否完善针对医疗质量的评价将会强烈地影响住院时间和治疗成本,从而加强临床医师对医院感染防控的认识。

(郭群秀　宫小慧　戴薇郦　覃婷　陈文森)

（葛茂军）

(点)(评)

手术部位感染是常见的医院内感染,大量研究

184. 颅内肿瘤开颅手术切口感染危险因素探寻

解读文献:《颅内肿瘤开颅术后手术部位感染的预测因素:基于美国外科医师协会国家外科质量改进计划数据库的前瞻性数据分析》

文献标题:Predictors of surgical site infection following craniotomy for intracranial neoplasms: an analysis of prospectively collected data in the American College of Surgeons National Surgical Quality Improvement Program Database.

原文作者:McCutcheon BA, Ubl DS, Babu M, et al.

刊载信息:World Neurosurgery, 2016,88:350-358.

手术部位感染(SSI)是神经外科最常见的术后并发症,肿瘤患者感染的风险更高,这既与肿瘤本身有关,也与治疗相关。颅内肿瘤患者引起 SSI 的常见危险因素很多,如年龄、性别、术前伤口情况、术前化疗、手术时间等,在诊治过程中 SSI 风险明显增加。*World Neurosurgery* 杂志 2016 年发表的一篇文章对这一议题进行了探讨。该研究通过分析美国外科医师协会国家外科质量改进计划(ACS - NSQIP)数据库,对 2006—2013 年颅内肿瘤切除术患者进行回顾性队列研究,采用多因素 Logistic 回归分析确定 SSI 的危险因素。该研究符合纳入标准的患者有 12 021 例,SSI 发生率为2.04%。单因素双变量分析结果发现,二次手术率和术后住院天数>30 天(5.3% vs 1.3%,*P*<0.001)显著增加 SSI 发生率(56.1% vs 4%,*P*<0.001)。多因素分析发现年龄(*OR*=0.991,95% *CI*:0.982,0.999)、女

性(*OR*=0.697,95% *CI*:0.538,0.902)是减少 SSI 发生的因素;术前伤口感染(*OR*=3.833,95% *CI*:1.834,8.001)、手术时间>4 小时(*OR*=1.891,95% *CI*:1.298,2.756)是增加 SSI 发生率的因素;有可用化疗数据的患者 3 504 人,近期化疗(*OR*=3.007,95% *CI*:1.460,6.196)会增加 SSI 发生率。

(郭群秀　杨惠英　刘银梅　余红)

(点)(评)

手术部位感染(SSI)是衡量医疗质量的重要指标。该研究通过回顾性队列研究分析了 2006—2013 年进行颅内肿瘤切除术患者 SSI 的危险因素。研究发现男性、术前开放伤口、术前化疗、手术时间

长、二次手术率的增加、住院时间长等危险因素与 SSI 发生率的增加显著相关。这些发现或有助于医师对患者的风险分层、手术时间或术前预防性使用抗生素做出临床决策。此外，该研究还发现了二次手术率的增加、住院时间长和 SSI 发生率的增加显著相关。这项研究表明 SSI 作为重要的质量指标，是临床医师和研究人员继续探索降低 SSI 方法的动力。

（葛茂军）

185. 糖尿病是 SSI 的真凶吗

解读文献：《糖尿病增加手术部位感染风险：一项前瞻性队列研究 meta 分析》

文献标题：Diabetes mellitus is associated with increased risk of surgical site infections：a meta-analysis of prospective cohort studies.

原文作者：Zhang Y，Zheng Q J，Wang S，et al.

刊载信息：American Journal of Infection Control，2015，43(8)：810 – 815.

糖尿病会增加患者细菌感染的风险，同时也是手术部位感染（SSI）的高危因素，但糖尿病真的是 SSI 的真凶吗？2015 年广东省人民医院感染控制科侯铁英主任的团队通过 meta 分析的方法，从循证层面再次告诉我们糖尿病患者发生 SSI 的风险是非糖尿病患者的 2 倍！研究通过检索 PubMed、Embase 和 Web of Science 数据库，对已发表的前瞻性队列研究采取 Newcastle-Ottawa 量表进行评价。文献评分 0～3 分、4～6 分、7～9 分分别对应质量低、中、高三个等级。使用 Cochrane Q 检验和 I^2 检验对研究进行异质性评价，若 $P<0.1$ 以及 $I^2<50\%$ 则使用随机效应模型计算合并 RR 值。初始研究共搜寻到 1 266 篇文献，通过阅读题目、摘要和全文剔除 1 185 篇文献，对剩余非队列研究、暴露和结局无相关性进行排除，最终获得 14 篇文献，共有 91 094 人纳入研究。Newcastle-Ottawa 量表评分显示 12 篇质量级别为高，2 篇质量中等。糖尿病对 SSI 发生的粗 RR 值为 2.02(95% CI：1.68～2.43)，研究整体异质性 $I^2=56.50\%$，存在明显的差异（$P=0.005$）。将 7 篇未提供 RR 研究排除，调整后 RR 值为 1.69(95% CI：1.33～2.13)，依然提示糖尿病会增加手术部位感染发生的风险。亚组分析结果提示，调整的混杂因素数量、样本量及糖尿病确诊方法的不同可能是各研究间异质性存在的原因。

（史庆丰　陈文森　马慧　干铁儿　覃金爱）

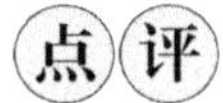

点评

很多病例对照研究提示糖尿病是 SSI 发生的危险因素，但两者因果关联性无法论证，且手术类型、手术年代、手术发生国家以及手术后随访时间均影响研究结果，因此队列研究是分析糖尿病和 SSI 因果关联较为理想的方法。广东省人民医院感染控制科侯铁英主任的团队通过 meta 分析再次证实糖尿病与 SSI 的发生存在明显的因果关联，并且提示糖尿病患者 SSI 发生风险是非糖尿病患者的 2 倍。其具体机制可能与糖尿病患者血管功能受限制、组织运输氧和营养物质能力下降有关；同时高血糖具有抑制中性粒细胞和单核细胞免疫的能力，使它们对细菌趋化性、吞噬性以及杀菌能力降低，延迟了伤口的愈合。因此糖尿病患者若进行手术，需要更加严格地预防和控制手术部位感染。

（刘荣辉）

186. 再论糖尿病与 SSI：血糖与人工关节置换术后感染的关系

解读文献：《糖尿病、高血糖和糖化血红蛋白在膝髋关节置换术中人工关节感染的风险研究》

文献标题：Diabetes mellitus, hyperglycemia, hemoglobin A1C and the risk of prosthetic joint infections in total hip and knee arthroplasty.

原文作者：Kremers H M, Lewallen L W, Mabry T M, et al.

刊载信息：The Journal of Arthroplasty，2015，30(3)：439 - 443.

人工关节置换术后感染(PJI)虽然发生率较低，但一旦感染将给患者带来毁灭性的灾难。已有大量的临床研究证实，糖尿病是导致手术部位感染(SSI)的一个重要危险因素，围手术期控制血糖对预防 SSI 具有积极的促进作用。然而，梅奥诊所一项长达 7 年的观察研究发现，糖尿病或高血糖虽会增加 PJI 的发生，但经过体重、手术类型、ASA 评分和手术时间调整后，糖尿病或高血糖导致 PJI 的风险就会降低，甚至消失。本研究通过观察梅奥诊所 2002—2009 年的 20 171 台膝髋关节置换术，发现诊断为糖尿病［风险比(HR) = 1.59，95% CI：1.11~2.16)］、使用调节血糖药物(HR = 1.56，95% CI：1.08~2.25)和围手术期高血糖(HR = 1.59，95% CI：1.07~2.35)是发生 PJI 的危险因素。但是将体质指数、手术类型、ASA 评分和手术

时间等因素调整后发现，PJI 的风险有所减弱。虽然数据有限，但结果显示糖化血红蛋白水平和 PJI 之间不存在关联。

（史庆丰　干铁儿　王凤田）

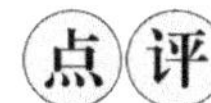
点评

已有大量的临床研究证实，糖尿病是导致手术部位感染(SSI)的一个重要危险因素。本研究发现糖尿病、高血糖或使用血糖调节药物会增加 PJI 的发生风险，但这种风险受到多方面因素的影响，例如体质指数、手术类型、ASA 评分和手术时长等。

（薛文英）

187. 吸烟会导致术后切口深部组织感染？植入物翻修？不是危言耸听

解读文献：《正处于吸烟状态会导致全髋关节/膝关节置换术后植入物高翻修率以及深部切口组织高感染率：一项前瞻性队列研究》

文献标题：Current tobacco use is associated with higher rates of implant revision and deep infection after total hip or knee arthroplasty：a prospective cohort study.

原文作者：Singh JA, Schleck C, Harmsen WS, et al.

刊载信息：BMC Medicine，2015，13(1)：1 - 8.

吸烟会影响人体组织氧化功能和炎症愈合过程，继而导致术后诸多并发症，如升高血压、诱发心绞痛、支气管哮喘和手术切口感染等。近年来研究

显示，全髋关节置换术(THA)或全膝关节置换术(TKA)的吸烟患者 30 天内手术部位感染(SSI)风险远高于非吸烟患者，手术医师及麻醉医师也会无

一例外地勋患者术前戒烟来减少 THA 或 TKA 术后并发症的发生。*BMC Medicine* 杂志 2015 年的一项前瞻性队列研究为吸烟状态和 THA 或 TKA 术后 SSI 的发生提供了可靠的循证研究证据。该研究选取 2010—2013 年在梅奥诊所进行 THA 或 TKA 的所有患者，进行为期 1～5 年的随访队列观察。按照吸烟状态将患者分为正处于吸烟状态、曾经吸烟和从未吸烟，所有吸烟者按吸烟方式又分为吸卷烟、吸雪茄烟和使用烟管。应用 Logistic 回归分析和 Cox 风险比例回归评估吸烟状态与 THA 或 TKA 术后并发症之间的关系。结果显示，7 926 例 THA 或 TKA 手术患者中，565(7%)例患者正处于吸烟状态，吸烟者大多数为男性($P<0.001$)，非肥胖患者($P\leqslant0.008$)，年龄≥60 岁，查尔森得分>0 或 TKA($P<0.001$)。调整手术类型、年龄和性别后，正处于吸烟状态患者比其他吸烟状态患者有着更高的深部切口感染风险($HR=2.37$，95% CI：$1.19\sim4.72$，$P=0.01$)和植入物翻修风险($HR=$ 1.78，95% CI：$1.01\sim3.13$，$P=0.04$)，但两组人群人工关节周围骨折或切口浅表感染没有显著差异。

（史庆丰　胡潇云　龙岩）

点 评

吸烟可通过干扰伤口的愈合和降低组织氧运输能力来增加 SSI 的发生，在关节替换手术中发生更为明显。该项研究通过 THA 或 TKA 患者进行随访 1～5 年的队列观察，结果显示正处于吸烟状态患者发生植入物返修的风险是其他状态患者的 1.78 倍，深部切口感染的风险也高达 2.37 倍。该研究同时存在一些研究局限，如该研究为单中心研究，设计阶段存在残余的混杂因素以及样本量太大导致 Ⅱ 类错误较高等，但仍不失为一篇优秀的循证研究。

（薛文英）

188. 低蛋白血症与术后感染

解读文献：《低蛋白血症独立预测全关节置换术后的手术部位感染、肺炎、住院时间和再入院》

文献标题：Hypoalbuminemia independently predicts surgical site infection, pneumonia, length of stay, and readmission after total joint arthroplasty.

原文作者：Bohl DD, Shen MR, Kayupov E, et al.

刊载信息：Journal of Arthroplasty, 2016,31(1):15.

全关节置换术(TJA)是目前最常见的外科手术之一，手术需求量不断增长。尽管 TJA 是一种安全、择期手术，但也有一部分 TJA 手术出现并发症。引起 TJA 并发症的高危因素比较固定，但营养不良作为 TJA 的高危因素可进行术前干预。血清学指标、人体测量学指标和标准化评估均可用于营养不良的评价。特别是低蛋白血症(血清白蛋白浓度<3.5 g/dl)，它是评价营养不良最简单和最广泛的指标之一，且看研究者们如何来评估低蛋白血症的预测价值。本研究探讨了营养不良指标术前低蛋白血症与 TJA 后 30 天的并发症之间的关联。病例来自美国外科医师协会国家外科质量改进计划中的接受择期初次全髋关节置换术和全膝关节置换术的患者，比较无和有低蛋白血症(血清白蛋白浓度<3.5 g/dl)患者之间术后 30 天并发症差异。共有 49 603 例患者被纳入研究，将年龄、性别、基础疾病和吸烟状态等因素调整后，低蛋白血症患者术后并发症风险是正常人的 1.5 倍(95% CI：$1.2\sim1.7$)，严重并发症 RR 为 1.4(95% CI：$1.0\sim1.9$)，SSI 的 RR 为 2.0(95% CI：$1.5\sim2.8$)，肺炎的 RR 为 2.5(95% CI：$1.6\sim4.0$)。低蛋白血症平均住院时间增加 0.42 天(95% CI：$0.34\sim0.49$ 天)，再入院风险是正常患者的 1.8 倍(95% CI：$1.5\sim2.2$)。

（史庆丰　陈文森　李若洁）

　　低蛋白血症可通过延迟伤口愈合以及 SSI 的发生来影响 TJA 的并发症,本研究显示低蛋白血症除了引起手术部位感染外,还会增加肺炎的发生,延长住院时长以及引起再入院风险。今后可将这些研究发现转化为术前常规护理,通过改善患者营养指标来降低 SSI 等并发症的发生率。

（薛文英）

189.　一种不寻常病原体造成的人工关节置换术后感染

解读文献:《一种特殊病原体引起的人工关节置换术后感染》

文献标题:An unusual pathogen for prosthetic joint infection.
原文作者:Keudell AV, Nathavitharana R, Yassa D, et al.
刊载信息:Lancet Infectious Diseases,2016,16(4):506.

　　2012 年,一名 84 岁中国男性患者,左膝出现慢性、进行性、无创伤性疼痛和肿胀。病史提示,1951 年因肺结核进行治疗,2006 年诊断为类风湿性关节炎。尽管该患者使用了药物治疗并注射了类固醇,但关节痛仍在加重。临床检查发现有抗痛性步态、膝关节积液、僵硬和关节压痛线。实验室检查:血沉 88 mm/h,C 反应蛋白 205 mg/L。X 线片显示严重的三房室退行性关节炎。患者在 2012 年 8 月接受了全膝关节置换术。术后出现了大面积的滑膜炎,病理提示肉芽肿性炎症。滑膜组织染色检查抗酸杆菌和结核 PCR 检查均为阴性。在全膝关节置换术 5 个月后,患者手术切口处出现了一个窦道,随后接受膝关节清创和冲洗的同时植入胫骨假体。滑膜组织和关节液的分枝杆菌培养结果为结核分枝杆菌,但痰培养肺结核为阴性。2013 年 2 月,患者使用利福平、异烟肼、吡嗪酰胺和乙胺丁醇对人工关节结核感染进行抗结核病治疗。医师告知患者要经历两个阶段的手术:关节切除术和关节形成术,但患者拒绝进一步的手术治疗,要求实施保留植入物的治疗策略。2014 年 2 月,患者完成为期 12 个月的抗结核治疗,并继续服用利福平和异烟肼长期抗菌治疗。该患者的最新随访记录显示,切口愈合良好,没有临床感染症状,同时,患者膝关节的无痛苦活动范围为 0～95°。

（史庆丰　陈文森　孔晓明）

　　肺结核患者中有 1‰～5‰ 会发生结核性关节炎,但很少有人工关节术后抗感染的研究。该病例表明接受关节置换术后,肺外部的结核可被异常激活并造成感染。在经济交流和全球化越来越发达的今天,免疫调节疗法和关节置换术越来越多见,之前有过结核暴露史或具有流行病学意义上的患者,即使人工假体关节感染培养阴性时,也需要尽早考虑结核感染的可能。

（薛文英）

190. 术前备皮与手术部位感染:随机对照试验的网络 meta 分析

解读文献:《术前备皮与手术部位感染：随机对照试验的网络 meta 分析》

文献标题:Preoperative hair removal and surgical site infections: network meta-analysis of randomized controlled trials.

原文作者:Lefebvre A, Saliou P, Lucet JC, et al.

刊载信息:Journal of Hospital Infection, 2015, 91(2):100 - 108.

术前备皮与手术部位感染(SSI)的关系争议已久,困惑大家的有几个问题:要不要备皮？用什么方式备皮,化学方法、剪毛、剃毛？这篇文献就这个问题进行了全面的剖析。文献研究的方式是 meta 分析,但是又不同于以往,采用了一个"网络 meta 分析"的方式。旨在更新对于已发表的术前皮肤准备与手术切口感染随机对照试验,结合现有的直接证据和间接证据比较剪毛和化学脱毛预防 SSI 效果网络 meta 分析。本研究检索了 PubMed、Science Direct 和 Cochrane 数据库中关于不同去毛技术与不去毛比较的随机对照研究的文献,进行配对的网络 meta 分析。两位读者依据推荐评估、发展和评价等级分别对检索的每一个研究局限性进行评估,19 篇文献符合标准,其中没有关于化学脱毛与剪毛的比较研究,对符合标准的文献进行配对网络 meta 分析,结果显示术前剪毛(HR=0.55, 95% CI:0.38~0.79)、化学脱毛(HR=0.60, 95% CI:0.36~0.97)、不去毛(HR=0.56, 95% CI:0.34~0.96)手术组 SSI 感染率显著低于术前剃毛组。不去毛与化学脱毛(HR=1.05, 95% CI:0.55~2.00)或剪毛(HR=

0.97, 95% CI:0.51~1.82)比较没有统计学差异,化学脱毛与剪毛相比 HR 为1.09, 95% CI 为0.59~2.01)。

（史庆丰　陈文森　蒋苗苗　张立国）

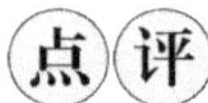

点评

术前备皮已被用于预防手术部位感染或防止毛发干扰术里,但到底该不该备皮以及备皮后 SSI 发生率如何变化,这 19 个随机对照试验的 meta 分析给出了答案。其中 7 项研究的配对 meta 分析结果显示剪毛组手术切口感染率低于剃毛组,8 项研究的配对 meta 分析结果显示化学退毛组手术切口感染率低于剃毛组;同剃毛相比,不去毛手术切口感染率更低。尽管有 3 项研究没有观察案例,且很难用漏斗图进行分析,但没有明显的发表偏倚,整体研究质量很高。

（薛文英）

191. 预防手术部位感染,手术部位消毒前的擦浴是否必要

解读文献:《消毒之前手术部位擦浴的价值所在？ 系统评价和 meta 分析》

文献标题:Is surgical site scrubbing before painting of value Review and meta-analysis of clinical studies.

原文作者:Lefebvre A, Saliou P, Mimoz O, et al.

刊载信息:Journal of Hospital Infection, 2014, 89(1):28 - 37.

术前皮肤参与对于预防手术部位感染（SSI）发生的价值存在争议。本文通过 meta 分析和系统评价方式，检索了 PubMed、Science Direct 和 Cochrane 等数据库，分析手术前擦浴与只进行皮肤消毒，对手术部位感染、微生物皮肤定植或不良反应的影响。根据异质性结果选择固定效应模型或随机效应模型。通过排除非随机对照试验进行敏感性分析。共有 3 个 SSI 研究（570 例患者）和 4 个皮肤培养结果阳性研究（1 082 例患者）纳入系统评价，结果显示擦浴与只进行消毒两组的手术部位感染（$HR=1.08$，95% CI：$0.57\sim2.03$）或皮肤培养结果阳性（$HR=0.90$，95% CI：$0.72\sim1.14$）之间均无显著差异。

（史庆丰　陈文森　池水晶　张立国）

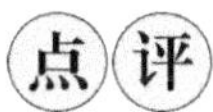

点评

手术部位感染（SSI）增加了患者疾病负担和经济负担，导致住院时间延长，给患者造成巨大经济损失。《外科手术部位感染预防与控制技术指南（试行）》中明确指出"手术部位消毒前要彻底清除手术切口和周围皮肤污染"。消毒前的手术部位擦洗是否必要，如果只单纯进行涂擦消毒，两者之间的 SSI 有何不同呢？这篇文献将消毒前擦洗与只进行消毒的临床试验进行 meta 分析，对存在争议的手术部位消毒前是否需要擦洗进行论证。本 meta 分析结果显示，术前皮肤擦浴在预防 SSI 发生、减少皮肤细菌定植效果方面均不优于术前消毒。尽管如此，还是应该看到 meta 分析尚存在一定自身缺陷，比如研究间设计的异质性，术前擦浴方法并没有标准化的方法，研究人群的选择以及研究地点，患者基础疾病情况等都会影响 SSI。故而，究竟术前皮肤擦浴能否降低 SSI，还需要进一步大样本，设计良好的流行病学研究验证。

（高晓东）

192. 胃肠手术，手术部位感染不可不防

解读文献：《8 种胃肠道手术发生手术部位感染的患者相关危险因素》

文献标题：Patient related risk factors for surgical site infection following eight types of gastrointestinal surgery.

原文作者：Fukuda H.

刊载信息：Journal of Hospital Infection，2016，93（4）：347 − 354.

胃肠手术感染是手术部位感染（SSI）最常见的类型之一，其切口常累及胃肠道。胃肠道内常有大量微生物，如处理不当很容易发生感染，因此胃肠 SSI 是感染防控的一大难题。了解胃肠手术部位感染的危险因素，对采取针对性的感染防控措施至关重要。日本一项研究报告对 8 种胃肠道手术发生 SSI 的患者相关危险因素进行了分析。该研究的数据来自 2007—2011 年参与日本医院感染监测（JANIS）和联合诊断程序（DPC）项目的 35 家医院。研究人员记录并分析了患者相关因素及 SSI 发生率（图 192−1）。利用多水平混合效应 Logistic 回归分析研究与手术部位感染相关的危险因素。共研究分析了 2 074 例阑尾切除术，2 048 例胆管、肝或胰腺外

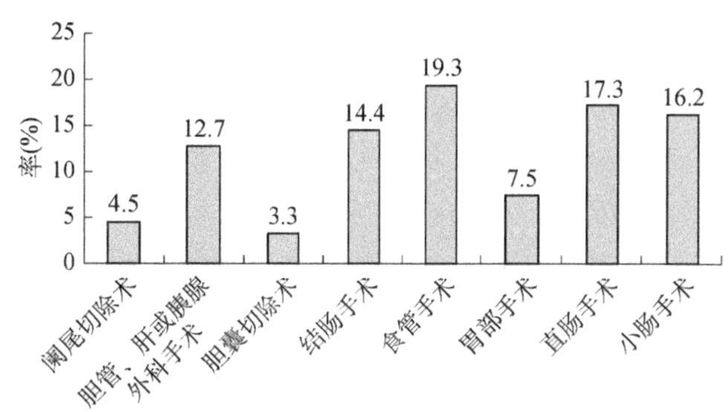

图 192 − 1　不同类型 SSI 发生率

科手术，3 460 例胆囊切除术，7 273 例结肠手术，482 例食管手术，4 748 例胃部手术，2 762 例直肠手术和

1 202 例小肠手术。使用多变量分析发现,除阑尾切除术和小肠手术外,术中输血是所有手术发生 SSI 的危险因素,糖尿病被认为是结肠手术($OR=1.23$,$P=0.028$)和胃部手术($OR=1.70$,$P<0.001$)发生 SSI 的危险因素。使用类固醇与胆囊切除术($OR=2.83$,$P=0.003$)和结肠手术($OR=1.27$,$P=0.040$)的较高的 SSI 发生率显著相关。

（喻玲丽　罗万军　李薇　覃婷　傅建国）

点 评

胃肠手术部位感染在国内报道高达 $3\% \sim 13\%$,是医院感染控制的一大难题。日本这项研究来源于 35 家医疗机构 5 年的监测数据,研究手术 24 049 例,对胃肠道 8 种手术的感染率及其危险因素进行了详细的分析,对手术部位感染控制具有较大的指导意义。该研究显示术中输血、糖尿病和使用类固醇是胃肠道手术发生 SSI 的危险因素,提示应将这些危险因素作为 SSI 监测工作中的一部分。

由于该研究样本量大,且为回顾性研究,因此难以对胃肠道手术部位感染特定的危险因素进行深入研究;研究反馈的危险因素与其他手术类型并未体现出差异,也是其局限性所在。因此,为分析胃肠手术部位感染特定的危险因素,开展深入的前瞻性干预性研究尤显重要,尚存在研究空间。

（马红秋）

193. 结直肠手术需要术前肠道准备吗

解读文献:《两位外科专家观点:"结直肠手术"手术部位感染的防控》

文献标题:Two senior surgeons' view: prevention of surgical site infection associated with colorectal operations.
原文作者:Fischer JE, Weintraub R.
刊载信息:American Journal of Surgery,2015,209(6):1107 - 1110.

预防手术部位感染(SSI)可能是降低医疗费用最直接的方法,通常尝试采用集束化预防措施来减少 SSI 的发生和患者的不适感。外科医师必须权衡这些优势和手术的紧迫性后再开展相关准备。

（1）术前准备

1）皮肤消毒:主要为减少皮肤菌群引起的手术部位感染的发生。对于择期结直肠手术,建议术前 2 天,用氯己定毛巾从腋下到腹股沟擦浴 2 次。若无法做到,建议患者术前沐浴。

2）预防性抗生素使用:抗生素的使用应在皮肤切开前 60 分钟内滴完(个别例外);对于体重高于平均值的患者,应当加大用药量,根据术中失血量及抗生素半衰期决定是否术中追加给药。没有数据支持术后预防性使用抗生素对预防 SSI 有效。

3）择期手术和肠道准备:单纯机械性肠道准备不能预防术后 SSI 的发生,但是一些研究表明机械性肠道准备联合口服非吸收性抗生素对预防 SSI 有效。建议除静脉预防性使用抗生素外,所有符合计划安排的择期结直肠手术患者,应进行机械性肠道准备联合口服非吸收性抗生素的使用。

4）保温和维持吸入氧浓度:术前保温、增加吸入氧浓度,这两种干预协同作用,维持组织较高的血氧含量,很可能减少 SSI 的发生。建议所有手术做好术前保温和增加吸入氧浓度,在麻醉复苏室应保温和持续吸氧 2 小时。患者拔出气管插管后最好使用呼吸面罩吸氧,如果患者很难接受,至少使用简单的加湿吸氧面罩吸氧 2 小时。

5）手卫生:含水和乙醇成分的手消毒剂已逐步取代传统的刷手。一些对比研究表明两者效果没有差异,建议在使用时应密切关注厂商说明。

（2）术中准备

1）不应该剃毛发:如果毛发影响手术操作,应在手术室外剪去毛发;如不影响操作,不建议术中剃毛发,推荐使用氯己定醇进行皮肤准备。

2）使用手术刀切开皮肤：通常用手术刀划开皮肤切口而不使用电刀。因为没有令人信服的研究支持使用哪种刀对预防 SSI 更好，再加上能源和电刀管理有很大可变性，强烈建议使用冷刀。

3）切口创面保护：手术过程中切口创面保护很重要。开放性伤口及微创手术使用切口保护器对手术切口的保护效果是有 1 级证据的。强烈建议使用抗菌手术薄膜。

4）更换手套：已被证实手术开始 2 小时后，有 8%～50% 手套是穿孔的，因此强烈建议所有手术人员，在手术后 2 小时更换手套。

（史庆丰　陈文森　王广芬）

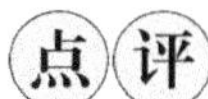

手术部位感染（SSI）是外科"灾难性并发症"，结直肠手术 SSI 发病率更高达 15%～30%。患者发生 SSI 会延长住院时间，增加住院费用，给患者的家庭及社会带来了巨大经济负担。而诸多证据证明 SSI 是能预防的，两位外科专家强调了一些相对容易建立，但需要严格执行的策略和流程。在使用时应综合考虑，可有效减少结直肠手术 SSI 的发生。

（薛文英）

194. 结直肠手术部位感染，你关注了吗

解读文献：《预防结直肠手术部位感染的组合式干预是降低 SSI 和节约医疗费用的有效途径》

文献标题：Care Bundles and prevention of surgical site infection in colorectal surgery.

原文作者：Itani KM.

刊载信息：JAMA，2015，314(3)：289 - 290.

结直肠手术的手术部位感染（SSI）是手术医师及相关人员高度关注的术后并发症，尽管采取了一些防控措施，但是其发病率仍然高达 15%～30%。SSI 发病率高不仅降低了患者的存活率，而且增加了医疗费用和再次住院率。那么如何降低结直肠手术后的 SSI 呢，我们采取的 Bundle 对结直肠手术后的深部切口感染和器官腔隙感染也有效吗？ 能降低患者的住院时间，减少患者的住院费用吗？ 这篇来自 *JAMA* 的研究和专家评论详细解读了结直肠手术 SSI 防控措施及效果。为确定预防手术部位感染的组合式干预措施对结直肠外科 SSI 和医疗费用的影响，2008 年 1 月 1 日—2012 年 12 月 31 日，这家医疗中心对 559 名择期结直肠手术的患者的临床数据和费用数据进行了回顾性研究，并评估和比较组合式干预措施在 2011 年 7 月 1 日实施前后的结果。主要结果指标是组合式干预措施实施前后，表浅切口 SSI 率。次要结果有深部手术切口 SSI 率、器官腔隙 SSI 率、伤口开裂、术后败血症、住院时间、30 天内再入院率以及相关住院

引起直接费用。实施干预措施前后的手术患者分别为 346 人(61.9%)和 213 人(38.1%)。通过分析，对患者的年龄、性别、体质指数、糖尿病、最近的化疗和放疗、手术总时间、是否使用腹腔镜、手术是否包括直肠等因素进行匹配。结果显示：实施组合式干预可降低表浅切口 SSI 率(19.3% vs 5.7%，$P<0.001$)和术后菌血症发病率(8.5% vs 2.4%，$P=0.009$)。在深部手术切口 SSI 率、器官腔隙 SSI 率、切口开裂、住院时间、30 天内再入院和直接费用等指标方面，两组差异无统计学意义。但对组合式干预实施患者进行亚组分析显示，表浅切口 SSI 产生的直接费用增加 35.7%(13 253 美元 vs 9 779 美元，$P=0.001$)，住院时间增加 71.7%(7.9 天 vs 4.6 天，$P<0.001$)。研究结果说明预防 SSI 的组合式干预措施可显著降低结直肠手术后 SSI 率。SSI 相关费用的增加表明，组合式干预措施是降低医疗保健相关费用的有效途径。

（刘聚源　赵丽华　吴春霖　乔甫）

点评

有很多高质量的证据证明组合式干预措施预防结直肠 SSI 的效果，包括手术开始 60 分钟内静脉输注抗生素（抗生素的剂量取决于体重，再次输注的时间，间隔取决于抗生素的半衰期）；预防用药使用厄他培南而非头孢替坦；术前口服抗生素进行肠道准备；含氯己定醇的消毒剂进行皮肤准备优于聚乙烯吡咯烷酮碘；保持围手术期血糖正常；保持术中正常体温；降低患者的危险因素，如戒烟、控制糖尿病；改善患者营养状况；尽可能实施腹腔镜手术而非开腹手术；预防手术过程中的污染。中等质量的证据显示在围手术期补充氧气对预防手术部位感染有益处。低等级质量的证据提到了围手术期使用抗生素沐浴、局部使用抗菌剂或杀菌剂、抗生素冲洗、使用含抗生素涂层的缝线、伤口密封剂、抗生素浸润的敷料等措施。在控制良好的大型随机试验中，这些措施都表现出了不俗的成绩，然而在现实中实际应用结果并不令人满意，例如，预防用药时，联合使用头孢唑林和甲硝唑对预防 SSI 的效果与单独使用厄他培南的效果一样，甚至优于厄他培南。本研究的这些预防措施包括同时预防性使用厄他培南、口服抗生素进行肠道准备、术中维持正常血糖和体温以及保持伤口敷料至术后 48 小时。护理的过程同样也涵盖在组合式干预措施中，如在进行筋膜关闭前应更换隔离衣和手套、伤口关闭时使用专用的托盘、限制手术间人员出入。还有些缺乏良好证据支持的措施也包含在组合式干预措施中，包括机械肠道准备、使用筋膜伤口保护装置以及在每日去除敷料后用氯己定清洗切口。出院时，应教育患者预防手术部位感染的重要性，同时告知患者继续每日使用氯己定清洗切口直至术后 1 周。早先，对预防 SSI 组合式干预（内容相似）的单一机构或大型合作观察性研究显示了令人鼓舞的结果，大多数措施显示了对表浅 SSI 的预防作用。在退伍军人事务系统（VA）中，2004 年开始实施外科护理改善计划（SCIP），包括预防 SSI 的组合式干预措施，但是没有降低 SSI 发生率。预防 SSI 的组合式干预措施等结果差异可能与组合式干预措施内容的变化以及它在各个机构或系统的适用性有关。

本研究的局限之一在于，组合式干预措施对深部切口感染和器官腔隙感染没有影响。尽管深部和器官腔隙感染严重，但是与表浅 SSI 相比，它们并不常见，而且不好被解释也不容易监测。深部切口感染和器官腔隙感染很可能是由于术中技术失败造成的，如手术操作或随后的吻合口瘘导致的污染。本研究的组合式干预措施并没有包括护理流程，而且需要进一步评估该流程降低深部切口感染和器官腔隙感染的作用。研究者已经意识到他们医院 SSI 的高发生率，制定了组合式干预措施，其依据一部分来源于 SCIP，一部分基于循证证据，而且还包括其他条款，如手术间人员出入和伤口照护，这些都是在他们医院可能有问题的。也许研究者们是成功的，因为他们获得了 3 名结直肠外科医师和其他利益相关者的支持，他们积极参与并制定其认为重要的措施。

（葛茂军）

195. 降低结直肠手术后手术部位感染计划

解读文献:《降低结直肠手术部位感染计划：一项国家外科质量改进项目推动多学科中心的经验》

文献标题:Colorectal surgery surgical site infection reduction program: a National Surgical Quality Improvement Programe driven multidisciplinary single-institution experience.

原文作者:Cima R, Dankbar E, Lovely J, et al.

刊载信息:Journal of American College of Surgeons, 2013,216:23 - 33.

结直肠手术部位感染（SSI）是胃肠道手术最常见的并发症，既往研究显示，结直肠 SSI 的危险因素有肥胖、高血糖、恶性肿瘤、输血等，也有大量研究对降低结直肠 SSI 率的措施进行探索。然而，结直肠 SSI 往往是多因素综合作用的结果，很难通过采取某种单一的干预措施降低感染率。*Journal of American College of Surgeons* 杂志上发表了一篇由国家外科质量改进计划（ACS－NSQIP）组织开展的一项降低结直肠手术后 SSI 计划的研究，这项研究在一家学术型三级医疗中心开展，研究数据来源于 ACS－NSQIP。该医疗中心成立了由手术医师、质量顾问、感控专家、结直肠手术单元护理主管、药剂师等 14 个学科组成的一个多学科团队，来建立促进降低结直肠 SSI 的集束化干预措施。ACS－NSQIP 数据用来描述 2 年间 SSI 情况。2011 年 1 月制定并开始实施围手术期多项干预措施（表 195－1）。每月使用 ACS－NSQIP 数据追踪项目进展。研究结果显示 2009—2010 年结直肠手术后手术部位总感染率为 9.8%。实施降低 SSI 集束化干预措施 1 年后，总感染率和表浅切口感染率显著下降，分别为 4.0%、1.5%（$P<0.05$）。器官/腔隙感染下降至 2.6%，但无统计学意义（$P=0.10$）。通过这项研究显示多学科团队设计的降低结直肠 SSI 组合式措施明显降低了结直肠 SSI 率。

表 195－1　降低结直肠 SSI 组合干预措施

时　机	项　目	措　施
手术前	患者清洁	早上更换氯己定毛巾
		手术前一晚或者手术当天氯己定沐浴
		阅读并理解预防手术部位感染小册子
手术中	抗菌药物管理	确保 SCIP 措施落实的依从性：①选择合适的抗菌药物；②切皮前 60 分钟内使用；③预防用药不超过 24 小时
		手术时间达 3～4 小时追加一剂头孢唑林
		Chloraprep 消毒——使用合适的量保持充分消毒视野
	筋膜缝合	使用缝合托盘缝合筋膜和皮肤
		工作人员缝合筋膜前更换手套
手术后	患者和手卫生	很好地执行手卫生
		移除辅料后使用氯己定沐浴
		手卫生设备可及
		使用标语鼓励进行手卫生
		患者很容易得到 Purell 牌卫生湿巾
出院后		确保术后 48 小时内移除敷料
		出院带药：4 盎司/瓶的氯己定
		患者教育：伤口护理和感染症状的识别
		护士电话随访

（喻玲丽　陈文森　邓粮　胡潇云　徐子琴）

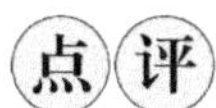

点评

　　记得 2002 年和李六亿教授、胡必杰教授等参加美国 APIC 年会时，美国刚好启动国家外科质量改进计划（ACS－NSQIP）。该计划实际上是一个多学科协作共同改进外科质量（包括预防 SSI）计划，多学科包括外科医师、质量管理、感染控制、感染病、手术室、护理学、消毒学、疾病预防控制等多个部门，至今 15 个年头已经取得可喜的成绩。"降低结直肠手术后手术部位感染计划：国家外科质量改进计划驱动的单中心经验"显示在一家研究型三级医疗中心，根据 NSQIP 要求采取多（15）学科协作模式，收集 SSI 数据，制定并实施围手术期干预措施后，总的 SSI 发病率和表浅切口 SSI 发病率显著下降。这说明通过多学科团队设计、降低结直肠 SSI 的组合式干预措施，能明显降低 SSI 发病率。而细观这些组合式干预措施，都具有可操作性特点，对其他医疗中心结直肠 SSI 的防控具有较好的借鉴意义。该研究的局限性在于是单中心研究,缺乏干预措施依从性的数据,也不能确定哪项措施贡献大。同时本研究还提出一个问题,为什么实施这些组合干预措施未能降低结直肠手术后的腔隙感染(腹腔感染)?

（吴安华）

196. 围手术期用药,临床医师为什么不愿意按照规范来

解读文献:《澳大利亚新南威尔士州围手术期用药指南的依从性:影响因素的鉴别和回归分析》

文献标题:Adherence to surgical antibiotic prophylaxis guidelines in New South Wales, Australia: identifying deficiencies and regression analysis of contributing factors.

原文作者:Knox M C, Edye M.

刊载信息:Surgical Infections, 2015, 17(2):422-426.

临床医师不按照规范用药,是一个老大难的问题。澳大利亚研究者们研究了两家医院:澳大利亚新南威尔士州首府 Blacktown 医院(BH)和利斯摩尔基地医院(Lismore Base Hospital, LBH),对 2013—2014 年两个 12 月周期进行回顾性分析。通过简单随机抽样($n=200$ 每家医院)选出 400 例腹部普外手术患者,通过回顾性查看医疗记录方式,将预防性抗菌药物治疗方案与澳大利亚的用药指南进行比较,包括抗菌药物的药物选择、剂量、给药时间和疗程。当手术持续时间超过药物的半衰期,追加一次。如果处方没有记录,判定为没有预防性给药。根据出现预防用药的错误为 1 种或多种来计算错误次数,表现为每类错误的总和。尽可能地将错误类型进行分类。结果显示临床医师违背规范的手术情境,不外乎以下几种:①急诊手术;②开腹手术;③工作时间以外的手术。经单因素分析发现,以上三类手术,按规范的依从性均较低,两家医院情况类似。经多因素分析发现,在 BH 组($P<0.001$)和 LBH 组($P=0.020$)中,急诊手术均为错误预防用药的独立影响因素。总体而言,两家医院依从性均较低。两家医院对指南的总体依从性分别为 16.5%(BH)和 19.5%(LBH)。在每家医院,患者预防用药率超过 95%,其中 4% 的患者被不恰当的拒绝给药。疝修补术围手术期用药依从性最高(BH=68.6%,

LBH=59.6%),阑尾切除术和胆囊切除术依从性最低(BH=1.3%, LBH=4.8%)。最常见的错误为"选药错误",尤其是甲硝唑的漏给(BH=33.5%, LBH=27.3%;$P=0.16$),将第一、第二代头孢菌素替换为新一代的头孢菌素(BH=22.2%, LBH=47.9%;$P<0.01$)。给药时机错误也较常见,最典型的是给药时间过早。

（史庆丰　徐子琴　孔晓明）

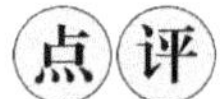

国际上,对于围手术期用药基于循证的指南不断更新,对于指南执行的依从性,研究尚少。早期的临床医师选药,是在"术后感染风险"和"抗菌药物副作用"之间寻求平衡,如今更应该考虑到"耐药"这一重要因素。这项研究给澳大利亚的临床医师和管理人员提供了一个洞察当地情况的独特视角,从而开始改善预防用药情况。鉴于急诊手术对围手术期用药的影响程度,下一步应在急诊手术较多的急救机构中加强关键干预措施的实施,以及进一步研究抗菌药物的使用与临床意义的相关性。

（高晓东）

197. 术中腹膜内化疗，会影响 SSI 吗

解读文献：《术中腹膜内化疗对胃癌患者器官/腔隙手术部位感染的影响》

文献标题：Impact of intra-operative intraperitoneal chemotherapy on organ/space surgical site infection in patients with gastric cancer.

原文作者：Liu X, Duan X, Xu J, et al.

刊载信息：Journal of Hospital Infection，2015，91(3)：237－243.

手术部位感染（SSI）的各种危险因素如年龄、超重、手术持续时间、失血等已经被识别。胃癌患者腹膜内化疗是术中的一般程序，但是并未评估腹膜内化疗对 SSI 的影响。见惯了年龄、体重、手术持续时间、失血等常见的 SSI 影响因素，你是否认为 SSI 的危险因素就是这些了？术中腹膜内化疗，也许你以前没有听过，但是，它真的是胃癌患者 SSI 的重要危险因素之一。来自广西医科大学附属肿瘤医院的学者发表在 *Journal of Hospital Infection* 上的研究，评估了术中腹膜内化疗是否是胃癌患者术后发生器官/腔隙感染的关键因素。此项研究的对象是 2008 年 1 月—2013 年 12 月所有在胃肠外科做过手术的胃癌患者。比较接受术中腹膜内化疗患者和未接受术中腹膜内化疗患者的器官/腔隙 SSI 率，通过单变量和多变量回归分析对器官/腔隙 SSI 的危险因素进行分析。同时鉴定了器官/腔隙 SSI 的微生物。在纳入符合标准的 845 例患者中，356 例患者接受了术中腹膜内化疗，器官/腔隙 SSI 率高于未接受术中腹膜内化疗的患者（术中腹膜内化疗患者 SSI 率 9.01%，未接受术中腹膜内化疗患者 SSI 率 3.88%，$P＝0.002$）。单变量分析证实这一结果有意义（比值比 2.443，$P＝0.003$）。另外，未接受术中腹膜内化疗的患者平均住院日为 20.91 天，95% 的置信区间为 19.76～22.06，而接受术中腹膜内化疗的患者住院日 29.72 天，95% 的置信区间为 25.46～33.99；$P＝0.000$。该结果也提示术中腹膜内化疗与更多的革兰阴性菌感染有关。

（刘聚源　陈文森　赵丽华　乔甫）

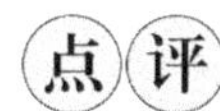

这是一个很有趣的研究，作者的选题紧密结合临床医师与感控人员十分关注的问题，即手术中腹膜内化疗是否会增加 SSI 的发病率，以及可能产生的后果，设计基本合理，结果也是令人信服的。结论是术中腹膜内化疗增加手术患者腹腔感染（SSI 中的腔隙感染）的发病率，并且延长患者住院日。尽管对于晚期胃癌，手术＋化疗是最佳的治疗方案，可以提高生存率，但是由此引发的问题是癌症患者免疫力低下，手术＋化疗极易发生 SSI。权衡利弊，孰轻孰重，仍需进一步研究，尤其是多中心、随机临床对照试验，同时合理设置评价指标，如感染发病率、住院时间、住院费用以及对患者预后的最终影响，尤其是后者。这对进一步确定术中化疗的地位及如何预防术中化疗相关腹腔感染非常关键。

（吴安华）

198. 手术时间对手术部位感染的影响，"弱"还是"强"

解读文献：《手术时间能否影响全膝关节置换术的感染率》

文献标题：Does operative time affect infection rate in primary total knee arthroplasty?
原文作者：Naranje S, Lendway L, Mehle S, et al.
刊载信息：Clinical Orthopaedics and Related Research，2015，473(1)：64 - 69.

全膝关节置换术（TKA）后感染，不仅是危及患者生命的严重并发症，而且会给患者造成极大的精神与心理负担。因此，减少和预防术后感染至关重要。目前大多数的文献都表明手术时间延长可能增加全膝关节置换术后感染的风险，而手术时间延长与何种因素相关的报道较少。为此，美国明尼苏达大学医学院骨科医师 Naranje 博士在排除了各类混杂因素后，对手术时间和术后感染的影响做出了研究。该研究回顾性地评估了 2000 年 3 月—2012 年 8 月登记在册，进行一期全膝关节置换术患者。在排除了年龄、性别、BMI 以及美国医疗保健与研究质量机构（AHRH）合并症评分后，利用 Cox 比例风险模型来评价手术时间与因感染而进行二次手术的关联性。结果显示，一期的全膝关节置换术共计 9 973 例，其中 73 例因感染进行了二次手术（占 0.73%）。在排除了年龄、性别等混杂因素后，手术时间对于术后感染并无显著影响；手术时间每延长 15 分钟，因术后感染而二次手术的风险增加 15.6%（$P=0.053$，95% CI：0.0%～34.0%）。此外，排除性别因素，BMI 每增加 5 个单位，手术时间平均增加 1.9 分钟（$P<0.0001$）；手术时间随着手术经验的增加而减少，但是在约 300 例及以上手术时，手术时间趋于稳定。

（史庆丰　陈文森　廖丹）

点评

手术时间只是众多导致感染风险增加的因素之一，其受到多种混杂因素的影响。该研究显示 BMI 指数和外科医师手术经验均可影响手术时间，在排除了年龄、性别等混杂因素后，手术时间对于术后感染并无显著影响。

（高晓东）

199. 让大数据揭开术后并发症背后的神秘面纱：手术时间

解读文献：《手术时间多长才算是太慢了：来自田纳西州外科质量合作协会的分析》

文献标题：How slow is too slow correlation of operative time to complications：an analysis from the Tennessee Surgical Quality Collaborative.
原文作者：Daley BJ, Cecil W, Clarke PC, et al.
刊载信息：Journal of the American College of Surgeons，2015，220(4)：550.

手术患者发生术后并发症（包括感染）的危险因素很多，手术时间通常被认为与术后并发症的发生有一定关系。那么，手术时间是如何影响术后并发症的？对于某类特定手术，手术时间的安全限值是多长呢？为此，美国田纳西州外科质量合作协会对 21 个合作医院的国家外科质量改进计划（NSQIP）

数据进行了分析,针对手术时间长度与术后并发症(SSI,肺炎,脓毒症)的关系进行详细研究。该研究共计纳入 35 种普外和血管类手术(如乳腺、结肠切除术等)共 104 632 个手术病例,对数据进行风险调整,计算确定标准的手术持续时间,并记录 NSQIP 结局及并发症发生率。结果显示,若以手术时间少于标准手术时间的 95% 置信区间的上限($n=$ 99 741)定义为"手术时间不长",则"手术时间不长"的患者尿路感染、器官-腔隙手术部位感染、败血症/感染性休克、插管时间延长和肺炎的发生显著减少。反之,"手术时间长"的患者,除了上述并发症外,深静脉血栓形成、深部切口感染和切口裂开发生率均升高。每 1 000 个患者的手术时长中,有 116 个"时间长"的手术出现。每小时每 1 000 个患者中,平均有 14.4 人发生手术部位感染;感染风险始于手术开始 42 分钟后;死亡、肺炎、插管时间延长的风险始于手术开始之前;脓毒症的边际时间风险最高,手术时间比标准时间每额外增加 1 小时,发生风险增

加 16.6 倍。对其中的 25 146 台清洁手术进行分析,尽管手术并发症发生率仅为 4.5%,但是手术时间增加与手术并发症仍旧存在显著相关性($P<$ 0.001)。

(史庆丰　覃金爱　马慧　王凤田)

(点)(评)

手术持续时间与术后并发症的发生息息相关,手术时间若超过标准时间会带来更高的 SSI 发生风险。本研究结果提示手术医师熟练的外科操作技术、术前肺部训练以及基于手术时间为患者提供精确的结局评估与咨询服务均有助于降低术后并发症的发生概率。这些数据可直接用于外科医师的个体化咨询服务,通过减少手术时间来改善术后结局。

(高晓东)

200. 手术部位感染防控,所有循证干预是否都有效

解读文献:《评估基于循证证据的组合干预措施预防手术部位感染的效果:一项临床随机对照研究》

文献标题:Evaluating an evidence-based bundle for preventing surgical site infection a randomized trial.

原文作者:Babayan RK.

刊载信息:Journal of Urology,2010,146(3):263-269.

手术部位感染(SSI)在医疗机构中是一种常见的并发症:在住院接受手术的患者中 SSI 发病率为 2%~5%,是医院感染中最常见的、经济花费最高的感染。据估计每例 SSI 导致术后额外 7~11 天住院日,死亡风险高出 2~11 倍,SSI 每年消耗医疗保健相关经济支出为 35 亿~100 亿美元。国内外相关指南及研究提出了很多干预措施来降低 SSI,取消机械性肠道准备、术中保温、术中加氧等,是否所有的干预措施都有效呢? 本研究选取 2007 年 4 月—2010 年 1 月 241 名择期经腹结直肠外科手术的患者进行观察,通过循证组合干预来评价 30 天内总 SSI 率。结果显示,干预组和标准组总 SSI 率分别

为 45% 和 24%($P=0.003$)。大部分干预组增加的感染病例是浅表切口 SSI(36% vs 19%,$P=$ 0.004)。多因素分析结果显示,排除掉其他 SSI 的传统危险因素外,干预组发生 SSI 的风险是标准组的 2.49 倍(95% CI:$1.36\sim4.56$,$P=0.003$)。

(史庆丰　马慧　徐子琴)

(点)(评)

手术部位感染(SSI)是一个多因素引起的并发症,国内外相关指南及研究也提出了很多干预措施

来降低 SSI,如取消机械性肠道准备、术中保温、术中加氧等,但不是每项干预措施都有效。即便针对 SSI 高危因素采取循证干预操作实践,对 SSI 防控也并非完全有效。该组循证干预操作实践并没有减少 SSI。即使对每一项干预措施进行独立检验,依然没能像预期的那样得到降低 SSI 的结果。组合干预措施在推出前应该经过验证。

(高晓东)

201. 庆大霉素胶原海绵预防人工髋关节置换术后 SSI 效果研究

解读文献:《庆大霉素胶原海绵预防人工髋关节置换术后
手术部位感染的效果:多中心随机对照试验》

文献标题:Effectiveness of gentamicin-containing collagen sponges for prevention of surgical site infection after hip arthroplasty: a multicenter randomized trial.

原文作者:Westberg M, Frihagen F, Brun OC, et al.

刊载信息:Clinical Infectious Diseases,2015,60(12):1752-1759.

髋关节置换术是治疗老年人股骨头骨折最常见的手术类型。文献报道,髋关节置换术的浅表/深部手术部位感染(SSI)发生率为 1.7%～16.9%。在这类老年患者中,一旦发生 SSI,不仅会增加住院日,还会提高病死率和医疗费用。一些研究显示,庆大霉素胶原海绵可以用于预防心脏手术 SSI,对于预防髋关节 SSI,庆大霉素胶原海绵的效果如何?来自挪威的学者于 2011 年 2 月—2013 年 7 月进行了一项多中心随机试验,在 *Clinical Infectious Diseases* 发表了研究结果。这项研究将股骨颈骨折行人工股骨头置换术的患者作为研究对象,随机分配到两组。在髋关节置换术时,一组只接受静脉抗菌药物预防,另一组加用 2 个庆大霉素胶原海绵。根据 CDC 的标准观察术后 30 天内 SSI 情况。共计 739 例患者被随机分配,最终 684 名患者被纳入调整后的意向治疗分析。研究组患者基线资料除性别外两组基线特征类似,庆大霉素胶原海绵组 69% 是女性,对照组 79% 是女性。术后 30 天内并发症两组手术并发症情况分布均匀,差异无统计学意义。主要和次要终点及细菌病原学(调整后的意向治疗分析)结果:庆大霉素胶原海绵组[16/329(4.9%)]和对照组[19/355(5.4%)](相对危险度 $RR=0.91$,95% CI:48～1.79,$P=0.77$)的 SSI 在统计学上无显著差异;两组在浅部组织感染[2/329(0.6%) vs 3/355(0.8%)],$P=0.99$]和深部组织感染[14/329(4.3%) vs 16/355(4.5%)],$P=0.87$]之间无显著差异;两组间细菌分离情况无显著性差异。SSI 发生率的亚组分析显示研究组之间的差异无统计学意义。本研究结果显示,局部应用庆大霉素胶原海绵并不能降低行人工股骨头置换术的股骨颈骨折老年患者术后 SSI 的发生。

(刘聚源　干铁儿　宋舸　杨乐)

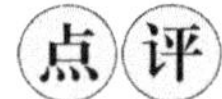

记得庆大霉素胶原海绵(gentamicin-containing collagen sponges)在国外已经使用多年,而且已经在至少 50 多个国家使用。数年前《新英格兰医学杂志》曾经发表多中心随机临床试验论文评估其在预防手术后腹腔感染中的作用,结论是无效的。本文作者通过多中心随机临床试验,探讨了庆大霉素胶原海绵在预防关节置换术后 SSI 的效果,结论也是类似的,并未发现庆大霉素胶原海绵在预防髋关节置换术 SSI 的显著效果。从这两个研究可以看出,看似有效的手段,甚至有较多研究已经显示其效果的手段,通过多中心、随机临床试验,并不能显示效果。提示对感控产品的评价,同样不能人云亦云,必须进行严谨的科学评估。不过从理论上讲,类似庆大霉素胶原海绵的预防作用,实际上是事后预防,由

于其本身置入身体后又成为异物，又成为感染的新
的危险因素，很可能抵消其原始作用。我们强调事
前预防和事中预防，这样会事半功倍，何乐而不

为呢！

（吴安华）

202. 戴手套反而增加门诊伤口护理人员的手污染概率吗

解读文献：《门诊医疗机构医务人员关键诊疗时刻手污染情况》

文献标题：Health care worker hand contamination at critical moments in outpatient care settings.

原文作者：James Bingham MS, Ginnie Abell BA, RN, et al.

刊载信息：American Journal of Infection Control，2016,44(11):1198 - 1202.

随着医疗模式的转变，以社区为基础的门诊医疗机构在数十年间蓬勃发展，这些机构的感染预防也逐渐受到重视。门诊医疗机构医务人员护理患者伤口的手污染情况如何呢？2016 年 1 月发表在 *American Journal of Infection Control* 上的这篇文章探讨了这个问题。该研究选取 4 个伤口护理机构的 17 名医务人员，在他们对 46 名患者进行护理时采样，以确定在护理关键时刻（清洁或无菌操作前、接触体液血液后）他们手上是否有与医疗护理相关的病原体（即耐甲氧西林金黄色葡萄球菌、耐万古霉素肠球菌、多重耐药不动杆菌属和艰难梭菌）存在。结果发现，在 28.3％的患者护理工作中，医务人员手上至少检出 1 种病原体。在清洁或无菌操作前和体液暴露风险后对手采样，污染率均为17.4％。医务人员护理时戴手套的手污染率为 19.6％，而不戴手套的手污染率为 14.6％。得出结论为在门诊机构，医务人员污染的手对传播病原体有显著的风险。加强正确使用手套的培训，护理前执行手卫生以及手卫生依从性监测是减少病原微生物传播的重要解决方案。

（郭群秀　干铁儿　王静　张杰　干铁儿）

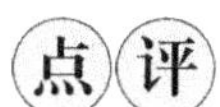

过去 40 年，医疗机构门诊感染风险普遍被认为较低。然而，随着门诊在健康保健中的作用日益凸显，以及所接诊患者的疾病日益严重、护理复杂性逐渐增加等，促使我们重新审视病原体在这些机构的传播，门诊医护人员规范操作、手卫生等也受到关注。本研究以手卫生为切入点，对门诊医疗机构中护理人员的两个手卫生关键时机——清洁或无菌操作前和体液暴露风险后，进行手部病原体检测，结果污染率为 17.4％，提示门诊机构医务人员污染的手对传播病原体有显著的风险；另外研究结果显示，戴手套的手污染率高于不戴手套的手污染率。

该研究提示门诊感染风险不能忽视，需加强对相关人员培训，诊疗护理工作前必须严格执行手卫生，确保手卫生效果方可减少病原微生物传播。

由于该项研究选取的是从事伤口护理的部分门诊医疗机构作为研究对象，其结果可能不代表所有门诊机构。但仍应重视正确的执行手卫生这一简单易行的方案，关注病原体在这些机构传播的风险。

（马红秋）

203. 梅奥诊所最新研究:卵巢上皮癌患者初次术后手术部位感染预测分析

解读文献:《卵巢上皮癌患者初次术后手术部位感染:生存预测和影响因素分析》

文献标题:Surgical site infection after primary surgery for epithelial ovarian cancer: predictors and impact on survival.

原文作者:Tran CW, McGree ME, Weaver AL, et al.

刊载信息:Gynecologic Oncology, 2015,136:278-284.

卵巢癌是女性患者中最常见,发病率排名第二的恶性肿瘤,也是妇科恶性肿瘤死亡率最高的疾病之一。手术结合辅助化疗是卵巢上皮癌治疗的金标准。肿瘤患者经过术后化疗,免疫屏障受损,易诱发手术部位感染(SSI),从而影响患者预后。2015 年梅奥(罗切斯特)诊所的 J. N. Bakkum-Gamez 研究团队向我们展示了卵巢癌初次术后 SSI 发病的危险因素及预后。本研究回顾了 2003 年 1 月 2 日—2011 年 12 月 30 日在梅奥(罗切斯特)诊所行卵巢上皮癌初次手术患者,使用 Logistic 回归模型发现与 SSI 相关因素,利用 Cox 比例风险模型来评估与总存活率(OS)、无病生存率(DFS)相关的患者因素和围手术期因素。在纳入分析的 888 例患者中有 96 例 SSI(10.8%),其中器官/腔隙感染 62 例(65%)、浅表切口感染 32 例(33%)、深部切口感染 2 例(2%)。胃食管反流病史($OR=2.13$,95% CI:1.23,3.71)、手术复杂性(相对于低难度手术来说:中等难度手术 $OR=3.11$,95% CI:1.02,9.49;高难度手术 $OR=8.07$,95% CI:2.60,25.09)、残留病灶(RD)(相对于显微镜可见:病灶≤1 cm $OR=$1.77,95% CI:0.96,3.27;病灶>1 cm $OR=$3.36,95% CI:1.48,7.61)是器官腔隙感染的独立危险因素。浅表切口感染的独立危险因素有体质指数(BMI)增加(每增长 5 kg/m²:$OR=1.41$,95% CI:1.12,1.76)、手术时间延长(每延长 1 小时:$OR=1.24$,95% CI:1.02,1.50)、疾病晚期(Ⅲ/Ⅳ)($OR=10.22$,95% CI:1.37,76.20)。器官/腔隙感染和浅表切口感染是总存活率下降的独立风险因素,危险比(HR)分别为 1.46(95% CI:1.07,2.00)、1.69(95% CI:1.12,2.57)。未发现 SSI 与无病生存率独立相关。初次手术(PS)发生 SSI 与总存活率下降有关。需要找到可使 SSI 下降的可替代的方法从而使 OS 上升。

(郭群秀　廖丹　陈文森)

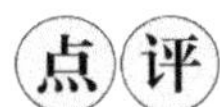

虽然有些 SSI 的风险因素是不可避免的,对于可预防的风险因素是医院感染预防控制专业人员努力的方向。该研究中多变量 Logistic 回归分析显示了卵巢上皮癌手术后 SSI 的风险因素,对于感控专业人员和临床人员来说,发现患者的风险因素并采取针对性的干预预防措施能大大降低术后发生 SSI 的可能性。

(葛茂军)

204. 一起心脏外科术后 SSI 暴发调查

解读文献:《由手术护士引起的心脏手术后胸骨伤口念珠菌感染医院感染暴发》

文献标题:Nosocomial outbreak of candida albicans sternal wound infections following cardiac surgery traced to a scrub nurse.

原文作者：Pertowski CA，Baron RC，Lasker BA，et al.

刊载信息：The Journal of Infectious Diseases，1995,172:817-822.

通常对手术部位感染（SSI）暴发开展调查有一定难度，因为涉及较多的环节、危险因素，还需要良好的团队合作。这篇发表在 *The Journal of Infectious Diseases* 上的研究，其调查思路和过程非常值得借鉴。

（1）事件背景：1989 年，加利福尼亚州卫生部和 CDC 发现一起聚集性事件：A 医院有 14 例心脏术后患者出现胸骨后白念珠菌切口感染。1989 年 5 月，A 医院首次注意到有 9 例心脏术后患者在术后 2～6 周发生胸骨后切口感染，病原菌为白念珠菌。A 医院在 1989 年之前没有白念珠菌感染暴发事件。所有患者都是在 1989 年 2 月以后的术后随访中发现的。A 医院采取防控措施，同年 5 月关闭心脏手术室 11 天；感控人员进行调查但没有发现原因。此后手术室重新开放。1989 年 11 月，A 医院又有 5 例心脏术后患者出现胸骨后白念珠菌切口感染。A 医院只有一个心脏手术团队，该团队在同一城市的另一家医院 B 也进行心脏手术，但 B 医院没有相似事件发生。每家医院提供各自的护士和麻醉师。

（2）流行病学调查

1）病例对照研究。调查采用病例对照研究寻找风险因素。病例定义为 1988 年 8 月 1 日—1989 年 10 月 31 日进行心脏外科手术的 A 医院术后胸骨切口感染患者，术后 90 天内出现切口感染临床证据，切口培养为白念珠菌阳性。为确认病例无误，从实验室调阅在此期间切口细菌培养为白念珠菌阳性的病例。采用 1：3 比例选择对照病例，对照组为胸骨切开后没有发生感染、术后存活超过 4 周的同期手术患者，且内科医师在任一随访时间未发现任何感染证据。采集数据包括术前、术中、术后的患者护理情况、个人暴露因素和手术持续时间。手术室医务人员定植白念珠菌的筛查条件包括使用抗生素和类固醇、灰指甲和白念珠菌感染史。

2）流程、环境和实验室调查。回顾术前、术中和术后患者护理记录并观察实际操作。1989 年 12 月，在连续 3 例以上心脏手术的手术室内放置沉降板。对参加超过 3 台感染病例手术的医师进行采样，采样部位包括鼻腔、鼻咽部、阴道、直肠、指甲和指甲碎屑。1990 年 1 月开始，与所有感染病例有关的医务人员至少每周 2 次对上述部位采样，连续 6 周。所有标本在 A 医院进行微生物学检查。

3）分子水平检测。所有病例标本送至 CDC 进行分子水平检测。5 例标本来自 A 医院外，3 例标本来自 A 医院非手术患者切口之外的部位，均在最后 1 例切口感染病例发现后 6 个月内取得。

（3）调查结果

1）患者基本情况。有 15 例患者满足病例定义，其中 14 例在医院中发现，1 例通过微生物学实验室记录发现。从手术到出现感染的中位数时间为 20 天（10～64 天）。所有分离的白念珠菌均来自胸部切口，大隐静脉切口和胸引流管处没有阳性培养结果。手术医师对切口的描述为红肿无压痛；累及浅表、没有骨髓炎或软骨炎。引流患者中脓性引流物 8 例，血清肿 2 例，发热 3 例。最初培养结果中 11/15（73％）仅有白念珠菌，其余 4 例除白念珠菌外还有其他细菌。所有感染病例门诊口服抗生素治疗，14/15（93％）口服酮康唑，3 例无效，需要住院静脉使用抗生素，其中 1 例手术清创。

2）病例对照研究结果。洗手护士 A 参加了大部分感染病例的手术，体外循环师 O、手术医师 F、巡回护士 B 也参加了大部分感染病例的手术。但他们都是与 A 一起参加的。

手术医师 F 的手术时间明显长于其他医师（中位时间 215 分钟 vs 160 分钟），超过 160 分钟的手术明显多于其他手术医师（OR＝6.4，95％ CI：1.4，33.1）。

洗手护士 A 参加的 15 个感染病例和 22 个对照组病例手术，感染病例组中超过 160 分钟的手术明显多于对照组（79％ vs 43％，OR＝4.6，95％ CI：0.9，23.2），平均开放时间超过 76 分钟（79％ vs 38％，OR＝4.9，95％ CI：1.0，24.7）。

3）流程和环境调查。包括洗手护士 A 在内的手术室工作人员没有破坏无菌操作。没有工作人员报告有感染或定植白念珠菌，也没有局部用药或口服类固醇。护士 A 报告几年前曾有反复发作阴道感染，通常在局部用药有反应后使用口服抗生素。在过去一年没有症状。所有手术室工作人员，包括护士 A 和 B、手术医师 F、体外循环师 O 的培养均为白念珠菌阴性。手术室环境沉降板培养也均为白念珠菌阴性。

4）术后随访。1990 年 1 月发现 1 例 1989 年 12 月手术的患者（调查结束后）胸骨后切口感染培养出白念珠菌。A 护士是这台手术的洗手护士。1990 年 1 月 A 护士自愿调离心脏外科，此后再未发生白念珠菌胸骨后切口感染。

（郭秀群　石尚世　葛茂军　江佳佳）

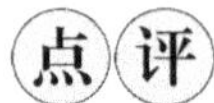

医务人员念珠菌定植造成该起暴发，虽无直接证据，但大量的临床流行病学分析将重点集中在护士 A 上。最后，该护士调离，暴发终止。整个调查过程非常规范，值得学习借鉴。医务人员定植引发感染的案例不少。在对白念珠菌、金黄色葡萄球菌等引发的感染暴发调查中，要考虑到医务人员定植菌造成的可能性，需要对医务人员进行筛查。筛查的目的不是不让其工作，而是找到感染源，采取措施切断传播途径，比如去定植、隔离防护等。调查的目的不是个人惩罚，个人惩罚只会造成掩盖真相，从而导致更大的事件发生。

（葛茂军）

205. 手术器械污染造成眼科和骨科 SSI 暴发

解读文献:《手术器械污染造成 SSI 暴发》

文献标题:Surgical site infections linked to contaminated surgical instruments.

原文作者:Dancer SJ，Stewart M，Coulombe C，et al.

刊载信息:Journal of Hospital Infection，2012,81(4):231-238.

短时间内清洁手术手术部位感染（SSI）率突然增多，应高度怀疑发生了聚集或暴发事件。本研究的暴发事件发生在 15 例骨科植入物手术患者和 5 例眼科手术患者中。2009 年 4 月，研究医院的骨科主任反映最近清洁手术中 SSI 突然增加。既往髋关节和膝关节置换术的感染率是 0，最近一个月内有 5 例关节置换术患者发生 SSI。

（1）暴发调查委员会开始进行调查

1）观察性检查和筛查活动:病房、手术室的操作，手卫生依从性，环境检查。

2）回顾性调查:患者标本微生物学分析、患者活动和位置、每个患者的手术室和临床负责团队调查。

3）具体措施：

- 调查两间手术室的层流系统。
- 骨科病房的环境清洁。
- 评价医院抗生素使用政策。
- 开展工作人员医院感染防控教育。
- 鼓励进行多方面的手卫生项目。
- 在工作人员中推进"清洁标兵 cleanliness champion"培训。
- 评估医院预防 SSI 指南、手术室和病房的清洁具体执行情况。
- 检查指定病房中清洁骨科患者防护政策落实情况。
- 分析暴发期间的工作人员状况和技能情况。
- 评价手术室去污过程和特殊敷料准备过程。
- 培训工作人员伤口敷料的管理。

（2）现场调查结果及干预

1）两间骨科手术室的层流天花板上有大量血液喷溅。

2）手术室工作人员反映无菌器械包经常出现潮湿或手术器械生锈。

3）手术医师反映经常在手术中发现器械丢失、破损甚至污染。

4）在调查过程中，9 月的一周中又新增 3 例 SSI，包括 2 例术后眼内炎。而眼科患者的病房和手术室与骨科不同，这些患者的共同因素可能就是手术器械污染。在骨科 SSI 暴发前、暴发时，眼科还有另外 3 例术后眼内炎。

　　5）立即停止所有眼科手术,对消毒供应中心的高危手术器械进行检查,即眼科、骨科和血管外科。

　　6）所有患者微生物培养结果中大部分对头孢呋辛耐药,医院更换手术预防用药:头孢呋辛加氧氟沙星、庆大霉素和万古霉素。眼科患者使用包括氯霉素眼药水在内的局部抗生素。

　　7）层流手术室微生物采样,对手术包进行破损、锈迹和潮湿方面的检查,并对手术包进行采样。

　　（3）感染患者的结局

　　1）15 例骨科患者均静脉使用抗生素,6 例需要清创或冲洗手术,5 例需要以后进一步手术;1 例假体松动,正在行尿路结石手术;1 例死于恶性肿瘤,6 例没有手术而康复。

　　2）5 例眼内炎的患者均需使用多种抗生素和紧急玻璃体切除术,2 例需要再次玻璃体切除,1 例有明显的视力减退,4 例最终康复。

　　（4）调查结果

　　1）10 个月的调查期间,15 例骨科患者发生 SSI,5 例眼科患者发生术后眼内炎。

　　2）对调查患者的系统性分析没有发现共同区域、共同问题和共同人员。

　　3）微生物培养结果:

- 8 例骨科患者第一次培养出皮肤菌群 CoNs,伴有或不伴有粪便细菌（肠球菌）。

- 1 例是皮肤菌群和杆菌属。

- 5 例在院患者培养出肠球菌和/或大肠杆菌（4 例）和 MSSA（1 例）。

- 再次手术的患者中,从脓液、组织、穿刺吸引和棉拭子中培养出 CoNs（3 例）,杆菌属（1 例）,2 例患者没有生长。

- 眼内炎的患者中,4 例培养出 CoNs,其中 1 例是第一次培养,其余是第二次培养;1 例患者在第二次玻璃体液中培养出杆菌。

　　4）手术包采样结果:

- 总共 20 个手术包。其中 10 个手术室工作人员检查时发现潮湿或者有水迹,9 个随机从手术室中选取。

- 8 个目测污染的手术包内层和/或手术器械培养出杆菌属和/或 CoNs。

　　5）消毒供应中心现场检查:

- 目测布满灰尘,明显维护不良。

- 没有超滤水,缺少吸引设备,没有明显的消毒药水气味。

- 既无工作人员更衣场所,也未向工作人员提供手套。工作人员穿自己衣服,没有任何的防护设备和手套。没有洗手池。工作人员不清洁双手就能接触无菌包装。

- 5 个压力容器刚经过工程师检测。显示指示卡显色正常。但压力锅内配套的引流架要么没有,要么不能工作。无法保证压力容器内出来的湿包有足够时间进行干燥。

- 压力容器与转运车之间的金属轮已经磨损、碎裂,锈迹斑斑。所有外科器械包装都是没有防水层的纸质包装。

- 日常监管不力,工作人员短缺,培训不足。

　　（5）整改建议

　　1）组织管理方面:

- 重新评价全部清洁方案,特别是压力容器区域。

- 管理团队定期组织会议,参会人员包括管理人员、临床团队、感控人员、微生物人员和消毒灭菌服务人员。

- 医院工作人员定期对各项消毒事宜进行检查,评估操作,更新操作规范,加强环境和操作的管理。

　　2）人员培训方面:

- 加强工作人员培训,加强对消毒灭菌全过程进行检查和处理。

- 定期评价工作人员的培训状况,全方位监督。

- 加强手术室工作人员培训,建立手术器械包的检查规范和不安全器械包装的报告机制。

　　3）器械包装方面:

- 从高压锅内取出消毒物品时,使用自动防范方法使物品有足够的干燥、冷却时间。

- 对手术器械的包装材料进行评估,更新设备,防止水污染。

- 包装前应对器械进行检查以发现仍有血迹、组织、骨碎片或其他碎屑。

　　4）消毒效果验证方面:

- 定期对已消毒物品进行微生物检查,由获得认证的第三方按照标准的方法学审查结果。

　　5）设备维修检测方面:

- 定期约见压力容器工程师,评估压力容器功能。

- 许可条件下更新压力容器。有经验的工作人员定期监视及时发现湿包。

6）无菌操作方面：

- 检查清洁区域工作人员着装，处理无菌物品时提供一次性隔离衣和手套。

7）环境布局方面：

- 在压力容器区域安装洗手池和擦手纸，但与包装物品、存储区域和容器要有一定距离。
- 开始设备维护和更新计划，包括清洁地板和墙面，重新装修，重新布局，配置家具，固定设备，检查无菌物品冷却和存储架，更换损坏的装载床和转运车，清洁区和污染区之间安装门锁，限制人员流动。
- 加强每天清洁管理，所有存储容器、转运车和高压锅内装载车都要清洁。
- 加强入口和出口清洁工作，每天清洁这些区域。

（刘聚源　葛茂军　江佳佳）

点评

　　手术器械灭菌质量是保证手术安全的重要因素，消毒供应中心也一向是医院感染控制的重要部门。但随着越来越多的地区在探索区域化社会化消毒供应中心的建设，医疗机构需要思考如何应对外包管理，包括外包医用织物清洁消毒的管理。本文献讲述的就是这样一个故事。调查人员层层推进、抽丝剥茧、解开谜团。当然，其中发现的问题更值得实际工作中去关注查核。这家医院的供应中心外包，按照商业模式运作。从调查结果来看，即使是发达国家，医院内部监管不力，再好的社会化管理都是空谈。如果你单位的消毒供应中心外包，作为感控人员该做哪些工作呢？谨记：劳动可以外包，责任无法外包。

（葛茂军）

206. 传统器械盒与一次性器械盒在人工全膝关节置换术中的成本分析及手术部位感染率比较

解读文献：《传统器械盒与一次性器械盒在人工全膝关节置换术中的成本分析及手术部位感染率比较》

文献标题：Cost analysis and surgical site infection rates in total knee arthroplasty comparing traditional vs. single-use instrumentation.

原文作者：Siegel GW，Patel NN，Milshteyn MA，et al.

刊载信息：Clinical Infectious Diseases，2015，60（12）：1752 - 1759.

　　全膝关节置换术（TKA）是一项非常成熟的手术。然而，手术部位的污染或手术器械上的生物负载引起的假体周围组织感染风险一直困扰着骨科医师和患者。外科手术部位感染（SSI）是全膝关节置换术的一种重要并发症。根据美国现有的法律，将细菌带入开放性伤口被视为是可预防的感染，因此用于感染的治疗费用不能保险报销，更为重要的是，感染对患者来说是灾难性的。有研究表明，控制此类感染的成本需要花费 1 783～134 602 美元。因此，

医院和骨科医师都面临着巨大压力。美国学者在 *Clinical Infectious Diseases* 发表了一篇文章，评估传统的、重复使用器械盒与一次性器械盒对 SSI 的影响。研究者比较了使用一次性器械盒（449 例）与传统器械盒（169 例）在人工全膝关节置换术时 SSI 的发生率和成本。平均而言，一次性器械盒与传统器械盒比较：①总的手术时间少花 30 分钟；②一次性器械盒组（$n=1$）相比传统组（$n=5$），SSI 的发生率降低（$P=0.006$）；③在器械清洗时间方面，减少

了 14 分钟；④成本（手术工时）减少了 55.50 美元，成本（消毒供应中心工时）减少50.36 美元；⑤消毒供应和无菌包装成本：每 5 个传统器械减少 375 美元；⑥一次性器械盒增加了 490 美元的初始成本，然而它最终节省了 480～600 美元；⑦一次性器械盒并没有增加程序的复杂性。总之，一次性器械盒可通过降低潜在感染风险和总的住院费用而使患者得益。

（刘聚源　陈文森　万艳春　徐虹）

点 评

本研究用较科学、严谨的方法比较了一次性器

械盒与传统器械盒的特点和成本。成本是制约一次性器械盒广泛使用的关键问题，从单价方面看，一次性器械盒价格较为高昂，但是从长期效应、节约时间、节约再处理成本方面综合考虑，一次性器械盒比传统器械盒有更多的成本-效益。但是，可能会增加医疗废物的总量和处理成本。本研究也有一些局限性，首先，研究对象是单一手术术种，样本量有限，影响了结果的外推；其次，本研究是基于一家医疗机构工资水平计算的成本和产生的效益，可能会有失偏颇；第三，本研究的手术 SSI 发生率高于平均水平，可能也会对结果产生一定的影响。

（高晓东）

207. 重视质量改进，实现人工关节置换手术 SSI"零容忍"

解读文献：《人工关节术集束化感染防控措施对手术部位感染的影响》

文献标题：Influence of a total joint infection control bundle on surgical site infection rates.

原文作者：Fornwalt L，Ennis D，Stibich M.

刊载信息：American Journal of Infection Control，2016，44（2）：239－241.

骨科手术中全膝关节或髋关节置换术相关的手术部位感染（SSI），会导致 3％的死亡率和额外增加 20 785美元的花费。特里尼蒂医疗中心从 2013 年 1 月开始全面实施预防 SSI 的质量改进管理，并结合非接触式环境消毒（脉冲氙紫外线灯）措施，致力于降低人工关节置换术 SSI 发生率。这篇发表在 *American Journal of Infection Control* 杂志的文章，用翔实的数据介绍了通过采取组合干预措施降低人工关节术手术部位感染的经验。本研究采取的干预措施包括两部分：

（1）围手术期照护质量改进和采用非接触式环境消毒方法。围手术期照护质量改进措施为：①术前评估；②术前 MRSA 筛查和去定值；③术前两次氯己定沐浴和手术前使用氯己定消毒皮肤；④使用围手术期标准化医嘱套餐；⑤术后尽早下床活动。

（2）非接触式环境消毒：采用脉冲氙紫外线（PX－UV）照射的非接触式消毒方法，对环境进行消毒。研究显示与常规终末消毒相比，这种环境消毒的方法可以降低 65.3％的染菌量。

2013 年全面采取上述组合干预措施后，与 2012 年相比，12 个月内，全髋关节置换术的 SSI 从 4 例减少到 0 例（$P=0.033$）；膝关节置换术的 SSI 从 3 例减少到 0 例（$P=0.15$），总的人工关节置换术的 SSI 例数从 7 例减少到 0 例（$P=0.015$）（图 207－1）。

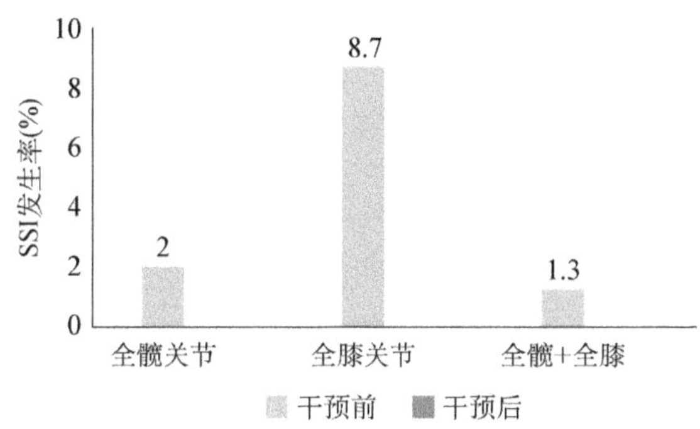

（注：全髋关节、全膝关节、全髋＋全膝关节置换术干预后的 SSI 发生率均为 0）

图 207－1　干预前后全髋关节、全膝关节置换术手术部位感染发生率

大约节约医疗成本 29 万美元。虽然本研究没有足够的证据证明特里尼蒂医疗中心人工关节手术的 SSI 降低与质量改进措施和非接触式消毒方式的应用有关，但是无论如何，实施这些措施的成本远远低于 7 例感染患者的预期治疗费用。因此，实施这些综合干预措施并开展进一步的深入调查对最大限度提高人工关节手术的患者安全是符合逻辑的建议。

（刘聚源　干铁儿　倪作为　覃金爱）

（点）（评）

很多学者认为，只有多种心、大样本量、随机、对照、双盲的临床试验研究才能在高质量杂志发表，其实不然。一项高质量的研究，样本量是一方面，科学、严谨的设计是研究的核心。本研究的场所——英国伯明翰市特里尼蒂医疗中心是一家拥有 534 张床位和 200 位专业医护人员的社区医疗机构，这样的研究场所在我们身边比比皆是，但是很少有人能够给予关注并开展科学、严谨、高质量的研究。虽然在 2012 年该医疗中心的 SSI 发生率已经低于英国全国平均水平，但是机构的决策层仍然坚持全面实施了预防 SSI 的质量改进措施，使人工关节置换术 SSI 发生率降低到"零"。

（胡必杰）

208. 预防手术部位感染(SSI)的最新证据

解读文献：《手术部位感染预防的最新证据》

文献标题：Evidence update on prevention of surgical site infection.

原文作者：Leaper D, Ousey K.

刊载信息：Current Opinion in Infectious Diseases，2015，28(2)：158-163.

流行病学资料显示，英国医院感染率为 6.4%（95% CI：4.7%～8.7%），手术部位感染（SSI）在所有医院感染类型中排第三位（15.7%）。由于可以对许多相关危险因素进行目标性干预，因此 SSI 被认为是最可能被预防的医院感染，尤其在实施组合干预措施时。在国家健康与临床优化研究所（ National Institute for Heath and Clinical Excellence，NICE）发表的 SSI 预防与控制指南的基础上，英国卫生部门推出了高干预性医疗行为（high impact intervention，HII）组合干预措施。自 NICE 发布 SSI 指南建议以来，又有一些更为深入的研究结果：一些研究呈现新的数据或提出可被认为是指南和 SSI 的高影响力的干预新技术；一些研究已证实 SSI 的预防显然是无效的。本文的主要目的是综述这些方面的最新研究证据和进展。

本综述提出了六大要点：①SSI 是常见的医院感染，需要消耗大量的医疗资源；②遵守指南（包括适当去除毛发、合理预防性使用抗生素、围手术期维持正常体温及血糖）能够降低这类潜在可预防医院感染的发生率；③综合干预措施依从性差可能导致 SSI 感染率控制效果不佳，因此需要对其进一步研究以及突出其重要性；④最近的系统评价和 meta 分析显示，术后使用抗菌手术缝线进行伤口缝合能够降低大部分类别手术 SSI 发病率，可考虑纳入综合干预措施；⑤使用 2% 醇基氯己定进行皮肤消毒准备、术后切口负压治疗以及使用抗菌伤口敷料均有可能降低 SSI 发病率，但仍然需要更多的研究来证实其价值，从而决定是否纳入综合干预措施；⑥术前沐浴/淋浴，清洁非修复手术预防性使用抗生素以及围手术期给氧的作用还不确定，但切口保护设施或使用电刀切口不能降低 SSI 感染率。

（1）术前淋浴及皮肤准备：保证手术团队及手术患者在手术当天的个人卫生是毫无争议的，但术前淋浴及使用抗菌剂进行皮肤准备在预防 SSI 方面所起的作用尚未经证实。【研究 1】Cochrane 一篇 7 个随机对照试验的综述（$n=10\ 157$）发现术前淋浴或用氯己定沐浴并不比安慰剂(肥皂洗澡或不洗)更有效。【研究 2】一项更为深入的 10 个研究的系统综述($n=7\ 351$)调查了抗菌剂淋浴数量及类型的影响。关于术前淋浴的最佳数量没有明确的结论,但在其中的 8 个研究中,氯己定可减少皮肤表面微生物。这些研究在试验方法上有许多缺陷,多数检验效能低。此外,皮肤细菌可能并不一定与 SSI 的风险相关。【研究 3】另一个 20 个随机和非随机研究的系统综述($n=9\ 520$)对胸廓、心脏、整形、骨科、神经、腹部或盆腔手术之前,使用三种皮肤消毒剂(碘伏、乙醇或氯己定)进行患者皮肤消毒准备、手术团队手消毒、术前淋浴或使用含抗菌剂切口保护膜对预防 SSI 的效果进行了评估。差异显著不能进行 meta 分析,但术前淋浴似乎可减少皮肤表面细菌污染;然而,对于预防 SSI 效果尚不确定。

(2) 患者皮肤消毒准备:术前常规使用消毒剂(如碘伏或氯己定;水基或醇基)对手术部位皮肤进行消毒处理。关于预防剖宫产术后 SSI,Cochrane 综述了 5 项随机、半随机及群组随机抽样试验($n=1\ 462$),得出结论为术前使用切口保护膜的女性患者 SSI 发生率无显著差异[相对风险(RR)$= 1.29$,$95\%\ CI:0.97 \sim 1.71,P = 0.084$]。其中一个试验($n = 79$)对乙醇擦拭后再使用含碘切口保护膜和仅使用碘伏擦拭而不使用切口保护膜两组方式进行对比,均未发生感染。另一个随机对照试验($n = 849$),对乙醇$+2\%$氯己定与传统水溶性碘伏两种皮肤消毒准备的效果进行了对比,氯己定组 SSI 的发生率明显降低。虽然,目前尚且不能确定术前皮肤消毒准备最有效的方式,但是与水溶性消毒剂相比,醇基消毒剂可能更加有效。

(3) 乳腺及疝气手术预防性使用抗菌药物:乳腺外科手术和疝气手术是否预防性应用抗菌药物仍存在争议。【研究 1】Cochrane 的一篇综述评估了 17 个临床随机实验($n=7\ 843$),研究成人择期开放性腹股沟疝或股疝修补术应用抗菌药物预防 SSI 的疗效。预防性应用抗生素组切口感染发生率明显低于对照组(3.1% vs $4.5\%,OR = 0.64,95\%\ CI:0.5\sim0.82,P=0.000\ 42$),而疝修补术(非补片)术后感染无明显区别。两项研究评估了乳腺癌术后应用抗菌药物预防切口感染的效果。【研究 2】一项 Cochrane 综述评估了 7 个临床随机实验($n=1\ 945$),实验组进行术前或围手术期预防性应用抗

菌药物,对照组未用抗菌药物或采用安慰剂,结果发现预防性应用抗生素组感染发生率明显低于对照组($RR=0.72,95\%\ CI:0.53\sim0.97,P=0.031$)。【研究 3】但是一项双盲 RCT 研究($n=254$)发现安慰剂组和抗菌药物组感染率无差别($17/127,13.4\%,P=0.719$)。这些研究也存在缺陷,一些研究较早而且抗菌药物品种不一,同时还需要考虑产生耐药风险及其花费,因此清洁手术预防性应用抗生素仍不明确。

(4) 负压创面治疗:负压创面治疗被广泛应用于慢性创面的治疗,以促进伤口清创、愈合,减轻渗出液和气味,提高生活质量。将其应用于高风险的术后切口可以预防 SSI。其原理可能是维持伤口边沿连续性(进而减少手术裂开的可能性)、灌注刺激,减少横向张拉、血肿和水肿,保护手术部位以防外来的微生物源。不同的手术类型,例如结肠直肠、胰腺和腹膜表面恶性肿瘤手术、正中胸骨切开心脏手术、血管外科手术、整形外科手术、腹疝修补术均表明,与接受标准治疗的患者相比,接受手术后负压创面的患者较少发生表浅伤口 SSI。鉴于这些早期的研究样本量相对较小,并且结果有争议,在负压创面治疗能够常规地用来减少 SSI 风险之前,需要进一步的效度好的随机对照试验和系统综述。

(5) 术中给氧:术中积极给氧以确保血氧饱和度 95% 以上是最佳防控实践之一。一项 7 个随机对照试验($n=2\ 728$)的系统综述和 meta 分析调查了术中给氧及术后 2 小时恢复期给氧(吸入氧浓度,$FiO_2=0.8$)对 SSI 的影响,给氧组和对照组的 SSI 率没有明显差异(15.5 vs $17.5\%;OR=0.85,95\%\ CI:0.52\sim1.38,P=0.51$)。然而在亚组分析中,排除椎管内麻醉及结直肠手术,两组分析表明有明显的效果,这需要进一步的研究来判断。

(6) 抗菌外科敷料:手术快要结束时通常都会用敷料覆盖切口。是否有必要使用敷料,或者敷料是否应该是透明聚氨酯或可吸收性,目前尚不清楚。Cochrane 的一篇 16 个随机对照试验($n=2\ 578$)的综述调查伤口敷料在预防 SSI 方面所起的作用,发现没有证据表明覆盖伤口可以减小 SSI 发生率。然而,在一个小型的随机对照试验($n=110$)中曾经调查关于结直肠手术患者使用镀银尼龙敷料预防 SSI,使用镀银尼龙敷料感染低于使用纱布敷料($18/54,33\%,P=0.011$),需要进一步的证据去提倡使用抗菌敷料。

（7）切口保护设施：在手术期间使用伤口保护套，保护伤口边缘不受污染，这个观念很吸引人，但切口保护设施，一种基于半软的塑料圆形装置插入到周围附着贴膜的切口处，在临床没有得到常规应用。有些研究显示，切口保护设施可以预防 SSI，例如，一项系统综述和 meta 分析包括了 10 个随机对照研究和两个对照实验（$n=1\,933$）研究了在开腹手术时主要是结直肠手术中使用切口保护设施来预防 SSI；一项应用随机效应模型的探索性 meta 分析提示有潜在的显著获益（$RR=0.60$, $95\%\ CI$：$0.41\sim0.86$, $P=0.005$）。然后，也有研究表明，切口保护设施对于预防手术部位感染并没有作用。例如，一项随机对照研究，ROSSINI 试验显示切口保护设施在预防 SSI 发生上是无用的。

（8）电刀的使用：术中使用高频电刀与手术刀相比有切割速度快、出血少等优点。一项包含了 9 个随机对照试验（$n=1\,901$）的 Cochrane 综述中调查了使用这两种刀对伤口并发症和 SSI 方面的影响，认为在进行腹部手术时使用手术刀或高频电刀是没有差异的（$RR=0.90$, $95\%\ CI$：$0.68\sim1.18$, $P=0.44$；7 个 RCT 研究，$n=1\,559$）。

（9）抗菌缝合线：有实验室证据表明抗菌缝合线（浸渍或涂布广谱抗菌剂三氯生）可以安全、有效地把抗菌剂递送至组织中。早期一些有缺陷和检验效能不足的研究显示了积极效果，近期有三项独立 1A 级证据的系统综述和 meta 分析，结果也显示抗菌缝合线的应用降低了 SSI 发生率。但其中一些研究是有缺陷的，检验效能也不足，对于 SSI 的定义也不同并使用非传统的对照组。这个证据提供了一个强有力的理由，使用载入抗菌剂的缝合线可以减少 SSI。

（刘聚源　闫小娟　覃婷　王珏　陈文才　宫小慧　戴薇郦　刘欢　唐雨萌　潘磊　徐子琴　覃婷　傅建国）

209. AORN 四大核心推荐保驾手术室环境安全

解读文献：《执行 AORN 推荐的环境清洁措施》

文献标题：Implementing AORN recommended practices for environmental cleaning.

原文作者：Allen G.

刊载信息：AORN Journal，2014，99(5)：571 - 579.

近年来环境对医疗保健相关感染发生的影响越来越受到关注。AORN 的环境清洁的推荐措施，是基于循证的对清洁过程提供特殊指导的文献，旨在提供适合的清洁仪器和清洁剂的选择，继续教育和质量改进。这个最新推荐的实践文献重点补充了在一种安全和相互支持的文化下，从个人到团队协作完成的，彻底的清洁的需求。围手术期护士，作为在围手术环境中患者的保护者，应当保障每个患者术后有一个安全干净的环境。外部来源例如环境表面和医疗保健相关感染存在关联。医疗保健环境包括围手术期环境，现在被认为是最主要的感染来源。医疗环境表面累积的灰尘、生物体碎屑以及其他微生物都是医疗保健相关感染潜在的来源。病原微生物包括多重耐药菌（MDROs）的传播风险，仅仅与环境表面病原微生物的存在、在这些表面存活的时间长短和转移到不同种物体表面（例如手和医务人员）的能力有关。尽管无菌操作和无菌是手术室的基础防范措施，预防手术部位和其他感染的措施还是依赖于清洁程度的维护。因此，医疗卫生提供者应当使用有效和高效的清洁步骤来保证清洁和健康的环境。本文简短阐述了 AORN 基于循证的环境清洁推荐措施来指导临床在围手术环境下照顾患者。

2013 年 11 月 AORN 推荐实践报告公告提供了最新的环境清洁推荐措施。推荐的措施基于可获得的证据进行了修订。医学情报研究员查阅了不同国家 2008—2013 年发表的英文文献。主要作者和医学情报研究员还参阅了有关的政府指南和标准来制定建议。这些证据都是通过 AORN 的证据评估模板进行评价：一是强证据或者常规需要，二是中等证据，三是有限的证据，四是各有利弊，五是没有证据。证据等级是关键的问题，因为医疗保健的决策越来越需要基于在科学文献中可获得的最好证据。推荐措施包括所有围手术方面的问题，包括术前和术后、手术室和介入室，以及半限制区域和进行消毒灭菌的区域。此外，除了对环境清洁和消毒过程中如何让患者和医疗保健人员对感染性微生物的暴露最小化提供指导，还补充了医疗保健人员协作完成彻底清洁的必要性。推荐涉及个人的能力、政策和程序，质量改进也被纳入到方法中。新的内容还强调了高频接触的物体，强化环境清洁，清洁方法，清洁的测量。

过去的观点认为围手术环境是单一的医疗保健环境，因此很大程度地实施无菌和灭菌技术。然而，MDROs 如耐甲氧西林金黄色葡萄球菌、耐万古霉素的金黄色葡萄球菌、耐万古霉素的肠球菌、产 β-内酰胺酶的革兰阴性杆菌、艰难梭菌越来越常见，在环境中停留时间更久，很难控制，传播到患者时增加患者的发病率和死亡率。医务人员经常接触的围手术期环境表面会存在这些病原菌传播的高风险，因此常规和高效的清洁很必要。彻底清洁和消毒围手术区域可通过推荐措施文件中的措施促进。因为这些措施基于最好的可获得的证据，在他们的文化中对于患者安全和手术部位感染的减少有深厚的信仰，将推荐措施整合到这些组织常规的政策和程序中会遇到最小的文化改变阻挠。

推荐措施中的观念和过程很重要，因为这会被实验机构评估。有团队和协作方法来清理手术室。创建了文字的清洁程序和目录，包括常规消毒、强化消毒和终末消毒的描述。个人安全和患者安全在清洁过程中受到重视，需要关注对使用的化学和消毒剂成分，传递或者混合这些化学物，使用个人防护用品为了防止血液、体液的暴露以及化学物的接触。

最新的推荐措施包括提供特殊的环境清洁过程指导，如何选择适当的清洁仪器和清洁剂，持续教育和质量改进。建议读者阅读完整的推荐措施来获得对所有建议完整的理解。

（1）建议 1：需要由围手术期护士、灭菌过程，环境清洁、感染预防的多学科人员构成的团队制定围

手术环境清洁的程序和频率，包括清洁剂和化学物的选择，高频接触的物体和表面清洁的时机。文件给多学科团队提供促进这些建议执行可操作的过程，例如当选择一种清洁产品时，团队成员可以根据以下几点评价：

1）是否在环境保护局（EPA）注册和对医院的评价等级。

2）微生物影响。

3）所需接触时间。

4）生产商的使用说明。

5）清洁材料与表面、设备、清洁材料的兼容性。

6）患者群体（例如新生儿和儿科患者、成人）。

7）产品的安全性。

此外，团队还应该确定何时需要加强环境清洁以及制定新建、装修、修理、拆除或灾难后重建时的环境清洁和消毒程序。对于团队来说，确定合适的化学试剂和消毒剂的使用方法很重要。例如，在环境清洁和消毒时，不应使用高水平消毒剂或者液体化学灭菌剂，在环境物体表面消毒时不应该使用化学灭菌剂。同样，个人不应使用乙醇进行大面积的环境表面消毒。因为乙醇不是 EPA 注册合格的环境物体表面消毒剂。

（2）建议 2：应该为患者"提供一个洁净、安全的手术环境"。围手术操作过程中，医护人员应当把地板始终看作处于污染的状态。因此，凡接触地板的物品均被认为是污染的。在给患者使用之前应当消毒。难以清洁或不能耐受消毒剂的非关键设备和物品表面（例如计算机键盘），可以使用保护罩来避免污染。每次使用后，应摘除或者根据厂商使用说明清洁消毒。

（3）建议 3：当患者转运后，应该重新对环境进行清洁消毒。这需要多学科团队参考厂商建议，制定每个患者术后可重复用非关键非渗透的物体表面（例如床垫、止血带袖口、血压袖带或其他仪器设备）的清洁消毒程序。在外科手术和侵入性手术操作过程中如果出现血液、分泌物等体液飞溅导致的污染或潜在可能的污染，应当对这些高频接触物体表面，包括控制面板、开关、旋钮、工作区域和把手进行清洁，并对手术床、手术室地板和墙面进行清洁和消毒。

（4）建议 4：应建立需要对接触隔离或空气隔离的环境清洁消毒和个人防护用品使用的推荐措施，

同时应补充以下情形下特殊的清洁程序（例如多重耐药菌、艰难梭菌、朊毒体、施工、环境污染）。在多重耐药菌感染或定植患者诊疗后应加强环境清洁消毒。例如，患者离开后，除了需要清洁一般性的物体表面，还需要清洁所有高频接触的物表。保洁员在做强化的环境清洁程序时应做好个人防护（戴手套、穿长袍）。在房屋内部或者外部施工或维修、改造时，应及时清洁以减少灰尘和潜在污染物，并评估建筑屏障的有效性。洪水或其他水相关的突发事件的灾后补救，在清除水之后受殃及的区域需终末消毒。

（王广芬　刘聚源）

210. 预防妇产科手术部位感染集束化措施共识

文献标题：Consensus bundle on prevent ion of surgical site infections after major gynecologic surgery.
原文作者：Pellegrini JE, Toledo P, Soper DE, et al.
刊载信息：Obstetrics & Gynecology, 2017, 129:50 - 61.

在美国手术部位感染是美国最常见的手术并发症。子宫切除术是育龄妇女最常做的手术之一，仅次于剖宫产。因此，预防妇产科手术部位感染对于患者安全的集束化措施来说是一个理想的主题。考虑到妇产科手术的数量多，加上感染率及与之相关的发病率和死亡率不断增加，妇女健康促进协会患者安全委员会（美国妇产科医师协会的协作单位）认识到，致力于降低妇产科手术患者的手术部位感染率可带来明显的潜在效益。为推动这项工作，该委员会成立了一个专题工作组，就这一专题制订一个统一的集束化措施。《预防主要妇产科手术部位感染》一文不是规范或引入新的指南，而是将现有指南和基于循证证据的建议进行汇编，便于简易、快速地在各机构内实施。鉴于子宫切除术的普遍性，作者详细讨论了子宫切除术，但是集束化的各项措施适用于所有妇产科手术。这个集束化控制措施分为四个部分：准备、识别和预防、响应、报告和系统学习。四个部分中共有 15 个要素，这些要素应作为实施的最基本点。虽然我们建议尽可能实施每项措施，但可以根据各机构现有的资源来修改一些控制措施便于实施。多学科专家组收到并接纳了委员会多学科成员的反馈意见，共同制订了这项集束化控制措施。除了对实践的建议，每个部分都强调了外科团队成员之间的沟通和合作。提供的建议适用于任何手术环境，旨在减少手术部位感染的发生率。该专家组成员由以下协会成员组成：美国围麻醉期护士师协会、美国妇产科医师学院、美国骨疗法妇产科医师学会、美国麻醉医师协会、美国泌尿外科学会、美国妇女健康协会、美国产科和新生儿护理协会、美国妇科肿瘤协会。

（1）准备（任何机构）

1）为进行妇产科手术（如子宫切除术）的女性做规范的术前护理指导和改善，包括术后伤口护理说明（书面和口头）。

2）有一个制度来说明每个手术团队成员的任务。

3）建立温度调节标准，包括：①手术室环境温度；②患者正常体温。

4）规范预防性抗生素使用品种的选择和使用时间，最好能用医嘱集或核查表。

5）规范预防性抗生素使用的停药时间，最好能用医嘱集或核查表。

6）制定术前和术后恰当的备皮标准。

（2）识别与预防（每个患者）

1）术前使用以下标准评估患者手术部位感染的风险：①血糖水平；②体质指数（BMI）；③免疫缺陷；④耐甲氧西林金黄色葡萄球菌感染或定值与否；⑤营养状况；⑥是否吸烟。

（3）响应（每个患者）

1）利用手术"暂停"机制来解决抗生素预防使用中的剂量、时机等问题以及其他患者特异性的问题。

2）根据患者手术时间、可能发生的肠道切口、阴道污染和失血量重新评估患者手术部位感染的风险。

3）为接受妇产科手术（如子宫切除术）的患者和家庭成员或其他照护人员提供术后护理指导和教育。

（4）报告和系统学习（每个机构）

1）为感染高风险患者建立一整套防控措施。

2）建立一个体系来报告并分析手术部位感染数据。

3）监测过程和结果指标。

4）积极收集和共享所有外科医生的手术部位感染专率数据，作为他们专业实践考核的一部分。

5）进行出院后随访，采用标准化的程序进行主动监控并收集手术部位感染数据。

（石尚世　周密　郑鹏　朱敬蕊　张翔
孔晓明　朱晓露　廖丹　杨乐）

211. 解密澳大利亚重症医学科 CLABSI

解读文献：《澳大利亚 2009—2013 年 ICU 的 CLABSI 感染趋势、病原学和耐药趋势》

文献标题：Central line-associated bloodstream infections in Australian intensive care units：time-trends in infection rates，etiology，and antimicrobial resistance using a comprehensive Victorian surveillance program，2009－2013.

原文作者：Worth LJ，Spelman T，Bull AL，et al.

刊载信息：American Journal of Infection Control，2015，43（8）：848－852.

ICU 中央导管相关血流感染（CLABSI）的监测一直是研究热点，"零容忍"是共同目标。*American Journal of Infection Control* 2015 年 8 月发表了一篇澳大利亚 ICU 的 CLABSI 2009—2013 年流行病学研究，首次描述了澳大利亚多个 ICU 的 CLABSI 时间趋势、不同 ICU 间的感染率、病原学、病原菌的药物敏感性，时间从 2009 年 1 月 1 日至 2013 年 12 月 31 日。研究者利用国家医疗保健安全网的方法，监测成人患者中的 CLABSI，通过医院参与的 Victorian 医疗保健相关感染监测系统（共 29 家医院）获得相关数据。总体来说，调查的 303 968 中心静脉导管使用日发生 384 例 CLABSI 事件，感染率为 1.26/1 000 导管日（95% CI：1.14～1.40）。每年 CLABSI 的风险降低 26%（风险比 0.74，95% CI：0.69～0.80，P<0.01）。根据所在地、部门和教学情况将医院分组，结果见图 211－1。最常见的病原菌为肠球菌（占26.3%），其次为假丝酵母菌（占15.4%）和金黄色葡萄球菌（占 13.3%）。随着时间的推移，由肠球菌、金黄色葡萄球菌和凝固酶阴性葡萄球菌造成的 CLABSI 显著降低。澳大利亚采用国际上公认的监测方法，该方法显示中心导管相关

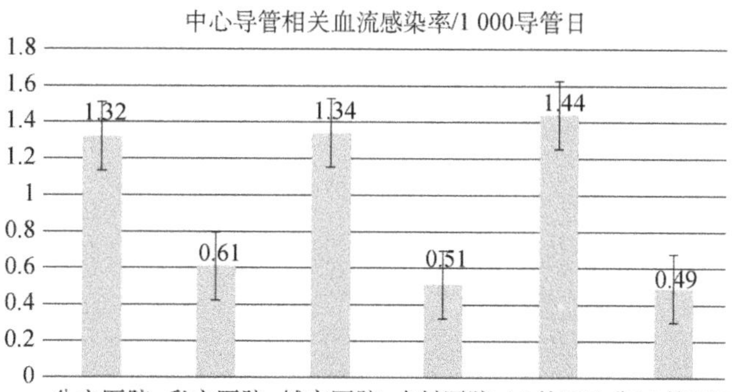

图 211－1　2009—2013 年澳大利亚 CLABSI 按医院或 ICU 分类（与教学医院有关的 ICU 被分为 1A 类型，否则被分为 non-1A。误差线表示 95% 置信区间）

血流感染率与美国的内科/外科 ICU 是具有可比性的，并且在过去的 5 年中，特定病原菌造成的感染下降了。

（赵丽华　乔甫　赵静　孙众）

点 评

这是一项 CLABSI 发生情况和趋势的全国性调查报告，全面呈现了澳大利亚 ICU 的 CLABSI 流行

病学趋势。且研究通过 Victorian 医疗保健相关感染检测系统，使得数据具有广泛可比性。本研究主要发现了在澳大利亚这个医疗资源相对充沛的发达国家，其 CLABSI 感染率为 1.26/1 000 导管日，为我们日后进行国际比较提供了依据。然而，监测数据的解读需要格外谨慎。CLABSI 判断上常面临两个瓶颈：①如果临床医师对于需要送检血培养的患者未送血培养，将会导致 CLABSI 被漏检。尽管我们通常相信在发达国家，临床医师对送检血培养有较好的依从性，但漏送也是常发生的。本研究并未提供血培养送检的情况（也就是在该送的患者中有多少实际上送了；至少提供横断面调查数据），因此，不排除存在 CLABSI 漏检的情况。②CLABSI 的判断需要排除其他感染部位来源，而血培养阳性到底

是继发于其他部位感染，还是与导管有关，判断常较为主观，尤其是 CLABSI 监测者大多数都不是临床医生。判断不当，可能造成 CLABSI 判断的假阳性或假阴性。本研究中发现最常见的 CLABSI 病原菌为肠球菌，与公认最常见的是凝固酶阴性葡萄球菌的情况有所不同。肠球菌可定植于皮肤，也是 CLABSI 的常见病原菌，但不排除其中部分病例来自于腹腔、胃肠道和泌尿生殖系。此外，本研究虽然提到采用了国际公认标准进行监测，但采用公认标准并不代表在监测实践中就严格执行了。因此，监测需要有很好的质控，否则数据可能具有较大的偏移。

（宗志勇）

212. 论 ICU 中心静脉导管相关血流感染对住院死亡率的影响

解读文献：《ICU 中心静脉导管相关血流感染对住院死亡率的影响：一项单中心风险调整分析》

文献标题：The influence of intensive careunit-acquired central line-associated bloodstream infection on inhospital mortality: A single-center risk-adjusted analysis.

文献作者：Wong SW, Gantner D, McGloughlin S, et al.

刊载信息：American Journal of Infection Control，2016，44(5)：587 - 592.

中心静脉置管已成为 ICU 内不可或缺的治疗手段，预防中心静脉导管相关性血流感染也逐渐成为 ICU 的十大安全目标之一，如何预防更成为 ICU 及医院感染预防控制管理科工作的重中之重，那么应该采取哪些措施才能行之有效地降低感染率，就需要像本研究团队一样，深入研究中心静脉导管相关性血流感染的危险因素以及与 ICU 死亡率之间的关系，进而采取有针对性的控制措施。这篇 2016 年发表在 *American Journal of Infection Control* 的研究性论文，探讨了 ICU 内中心静脉导管相关性血流感染（CLABSI）和住院死亡率间的风险调整的联系。研究对一个拥有 45 张床位的 ICU 进行了近 6 年的回顾性观察性调查。选择 2008 年 7 月 1 日至 2014 年 4 月 30 日期间，ICU 中未进行体外膜肺氧合治疗，且进行中心静脉置管的住院患者（ICU 停留时间＞48 小时）。自 ICU 和感染预防控制数据

库内提取相关数据。构建多变量 Logistic 回归模型以确定 ICU 获得 CLABSI 的危险因素。对住院死亡率的 Logistic 回归分析中还包括患者住院期间发生 CLABSI 的倾向性。

研究共纳入 6 353 例患者，其中 46 例患者被确认发生 CLABSI。ICU 的 CLABSI 发生率为 1.12/1 000 插管日。ICU 内发生 CLABSI 的重要独立危险因素有：双腔导管置入（$OR = 2.59$，$95\% CI$：$1.16 \sim 5.77$）、置管天数超过 7 天（$OR = 2.07$，$95\% CI$：$1.06 \sim 4.04$）、2011 年之前置管（$OR = 2.20$，$95\% CI$：$1.22 \sim 3.97$），ICU 内获得 CLABSI 与更高的死亡率之间有粗略的关联，虽然调整 CLABSI 发生的倾向性会降低这种关联（$OR = 1.20$，$95\% CI$：$0.54 \sim 2.68$）。因此，尽管导管相关感染本身并非高死亡率的独立危险因素，但 ICU 内发生 CLABSI 的高倾向性与高死亡率之间独立相关。延

长的置管时间或许是 ICU 发生 CLABSI 的一个关键的危险因素,也可能作为持续性器官功能障碍的一个标志来预示死亡率。

（罗万军　潘瑜　徐子琴　孙众）

点评

本研究与以往研究比较的主要特点在于构建了多变量 Logistic 回归模型,来预测 CLABSI 对患者死亡的影响,这样有助于减少单因素分析所带来的偏差。本研究发现 CLABSI 本身虽然并不是高死亡率的独立危险因素(与以往通常所认为的 CLABSI 本身将使患者死亡率增高不同),但 ICU 内发生 CLABSI 的高倾向性与高死亡率之间仍相关。本文存在的一些不足,限制了将其结论外延到其他医疗机构,包括:①为单中心研究;②样本量少(仅 46 例 CLABSI);③回顾性研究。此外,本研究中 CLABSI 发生率较低,为1.12例/1 000导管日,其结论可能不适用 CLABSI 高发的机构。

（宗志勇）

213. 中心静脉通路装置穿刺部位护理实践

解读文献:《中心静脉通路装置穿刺部位护理实践:来自 34 个国家参与的国际性调查》

文献标题:Central venous access devices site care practices: an international survey of 34 countries.
原文作者:Broadhurst D, Moureau N, Ullman AJ.
刊载信息:The Journal of Vascular Access,2016,17(1):78 - 86.

中心静脉通路装置(CVAD)置管后的有效管理对预防导管相关血流感染等 CVAD 相关并发症的发生至关重要。尽管现有诸多循证指南对 CVAD 的护理提供了规范指导,然而,由于医疗机构中患者人群的多样性、CVAD 种类的不同以及全球医疗保健机构的差异性,在临床推行指南中的推荐措施仍是具有挑战性。这也许会导致患者无法接受最佳标准的护理。*The Journal of Vascular Access* 刊登了一项加拿大、美国、澳大利亚研究者联合对 34 个国家的1 000 余名医务人员进行了 CVAD 护理实践的横断面调查,通过国际化的大数据了解不同国家 CVAD 穿刺部位的维护现状,尤其是受损皮肤护理的现状,以及目前对相关人员培训及政策执行的现状,为今后输液治疗护理的研究发展方向提供了数据支持。CVAD 穿刺部位(包含完好皮肤和受损皮肤)的维护包含皮肤消毒、敷料选择、敷料更换频率以及装置的固定。来自 34 个不同国家的医务人员(1 044 人)参与了调查,主要是来自北美(81%)的护士(89%),其中血管通路专业人员占 52%。由于各个国家和地区指南的不同,调查对象报道的实践操作存在差异。皮肤完整性受损时,CVAD 穿刺部位的维护有很大的区别,例如皮疹、脱皮/胶粘相关损伤。血管通路专业人员在 CVAD 穿刺部位(包括皮肤受损情况)的维护方面,具有较高水平的确信程度。研究结果的不一致反映了 CVADs 的复杂性以及对 CVAD 有需求人群的差异性,研究结果对实践是有指导意义的,临床医务人员的知识及技能,医疗机构的资源都会影响研究结果。进一步的研究和培训是非常必要的,以确保进行有效 CVAD 穿刺部位维护,从而使并发症的发生降到最低。

（刘聚源　王广芬　孙众）

点评

随着医学科学的进步,日益增多的患者需要使用中心静脉通路装置,而 CVAD 的正确使用和维护是预防 CVAD 相关感染(如 CLABSI)及其并发症的关键。近年来,很多国家都发布了预防 CVAD 相关并发症的指南,这些指南之间虽然存在差异,但总体上一致性仍较好；然而指南易制订，执行却千差万别。本次对 34 个国家部分 CVAD 相关医务人员的调查证实了在 CVAD 维护中的操作差异巨大，提出了加强教育培训和一系列值得研究的问题（如需要明确对受损皮肤的最佳的皮肤消毒剂和敷料更换方式等）。教育培训至关重要，但实践一而再，再而三地证明常用的说教式教育培训方式收效甚微，亟须改进教育培训的方式，如教育培训者

需通过实践考核。仅有教育培训远远不够，还需要有持续的实践监督和定期的能力评价。本研究也存在着一些不足，虽然是 34 个国家的调查，但实际上 81％接受调查者来自于美国和加拿大。而且问卷调查不一定能反映真实情况，解读也需要慎重。

（宗志勇）

214. 不同穿刺部位的中央静脉置管血管内并发症有差异

解读文献：《不同穿刺部位的中央静脉置管血管内并发症》

文献标题：Intravascular complications of central venous catheterization by insertion site.

原文作者：Parienti JJ, Mongardon N, Mégarbane B, et al.

刊载信息：N Engl J Med, 2015,373(13):1220 - 1229.

中心静脉导管置管部位选择通常有锁骨下静脉、颈内静脉和股静脉。不同的置管部位感染率和并发症情况如何呢？在 2015 年 9 月发表在 *The New England Journal of Medicine* 上的文章探讨了这个问题。这是一项大型的多中心随机临床试验，该试验由法国卫生部临床试验的医院临床研究项目赞助（编号 NCT01479153），囊括了法国 4 所大学附属医院和 5 所普通医院的 10 个成人 ICU，时间跨度从 2011 年 12 月到 2014 年 6 月。将 ICU 中行非隧道中心静脉置管的患者进行随机分配，穿刺部位包括锁骨下、颈静脉或股静脉三个部位（如果 3 个穿刺部位都合适，就以 1∶1∶1 的比例分配（颈内静脉 vs 股静脉 vs 锁骨下静脉，845∶844∶875），即 3 选 1 方案；如果只有 2 个穿刺部位合适，则以 1∶1 的比例分配，即 2 选 1 方案）（股静脉 vs 锁骨下，875∶878；颈内静脉 vs 锁骨下静脉 984∶981；股静脉 vs 颈内静脉，1 140∶1 145）。仅一个部位适合穿刺的患者不纳入此次研究。结局指标选择导管置入后直至移除导管 48 小时后发生的并发症。主要结局为发生导管相关血流感染，次要结局为有症状或综合征的深静脉血栓（移除导管后通过超声检查确诊）和导管尖端细菌定植。机械性并发症参考修正国家癌症研究院不良事件常用术语标准（4.0 版本）

共有 3 027 名患者，共置入 3 471 根导管（其中颈内静脉导管 1 284 根，股静脉导管 1 171 根，锁骨下静脉导管 1 016 根）。各组基本特征相似。三个部位的置管天数中位数为 5 天，大部分股静脉和锁骨下静脉穿刺是根据解剖学部位进行，颈内静脉更多的依赖超声引导下穿刺。在 3 选 1 方案比较组中，锁骨下静脉、颈内静脉和股静脉组发生的主要终点事件的例数分别为 8 例、20 例和 22 例（分别为 1.5/1 000 置管日、3.6/1 000 置管日、4.6/1 000 置管日；$P=0.02$）。两两比较时发现，股静脉置管组显著高于锁骨下静脉置管组（$HR=3.5$，95％ CI：1.5～7.8；$P=0.003$），颈内静脉置管组显著高于锁骨下静脉置管组（$HR=2.1$，95％ CI：1.0～4.3；$P=0.04$），但股静脉置管和颈内静脉置管组风险无统计学意义差异（$HR=1.3$，95％ CI：0.8～2.1；$P=0.30$）。股静脉组发生机械并发症的风险较小。在 3 选 1 方案比较组中，锁骨下静脉置管患者发生气胸比例最高（1.5％，13 例），颈内静脉置管组为 0.5％（4 例）（机械并发症因穿刺部位不同发生率不相同（图 214 - 1）。锁骨下静脉置管发生血流感染和症状性血栓的风险较低，但发生气胸的风险高于颈内静脉或股静脉置管。

不同置管部位发生主要结局（深静脉血栓和血

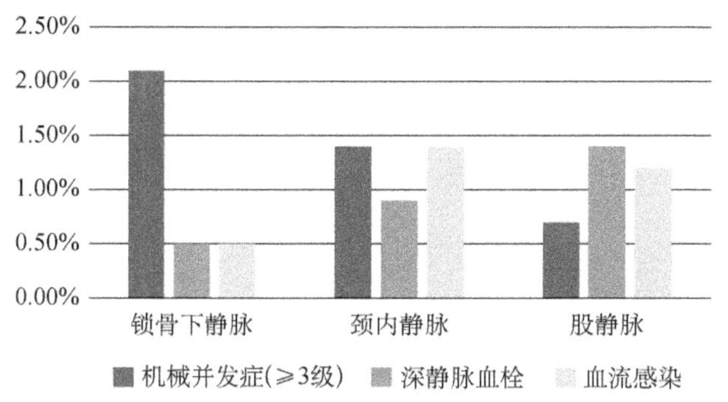

图 214-1　根据置管部位,3 选 1 方案中置管后并发症的比较

流感染)差异有显著性($P=0.02$,对数秩检验),次要结局(机械并发症)差异也有显著性($P=0.047$,卡方检验)

（廖丹　孔晓明　杨乐　陈文森）

点 评

关于中心静脉导管置管部位的选择一直存在争议。在 2014 年 SHEA 更新的 *Strategies to Prevent Central Line-Associated Bloodstream Infections in Acute Care Hospitals*：2014 *Update* 导管血流感染防

控策略中,强烈建议对于肥胖的成年人,尽量避免股静脉置管,但对于更多非肥胖患者却没有给出具体部位的建议。这篇发表在《新英格兰医学杂志》上的文章,该大型多中心随机前瞻性临床试验耗时 2 年半,评估成人 ICU 发生导管相关血流感染、深静脉血栓、机械性并发症、气胸等风险。这与以前类似研究只关注感染有所不同,而将所有的并发症都纳入观察。研究结果表明锁骨下静脉穿刺感染率较低,但是发生气胸的风险高于颈静脉穿刺。毫无疑问,医务人员导管置管时,需充分评估患者的实际情况,权衡风险,把并发症和感染率降到最低,保障患者安全。但实际工作中怎样很好地评估呢,做法常不一致。本研究最主要的不足在于没有关注患者的预后,保障患者安全的根本目的是改善或者至少是不恶化预后。各种并发症所带来的后果各不相同,因此不能简单地将各种并发症数目相加就说明某个部位更好或更差。如果能比较这三种穿刺部位患者的预后(如死亡率、住 ICU 时间等)将有助于进一步协助临床医务人员选择穿刺部位。尽管比较预后会受到患者病情、穿刺后维护实践不同等诸多因素的影响,但本研究选择患者随机,在很大程度上能够控制混杂因素。

（宗志勇）

215. 血培养 MSSA 是污染菌吗

解读文献:《万古霉素和达托霉素 MIC 较高的 MSSA-CRBSI 与发展为复杂性菌血症相关》

文献标题：High MICs for vancomycin and daptomycin and complicated catheter-related bloodstream infections with methicillin-sensitive staphylococcus aureus.

原文作者：San-Juan R, Viedma E, Chaves F, et al.

刊载信息：Emerging Infectious Diseases，2016,22(6):1057-1066.

甲氧西林敏感的金黄色葡萄球菌(MSSA)是引起 CRBSI 的常见病原菌,部分可发展为复杂菌血症。复杂菌血症是否与菌株的毒力相关? 这篇发表在 2016 年 6 月 *Emerging Infectious Diseases* 上的文章,考察了 MSSA 所导致的 CRBSI 患者中,万古霉素和达托霉素最小抑菌浓度(MIC),及其对复杂菌血症等结局的影响。研究在西班牙实施最优化临

床管理的 5 家医院,前瞻性监测 2011 年 4 月—2014 年 6 月的 83 个 MSSA CRBSI 患者病例。平均随访时间为 479 天(范围为 5~1 014 天)。监测了所有病例的患者背景、临床状态、抗 MSSA 药物分离株的敏感性,分析与 30 天死亡率有关的因素。没有因为数据缺失的原因而剔除变量。纳入研究的患者均为在发生 MSSA CRBSI 之前,没有万古霉素、达托

霉素、苯唑西林或利奈唑胺使用史。调查的 83 名 CRBSI 患者中,26 名发生复杂 MSSA CRBSI(占 31.3%),没有患者有晚期并发症(即>30 天)。30 天全死因死亡率和 MSSA CRBSI 归因死亡率分别为 12.0% 和 2.4%。万古霉素和达托霉素的 MIC 在这些患者中较高(预测准确度的最佳临界值= 1.5 μg/ml 和 0.5 μg/ml)。万古霉素[风险比(HR)=2.4,95% CI:1.2~5.5]及达托霉素(风险比=2.4,95% CI:1.1~5.9)MIC 较高,是发展为复杂 MSSA CRBSI 的独立危险因素。对达托霉素高 MIC 的菌株大部分(84.6%)对万古霉素也有较高的 MIC,这些变量之间呈正相关(r=0.21,P=0.05)。合并复杂菌血症患者中,MSSA 较高 MIC 的万古霉素或达托霉素的患者所占百分比较高。从所有脓毒性血栓性静脉炎患者中分离到的菌株均有较高万古霉素或达托霉素 MIC。万古霉素或达托霉素较高 MIC 的菌株,引起复杂菌血症的发病率显著高于那些较低 MIC 的菌株(万古霉素:42% vs 20%;P=0.05;达托霉素:69.2% vs 24.3%;P=0.004)。高 MIC 达托霉素致血流动力学不稳定事件(即严重脓毒症或感染性休克)比其余事件(46.2% vs 15.7%,P=0.02)的发生更常见。但高 MIC 万古霉素菌株与严重脓毒症或感染性休克较高发病率无关,也不会增加全因或归因死亡率。复杂菌血症发生的危险因素对于达托霉素 MIC>0.5 mg/ml(33.3% 与 75%;对数秩检验 P=0.002)和万古霉素 MIC> 1.5 mg/ml(59.2% vs 79.6%;对数秩检验,P=0.02)患者来说,在第 30 天不发生复杂菌血症的比例明显较低。对于 MSSA 导致复杂的导管相关血流感染,用 E-test 法检测达托霉素(A)和万古霉素(B)MIC。在 2015 年 11 月,*Int J Antimicrob Agents* 也发表了一篇类似的文章,考察了耐甲氧西林金黄色葡萄球菌(MRSA)患者中万古霉素(VAN)最小抑菌浓度(MIC)及其对结局的影响。研究表明万古霉素 MIC 较高的 MRSA 菌血症患者结局较差,VAN MIC≥ 1.5 μg/ml 的患者,其死亡率增加了 4 倍。

本文表明的观点,对于高 MIC 的 MSSA 引起的 CRBSI,更容易导致复杂菌血症的发生,但对死亡率没有影响。因此,不管是 MRSA 还是 MSSA,对于高 MIC 的菌株,我们均应引起重视。

(张翔　张丽伟　杨乐　廖丹　孙众)

点评

本研究通过前瞻性监测患者的背景、临床状态、抗 MSSA 药物分离株的敏感性,分析与 30 天死亡率有关的因素,发现有万古霉素或达托霉素较高 MIC 的 MSSA 更容易导致复杂菌血症的发生,但对死亡率没有影响。然而,关键问题是为什么要对 MSSA 使用万古霉素和达托霉素呢？其实万古霉素和达托霉素并非是治疗 MSSA 的首选药物,而且由于是慢效杀菌剂,其对 MSSA 所致感染的疗效不如抗葡萄球菌的 β-内酰胺类(苯唑西林、头孢唑林等)。但抗葡萄球菌的 β-内酰胺类对 MRSA 无效。因此,在经验性治疗怀疑为金黄色葡萄球菌所致的重症感染时,临床医师常由于难以判断病原菌是 MSSA 和 MRSA,为所谓的"保险期间",加上错误理解以为重症感染就是耐药菌感染(或者滥用了重症的标准),而选择了万古霉素等肽类药物,正如本研究中发现在这 5 家西班牙医院中经验性治疗时对超过一半的患者选择了万古霉素或达托霉素。这就要求临床医生要了解本地的流行病学。也有国外学者提出来对于葡萄球菌败血症可考虑万古霉素联合抗葡萄球菌的 β-内酰胺类作为经验治疗,如果后来证明是 MSSA 则停万古霉素,如果是 MRSA 则停 β-内酰胺类。不过此策略在我国现实情况下有可能在临床中被滥用,也就是不去依据 MSSA 和 MRSA 做调整,而可能一直联合下去。此外,令人吃惊的是,即使明确了是 MSSA,仍有超过一半的患者被使用了万古霉素或达托霉素,难以苟同。所以,问题关键不在于发表于什么杂志,有什么结论,而在于所提的问题是否确有价值。

(宗志勇)

216. 美国 CDC 血液透析中心静脉导管接头擦拭消毒方案

解读文献:《美国 CDC 血液透析中心静脉导管接头擦拭消毒方案》

文献标题:Hemodialysis central venous catheter scrub-the-hub protocol.

刊载信息:http://www.cdc.gov/dialysis/PDFs/collaborative/Hemodialysis-Central-Venous-Catheter-STH-Protocol.pdf.

导管相关性血流感染(CRBSI)是维持性血液透析患者应用中心静脉导管的严重并发症,CRBSI 若不及时控制,可进一步引起更加严重的感染性并发症,不仅延长住院时间,增加医疗费用,而且对血液透析患者的预后和生活质量也有较大的不良影响。预防血透患者导管相关血流感染,血液透析中心静脉导管接头的消毒是很关键的一步。美国 CDC 提出这一方案,对涉及名词进行定义:①导管是指 CVC 或中心线导管。②接头是指与血路或导管帽相连的中心静脉导管末端。③导管帽是指旋进并封闭中心静脉导管接头的装置。④支管是指从患者身体延伸出来到导管接头的部分。⑤血路是指连接患者中心静脉导管与透析器的体外循环管路的动脉端和静脉端。

方案详细描述了导管的连接和断开步骤。连接步骤:①进行手卫生并戴清洁手套。②夹闭导管。③用适宜的消毒剂消毒导管接头,去除导管帽。a.(可选择)去除导管帽之前,消毒导管帽和导管接头能够消毒到的部位,弃去消毒棉(更换消毒棉进行下一步消毒)。b. 去除导管帽,用新的消毒棉消毒每一个导管接头,用力彻底擦拭导管接头的侧面和末端,确保去除所有残渍。c. 用相同的消毒棉用力擦拭导管接头若干厘米的一段导管,手持导管待干。d. 分别用新的消毒棉消毒导管的每一个接头/支管,让导管接头尽可能短的时间处于开放状态。④使导管处于无菌状态。⑤连接无菌注射器,打开夹闭的导管,回抽血液,冲洗每一个导管。⑥在另一个支管重复上述操作。⑦用无菌技术将血路末端与中心静脉导管相连接。⑧摘去手套进行手卫生。

断开步骤:①进行手卫生并戴清洁手套。②夹闭导管。③使用新的导管帽之前用适宜的消毒剂消毒导管接头。a.(可选项)断开之前消毒连接部位。如果执行的话,随后用另外的消毒棉消毒导管接头。b. 从中心静脉导管上断开血管路,用新的消毒棉消

毒导管接头。用力彻底擦拭导管接头的侧面和末端,确保去除所有残渍。c. 用另外的消毒棉分别消毒中心静脉导管的每个支管,让导管接头尽可能短的时间处于开放状态。④经常使导管处于无菌状态。一旦消毒,即不能使导管接头接触非无菌表面。⑤用无菌技术旋进新的无菌导管帽。如果是用胶带固定导管帽,应使用警示标志。⑥确保导管仍然处于夹闭状态。⑦摘去手套进行手卫生。

关于消毒剂的使用与选择,方案指出目前没有足够的证据推荐具体消毒剂。一般来说,应该使消毒剂待干以使消毒效果最大化。如果使用 70% 乙醇,就应该使用灭菌的消毒棉(块)。临床实践上,消毒导管时棉垫或类似物应优先于其他形式的灭菌物(比如棉签),因为棉签擦拭时易弯曲,可用于较小空间的消毒。如果使用有残留的消毒剂(如氯己定),严禁大量的消毒剂进入导管的腔内以避免给患者造成潜在的毒性反应。如果使用氯己定,去除血渍对于消毒剂发挥最大作用尤其重要。

浸泡导管帽方面,去除导管帽之前将导管帽浸泡于消毒剂中的作用尚不明了,也不是美国 CDC 医院感染控制实践咨询委员会(HICPAC)的推荐。这个流程在 2000 年美国肾脏病基金会肾脏病患者生存质量指南(KDOQI)血管通路指南部分中有所描述,但在 2006 年的更新中没有这部分内容。

个人防护用品方面,尽管缺少连接和断开导管过程中使用口罩能够预防血管通路相关感染的支持资料,2000 年的 KDOQI 指南和 CMS 的终末期肾脏病项目条件的报道解释指南仍推荐患者和医务人员佩戴口罩。当连接和拆开导管时医务人员应穿戴适当的个人防护用品,以避免潜在感染性的血液和体液暴露。

(张立国　王广芬　陈文森　孙众)

　　血液透析中心静脉导管接头是发生导管相关血流感染的重要途径之一，也是预防控制 CLABSI 的重要环节。2011 年美国 CDC 医院感染控制实践咨询委员会（HICPAC）的血管导管相关感染预防指南中指出，在接通导管之前，导管接头必须用适宜的消毒剂进行消毒。为了使方案能够落实，美国 CDC 出台了本方案，详细描述了导管连接和断开的具体操作步骤，对操作关键点解释说明，具有很强的可操作性和实用性。尽管看起来导管接头擦拭只是预防 CLABSI 和血透事件的很小一步，常不为人重视，但美国 CDC 不因事情小而不为，值得我们在感控实践中借鉴。

（宗志勇）

217. 乙醇封管优于肝素封管

解读文献：《儿科肿瘤病房使用 70％乙醇封管预防 CLABSI：一项多中心随机对照研究》

文献标题：Prevention of central venous catheter-associated bloodstream infections in paediatric oncology patients using 70％ ethanol locks：A randomised controlledmulti-centre trial.

原文作者：Schoot RA，van Ommen CH，StijnenT，et al.

刊载信息：Eur J Cancer，2015,51(14)：2031 - 2038.

　　由于抗生素封管有其固有的不良反应，乙醇封管技术逐渐成为国际研究的热点。乙醇分子具有很大的渗透能力，能穿过细菌的细胞膜进入细菌内，使构成细菌生命基础的蛋白质分子变性，从而起到杀菌作用。国外学者进行的有关乙醇作为封管液的研究已经证实了乙醇封管是通过抑制导管腔内生物被膜的形成、杀灭定植微生物而起作用的。然而，由于乙醇没有抗凝作用，应用乙醇封管的主要不良反应可能为导管内血栓形成或者导管堵塞。

　　Eur J Cancer 2015 年 9 月发表了荷兰进行的一项研究，对 1～18 岁新留置中心静脉导管的儿童肿瘤患者开展了一项随机、双盲、多中心的临床实验。患儿需要留置中心静脉导管时被随机分配到乙醇封管组（70％乙醇 1.5 ml 或 3 ml，管腔停留 2 小时）和肝素封管组（100 IU/ml 肝素 1.5 ml 或 3 ml），无论是否使用该中心静脉导管，封管最多每周一次。研究共招募了 307 名患儿（乙醇组 $n=153$；肝素组 $n=154$）。乙醇组 10％（16/153）发生 CLABSI，肝素组 19％（29/154）发生 CABSI，CLABSI 发病率分别为 0.77/1 000 个置管日和 1.46/1 000 个置管日（$P=0.039$）。NNT 值（需要处理数）是 13，没有患者死于 CLABSI。值得注意的是，乙醇组革兰阳性菌导致的 CLABSI 较肝素组少（乙醇组 $n=8$；肝素组 $n=21$，$P=0.012$）。且乙醇组因 CLABSI 而移除导管也较肝素组少（$P=0.077$）。乙醇封管组一过性明显的症状较肝素封管组高，组间差异有统计学意义（恶心，$P=0.030$；味觉改变，$P<0.001$；头晕，$P=0.001$；脸红，$P<0.001$）。没有发生非预期的严重不良反应。

　　中心静脉导管留置 100 天后，乙醇组发生 CLABSI 37 例，肝素组发生 CLABSI 45 例，且乙醇组 50％的 CLABSI 发生在置管后 62 天（$n=8$），而肝素组 50％的 CLABSI 发生在置管后 38 天（$n=15$）。

　　本研究证明了乙醇封管能有效预防儿童肿瘤患者 CLABSI，尤其能降低由革兰阳性菌所致 CLABSI。临床实践中应考虑使用乙醇进行封管。

（陈文森　　胡潇云　　徐子琴）

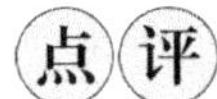

　　儿童肿瘤患者常需要长时间留置中心静脉管路以用于治疗，因此预防导管相关血流感染就成为感控的一大重点。对于需要长期留置导管的儿童肿瘤

患者目前指南推荐使用含抗菌作用的溶液进行封管。本研究采用随机对照、双盲、多中心设计，发现用乙醇封管优于肝素封管。本研究中也有一些不足，例如：研究进度过于缓慢，计划的变动可能导致统计结果有所出入。此外，如何判断儿童的

CLABSI 仍是一个挑战。除了本研究所比较的乙醇和肝素之外，还有 taurolidine（牛磺罗定）等用于封管，是否乙醇也优于其他封管选择则尚待研究。

（宗志勇）

218. 应该选谁？‖新生儿外周置入中心静脉导管 vs 脐静脉置管

解读文献：《早产儿外周置入中心静脉导管与脐静脉置管的感染风险》

文献标题：Risk of infection using peripherally inserted central and umbilical catheters in preterm neonates.
原文作者：Shalabi M，Adel M，Yoon E，et al.
刊载信息：Pediatrics，2015，136(6)：1073 - 1079.

脐静脉导管（UVC）是新生儿常用的一种静脉置管。感染率随着 UVC 置管天数增加而增加。传统知识点均认为，外周置入中心静脉导管（PICC）越来越多地用于短期 UVC 置管之后作为替换，可以降低感染的风险。*Pediatrics* 刊登了加拿大学者进行的一项回顾性队列研究，采用匹配的方法，调取了加拿大新生儿协作网登记的 2010 年 1 月至 2013 年 12 月之间孕 30 周出生的婴儿。出生后第一天即接受 PICC 置管的符合条件的新生儿，与另外 2 组婴儿匹配研究：一组在出生第一天接受 UVC，另一组在出生第一天接受 UVC，在出生第 4 天换成 PICC。主要结局指标为每 1 000 置管天数中发生 CABSI 的患儿数，3 组之间的结果使用多元分析进行比较。研究共纳入了 540 例符合条件的新生儿：PICC 组 180 例，UVC 组与"先 UVC 再 PICC"组经胎龄、出生体重、性别进行匹配后，各 180 例，但各组间，SNAP-Ⅱ评分和生后第一天机械通气情况有差别。置管天数 UVC＋PICC 组最长，最短的为单纯 UVC 组。这反映了临床倾向于在出生后 5～7 天移除 UVC，而移除 PICC 仅在不需要置管或发生并发症时。而三组每 1 000 置管日 CABSI 发生率没有显著差别（分别为 9.3；7.8；8.2/1 000 置管日，$P >$ 0.05）。笔者进而比较了每 1 000 置管日 CABSI 的发病次数，依旧没有差别。在仅接受 UVC 置管婴儿组中，迟发型败血症的发生率较低，其余两组没有差异。研究用多变量分析（使用广义估计方程构建

泊松回归模型）平衡了 SNAP-Ⅱ评分和第一天机械通气间的差别后，三组间的 CABSI 感染率仍无差别。但是单纯 PICC 组每 1 000 置管日 LOS 发生率高于 UVC＋PICC 组。本研究经过严谨的分析表明，孕周＜30 周的极早早产儿接受 PICC、UVC 或先 UVC 再换 PICC 作为出生后的主要静脉通路，CABSI 发病率没有显著差异。

（周艳芝　廖丹　杨乐）

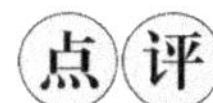

本研究通过回归性研究发现：对孕周＜30 周的极早早产儿采取 PICC、UVC 或先 UVC 再换 PICC 作为出生后的主要静脉通路，导管相关性血流感染发病率没有显著差异。但研究存在一些不足，尤其是为回顾性研究，无法控制选择通路类型的原因。不可避免地存在混杂因素。因此，要进一步确定出生后应选择哪种血管通路可降低 CABSI 或其他的并发症，需要前瞻性随机对照临床试验研究来明确。另外，本研究也提示，预防导管相关性血流感染的焦点很可能不在于通路类型的选择，而在于使用中的维护。大多数导管相关性血流感染均发生于长期置管者中，提示问题很可能在于维护。

（宗志勇）

219. 儿童肺炎诊断的临床特征

解读文献:《5 岁以下儿童肺炎诊断的临床特征——系统综述和 meta 分析》

文献标题:Clinical features for diagnosis of pneumonia in children younger than 5 years: a systematic review and meta-analysis.

原文作者:Rambaud-Althaus C, Althaus F, Genton B, et al.

刊载信息:Lancet Infections Diseases, 2015,15(4):439-450.

小儿肺炎是小儿时期(尤其是 5 岁以内的婴幼儿)较常见的一种呼吸道疾病,四季均会发生,以春冬两季为主。如果患上了小儿肺炎,孩子会感到很难受,出现发热、咳嗽、气促等症状,如果治疗不彻底,会严重危害孩子的健康。不仅如此,肺炎还是发展中国家引起幼儿死亡的首要病因,而早期的诊断和干预可有效地降低其死亡率。

瑞士的一所公共卫生学院的研究人员则做了一项相关的研究,针对儿童肺炎的临床预测做了 meta 分析,发表在《柳叶刀》杂志上。这也是首个针对 5 岁以下儿童肺炎诊断预测的 meta 分析。他们分别搜索了 Medline(PubMed)、Embase(Ovid)、Cochrane 综述数据库,并参考了各个时期的相关研究的列表,甄选出评价儿童影像学肺炎的临床预测指标相关文章,以此来评估根据临床症状和体征诊断 5 岁以下儿童(不包括 2 个月内的婴儿)影像学肺炎(X 线诊断的肺炎)的诊断价值,并审查 WHO 诊断临床肺炎标准的准确度。

他们的筛选基于:研究设计(诊断准确性研究),目标疾病(肺炎),研究对象(5 岁以下儿童),机构(门诊或住院治疗),指数检验(临床特征),参考标准(胸片)。依据 2011 年诊断准确性试验质量评价(QUADAS-2)标准进行质量评价。对于每一个测试指标,研究人员计算出灵敏度和特异度。当某指标被纳入 4 个或 4 个以上研究进行评估时,将使用双变量模型和层次综合受试者工作特性曲线图(HSROC)行 meta 分析。标准确立后,共纳入 18 篇文章。

WHO 认可的 2 个指征:与年龄相关的呼吸急促(6 个研究;总灵敏度 0.62, 95% CI:0.26~0.89;特异度 0.59, 95% CI:0.29~0.84),吸气时下胸壁凹陷(4 个研究;0.48, 0.16~1.82; 0.72, 0.47~0.89),在 meta 分析中均显出在诊断方面的不足。合并阳性似然比最高的特征依次为呼吸频率大于 50 次/分(1.90, 1.45~2.48),呼噜声(1.78, 1.10~2.88),吸气时下胸壁凹陷(1.76, 0.86~3.58)以及鼻翼扇动(1.75, 1.20~2.56)。合并阴性似然比最低的体征依次为:咳嗽(0.30, 0.09~0.96),发热(0.53, 0.41~0.69),呼吸频率高于 40 次/分钟(0.43, 0.23~0.83)。

研究表明,任何一个临床表现都不足以确诊放射学上的肺炎。综合决策簇中那些似然比最大的临床特征可提高肺炎的诊断水平,但对细菌性肺炎而言,增加床旁检测将会使诊断准确度达到可接受的范围。

（廖丹　张立国　傅建国　冯诚怿）

点评

该文献通过 meta 分析来评估根据临床症状和体征诊断 5 岁以下儿童影像学肺炎的诊断价值,并回顾 WHO 诊断临床肺炎标准的准确度,以便提高临床医生根据临床特征做出诊断的准确性。分析表明呼吸频率大于 50 次/分、呼噜声、吸气时下胸壁凹陷、鼻翼扇动对临床儿童肺炎的诊断有较大价值,但其阳性似然比仍然不算太高,尽管这是 WHO 推荐的诊断肺炎的分界指标。而未出现咳嗽、发热情况下,呼吸频率低于 40 次/分则有助于排除诊断。本研究尚有局限性,首先在人群的选择上,基于症状或体征纳入研究人群,可能未囊括那些难以诊断的病例,从而造成选择偏倚。其次,临床上对于症状或体征的掌握,一致性会比较低,比如听诊结果。就目前而言,没有任何一个临床症状或体征能够作为诊断肺炎的足够证据,多个临床特征的联合以及结合床边 POCT(如快速 CRP 等)对于细菌性肺炎诊断的准确度以及对于防止抗菌药物的滥用,可能有重要意义。

（孙树梅）

220. 新生儿感染防控,我们还可以做哪些

解读文献:《新生儿医疗保健相关感染的预防:改进的空间》

文献标题:Prevention of healthcare-associated infections in neonates: room for improvement

原文作者:Legeay C, Bourigault C, Lepelletier D, et al.

刊载信息:Journal of Hospital Infection, 2015,89(4):319 - 323.

新生儿因免疫系统发育不完善,抵抗力低下,是医院感染的高危人群,也是医院感染防控的重点。其实很多因素会导致新生儿医疗保健相关感染发生,例如手卫生差、护患比例低、环境表面污染,以及抗生素的不必要使用等。

血流感染是 NICU 里最常见的医疗保健相关感染。一个关于极低出生体重(VLBW)婴儿的研究发现,医院获得的血流感染会使出生体重在 401～750 g 婴儿的住院费用增加 26%,使 1 251～1 500 g 婴儿的住院费用增加 80%。该研究还发现,有医院血流感染的新生儿,其住院时间延长了 4～7 天。2006—2008 年开展的一项研究报道了引起血流院内感染的病原体(凝固酶阴性葡萄球菌,28%;金黄色葡萄球菌,19%;假丝酵母属,13%)和引发呼吸机相关肺炎病原体(铜绿假单胞菌,16%;金黄色葡萄球菌,15%;克雷伯杆菌属,14%)的频率。血流感染的主要危险因素为中央静脉导管置管。1999 年美国的现况调查发现,有中央血管导管的婴儿,经出生体重调整后的相对危险度是 3.8(95% CI: 2.32～6.26, P < 0.001)。凝固酶阴性葡萄球菌导致了 50% 的导管相关感染。一个 NICU 开展了一次旨在加强手卫生的教育项目,设计了一份导管接头护理的核查表并实施。这项举措使导管相关血流感染率从 23/1 000 导管日降低到 12/1 000 导管日(OR = 0.33, 95% CI: 0.20～0.90),脐导管相关血流感染从 15/1 000 导管日降低到 5/1 000 导管日(OR = 0.47, 95% CI: 0.17～0.91)。一份文献综述显示,集束化措施的实施可有效减少 NICU 的导管相关血流感染。

医疗保健相关性肺炎在 NICU 的医疗保健相关感染中占 6.8%～32.3%,并且是危重新生儿中第二常见的医院感染。呼吸机相关肺炎发生率在

(0.7～2.2)/1 000 呼吸机使用日。与成人不同,过去的 10 年,并没有公开发表的关于新生儿呼吸机相关肺炎的集束化措施。推荐的预防措施包括尽早拔管和换成非侵入性呼吸支持。一般概念上的预防措施包括:人员教育培训;微生物学监测;预防交叉感染(改善手卫生);以及尽早移除机械通气。另外,侧卧位可以减少呼吸机相关肺炎发生的风险。

侵袭性真菌感染是极低出生体重婴儿晚发性败血症的第三大原因。其在极低出生体重婴儿中的发病率为 1.6%～3.0%,在超低出生体重婴儿中达到了 15%～20%。假丝酵母菌属的定植在 NICU 似乎是很常见。三分之一被定植的新生儿在住院期间发生侵袭性真菌感染。目前的预防方法有使用氟康唑。有研究表明系统性的抗真菌感染是预防极低出生体重儿侵袭性真菌感染的好方法,但是需要谨慎使用,而且这并不能改变死亡率。

Bennett 等开展了一项持续一年的前瞻性调查,用多聚合酶链反应试验(PCR)来检测两所 NICU 中婴儿的呼吸道病毒,发现 33 周以下婴儿中有 52% 的人在他们出生后在院期间至少检测出一次呼吸道病毒阳性。检测出的病毒有副流感病毒、呼吸道合胞体病毒、肠病毒/鼻病毒和流感病毒 B。最近一项研究分析了世界范围内关于医疗相关暴发的数据库,确定了在 NICU 的 44 起新生儿病毒暴发。人们普遍实施了多项举措来控制暴发,例如改善手卫生,使用防护服,系统筛查定植,以及单独或集中隔离感染的新生儿。

新生儿在他们住院期间暴露于许多污染物,包括玩具和恒温箱。尽管有很少证据表明玩具上的细菌是新生儿感染的直接原因,Hanrahan 和 Lofgren 发现如果除去 NICU 的玩具,可以使医院感染率在 6 个月的时间从 4.60 例/1 000 住院日降至 1.99 例/1 000 住院日。

总之,细菌、病毒和真菌介质都会导致医疗保健相关感染。预防新生儿医疗保健相关感染的预防措施已经形成了数十年,总结如下:改善手卫生,避免导管的不必要使用,抗菌剂的合理使用,以及避免不必要的抗生素治疗。

（杜庆玮　徐子琴　唐雨萌　傅建国）

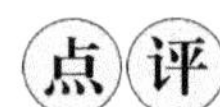

重症监护室中的新生儿因免疫系统不成熟对感染高度易感,是医疗保健相关感染高危群体的代表,持续提升医院感染防控质量是新生儿感染防控的基石。本文详细阐述了新生儿感染流行病学特点,基于循证医学研究成果的血流、呼吸道、消化道、皮肤与软组织等不同部位感染与不同病原体引起的感染防控。本文也关注到恒温箱与玩具等环境感染风险在定植与感染中的作用。最后,从感控角度全面总结了新生儿医院获得性感染预防总体策略。本文对于更好地理解新生儿医疗保健相关感染、持续提升感染防控质量具有指导意义。

（张秀月）

221. 全球结核防控 25 年大事记

解读文献:《全球结核防控:面向 2015 目标和未来》

文献标题:Global tuberculosis control: toward the 2015 targets and beyond.
原文作者:Dirlikov E, Raviglione M, Scano F.
刊载信息:Ann Intern Med, 2015,163(1):52 - 58.

全球结核防控的形势如何? 面对结核的严峻挑战,世界各国采取了哪些措施? 取得了哪些成效? 本文回顾了 1990 年以来全球结核防控的成就和挑战。

1990 年以来,依据设置的 2015 年控制目标,全球结核病控制进步显著。然而结核病仍然是全球健康的一个主要威胁。据估计,2013 年全球范围内有 1 100 万结核病例,新发 900 万例。大约 150 万人死于结核,包括 36 万 HIV 感染者。严重挑战威胁着未来的结核病控制。这些挑战包括多耐药和并发 HIV 感染,以及其他因素,如快速增长的非传染病和不利的社会经济条件。2015 年以后,结核病控制一定会被视为既是公共卫生本身的重要问题,也是经济发展计划的重要组成部分。为此,控制策略应开发技术及改革创新以推动结核病控制和关怀,并应促进全民健康保险和社会保障机制以使患者获取更多基本的预防、诊断和治疗服务的同时避免遭遇高额费用。

结核病仍然是世界上主要的健康威胁。2013 年全球估计有 1 100 万患病病例(指在一定的时间内人群中的患病人数)和 900 万例新发病例(指在 1 年里人群中新发的病例数)。据估计,约有 330 万例没有上报卫生系统,原因可能是未被诊断或诊断但未上报。同年,估计有 48 万新发的耐多药(MDR)结核病例,其定义为同时耐异烟肼和利福平,但仅有 13.6 万例被诊断和上报。据估计,新发病例中有 110 万例 HIV 感染者,55 万儿童,330 万女性。全球约有 150 万例死于结核,其中 21 万死于耐多药结核病,36 万是 HIV 感染者。

尽管结核病流行持续严重,1990 年以来全球结核病控制工作还是取得了一定的进步:绝对病例数从 2000 年到 2013 年平均每年下降 1.5%,2012—2013 年下降 0.6%。世界各国已经通过以下措施优先处理结核病控制:实施国际推荐的策略,增加国内资金投入,以及将结核病控制纳入发展议程。社区组织与其他地方团体通过协助提供全面的患者服务,在结核治疗和预防方面发挥了越来越重要的作用。

本文回顾了 1990 年以来结核病控制 2015 年全球目标的进展情况(获取网址:www. annals. org)。文章详述了防控面临的挑战,包括耐多药(MDR)结核、HIV 与结核合并感染,以及更广泛的社会经济问题。2015 年后，控制策略应该迅速实施技术和改革创新，同时要促进全民医疗保健以改善服务的可及性，避免高额费用支出。

（1）1990 年后通向 2015 年目标的进程：自 1990 以来，一些关键事件已经改变了结核病控制的全球战略及全球流行病学。1991 年世界卫生大会设定 2000 年全球目标：基于模型设定，每年降低患病率和发病率 5％～10％。该目标基于如下假设：实现 85％的治愈率和 70％的检出率可以减少活动性结核病的患病率，从而减少传播，减轻疾病和死亡的整体负担。为进一步提高国际关注和政治承诺，1993 年 WHO（世界卫生组织）宣布"全球结核病紧急状态"。接下来的一年，WHO 发布了一项新的策略，着重为出现症状自愿到卫生服务点的患者提供细菌学检测和标准短程化疗。1995 年这一策略被称为 DOTS（直接观察治疗，短疗程）。在中国和其他地区的尝试初获良效后，尽管国家层面存在缺乏资金和政治承诺的两大实施障碍，该策略还是在全球范围内得到了大力推广。

认识到各级结核病防治机构不断增加及其自身财政限制后，1998 年 WHO 在伦敦召开了一个特别委员会会议，这成为结核病控制转向更多合作伙伴关系和全球协调行动的分水岭。自那以后，许多双边机构、私营企业、非政府组织和新成立的研究和资助机构（包括比尔盖茨和梅林达基金会、全球抗击艾滋病基金、肺结核和疟疾全球基金）纷纷加入已建立的卫生组织（如世界卫生组织、国际抗击结核和肺部疾病联合会、美国疾病控制预防中心、荷兰皇家抗结核基金会）。2001 年正式成立的遏制结核病合作联盟成为促进这些组织之间合作的平台。

2000 年有两个重要里程碑。3 月，在阿姆斯特丹召开的部长会议探索在全球扩展实施 DOTS 策略，同年年底，148 个国家承诺扩展 DOTS 策略。9 月，联合国千年首脑峰会将结核病控制战略纳入千年发展目标，将 2015 年作为战略目标年。在 20 世纪 70 年代和 80 年代的国际合作力度减弱之后，90 年代结核病重新回到了全球议程。21 世纪初，停止和扭转全球结核病发病率的千年发展目标成功实现。

2006 年，遏制结核病战略推出 DOTS（直接观察治疗，短疗程）增强版，以更广泛地推动千年发展目标。战略明确了要应对耐多药结核、结核和 HIV

混合感染的同时，也要促进公私融合与社区参与。2009 年 27 个国家的部长大会后，耐多药和广泛耐药结核的高负担使其成为世界卫生大会提出的全球优先处理问题。

结核病的研究和发展已经获得实质性的收益。新的分子诊断技术，例如 Xpert MTB/RIF（美国 Cepheid 公司）或耐药基因快速诊断检测试剂（德国海恩生命科学有限公司）已经被引进，现有资金投入机制如全球基金和国际药品采购机制已使情况复杂、资源匮乏的地区开展新诊断技术成为可能。新药贝达喹啉（bedaquiline）和地依麦迪（delamanid），已经获得批准有条件地应用于耐多药结核病例，还有 16 个新的结核疫苗正在进行不同阶段的临床试验。

21 世纪初以来，全球结核病患病率、发病率、死亡率已经在下降。新疗法的探索获得了不同程度的成功。控制策略必须进一步解决影响疾病的社会和经济的决定性因素，将其纳入发展议程，并促进全民健康保险以减轻获取医疗服务的障碍。2014 年的第 67 届世界卫生大会批准通过了 WHO 消除结核的策略，即 2016—2035 年，集结更广泛的方法来消除结核病流行这一公共卫生重大挑战。尽管政策改变对流行病学影响的评估不是一个轻松的任务，但经济改善促使结核病负担减轻的事实，使得自 1990 年以来稳健的控制措施带来流行病学指标的改善向着 2015 的目标迈进。

（2）逼近 2015 年目标：回顾性分析估计结核病死亡率（不包括 HIV 感染者）已经从 1990 年的每 10 万人 30 例降低到 2009 年的每 10 万人 20 例。从 2000 年到 2013 年，大约 3 700 万人因为结核病的预防、诊断和治疗干预挽救了生命。增加资金非常关键。104 个中低等收入国家获得的国内和国际的结核资金资助总额，从 2002 年的 17 亿美元增加到 2011 年的 44 亿美元，期间，仅国内的资金就从 15 亿美元增加到 39 亿美元。全球基金是国际最大的资金捐赠者，2012 年就支付了 5 亿美元。

尽管进步显著，但挑战依然存在。按照现在的指标，到 2015 年全球患病率下降一半的目标将不能完成。在 22 个指定的高负担国家，有 7 个国家的发病率还没有下降，11 个国家的死亡率可能降不到 1990 年水平的一半，另外 11 个国家的患病率可能不低于 1990 年水平的一半。要达到 2050 年消灭结核病的最终目标（定义为患病率≤1 例/每 100 万人），发病率必须每年平均下降 20%，实践证明这个下降率从未实现过。因此，需要新技术和更有效的服务，来加快消除的速度并应对诸如 HIV 混合感染和糖尿病等的挑战。

（3）耐药结核：耐药结核对未来结核病的控制提出了复杂和不断变化的挑战。它的出现常预示着结核患者医疗服务和预防传播的感染控制措施执行不到位。

1）耐药的发生：源自不充分或不恰当的药物治疗所筛选或引发的突变；即使患者依从性极好且管理适当，罕见的耐药也可以发生在没有治疗错误的情况下，这是由于药物质量差或选择性的吸收障碍所致；结核病患者的传播进一步增加了耐药性的传播，特别是在聚集场所以及艾滋病病毒流行环境中；全球结核耐药不同地区变化很大。

2）全球结核耐药不同地区变化很大：在新发和以前治疗过的结核病例中，东欧和中亚耐药结核报道比例最高；印度和中国的绝对负担最重；到 2013 年，已有 100 个国家报道至少一例广泛耐药结核。

3）关于耐药结核的诊断：医疗上对耐药的诊断依然存在困难。其中一部分原因是缺少简单的诊断工具以及很少进行针对现有一线药物的敏感性试验，2013 年向 WHO 报告的结核病例中，只有 8.5% 的细菌学确诊的新发病例和 17% 以前治疗的病例做过药敏试验。

2010 年 WHO 批准 XpertMTB/RIF 检测技术使用，截至 2014 年 9 月，110 个国家已推出 17 000 多个模块和 880 万个 Xpert MTB/RIF 检测试剂盒。这导致 2013 年 WHO 收到 136 412 例耐多药结核或可能的耐多药结核病例（经 Xpert MTB/RIF 检测出的耐利福平病例）的报告，较 2010 年增幅 47%。

4）关于耐药结核的治疗：虽然 Xpert MTB/RIF 检测的使用提高了结核的检出率，缩短启动治疗的时间，使更多的患者更早接受治疗，降低结核病在社区传播的风险。然而，即使耐药性被诊断，也并非所有患者都得到正确的治疗。

2013 年在 136 412 例报告给 WHO 的耐多药结核患者中，只有 96 617 例患者被纳入治疗，引发了扩大诊断服务而治疗能力不足的严重伦理问题；到目前为止，126 个国家中只有 29 个报告 2011 年的队列研究达到成功治疗至少 75% 耐多药结核病例的目标；导致耐药病例治疗复杂化的许多问题包括二线药物供应有限、疗程长、花费高、不良反应多发等。在 2011 年的队列研究中报告给 WHO 的耐多药结核病患者中，48% 治疗成功，25% 的患者失访或没有结果信息；对那些进展的严重病例来说，姑息治疗是目前唯一的选择。

（4）HIV 相关的结核病：2013 年，HIV 相关的结核病患者的死亡人数占所有结核病（无论是否为 HIV 感染者）总死亡人数的 25%，结核病是全球 HIV 感染者死亡的首要原因。所有 HIV 和结核新发病例中，78% 的病例发生在撒哈拉以南的非洲地区，那里，41% 的结核病患者合并感染 HIV。

推荐的 HIV 和结核病控制的合作行动：加强病例发现与筛查；初级服务（包括在母婴保健中发现和治疗疾病或潜在感染）；为 HIV 感染者提供预防性治疗以及加强感染控制。例如，国际上推荐针对结核合并 HIV 感染患者除了使用抗反转录病毒治疗外，还提倡异烟肼预防性治疗或其他有效疗法，以及复方新诺明预防性治疗。在 HIV 高流行率的环境下，WHO 建议将快速分子检测作为 HIV 感染者的主要结核诊断工具。虽然一些国家已经增加了这样的干预措施，但在很多机构尚未全覆盖。

（5）更多挑战

1）重点人群与危险因素：儿童结核病控制仍然是一个很难解决的问题，包括耐药知识的缺乏；女性需要额外关注，尤其是育龄期妇女；加强活动性结核病例的主动发现，尤其是对优先关注的高危人群，需要通过早期的检测和治疗来进一步切断传播；研究与流行病学评估也显示了结核病和非传染病及其他情况之间的关联，如糖尿病、吸烟、酗酒与滥用药物、营养不良和矽肺。卫生领域内外的跨界协作减少这些危险因素将有助于结核病的全面控制。

2）突出的挑战要求：突出的挑战要求及时响应和运转良好的卫生系统，以满足未来结核病控制的不断变化的需求。1990 年至 2010 年，因传染病、孕产妇、新生儿和营养引起的累计全球死亡构成从 34.1% 下降至 24.9%；非传染病引起的死亡构成从 57.1% 上升到 65.6%。

如同对非传染病控制的优先支持，必须确保对结核病控制的财政支持。这对缺乏主要的外部支持的机构尤为重要。2012 年，每年需要额外 10 亿美元用于结核病控制以及 13 亿美元用于结核病的研究。资金缺口从 2002 年的2.57亿美元增加到 2011 年的 5.63 亿美元。与 2011 年的水平相比,每年需要额外 20 亿～30 亿美元资金才能实现 2015 年目标。

结核病控制的持续投入应视为综合经济发展议程的一部分。中低收入国家获益最大,2000—2011 年总收入 24% 的增长归因于健康改善。结核病控制一直被强调为最具成本-效益的公共卫生措施之一,全民医疗保险这一种强有力的措施,促使结核病死亡如同其他可预防的感染、孕产妇和儿童死亡一样普遍降到低水平。

3) 社会经济因素:社会经济因素是导致贫困相关疾病如结核病的最终决定因素。作为一种社会性疾病,结核在繁荣的背后蔓延;贫困相关的生活条件(如通风不良和过度拥挤的住房)便于结核传播,而营养不良、酗酒和滥用药物则促使其发展为活动性疾病;此外,结核病在缺乏医疗服务的人群患病率高,如无家可归者、囚犯、少数民族、移民和被边缘化的本土人群,这显现了高收入国家持久的不平等。虽然结核病控制项目对于结核患者的医疗服务和避免死亡是必不可少的,但是改善社会经济条件、缩小收入差距及政治稳定是降低结核全球流行的关键因素。

(6)结论:自 1990 年以来,迈向 2015 全球结核病防治目标的防治已取得重大成果。

全球行动措施包括:增加国家层面的政治承诺;加强国际合作;针对改善患者医疗服务的各级部门之间创新的合作伙伴关系。虽然全球结核发病率在缓慢下降,但其控制成效在世界各地有很大的不同,主要挑战严重威胁着未来的结核病控制。特别是超过 300 万病例漏诊,以及对耐多药结核的应对将严重滞后既定目标。

2015 年后,结核病控制将面临现存和新的挑战包括:与结核病直接相关的(如耐药结核和合并 HIV 感染);更宽泛的问题(如显著增长的非传染病和收入差距引起的不稳定),持续关注结核病控制是公共卫生的当务之急,也是经济发展的重要组成部分。

2015 年后,全球结核病的控制应基于如下战略:开发新技术和操作创新来改善结核病控制;推动全民医疗保险和社会保障机制,以确保患者获得优质医疗服务的同时避免巨额开支,结核病控制的成功将取决于国家及地方层面严格执行控制措施,并建立新型合作关系来解决现有和新出现的挑战。

（刘荣辉　万艳春　吴春霖　覃金爱　江佳佳　王广芬　覃金爱）

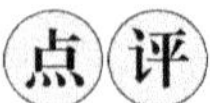

据 2013 年数据,全球范围内有 1 100 万结核病例。结核病的控制面临着复杂和不断变化的挑战,尤其是耐药结核菌以及合并 HIV 的结核菌。本文详细介绍了耐药结核菌出现的原因、诊断及目前治疗结果;挑战需要关注重点人群机结核病相关的危险因素、良好的医疗服务系统、社会经济因素等;在防控方面,因结核病是全球 HIV 感染者死亡的首要原因,推荐了 HIV 和结核病控制的合作行动方案,以及 2015 年后全球结核病防控的战略规划。

结核病的防控依然严峻,世界各国都采取了系列措施。本文回顾总结了 1990 年以来结核病控制成就以及达到 2015 年全球目标仍然面临的挑战。全球结核病患病率、发病率、死亡率自 2000 年后已经在下降,但在 2015 年全球患病率下降一半的目标仍不能完成。2016—2035 年 WHO 消除结核的重大挑战策略目标的提出,迫切需要防控技术的改革创新以及有效的医疗服务。

（曹彬）

222. 潜在结核感染知多少

解读文献：《中国潜伏结核感染有多少》

文献标题：How frequent is latent tuberculosis infection in China?

原文作者：Zellweger JP.

刊载信息：Lancet Infect Dis，2015，15(3)：256 - 258.

过去 20 年来，我国在结核病防控取得了不错的成绩，提前 5 年成功实现了联合国结核病千年发展目标。但也存在公众对结核病的防治意识仍不强、社会流动人口频繁、有一部分结核病患者没有被发现、诊断、治疗，仍存在潜在结核感染的风险。2015 年，高磊等在 *Lancet Infectious Diseases* 上报道了中国潜在性结核感染的一个前瞻性群组多中心研究结果。同期，该杂志还邀请瑞士肺科协会结核防控中心 Zellweger JP 教授对该研究进行了精彩述评，内容如下：

在 *Lancet Infectious Disease* 上，中国学者高磊等报道了中国潜在性结核感染的一个前瞻性群组多中心研究结果。该研究在中国 4 个不同的气候、人口状况和肺结核发病率的农村，对登记在册的居民（≥5 岁）进行上门调查，调查过程包括关于人口统计和肺结核风险因素的调查问卷、结核菌素皮肤试验、γ 干扰素释放试验（QFT）以及对年龄超过 15 岁的调查对象进行数字化胸片检查。在21 022 名调查对象中，结核菌素皮肤试验阳性（≥10 mm）的年龄和性别标化率为 28%（各个研究点范围为 15%～42%），而 QFT 阳性率低一些，为 19%（范围为 13%～20%）。

结核菌素皮肤试验阳性的显著相关因素为男性、年龄增加、初中和高中学生、高家庭收入（≥600 元人民币）、吸烟史、饮酒、BCG 疫苗接种史、体质指数（BMI）小于 18.5 kg/m² 及肺结核患者密切接触史。QFT 阳性的相关因素为男性、年龄增加（≥20 岁）、吸烟史、肺结核患者密切接触史以及体质指数大于等于 28 kg/m²。

结核菌素皮肤试验阳性的调查对象中有一半 QFT 测试阳性，而 QFT 阳性的调查对象中有四分之三结核菌素皮肤测试阳性。单纯的结核菌素皮肤试验阳性明显与男性、年龄为 60 岁及以上、BCG 疫苗接种史相关，而单纯的 QFT 阳性与男性、高龄（≥60 岁）相关，这可能是由于老年人对结核菌素敏感性降低而不是因为接受了 BCG 疫苗接种。

确诊和疑似肺结核筛查率之间的差异为 4.1/1 000 人口和 28.8/1 000 人口。40%（360/910）的结核菌素皮肤试验阳性调查对象和 27%（250/913）的 QFT 阳性调查对象有肺结核患者密切接触史，这与其他研究的结果相似。

高磊等的研究结果显示了 4 个研究点的巨大差异，主要表现在结核菌素皮肤试验阳性率。有两个研究点结核菌素皮肤试验阳性率是 QFT 阳性率的两倍或三倍，而在另外两个研究点两者的阳性率相似。一个研究点为海洋性气候，其与其他研究点的差异可能归因于非结核分枝杆菌暴露风险的差异。

这项研究的最大优点在于其报道的中国普通人群样本数据非常大，相当于其他结核病多发到高发国家的农村地区人口的总数。研究结果不仅显示了潜在性结核相关风险因素，同时也阐述了结核菌素皮肤试验或 QFT 测试两种潜在性结核检测方法的检出率差异。

由此可以得出，经常被引为经典的断言"世界上三分之一的人口感染了结核分枝杆菌"，是通过对普通人群进行结核菌素皮肤试验得出的结论，可能高估了其发生率，尤其在普遍接种了 BCG 疫苗的人群使用特异性更强的测试方法如 γ 干扰素释放试验进行调查，其结果应该更接近真实的发生率。研究结果还表明，QFT 阳性的基线水平在不同地区有巨大差异，且与基础肺结核患病率相关。普通未经选择人群的 γ 干扰素释放试验阳性比率很低，报道的发生率差异为，在发病率低的国家未暴露的年轻人群为 0.5%，未暴露的老年人为 8%，来自于高发病率国家的移民为 25%。因此本研究与已有的结核高发国家暴露人群的发生率在同一范围。

一个天真但有趣的想法是对整个人群的结核潜在性感染进行筛查,并对所有检测阳性的个体进行预防治疗,这也许能通过减少可能激活发病的结核感染者的总数以根除结核。筛查结核潜在性感染并随之进行预防性治疗似乎是一个消除结核的组合策略,至少在结核发病率较低或中等的国家。这个方法被用于小型社区,如阿拉斯加爱斯基摩人,但这个方法应用在大的团体显然不可行且不划算。

WHO 发布了一个工作小组的建议,对不同人口总数的人群结核潜在性感染筛查和预防治疗与结核激活发病进行成本-效益分析。结论是在结核高发人群,相比被结核感染,进行结核潜在性感染系统筛查和预防治疗更合乎情理,但这种方法仅限于免疫缺陷人群(如艾滋病病毒、抗肿瘤坏死因子、透析、移植、硅肺)以及接触了肺结核患者的成人和儿童。一般认为,基于不良反应的风险,对所有的结核菌素皮肤阳性或 γ 干扰素释放试验阳性的人群进行预防性治疗不现实而且不划算。

高磊等后续的人口筛查研究将增加我们的结核

病相关危险因素知识,并且可能有助于更精确定义受益于筛查和预防治疗的个体。

(刘玉岭　覃婷　傅建国)

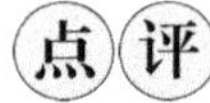

结核病是严重危害公众健康的呼吸道传染病,政府历来高度重视结核病防治工作。中国的潜在性结核感染有多少? 高磊等发表在 *Lancet Infectious Diseases* 杂志上的研究,报道了中国潜在性结核感染的一个前瞻性群组多中心研究结果。该研究样本数据非常大,研究对象为中国 4 个不同气候、人口状况和肺结核发病率的 21 022 名农村居民,研究结果显示了潜在性结核相关风险因素、结核菌素皮肤试验或 QFT 测试两种潜在性结核检测方法的检出率差异等。该研究有助于我们加深对于结核病相关危险因素的认识,为结核病的重点区域和重点个体防控提供依据。

(韩黎)

223. 咳出的结核分枝杆菌气溶胶可预测新的感染吗

解读文献:《咳出的结核分枝杆菌气溶胶可预测新的感染》

文献标题:Cough aerosols of mycobacterium tuberculosis predict new infection: a household contact study.

原文作者:Jones-López EC, Namugga O, Mumbowa F, et al.

刊载信息:Am JRespir Crit Care Med, 2013,187(9):1007 - 1015.

结核分枝杆菌(*M. tuberculosis*),俗称结核杆菌,是引起结核病的病原菌。可侵犯全身各器官,但以肺结核为最多见。结核病至今仍为重要的传染病。据 WHO 报道,每年约有 800 万新病例发生,至少有 300 万人死于该病。本文通过对肺结核(TB)患者咳嗽产生的气溶胶做结核分枝杆菌培养,并经聚类调整多重 Logistic 回归分析来研究新发 TB 感染的预测因素,为 TB 的防控特别是对其识别打开了新的思路。

(1) 研究的理论依据:结核分枝杆菌经空气传

播的部分原因为宿主特点、病原菌以及环境因素。显微镜痰涂片显示该菌在传播时变异性较大。研究的目的是:评估咳嗽产生的含结核分枝杆菌气溶胶在预示新近传播中的作用。研究的具体方法:经标准评定的肺结核(TB)患者取咳嗽产生的气溶胶做结核分枝杆菌培养。我们对新发的结核分枝杆菌感染患者进行日常接触的评估。利用经过聚类调整的多重 Logistic 回归分析来研究新发感染的预测因素。

(2) 研究的测量和主要结果:从 2009 年 5 月至 2011 年 1 月,96 例痰培养阳性 TB 患者纳入研究,并登记了 442 例接触者。只有 43 名(45%)TB 患者气溶胶培养出结核分枝杆菌。与产生大量气溶胶(>10 CFU)TB 患者接触的人员,相比较于接触产生少量气溶胶(1~9 CFU)或者不产生气溶胶的 TB 患者,更容易被感染(各自比例分别为 69%,25%,和 30%,$P = 0.009$)。经未调整($OR = 5.18$,95% CI:1.52~17.61)和调整后($OR = 4.81$,95% CI:1.20~19.23)分析,高气溶胶的 TB 患者是结核分枝杆菌新发感染的唯一发病因素。与无气溶胶 TB 患者接触的人员相较于接触低或高气溶胶 TB 患者的人员,结核菌素皮肤实验和 γ 干扰素释放试验结果显示不相同。

（3）研究的结论:少数的 TB 患者咳嗽出的气溶胶内含结核分枝杆菌,但对传播的预测优于痰涂片显微镜检查或培养。咳嗽出的气溶胶可识别大部分的 TB 感染患者,由此可提高在 TB 控制项目中的成本-效益。

（4）本文知识点:TB 患者痰液中结核分枝杆菌的浓度的鉴定,数十年来,大多根据显微镜涂片检查抗酸杆菌阳性或阴性来鉴别。然而,实验室和流行病学证据表明,TB 患者引起的传播变异很大。

本研究提出了直接测定 TB 患者咳嗽产生的气溶胶是对传染性的定量预测这个观点。本研究有着几项启示:第一,通过识别最具有传染性的肺结核患者,发现目前的方式是把所有痰抗酸杆菌涂片阳性的患者视为具有均等的传染性,其实这是不正确的,

同时提供了一个更合理和更划算的感染控制框架。第二,虽然感染者的数量在上升时,通过确定监测目标,减少高感染风险 TB 接触者的数量,气溶胶可以推进潜在 TB 感染治疗计划的实现,而监测目标的确定可根据接触者的暴露情况。最后,对于暴露者,结核分枝杆菌气溶胶的测量提供了吸入剂量的定量替代品,这能使暴露的错误分类降低,进而能深入了解 TB 的免疫发病机理,促进疫苗、药物和免疫反应的研究。

（陈文森　廖丹　杨乐）

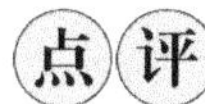

点评

肺结核(TB)的传播与空气中的气溶胶密切相关。该研究通过对标准评定的 TB 患者取咳嗽产生的气溶胶做结核分枝杆菌培养,以及对新发的结核分枝杆菌感染患者进行日常接触的评估,经过聚类调整的多重 Logistic 回归分析,发现接触产生高气溶胶的 TB 患者是结核分枝杆菌新发感染的唯一预测因素。该研究最重要的贡献是提出了直接测定 TB 患者咳嗽产生的气溶胶对传染性的定量预测这个观点,有助于准确识别高传染性的肺结核患者和高危暴露人群,为制订更合理的 TB 感染防控措施提供科学依据。

（韩黎）

224. HIV‑1 病毒传播新方法

解读文献:《抗反转录病毒疗法预防 HIV‑1 病毒的传播》

文献标题:Antiretroviral therapy for the prevention of HIV‑1 transmission.

原文作者:Cohen MS, Chen YQ, McCauley M, et al.

刊载信息:N Engl J Med, 2016,375(9):830-839.

HIV 感染,令多少家庭破碎,多少人要背负一生的歧视和阴影? 谈"艾"色变的根源还是因为艾滋病死亡率高,人们对艾滋病的传播途径了解不足。如果你深爱的人确诊为 HIV 感染,你将如何应对?

本文能够帮助我们进行正确的抉择。

预防艾滋病的队列研究网络试验(HPTN)052 的中期数据分析显示,抗反转录病毒疗法(ART)可以阻断超过 96% 的人类免疫缺陷病毒 1 型(HIV‑

1)感染者对其性伴侣的传播。随后，ART 向所有 HIV-1 感染者推广。该研究就该疗法对阻断 HIV-1 传播的持久性，进行了超过 5 年的随访评估。1 763 例受试者随机分配，分别接受早期和延迟的抗反转录病毒治疗。接受早期抗反转录病毒治疗组 886 人（从入组开始接受治疗）（CD4$^+$ 计数 350～550 个/mm^3）。接受延迟抗反转录病毒治疗组 877 人，连续两个 CD4$^+$ 计数低于 250 个/mm^3 或表现出获得性免疫缺陷综合征的疾病指征（即一种由艾滋病诱发的疾病）时开始接受治疗。研究终点为受试者经过治疗后，其伴侣确诊为 HIV-1 感染（入组时为 HIV-1 阴性）。研究结果显示，共计随访艾滋病病毒感染者 10 031 人/年，随访艾滋病病毒感染者的伴侣 8 509 人/年。这些艾滋病病毒感染者的伴侣中，有 78 位在调查期间感染 HIV-1（年度发病率 0.9%；95% CI：0.7～1.1）。通过病毒连锁不平衡分析的方法确定了 72 例（92%）伴侣感染。这些感染伴侣中，46 例感染与伴侣艾滋病相关（3 例属于接受早期抗反转录病毒疗法组，43 例属于接受延迟抗反转录病毒疗法组；发病率 0.5%；95% CI：0.4～0.7）；26 例感染者与伴侣艾滋病不相关（14 例属于接受早期抗反转录病毒疗法组，12 例为接受延迟抗反转录病毒疗法组；发病率 0.3%；95% CI：0.2～0.4）。接受早期抗反转录病毒疗法组比接受延迟抗反转录病毒疗法组伴侣感染的风险低 93%（风险比：0.07；95% CI：0.02～0.22）。参与治疗的患者中，使用抗反转录病毒疗法达到 HIV-1 感染稳定抑制状态者，未发现性伴侣相关感染病例。研究者得出的结论为：早期接受抗反转录病毒疗法可持续性降低性伴侣 HIV-1 感染。

（张冰　周艳芝　覃婷　刘玉岭）

点评

AIDS 是一种引发社会广泛关注的严重传染病，主要由人类免疫缺陷病毒 1 型（HIV-1）引起，性传播是主要传播途径。预防艾滋病队列研究网络试验（HPTN）052 为一项涉及多个国家的随机对照试验项目，该项目主要目的是确定抗反转录病毒疗法（ART）在预防 HIV-1 感染患者将疾病传播给其性伴侣方面的效果。在经过 5 年多的随访之后，项目组进行中期数据分析发现，ART 可以阻断超过 96% 的 HIV-1 感染者对其性伴侣的传播，使用抗反转录病毒疗法达到 HIV-1 感染稳定抑制状态者，未发现性伴侣相关感染病例。该研究为 HIV-1 感染患者通过早期接受 ART 来降低性伴侣 HIV-1 感染风险提供了科学依据。

（韩黎）

225. 埃博拉流行回顾

解读文献：《塞拉利昂弗里敦市康诺特医院疑似埃博拉病毒感染患者的临床表现：一项回顾性队列研究》

文献标题：Clinical features of patients isolated for suspected Ebola virus disease at Connaught Hospital, Freetown, Sierra Leone: a retrospective cohort study.

原文作者：Lado M, Walker NF, Baker P.

刊载信息：Lancet Infect Dis, 2015, 15(9): 1024-1033.

2014 年的塞拉利昂，埃博拉疫情悄无声息地缓慢发生，逐步加速，直到 5 月底和 6 月初病例激增。病例在该年最后一个季度呈指数增加，11 月增势最迅猛。起初势头缓慢的疫情，最终超越了所有其他疫情。本文是英国的学者对塞拉利昂某医院隔离病房内收治的患者进行的回顾性队列研究，该研究对埃博拉病毒病的快速鉴别诊断进行了探讨。

西非埃博拉病毒病大规模暴发的背景下，迫切需要建立一个独立诊疗机构去隔离及诊断疑似病例。塞拉利昂的疫情暴发后,患者到达弗里敦市康诺特医院后就做埃博拉病毒感染筛查,如有必要,即被送往医院的埃博拉隔离病房。由于隔离区的床位需求量远远超过供给量,该研究目的是通过入院时识别临床特征以提高埃博拉疑似病例的确诊率。

在该项回顾性队列研究中,研究者记录了送往康诺特医院隔离病房的疑似埃博拉病毒感染病例的临床特征。随后根据埃博拉病毒 RT－PCR 检测结果分为确诊病例和非病例。计算各种临床特征的灵敏度、特异度、阳性预测值、阴性预测值以及似然比,来估算每一个临床特征对埃博拉确诊病例的诊断准确性和预测价值。

2014 年 5 月 29 日—12 月 8 日,850 例疑似埃博拉感染病例被送进隔离病房,其中有 724 个病例存在 EBOV RT－PCR 结果并纳入分析。这些患者中有 464(64％)例被确诊为埃博拉病毒感染。疑似病例中最常见的症状包括发热或发热史(599 例,83％),极度疲惫或乏力(495 例,68％),呕吐或恶心(365 例,50％),腹泻(294 例,41％)。极度疲惫、意识混乱、结膜炎、呃逆、腹泻或呕吐等表现与诊断为确诊病例的可能性增加有关。出现三个或以上这些症状的患者被诊断为确诊病例的可能性增加 3.2 倍(95％ CI:2.3～4.4),但通过这种方法诊断埃博拉病毒感染的灵敏度较低。在亚组分析中,161 例埃博拉病毒确诊病例中有 15 例(9％)既没有发烧史,也没有埃博拉病毒暴露的危险因素。

研究者最后讨论到:在疫情暴发和需要快速诊断期间,对于埃博拉病毒病的鉴别诊断是一个重大的挑战。依赖于发热史和埃博拉病毒暴露危险因素的疑似病例定义,没有足够的灵敏度来鉴别所有的病例。

(陈文森　李若洁　徐虹)

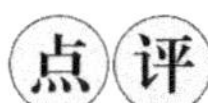

2014 年西非三国埃博拉疫情暴发,对这三个公共卫生体系极为脆弱的国家来说,无论从早期诊断、早期治疗、早期报告、早期隔离,还是早期开展流行病学调查,开展行之有效的健康教育,都极为困难。

从急性传染病暴发流行的控制角度,及时发现病例,隔离患者,开展流行病学调查,对控制疫情蔓延极为重要,但在资源贫乏地区,不仅缺少专业医生,专科医院或隔离病房,而且缺乏实验室确诊的检测技术、人员和实验室。因此,很有必要在疫情暴发之初总结与该疾病相关的临床特点,找出一些相对特异性的临床症状、体征用于对疑似病例的筛查。

该研究通过对塞拉利昂某医院隔离病房内收治的病人进行的回顾性队列研究,对埃博拉病毒病的快速鉴别诊断进行了探讨。

研究发现,疑似病例中最常见的症状包括发热或发热史(599 例,83％),极度疲惫或乏力(495 例,68％),呕吐或恶心(365 例,50％),腹泻(294 例,41％)。极度疲惫、意识混乱、结膜炎、呃逆、腹泻或呕吐等表现与诊断为确诊病例的可能性增加有关。出现 3 个或以上这些症状的患者被诊断为确诊病例的可能性增加 3.2 倍(95％ CI:2.3～4.4),但通过这种方法诊断埃博拉病毒感染的灵敏度较低。在亚组分析中,161 例埃博拉病毒确诊病例中有 15 例(9％)既没有发热史,也没有埃博拉病毒暴露的危险因素。

尽管该研究结论指出,依赖于发热史和埃博拉病毒暴露危险因素的疑似病例定义,没有足够的灵敏度来鉴别所有的病例。但该研究没有对所有纳入研究的病例排除是否混合有其他感染性疾病,如疟疾、伤寒、霍乱等。因为在西非三国,这些属于高发疾病。

(蒋荣猛)

226. 埃博拉:国际不再关注≠完全消灭

解读文献:《不同剂量下 VSV 埃博拉病毒候选疫苗的安全性和免疫原性差异:一项随机双盲安慰剂对照 1/2 期临床试验》

文献标题:The effect of dose onthe safety and immunogenicity of the VSV Ebola candidate vaccine: a randomised double-blind, placebo controlled phase 1/2 trial.

原文作者:Huttner A, Dayer JA, Yerly S, et al.

刊载信息:Lancet Infect Dis, 2015,15(10):1156-1166.

2014 年暴发在非洲的埃博拉疫情震惊了全世界,这也是有史以来暴发的最为严重的埃博拉疫情。在这次疫情中,世界各国政府纷纷意识到了传染病对人类健康的巨大威胁。虽然通过各国共同努力,目前疫情已经得到了很好的控制,但由于患者康复之后病毒在幸存者体内持续存在,世卫组织曾告诫,依然存在发生更多小型埃博拉疫情的高度危险。以重组水泡性口炎病毒为基础的表达扎伊尔埃博拉糖蛋白候选疫苗(rVSV - ZEBOV)的出现让埃博拉疫情"大翻盘",这篇发表在《柳叶刀》上的研究报道了该疫苗临床试验结果,主要探讨了不同剂量下该疫苗的安全性和免疫原性,同时提出了一些亟待解决的问题。

安全有效的埃博拉疫苗对控制疫情十分重要。而正确、安全的使用疫苗,则需经历严格的剂量筛选测试。该文章报告了在保证安全性的前提下志愿接种剂量为 $3×10^5$ pfu(低剂量)的以重组水泡性口炎病毒为基础的表达扎伊尔埃博拉糖蛋白候选疫苗(rVSV - ZEBOV)的志愿者与 59 名接种了 $1×10^7$ pfu(高剂量,$n=35$)或 $5×10^7$ pfu(高剂量,$n=16$)或对照组($n=8$)疫苗的安全性和免疫原性结果。

日内瓦 rVSV - ZEBOV 疫苗的临床 1/2 期研究在瑞士日尔瓦大学医学院进行,采取剂量关系、安慰剂对照,双盲的方式,纳入了 18~65 周岁的非孕期、免疫功能正常的健康成人作为研究对象。低剂量组的研究对象没有被安排进入埃博拉疫区的计划,以双盲的方式,按照 9:1 的比例随机排列的方式分为不同小组,分别单独注射 $3×10^5$ pfu 的疫苗或安慰剂,而在疫区的参与者则在知情的情况下单独注射 $3×10^5$ pfu 的疫苗。主要的安全性和免疫原

性结局分别是疫苗接种 14 天内不良事件发生率和接种疫苗 28 天后的抗体滴度水平,采用意向性分析方法进行分析。在前 51 名疫苗接种者(剂量为 $1×10^7$ 或 $5×10^7$ pfu)中观察到有 11 人(占 22%)发生病毒性关节炎,此后对另外 56 名研究对象中的 51 人接种低剂量疫苗($3×10^5$ pfu),对另外 5 人接种安慰剂,以评估减小该疫苗剂量的安全性和免疫原性影响。本研究随访观察期为 12 个月,所有数据结果均来自临时数据库。本研究已在 Clinical Trials. gov 网站上注册,编号为 NCT02287480。

自 2015 年 1 月 5 日至 1 月 26 日,有 43 名受试者以双盲的方式接种了低剂量($3×10^5$ pfu)的 rVSV -ZEBOV 疫苗或被给予了安慰剂,另有 13 名志愿者在知情的情况下接种了低剂量($3×10^5$ pfu)疫苗。即低剂量组共有 51 人接种了 rVSV - ZEBOV 疫苗,5 人被给予了安慰剂,没有严重不良反应发生。在 $3×10^5$ pfu 剂量组,早发性不良反应仍频繁出现(51 人中有 45 人出现,占 88%,高剂量组的 51 人中有 50 人出现,占 98%,安慰剂组的 13 人中有 2 人出现,占 15%),但较轻微。低剂量组的 51 人中出现客观发热 1 人(2%),而接种高剂量组(至少 $1×10^7$ pfu)疫苗的 51 人中出现客观发热 13 人(25%)($P<0.000\ 1$)。主观发热($P<0.000\ 1$)、肌痛($P=0.036$)和畏寒($P=0.026$)的发生率显著降低,且发病时间推迟,显著降低了菌血症的发病率($P<0.000\ 1$)和血液单核细胞激活模式($P=0.023\ 3$)。虽然抗体血清阳性率都保持在较高水平(51 人中有 48 人出现血清抗体阳性,占 94%),但与高剂量组比,低剂量组接种疫苗 28 天内埃博拉病毒结合糖蛋白与中和抗体滴度均低于高剂量组[低剂量组埃博

拉结合糖蛋白的几何平均滴度为 344.5(95% CI：229.7～516.4)，高剂量组为 1 064.2(757.6～1 495.1)；$P<0.000 1$；低剂量组中和抗体滴度的几何均数为 35.1(24.7～50.7)，高剂量组为 127.0(86.0～187.6)；$P<0.000 1$]。此外，在低剂量组的 51 名接种者中，有 13 人(25%)出现关节炎复发的情况，复发时间中位数为 10 天，四分位数间距为 9～14 天，发生关节炎的 13 例接种者伴有斑丘疹或疱疹性皮炎，以上两种情况同时存在的有 7 人，占 54%；在低剂量组中，关节炎的发生与年龄相关，而在高剂量组中则不相关。有两名接种者小腿出现紫癜，组织学显示为皮肤血管炎。滑膜液中出现糖蛋白(rVSV)被证实和皮肤损伤有关。

减少接种埃博拉病毒糖蛋白疫苗的剂量能改善早期的耐受性，但会降低抗体反应，不能避免疫苗诱发的关节炎、皮炎或血管炎的发生。埃博拉病毒糖蛋白疫苗的安全性跟它的功效一样，还有待在非洲目标人群种进一步确定。

（陈文森　潘瑜　胡潇云　徐子琴）

点评

该研究以重组水泡性口炎病毒为基础的表达扎伊尔埃博拉糖蛋白候选疫苗(rVSV - ZEBOV)的 1/2 期临床试验，探讨不同剂量下 VSV 埃博拉病毒候选疫苗的安全性和免疫原性差异。

研究发现，虽然抗体血清阳性率都保持在较高水平(51 人中有 48 人出现血清抗体阳性，占 94%)，但与高剂量组比，低剂量组接种疫苗 28 天内埃博拉病毒结合糖蛋白与中和抗体滴度均低于高剂量组。在低剂量组的 51 名接种者中，有 13 人(25%)出现关节炎复发的情况。减少接种埃博拉病毒糖蛋白疫

苗的剂量能改善早期的耐受性，但会降低抗体反应，不能避免疫苗诱发的关节炎、皮炎或血管炎的发生。高剂量组和低剂量组间比较，在疼痛、主观和客观发热、肌痛，以及其他类似畏寒、疲劳、头痛倾向的不良反应发生率间有显著性差异。

该试验为后续的 2、3 期临床试验提供了安全性和免疫原性数据。

在 2016 年 12 月 22 日《柳叶刀》上发表的 2015 年在几内亚开展的埃博拉疫苗(rVSV - ZEBOV) 3 期临床试验，共有 11 841 人纳入试验。在接种疫苗的 5837 人中，接种疫苗后 10 天以上没有记录到埃博拉病例。相比之下，没有接种疫苗，10 天以上发生埃博拉病毒感染的有 23 例。

该疫苗是第一个防止已知最致命病原体感染的疫苗，并显示对埃博拉病毒的防护 100% 有效。尽管如此，疫苗的安全性仍然存在。在接种疫苗 14 天内，53.9% 的人发生不良反应。大多数(87.5%)为轻度不良反应，11.0% 为中度，1.2% 为重度。儿童在接种 3 天内最常见的有头痛(52.6%)、疲劳(11.3%)和注射部位疼痛(9.3%)，成人为头痛(25.0%)、疲劳(19.0%)和肌肉疼痛(13.2%)。在 80 个严重不良反应中，有一半是埃博拉病毒疾病，这不是疫苗引起的，因为它在接种疫苗头 10 天内发生。4 人涉及道路交通事故。两例因疫苗引起的严重不良反应：1 例为发热反应，1 例为过敏反应。三分之一有流感样症状，研究人员认为这可能与疫苗有关。

总的来说，埃博拉疫苗(rVSV - ZEBOV) 的长期效果仍然未知，而且未来的制剂应着力于在减少不良事件的同时而不降低其有效性。

（蒋荣猛）

227. 电极片也能致死吗

解读文献：《原发性皮肤曲霉病（PCA）——病例报告》

文献标题：Primary cutaneous aspergillosis (PCA)-a case report.

原文作者信息：Andresen J，Nygaard EA，Størdal K.

刊载信息：Acta Paediatr，2005，94：761－762.

病例描述

男性，9 岁患儿，诊断为特发性骨髓再生障碍性贫血，因严重的感染性休克和呼吸功能不全，收入儿科重症监护病房（ICU）。患儿存在严重的中性粒细胞缺乏，几周后出现不明原因发热（FUO），予以广谱抗生素及抗真菌治疗，但病情未改善。该患者全身 CT 扫描未发现播散性真菌感染。影像学检查未发现侵袭性真菌感染。

儿科 ICU 治疗的 45 天后，该患儿心电监护电极片下的皮肤出现中央坏死伴周围环状红斑的皮损，经过 10 天，皮损发展为广泛的坏死。

第二次组织活检经苏木精-伊红（HE）染色可见有隔膜的透明菌丝。格罗科特染色可见较多的有隔膜的菌丝，并带有锐角分枝。组织经沙氏培养基培养显示背面深黑色，经切片培养证实了黑曲霉菌属的存在。

该患者此前已使用两性霉素 B 和氟康唑治疗。明确诊断为原发性皮肤曲霉菌病后，加用了伏立康唑抗真菌治疗，但效果不佳，患者入院 3 个月后死亡。

病原学

曲霉属是第二大类导致机会性真菌感染的病原体，仅次于念珠菌属。在免疫功能低下的患者中，尤其是新生儿，可以导致严重的感染和很高死亡率。肺、中枢神经系统和副鼻窦为常见感染部位。但原发性皮肤曲霉病（PCA）罕见，常与免疫缺陷相关，其次多见于患血液系统疾病者。曲霉侵犯皮肤的途径主要有两种：曲霉菌分生孢子借助未灭菌的医疗设备或空气传播的方式定植于受损皮肤。

原因分析

本文的患儿心电监护电极片下的皮肤出现溃疡，经 2 次活检及培养后，诊断为原发性皮肤曲霉病。这是第一例经证实使用心电监护电极片导致 PCA 的案例，患者曲霉定植于皮肤的方式则是使用了未灭菌的含曲霉的心电监护电极片。

国际上经报道的案例有以下几例：

Tahir 等曾描述 1 例免疫功能正常的女性出现腋窝及会阴部多发溃疡的病例。她很可能在进行研究过程中接触了污染的棕榈油，并在使用刀片刮除腋窝及会阴部过程中导致了曲霉定植于创面。该患者经过外科治疗后最终痊愈。

Anderson 等描述了 1 例急性髓系白血病患儿，在他的右前臂出现两处无痛性几何型红斑结节。皮损出现在用于固定输液手板的胶带部位。后经组织培养分离出黑曲霉。这些皮疹经过全身抗真菌治疗后很快消退。Stock 等报道了 1 例早产儿，在背部、会阴、腋窝的皮肤出现坏死。在他的身上分离出烟曲霉，经证实系非灭菌的一次性手套被烟曲霉所污染，而手套可能感染了新生儿的皮肤。

　　作者强调在免疫功能低下的患者中，如出现不寻常的皮损，通常需考虑感染性病变。活检及培养对于病原体鉴定非常必要，为了明确诊断，需要多次标本送检。

（陈文森　谭振敏　杨乐　廖丹　李勇　朱敬蕊）

点 评

　　皮肤曲霉病既可以是原发的，也可以是继发的。原发性皮损常因创面直接与曲霉接触，尤其是接受导管护理的患者，创伤可来自臂板（arm boards）、烧伤以及敷料污染。也有报道新生儿 ICU 在建筑装修的过程中带菌的气溶胶导致感染的病例。继发性皮肤曲霉病主要源于播散性感染。PCA 主要由黄曲霉、土曲霉、黑曲霉、焦曲霉感染所致。皮损可表现为红斑、硬结、丘疹、斑块或出血性大疱，病变可进展为覆盖黑色焦痂的坏死性溃疡。罕见的情况下，可表现为结节样或脓疱样皮损。PCA 的诊断靠组织活检及培养。有的时候，通过显微镜下真菌学检测可以直接看到菌丝。

　　曲霉病需全身使用两性霉素 B 及伏立康唑等抗真菌药物。而原发性皮肤曲霉病的治疗目前仍有争议。药物及外科治疗均有采用。伏立康唑及两性霉素 B 脱氧胆酸盐是仅有的在美国获得批准的用于初始治疗侵袭性曲霉病的药物。伊曲康唑和卡泊芬净已被批准用于侵袭性曲霉病的挽救治疗。

　　对于免疫功能低下的患者，强烈建议使用灭菌的一次性器具。本病例强调了 PCA 风险是可以防控的，密切监控医疗器械相关的皮肤改变非常重要。

（潘珏）

228.　既非普通肺炎亦非哮喘的咳嗽病例

解读文献:《49 岁女性的持续咳嗽》

文献标题：A 49-year-old woman with a persistent cough.
原文作者：Doleh TY, Rehm SJ, Isaacson JH.
刊载信息：Cleveland Clinic Journal of Medicine，2011,78(8):521 - 528.

病例描述

　　两周前患者因干咳、流涕、喷嚏与咽痛就诊，自诉咳嗽，咳嗽后偶伴胸痛与呕吐，咳嗽夜间加重，偶伴气喘。无畏寒、寒战、发热、盗汗或胸闷。自服用 OTC 镇咳药、抗组胺药与减充血药，症状无缓解。因患者既往有哮喘史，临床诊断为"支气管哮喘急性发作"，予泼尼松 20 mg/d，疗程 5 天，随后吸入激素类药物至症状缓解。现患者因症状无缓解，阵咳变得更频繁与严重而再次就诊。既往史：有过敏性鼻炎、哮喘史，控制良好。现服用 OTC 抗组胺药物 H1 拮抗剂西替利嗪(Zyrtec)，吸入氟替卡松沙美特罗(Advair)，还吸入沙丁胺醇(Proventi HFA)。去年冬天曾哮喘轻度发作，吸入沙丁胺醇后缓解。个人史：无吸烟史；只在社交场合饮酒。近七月无出国史。患者在贺卡店工作，两个同事有类似的上呼吸道症状，伴轻微咳嗽。婚育史：已婚，有 2 个子女，分别是 23 岁与 25 岁。夫妻同住，其夫体健。接种史：患者未按计划免疫接种。末次免疫接种是在 12 年前接种的 Td(破伤风、白喉毒素)疫苗，从未接受过 Tdap(破伤风、白喉与无细胞百日咳)疫苗。每年常规接种流感疫苗，就诊前 6 周接种过流感疫苗。专科情况：患者无呼吸困难，就诊期间有严重的阵咳。脉搏 100 次/分，呼吸频率 18 次/分，血压 130/86 mmHg。口咽部正常，因咳嗽导致吸气不足，余正常,胸片无异常。

该患者的临床诊断是什么

下列疾病可以考虑：①哮喘：哮喘激素治疗后通常效果良好。她已经接受过激素治疗，但症状无改善。②病毒感染后咳嗽：典型的病毒感染并无阵咳与咳嗽后呕吐，故基本可以排除。③百日咳(pertussis, whooping cough)：根据病程、阵咳与咳嗽后呕吐，需要考虑。另外，患者有每天接触数百人的职业史，呼吸道病原体暴露风险增加，包括有百日咳鲍特菌。④慢性支气管炎及肺炎：患者症状与诊断定义不符。⑤胃食管反流：常伴有烧心感、返酸、嗳气，本病例不符。综上考虑，百日咳可能性最大。

百日咳可通过以下方法确诊：①细菌培养：诊断百日咳的金标准，特异性100%。但是敏感性范围较广(15%～80%)，且症状出现后1周，敏感性明显下降，到第3周敏感性仅1%～3%。此患者咳嗽已3周，培养意义不大。通常直接接种鲍特菌不太可能，本患者的标本被放入RL转运培养基(半增强的木炭琼脂并加入了马血与头孢氨苄)。②PCR：诊断百日咳很多情况下PCR已经取代细菌培养。PCR检测迅速，敏感性61%～99%，特异性88%～98%，2～24小时出结果。PCR的优势在于病程的较后阶段(正如本患者)，此时临床已经开始怀疑百日咳。咳嗽开始后4周仍可有效检测。而本患者咳嗽起病才3周，所以查了鼻咽拭子PCR。但PCR阳性也可能是其他鲍物菌属，且阴性不能排除诊断。因此，暴发流行时至少需要1例培养阳性病例。不能过于依赖PCR，如果没有症状且没有流行病学证据，不能诊断百日咳。③直接荧光抗体试验：CDC未推荐。鼻咽正常菌群可导致假阳性，结果缺乏敏感性与特异性。④血清ELISA：用于百日咳的流行病学调查。特别适用于疾病后期的诊断。敏感性33%～95%，特异性72%～100%。

临床应该如何获取细菌学标本

1）将涤纶拭子从鼻孔直达后咽，提取鼻咽样本。为保证样本量，拭子必须停留在后咽10秒。

2）从鼻后方插入一支小管(如婴儿的喂养管)达后咽提取鼻咽抽吸物，该小管与一个黏液收集装置相连接。

检测结果示患者仅PCR报告阳性，应该经验性选择何种抗生素治疗

水化、雾化吸入、镇咳、抗过敏、减充血等支持治疗，对于缓解病情或缩短疗程收效甚微。但是在卡他期后，由于使用抗生素治疗已无效，支持疗法是合理的。有文献表明，80%～90%的未经治疗的百日咳患者，在咳嗽3～4周后，鼻咽部的细菌会自发清除掉。阿奇霉素与其他大环内酯类红霉素如克拉霉素是治疗青少年及成年人百日咳的一线用药。若能在卡他期用药，可减轻严重程度，缩短病程并减少传染性。然而卡他期症状与感冒相似难以确诊；对于痉咳期抗感染治疗不能减轻症状缩短病程，但或可阻断传播。阿奇霉素推荐0.5 g/d，连用5天。复方新诺明(SMX/TMP)是二线用药，一般用于大环内酯不耐受或有副作用者。该患者接受了短期(5天)的阿奇霉素治疗，每天0.5 g，鉴于其病程，症状并无明显改善，就诊后咳嗽仍持续了2个月，在家中接受支持治疗后逐渐好转。

发现此例患者感染后，应该怎样预防百日咳

鉴于百日咳感染有很高的罹患率，我们筛选接触者进行暴露后预防。CDC定义的密切接触者是：过去21天内与有症状患者有过面对面接触，且距离在3英尺(0.9 m)以内。对于密切接触者抗生素预防方案参照确诊病例。上报至俄亥俄州的健康机构，随后该机构访问调查患者，明确了密切接触者，他们都接受了暴露后抗生素预防，以防出现继发病例。此外，何种疫苗可防止百日咳感染？百日咳发病率高，治疗反应不佳，所以预防接种非常重要。应继续保持高接种覆盖率，并且完成接种计划。目前美国有两种疫苗：DTap与Tdap，前者用于7岁以下婴幼儿，后者用于10～64岁。11～12岁时及随后每10年都应该接种Tdap，所以患者应接种Tdap增强疫苗(D、T、P分别代表白喉、破伤风与百日咳，如小写则代表减量的，a代表"无细胞")。

（李勇　高晓东　陈文森　杨乐　廖丹　梁亮）

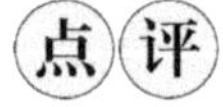

点评

百日咳是一种急性的高度传染性疾病，由百日咳鲍特菌所致。由飞沫传播，到达支气管纤毛柱状上皮后可致纤毛瘫痪，并释放毒素导致炎症反应，由此干扰呼吸道分泌物的排出。百日咳通过人与人传播，主要通过飞沫或者接触感染患者气道分泌物传染，易感人群罹患率可达80%。过去30年百日咳发病率持续升高，近 10 年特别明显，2005 年美国报告百日咳 25 827 例，是 1959 年以来的最高。百日咳存在很多误诊漏报，因此发病率应该更高。2010年曾在密歇根州、得克萨斯州、俄亥俄州、纽约北部与亚利桑那州暴发。目前在加州流行。根据我国公布的 2012 年、2013 年、2014 年《全国法定报告传染病发病死亡统计表》，此三年的百日咳发病数分别为：1 712 人、3 408 人、6 658 人，死亡人数分别为：0人、2 人、2 人。

　　美国 CDC 对百日咳的定义是：无其他原因可解释的急性咳嗽持续＞2 周，阵咳伴吸气时"痉咳"或咳嗽后呕吐。临床传统上分为 3 期：卡他期、痉咳期与恢复期。卡他期：通常持续 1～2 周，临床上很难与上呼吸道病毒感染鉴别。表现为渐起不适、鼻炎、打喷嚏、低热并有轻微咳嗽并逐渐加重。痉咳期：正常情况下持续 1～6 周，可长达 10 周，往往在此期间得到诊断。典型表现是暴发性或阵发的大量的快速咳嗽。随后伴有深吸气时具典型特征的高调"痉咳"

（长阵咳后深吸气时，此时声门并未开放，故发出"嗬～～"的吼声——译者按），主要见于婴幼儿。婴幼儿病情可非常严重，伴呼吸困难，可有发绀，但发绀在青少年及成年人中不多见。阵咳后可有力竭、咳嗽后呕吐。某些病例咳嗽非阵发性但较为迁延。夜咳明显，每 24 小时平均有 15 次发作性咳嗽。恢复期：持续时间不等，从数周到数月，平均为 2～3 周，阵咳逐渐变稀，最终消失。但如有呼吸道感染可再次阵咳。成人百日咳的临床表现可不典型，可无特征性的痉咳。由于百日咳诊断较晚，治疗效果往往不理想。幸运的是，我们有预防疫苗。百日咳持续存在，很大程度上是因为儿童期接种疫苗后的免疫衰减。很多青少年及成年人并没有接种增强疫苗，所以易感者增多。他们可传播给尚未完成疫苗接种计划的婴幼儿。预防这一恐怖疾病的关键是保持免疫活性。

（潘珏）

229. 罕见案例——军团菌导致的新生儿院内聚集性感染

解读文献：《与新生儿配方奶有关的军团菌院内感染》

文献标题：Nosocomial neonatal legionellosis associated with water in infant formula，Taiwan.

原文作者：Wei SH, Chou P, Tseng LR, et al.

刊载信息：Emerging Infectious Diseases，2014，20(11)：1921 - 1924.

案例 1

　　一男性新生儿，于 2013 年 4 月在中国台湾的产科 A 医院剖宫产分娩。胎龄 38 周。在住院期间以配方奶喂养。产后第 7 天出现了发热、呼吸急促的症状，体温高达 39 ℃，随后转入一家三级医院。胸片显示右肺中叶磨玻璃影，随后病灶内出现空洞，痰液及血液的细菌培养尚无定论。接下来几天，患儿的病情出现了恶化。

　　医院将这起案例报给了中国台湾疾控中心旗下的未知病原体探查组，以进行大范围的病因调查。多重实时反转录 PCR 检测显示，患儿血及痰标本中腺病毒、呼吸道合胞病毒、冠状病毒（229E，OC43，NL63，HKU1 和中东呼吸综合征冠状病毒）、流感

病毒、副流感病毒、单纯疱疹病毒 1 和 2、水痘-带状疱疹病毒、EB 病毒、巨细胞病毒，人类疱疹病毒 6 和 7、博卡病毒、肠病毒和鼻病毒均为阴性，但是痰液标本内分离到了嗜肺军团菌血清型 5。该患儿应用了抗菌药物后病情好转，在出生后的第 17 天出院。

　　调查组在患儿所在的医院内，其所接触到的所有水源都进行了军团菌培养检测，从 3 处自来水中分离到了嗜肺军团菌血清型 4。调查组从患儿病房隔壁房间饮水机的冷水中分离到了嗜肺军团菌血清型 5。该饮水机提供冷、热水，用于配制婴儿配方奶。热水孔提供 95～100 ℃的沸水，冷水孔提供由内置的反渗透装置处理过的未煮开的水。从患儿痰

液及饮水机的水样分离到的军团菌血清型 5,两者脉冲电场凝胶电泳(PFGE)图谱一致,两组菌株序列都是 1 032(12)型。

随后,医院对该患儿出生前 3 月内所有在同一医院出生的新生儿(175 名)的父母进行了随访。有 3 个新生儿在出生的头 1 个月内有发热症状。在他们发热后的 3 周进行军团菌 1~6 血清型 IgM 抗体及 IgG 抗体检测显示阴性。

A 医院将饮水机换成了只能提供热水的,将过滤装置装在水龙头上。所有后续的水样检测军团菌均为阴性,患儿出生后的 8 个月内,A 医院未再发现有军团菌感染的病例。

案例 2

一名 2013 年 11 月在 B 医院剖宫产出生的男性新生儿,胎龄 38 周。母亲在孕期内无异常事件发生,父母亲重症联合免疫缺陷选择性筛选试验均为阴性。在住院的 8 天里,患儿一直用医院配制的配方奶人工喂养,未见异常。

出院回到家中的第一天,婴儿出现发热,体温 38.5 ℃,食欲明显减退,接下来的几天内,他出现了呼吸急促,口唇发绀。在出生后的第 10 天,入住同一家三级医院(与案例 1 患儿相同)。胸部影像检查两侧肺部都有浸润病灶并且右侧肺部有少量气胸,患儿的痰、尿标本检测出军团菌血清型 1。给予阿奇霉素治疗后,患儿症状渐渐改善。但是,后来肺部发现有纤维化及肺气肿,患儿在出生后的第 55 天出院。

从 B 医院提供冷、热水的饮水机内,从冷水中检测到军团菌血清型 1(其余与病例相关的环境水样军团菌检测均为阴性)。该院的饮水机是由沸水槽、热水槽和冷水槽组成的流水线,用于配制配方奶,从患儿及饮水机检测到的军团菌 PFGE 序列图形一致,两株都为序列类型 1。

B 医院对该患儿出生前 3 月内出生的 79 个新生儿的父母进行了电话随访,未发现有患儿在出生的头 1 个月内出现发热症状。

同样的,B 医院的饮水机换成了只能提供热水

的饮水机,随后的水样采样均为阴性。该患儿出生后的 3 个月内未发现有新生儿发生军团菌感染病例。

本例中,出生几天的新生儿感染军团菌,感染源从何而来?

军团菌为需氧的多性革兰阴性菌,广泛存在于自然环境中,其传染源是污染的水源,也包括淋浴器、矿泉池、喷泉以及空调设备的冷却水塔。感染后临床表现多样,可以从轻度的呼吸道疾病到致死性肺炎,免疫缺陷患者是感染的高危人群。

军团菌多通过呼吸道途径传播,无论是健康的还是有免疫缺陷的新生儿都很少会发生军团菌感染,水中分娩和使用雾化加湿装置与新生儿军团菌感染有关,但是关于传播方式的调查受到限制。

(杨乐　廖丹　朱越燕)

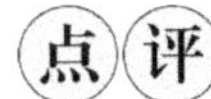

军团菌在新生儿产生院内感染是前所未见的事,因为军团菌虽是水中的正常菌,但不会因为吸到水雾而感染,必须要吸到水中饱食军团菌的阿米巴才会有足够量的军团菌造成老年人或免疫低下人的感染,但在新生儿遭受饮用水呛咳而感染,实属罕见。

究其原因,应该是医院用冷热水机泡奶,饮水机的热水温度超过 90℃,几乎是沸水,里面不会有军团菌,但冷水则有,但因是饮用水,有军团菌,但量不多,冷热水一中和成温水就仍有军团菌存在,经由呛奶而让军团菌感染到肺部成为肺炎。

防范之道在于泡奶的冷水也必须是由沸水冷却的,才能免于军团菌污染,切不可贪图方便用现成的凉水,呛咳入肺就会引起肺炎。

(王任贤)

230. 猫咬伤引发的心脏手术

解读文献:《一只生气的猫引发的多杀巴斯德菌心内膜炎感染并导致主动脉瓣置换——病例报告》

文献标题:An angry cat causing Pasteurella multocida endocarditis and aortic valve replacement—a case report.
原文作者:Ahlsson A, Friberg Ö, Källman J.
刊载信息:International Journal of Surgery Case Reports，2016,24:91-93.

患者,70 岁男性,主因"发热、心悸、腹泻"入院。近 4 周患者进食差,虚弱,易疲劳,同时伴有酗酒史、吸烟史。该患一人居住在乡下,同时养了一只猫。

入院查体:T39.2 ℃,HR 150 次/分,RR28 次/分,BP130/90 mmHg。心脏查体未及明显病理性杂音,也未发现伤口或抓伤。实验室结果:CRP 111 mg/L, Hb 151 g/L, WBC 9.7×10⁹/L, PLT 69×10⁹/L, Scr 123 mmol/L。考虑患者存在不明原因感染,给予庆大霉素和头孢噻肟抗感染治疗。

两天后患者体温降至正常,血培养回报多杀巴斯德菌,对青霉素敏感。追问病史,与患者同居的猫攻击性强,该患的手和前臂被猫反复抓伤过。最后确诊为因家猫抓咬伤引起的多杀巴斯德菌脓毒症,四天后患者出院,出院医嘱建议继续口服青霉素 V 10 天。

但是两周后,患者病情恶化再次入院,表现为发热、昏睡、循环不稳定。实验室数据 CRP71 mg/L, Hb145 g/L, WBC13.7×10⁹/L, PLT 7×10⁹/L, Scr442 mmol/L。考虑患者感染复发,给予妥布霉素与头孢噻肟抗感染治疗。查体发现在主动脉瓣听诊区可及收缩期杂音,心脏超声示主动脉瓣可见 11 mm×13 mm 的赘生物,主动脉瓣狭窄(中度),主动脉瓣关闭不全(Ⅱ/Ⅲ级)。

显然,患者出院后并未遵循医嘱服用青霉素 V 继续治疗,由多杀巴斯德菌所致感染性心内膜炎诊断成立。治疗上给予氨苄西林静脉输注控制感染,同时反复评估瓣膜损伤程度。经过两周治疗,感染继续加重,主动脉根部形成脓肿同时瓣膜关闭不全加重,需要行瓣膜手术治疗。

术中见赘生物长在主动脉瓣瓣叶边缘,还发现左冠状动脉瓣环也有脓肿形成。

对感染性组织进行了广泛的清创术,脓肿与心包组织闭合,并植入一个 23 mm 猪主动脉瓣(Hancock Ⅱ,美敦力心脏瓣膜公司生产,美国明尼阿波里斯市)。

除了骶尾处有压疮外,患者术后恢复顺利,主动脉瓣组织培养阴性。术后给予头孢噻肟联合环丙沙星抗感染治疗 2 周,随后给予哌拉西林/他唑巴坦联合环丙沙星治疗褥疮创面感染 2 周。术后复查超声瓣膜未见异常赘生物。

这是一例罕见的猫咬伤感染多杀巴斯德菌进而导致心内膜炎的病例,我们从中可以学到什么?

(1)病原学:多杀巴斯德菌属于革兰阴性杆菌,兼性厌氧,是猫、狗口腔常见定植菌。人类被咬伤后可以引起皮肤和伤口感染,曾经也有空气传播的报道,然而由多杀巴斯德菌引起的脓毒症确实十分罕见,引起心内膜炎更罕见。由多杀巴斯德菌引起的严重感染多存在易感因素:免疫抑制、糖尿病或肝功能衰竭。不难解释为什么本病例的患者会出现病情恶化:患者酗酒、继发肝功能损害以及医嘱依从性差,这些都是高危诱因。

(2)多杀巴斯德菌的治疗和预防:咬伤所致的多杀巴斯德菌感染,根据药敏选择治疗药物,首选阿莫西林,也可选择头孢呋辛。对于免疫力正常的患者,单纯菌血症的治疗疗程为 10~14 天。巴斯德菌对头孢氨苄、克林霉素或红霉素均不敏感,所以不宜使用以上药物进行预防,阿莫西林克拉维酸是主要的口服预防药物。青霉素过敏的患者,可用多西环素。

(3)感染性心内膜炎的手术治疗:感染性心内膜炎最常见致病菌有:葡萄球菌、链球菌、肠球菌。它不是急性瓣膜手术的常见病因,大多数感染性心内膜炎患者在静脉使用抗菌药物后均有显著疗效。但是也有由于并发症需要手术治疗的情况,急性手术的适应证：主动脉瓣或二尖瓣关闭不全导致心衰发作、严重感染、预防血栓脱落引起动脉栓塞等。

（李勇　宫小慧　杨乐　廖丹）

(点)(评)

猫咬伤所致感染常见致病菌既有厌氧菌也有需氧菌，包括多杀巴斯德菌、链球菌、葡萄球菌、拟杆菌以及梭杆菌。30%～40%的手部猫咬伤会发生感染，糖尿病患者、接受免疫治疗患者或酗酒者是感染高危人群。主要是由于伤口深而且密闭，本病例患者曾反复发生过猫咬伤或抓伤，但是查体时未发现伤口或脓肿形成的原始病灶。

患者发生猫咬伤后，要及时进行外科处置。被咬伤后，暴露后的预防处置应立即开始。首先，伤口处理的急救程序包括立即用肥皂和水、洗涤剂、聚维酮碘消毒剂或可杀死狂犬病毒的其他溶液彻底冲洗和清洗伤口15分钟以上。其次，根据与疑患狂犬病动物接触的严重程度，可以按照WHO推荐的接触后预防措施进行暴露后预防（http://www.who.int/mediacentre/factsheets/fs099/zh/）。

对于较深的伤口，常容易有细菌感染，对存在感染高危因素或已出现伤口感染的病例可预防性或治疗性使用抗生素。抗生素最好根据伤口分泌物的细菌培养及药物敏感试验结果选择，推荐使用含有β-内酰胺酶抑制剂的β-内酰胺类抗生素、头孢洛林酯和第四代喹诺酮类抗生素［中国疾病预防控制中心.狂犬病预防控制技术指南(2016版)］。抗菌药物治疗和患者的治疗依从性有助于避免并发症发生，如果患者依从性差，建议住院治疗。

本病例患者手术延迟，之前经过了两周的抗生素治疗以及反复超声评估。患者手术适应证：患者主动脉瓣关闭不全加重出现心衰，而且主动脉根部脓肿形成提示严重感染。

（胡必杰）

231. "爆炸"就在身边，你还装作听不见

解读文献:《中国爆炸伤研究的历史和现状》

文献标题:The past and present of blast injury research in China.

原文作者:Zhao Y, Zhou YG.

刊载信息:Chinese Journal of Traumatology, 2015,18:194-200.

随着爆炸伤发病率的增加，对其发病机制和防护措施的研究越来越受到重视。爆炸伤有许多不同于一般战伤或外伤的特点。中国的研究人员开始爆炸伤的调查比美国和瑞典晚，但是发展很快，已经取得了很多成果，包括生物激波管的发展、各种器官爆炸伤的机制和特点，以及特殊环境下的保护措施等。本文系统阐述了中国爆炸伤研究的过去和现状。

爆炸伤是指人体或动物受到多种因素引起的冲击波造成的损伤和死亡。这些因素包括战时的核爆炸、炸弹和其他爆炸性武器，以及在和平时期更常见的气体、军事和化学工厂、弹药库的爆炸。在中国爆炸伤的研究从 20 世纪 50 年代开始，自 1964 年中国成功地发射了第一颗原子弹以来，引起了广泛的关注。爆炸损伤研究取得了许多成果。

（1）生物激波管的发展:在研究初期，三硝基甲苯(TNT)、黑索今和雷管是进行室外爆炸的主要化合物。用炸药作爆炸伤研究有几个优势，如易加工，不需要特殊的设备等，但这类测试等需要较高的费用，大量的人力和物力，病理试验在试验现场进行不方便。此外，数据的采集和分析也是非常困难的，因为测试参数是不稳定的，可重复性也是一个问题。为了解决这个问题，中国第三军医大学 1988 年研究开发了第一个生物激波管 BST-I，此后，不同大小和功能的 BST-II 和 BST-III 型生物激波管也被开发出来。这些工具是当时世界上最先进的生物激波管。

（2）爆炸伤的特点:由于诱发因素和类别的多样性，爆炸伤常合并多发伤。士兵们受到爆炸冲击严重衰弱或死亡却没有明显的外部症状和体征。靶器官主要是肺、耳膜、胃肠道和其他含气器官。爆炸伤通常分为四种类型，本文中讨论的爆炸伤，除特殊说明外，皆是指原发性爆炸伤。根据临床表现、爆炸伤分为以下四类:轻度损伤、中度损伤、重度损伤、极重度损伤。冲击和增加压力持续时间是决定损伤严重程度的主要物理参数。在一定范围内，正压持续时间和压力值与死亡率呈正相关（表 231-1）。Wang 等人用 256 只狗进行爆炸伤实验，总结出峰值超压和损伤之间的关系（表 231-2）。

表 231 - 1　不同致死剂量(LD)的超压时间与超压值

超压时间(ms)	LD		
	LD1	LD50	LD99
400	2.6	3.7	5.1
60	2.9	4.1	5.6
30	3.2	4.5	6.2
10	4.9	6.9	9.5
5	9.2	13.0	17.5
3	21.9	30.4	42.3

表 231 - 2　峰超压间期与损伤严重程度的关系

超压峰值	动物数	损伤程度				
		无明显症状	轻度	中度	重度	极重度
<0.2	26	46.2	34.6	15.4	3.8	0
0.2～0.4	52	11.5	46.2	25.0	17.3	0
0.4～0.6	67	4.5	43.3	25.4	23.8	3.0
0.6～0.8	44	9.1	36.4	22.7	18.2	13.0
0.8～1.0	26	0	11.5	26.9	38.5	23.1
1.0～1.5	24	0	4.1	0	41.7	54.2
>1.5	17	0	5.9	11.8	17.6	64.7

　　(3) 爆炸伤机制:目前对原发性爆炸伤有几种假说,如裂效果,内爆效应、惯性效应、压差影响、负压效应与肺泡扩张、血流动力学的影响等。不同身体部分的爆炸伤有自己的特点和机制。

　　(4) 诊疗原则:不同于一般的创伤性损伤,爆炸伤有其特有的特征,如听觉损伤和内脏损伤等,这些损伤通常都比较隐蔽。因此,应仔细检查所有创伤患者,避免漏诊和延误治疗。1975 年 Wang 总结了爆炸伤的诊治方法。

　　(5) 爆炸伤害的防护措施:近年来,研究人员对防爆头盔、防爆鞋和背心的防护效果进行了研究,取得了一些进展。防护衣是设计在身体和冲击波之间的一层保护装置,可以抵挡或削弱冲击波作用。在 20 世纪 70 年代,石膏和塑料被用来保护胸部免受冲击波,但实际应用是有困难的。20 世纪 80 年代衣服用防震泡沫并没有有效的保护。菲利普斯等人用凯夫拉尔防弹背心防止冲击波,发现它虽有保护作用,但增加肺冲击伤的概率。泡沫镍可以作为爆破损伤的有效防护材料,因为它大大降低了峰值压力,延长正压上升时间和缩短了正压持续时间。

　　(6) 特殊环境与复合伤的爆炸伤:除了空中爆炸的研究,研究人员也探讨水下和高原特殊环境下爆炸伤等伤害。这些特殊的环境有其独特的物理性质,因而爆炸伤也表现出不同的损伤特征。同时研究辐射爆炸复合伤、烧伤爆炸伤复合伤、高速破片爆炸复合伤等。

　　(7) 前景:无论是战争时期还是和平时代,爆炸伤的发病率都在上升。特别是轻度爆震伤近年来受到越来越多的关注,因为即使出现隐形神经损伤,它常常也会导致长期的认知功能障碍和持续时间长的一些症状。因此,利用一系列生物激波管在发病机制及预防方面的研究具有重要的现实意义。探索在具体机制和特征的分子变化将有助于了解详细的爆炸伤。此外,先进的成像技术在早期诊断和预防爆炸伤方面提供了新的方法。

(张冰　秦维霞)

232.　火警响起那一瞬间怎么办

解读文献:《烧伤》

文献标题:Burns.

原文作者:美国 CDC.

刊载信息:www.cdc.gov/masstrauma/factsheets/public/burns.pdf.

　　北京时间 2015 年 8 月 12 日晚 23:34,天津滨海新区发生严重爆炸事件。面对灾难发生的瞬间,我们应该怎么做才能最大限度地避免伤害? 哪些做法是正确的? 对于烧伤受害者,哪些急救措施是至关重要的? 下面这份美国 CDC 的烧伤应急指导给出了翔实的解答。

大部分外伤以及诸如爆炸、火灾等灾难事件都会对人体造成各种伤害，包括烧伤。这些包括因接触火焰、高温液体、发烫物表和其他高温源而引起的热灼伤，以及化学灼伤、电灼伤。大多数火灾受害者死于吸入烟雾或有毒气体，而非烧伤（Hall 2001）。以下是对烧伤应急处理的建议。

（1）信息回顾

1）2000 年，在美国平均每 2 小时就有人死于火灾，每 23 分钟就有人受到热灼伤（Karter 2001）。

2）在美国，每年有 110 万烧伤患者需要医疗救助（美国烧伤协会，2002 年）。

3）约 50 000 名入院治疗的烧伤患者中，有 20 000 人重度烧伤（体表烧伤至少 25％的伤者），有近 4 500 人最终死亡。

4）每年，美国有多达 10 000 人死于烧伤相关感染。

5）仅 60％的美国人有火灾逃生计划，而其中仅 25％的人演习过（美国消防协会 1999）。

6）使用烟雾报警器可以降低一半的火灾死亡率（美国消防协会，1999）。

（2）逃生守则

1）保护你的家人免受火灾威胁

- 在你家里的每个楼层都安装一个烟雾报警器，必须在卧室外面安装一个烟雾报警器。
- 每年至少更换一次烟雾报警器的电池（千万不要把报警器里的电池挪作他用）。
- 在你的座机附近张贴或摆放好各类紧急电话号码及其相关信息。
- 绘制一张楼层平面图，并在每个房间都标出 2 个出口。窗户也能作为紧急逃生出口。
- 练习如何从房屋的各个出口逃生。
- 与家人商定一个户外安全汇合地。
- 每一次警报响起时都应按照真正的火灾来应对。
- 逃离后要报火警。告诉消防队你所在地址后不要急着挂断电话，耐心听完消防人员的专业指示。如果还有人身陷火场，一定要告知消防队。
- 切记千万不要返回火场去找寻失踪人员、宠物或财物等。在原地等待消防人员。

2）酒店和工作场所消防安全

- 每当你进入一幢建筑物时，要熟悉出口和张贴的疏散计划。
- 了解所有的建筑物出口的位置。你可能必须在黑暗中寻找出口。
- 确保消防通道没有被锁住并且没有障碍物。
- 所有的建筑物，不管是在家里、工作场所或者酒店，都应该有运行的烟雾报警系统。确保你知道什么是报警的声音。
- 响应每一次报警就好像是真正的发生火灾一样。如果你听到警报声，立即离开并在你走后关上你身后的门。
- 建立一个室外的逃生后的聚集场所。
- 逃生后打电话给消防部门。告诉他们你的地址并且等他们确认后才挂掉电话。如果有人被困要告知消防队员。
- 决不返回燃烧的建筑物去寻找失踪的人、宠物、财产等。等待消防队员。

3）如果你被困在一幢燃烧的建筑物

- 烟雾是上升的，因此在地面上匍匐前行，那里的空气将是最干净的。
- 如果可以安全离开应迅速地离开。用一块布遮住鼻子和嘴巴（如果可能的话弄湿布）。
- 用手背测试门把手和门口周围的空间。如果门口是暖的，尝试另一条逃生路线。如果门口是凉的，缓慢地打开它。如果有烟雾涌入就迅速关上门。
- 走楼梯，决不在火灾发生时使用电梯。
- 当你被困时打电话给消防部门请求援助。如果不能打电话，向窗外大声喊救命。挥动或悬挂床单或其他大型物件吸引注意力。
- 尽可能关掉你自己和火之间所有的门。用布条封住门。稍微打开窗户的顶部和底部，但是如果有烟雾进来则关闭窗户。

（3）急救措施：在烧伤发生后的最初几分钟你所做的烧伤处理对损伤的严重程度可以产生巨大的差异。对于烧伤者的即时处理：

1）"停下，躺下，滚动"来熄灭火焰。

2）脱掉所有烧掉的衣物。如果衣服黏附于皮肤，剪开或撕破烧伤部位周围的衣物。

3）从受害者的烧伤部位或脖子周围脱掉所有的首饰、皮带、紧身衣物等。这是非常重要的；烧伤部位很快就会肿胀。

（4）烧伤类型

1）Ⅰ°烧伤：伤及表皮浅层。晒伤属Ⅰ°烧伤。

- 症状：

— 发红。

— 触痛。

皮肤可能轻度肿胀。

- 治疗：
  — 采用冷水湿敷或浸入冷的清水中。直至疼痛缓解。
  — 使用无菌非黏性的绷带或清洁衣物覆盖烧伤部位。
  — 不要在伤处涂抹软膏或黄油，否则会导致感染。
  — 可使用非处方类止痛药帮助缓解疼痛以及减轻炎症。
  — I°烧伤通常不需要进一步治疗就能痊愈。但是，如果体表呈大面积I°烧伤，或受害者是婴儿或老年人，需寻求紧急医疗救助。

2）II°烧伤：伤及皮肤的表皮层和真皮层。

- 症状：
  — 皮肤深度发红。
  — 疼痛。
  — 起疱。
  — 渗出的液体清亮。
  — 部分皮肤可能缺失。
- 治疗：
  — 浸入冷的清水中或采用冷敷。持续 10～15 分钟。
  — 用清洁衣物吸干，并用无菌纱布覆盖。
  — 不要戳破水疱。
  — 不要使用软膏或黄油涂抹伤处，可能会导致感染。
  — 抬高烧伤手臂或腿。
  — 采取预防休克的措施：让伤者平躺，抬高双脚约30 cm，使用外套或毯子遮盖伤者。如果头、颈、背或腿疑似受伤，或伤者感觉不适，则不要让伤者处于休克体位。
  — 需要进一步治疗。不要试图处理严重烧伤，除非你是受过训练的医疗专业人员。

3）III°烧伤：累及全部皮层，并持续损害组织。

- 症状：
  — 皮肤层缺失。
  — 通常痛觉消失（疼痛可能由III°烧伤周围的I°和II°烧伤部位引起）。
  — 皮肤干燥呈皮革样。
  — 皮肤可表现为焦炭样或白、棕或黑的斑块。
- 治疗：
  — 使用无菌纱布或清洁衣物轻柔覆盖伤处（使用的材质不得残留线头在伤处）。
  — 不要使用软膏或油脂涂抹伤处；否则可能会导致感染。
  — 采取预防休克的措施：使伤者平躺，抬高双脚约 30 cm。
  — 如果伤者面部烧伤，采取端坐位。仔细观察可能发生的呼吸问题。
  — 尽可能让烧伤区域高于伤者头部。伤者保温并应感觉舒适，观察休克征象。
  — 如果伤者躺着并有气道烧伤，不要在伤者头部下方放枕头，这样会阻塞气道。
  — 伤者需要立即治疗。不要试图处理严重烧伤，除非你是受过训练的医疗专业人员。

（乔甫　潘瑜　覃婷　徐子琴　覃金爱　江佳佳）

233. 面对龙卷风，普通人该如何预防应对

解读文献：《面对龙卷风，普通民众如何做好预防应对》

文献标题：Tornadoes.

原文作者：美国 CDC.

刊载信息：http://emergency.cdc.gov/disasters/tornadoes/after.asp.

2016 年 6 月 23 日 15 时左右，江苏省盐城市阜　宁、射阳等地出现强雷电、短时强降雨、冰雹、雷雨大

风等强对流天气,局部地区遭龙卷风袭击(EF4 级)。根据江苏省民政部门报道,龙卷风至少造成 99 人死亡,846 人受伤,其中近 200 人重伤。面对如此特大重大自然灾害,普通大众应如何应对? 下面这份来自美国疾病预防控制中心的指南给出了建议。

在美国伊利诺伊州的玛丽恩市开展的一项龙卷风袭击后受伤的研究表明:50％的龙卷风相关伤害发生在救援尝试、清理和其他龙卷风袭击后开展的活动过程中。近三分之一的伤害是踩在钉子上的结果。其他常见的受伤原因包括下落的、沉重的和滚动的物体。因为龙卷风通常会破坏电线、气线或电气系统,所以有火灾、触电或爆炸的风险。

保护自己和家人需要做到及时治疗在龙卷风中遭受的任何伤害,并采取最严格的照护措施,以避免进一步的危险。该指南主要针对以下方面提供指导及建议:

（1）对伤员的照护

1）检查伤员。

2）请勿试着移动严重的受伤人员(除非他们面临更严重的伤害危险)。

3）立即请求医疗援助。如果有人已经停止呼吸,并且你接受过心肺复苏方面的训练,请立即开始心肺复苏。

4）通过直接按压伤口进行止血。

5）使用皂液和清水清洗所有的开放伤口和切口。伤口处涂抹抗生素软膏。

6）询问医生看是否需要更进一步的治疗(例如注射破伤风疫苗)。

7）如果伤口发现红、肿或脓液,立即就医。

8）任何的穿刺伤,必须由医生进行评估。

9）如果被困,设法让别人知晓你的位置。

（2）一般安全注意事项

1）密切关注电池供电无线电或电视的紧急信息。

2）进入已损坏的任何建筑均要小心。

3）当处理、步行或贴近碎片时,穿戴结实的鞋、靴子、长袖或手套。

4）请注意裸露的钉子和碎玻璃。

5）不要触摸掉落的电线或与掉落电线接触的物体。报告警察和公用事业公司。

6）如果可能的话,尽量使用电池供电的灯,而不要选择蜡烛。如果必须使用蜡烛,请确保安全,尽量远离窗帘、纸张、木材或其他易燃物品。离开房间后,请勿让燃烧的蜡烛还点着。

7）切勿在家使用发电机、高压清洗机、烧烤、野营炉,或其他汽油、丙烷、天然气或木炭。可以选择敞开的窗户、门或通风口。密切关注家、车库或其他一切可能释放无色无味的一氧化碳(CO),因为这极有可能会导致突发疾病和死亡。一旦怀疑 CO 中毒,出现感觉头晕、头晕、恶心等症状,请及时寻求医疗照顾。

8）挂断被龙卷风弄掉的移动电话,请勿靠近,除非报告紧急情况。

9）与公共安全官员的充分合作。

10）响应由警察、消防员、应急管理和救援组织志愿者的协助请求,除非已被要求不要进入受损区域。因为你的存在可能妨碍救援工作,也可能会危及自己。

（3）检查损失:龙卷风后,民众需了解家中可能出现的建筑、电、气体泄漏等方面的危险。

1）如怀疑你的家有任何破坏,就关闭电源、天然气和丙烷罐,以免着火、触电或爆炸。

2）检查家中情况时,如光线暗,则使用手电筒,而不要使用蜡烛或火把,以免受损的家中有着火或爆炸的危险。

3）如果看见磨损的电线或火花,或如果有烧焦的气味,应该立即关闭总回路开关上的电气系统。

4）如果你闻到气体或怀疑泄露,则关闭主气阀,并立即离开房子。通知煤气公司、警察或消防部门,不要开灯、点燃火柴、吸烟或做其他任何可以引起火花的事。在被告知屋内安全前不要返回屋内。

（4）清扫时的安全

1）穿结实的鞋或靴、穿长袖和戴手套。

2）在操作任何气动或电动的锯或工具前,学习恰当的安全规程和操作规程。

3）清理泼洒的药物、药品、易燃液体和其他可能的危险品。

（5）保护孩子的建议:龙卷风过后,孩子们可能会害怕暴风雨再次将临,会让他们受伤或独自面对死亡。孩子们甚至可能认为灾难是对罪行的惩罚。我们需要跟孩子解释龙卷风是一种自然灾害。当一场龙卷风过后,如果孩子们知道该做些什么,他们可能就不会处于长时间的恐惧或焦虑中了。指南提供了以下一些建议:

1）谈谈你经历的那些猛烈的暴风雨或大声朗

读一本关于龙卷风的书。

2）鼓励你的孩子表达恐惧的感觉，仔细倾听并表示理解。

3）给予保证。告诉你的孩子，糟糕的情况不会一直持续下去，自始至终陪伴孩子并表达爱意，给孩子提供物质上的保证。

4）让孩子做一些家务。当孩子看到自己的家开始恢复正常并有一份工作要做，这对孩子是一种安慰。

（6）注意事项：龙卷风过后，焦虑症状可能不会在几个星期甚至几个月后出现，它们可以影响任何年龄段的人。如果焦虑影响了你家庭成员的日常活动，可通过学校辅导员、社区宗教组织、医生或专业人员寻求专业援助。电话簿黄页中心里健康服务下面列出了一些心理咨询顾问（目前我们常说的黄页就是指电话号码簿，它同 114 电话查号台，传统黄页共同成为城市电话号码查询的三大查询方式）。

（王广芬　陈文森　杨乐　覃婷　胡潇云　徐子琴）

234. 龙卷风灾害中，医务人员如何做好紧急伤口处理

解读文献:《医务人员对紧急伤口的处理》

文献标题:Emergency wound management for healthcare professionals.

原文作者:美国 CDC.

刊载信息:http://emergency.cdc.gov/disasters/emergwoundhcp.asp.

自然灾害后发生外伤的风险很高。对于有着持续伤口的人员来说，破伤风是一个潜在的威胁。破伤风表现为严重的中毒症状，常常为致死性，但是如果接种疫苗可以 100％的预防。任何的伤口和皮疹都有可能演变成感染，医疗服务提供者应尽快对其进行评估。

来自美国 CDC 的资料，教我们如何正确地进行紧急伤口处理并预防感染。并执行以下的伤口处理基本原则可避免更严重的医疗问题发生。

（1）环境及伤员的评估

1）当接触伤员时，有必要确保当时的环境是安全的。在伤员评估之前，有关当局（警察、民防组织）应确保环境的安全。

2）伤口护理的各个方面，尽可能遵循综合预防措施。

3）获取患者的关键过去史，进行适当的检查以排除有其他伤害的发生。

（2）伤口的处置

1）对于任何出血伤口使用直接按压，目的是为了控制出血。尽量不使用止血带，因为它们可能会降低组织活性。

2）检查伤口是否存在严重污染、是否有坏死组织和异物。

3）从受伤的身体部位摘下缩窄的戒指或其他首饰。

4）用肥皂和无菌水或其他可行的处置方法来清洁伤口周边，并尽可能给伤者提供麻醉剂和镇痛药。

5）使用大口径针和注射器抽吸生理盐水来冲洗伤口。如果取不到，也可使用瓶装水冲洗。

6）敞开污染的伤口、咬伤部位和穿刺伤的部位。在一个非无菌环境下缝合或对伤口进行不恰当的清洁、冲洗和清创，会使因污染而带来的感染风险增加。由于不闭合的伤口存在感染高风险，应考虑由经验丰富的医务人员使用无菌技术延迟缝合。

7）在修复伤口前清除坏死组织和异物，因为它们可能会增加感染发病率。

8）如果必要的话，剪掉伤口周边的毛发。剃毛是没有必要的，可能会增加伤口感染的概率。

9）用干敷料覆盖伤口，更深的伤口可能需要用盐水浸渍的纱布包扎，然后再用干的大敷料覆盖。

10）如果发生了伤口感染，需要进一步遵照"伤

口感染处理指导原则"（见下文）。

11）对于所有的伤者，均应遵照"破伤风预防指南"（网址：http://emergency. cdc. gov/disasters/disease/tetanus. asp）。

（3）伤口感染的处理指南：绝大多数的感染都是由葡萄球菌和链球菌引起的，即使在飓风过去此规则仍然适用。

1）对于伤口感染的初始抗菌治疗，推荐使用具有抗葡萄球菌活性的β-内酰胺类抗菌药物（头孢氨苄、双氯西林、氨苄西林/舒巴坦等）和克林霉素。

2）值得注意的是，最近越来越多的社区相关的皮肤和软组织感染是由耐甲氧西林的金黄色葡萄球菌（MRSA）引起的。β-内酰胺类抗菌药物治疗这种微生物导致的感染通常是无效的，因此，当对患者的治疗无效时，应考虑此类微生物的感染。MRSA社区感染的治疗可选择口服复方新诺明或静脉注射万古霉素，也可选择克林霉素，但它并不对所有的菌株都敏感。

3）治疗伤口感染的另一个重要措施是切开皮下脓肿并引流脓液。

（4）因水而污染伤口的有关注意事项：伤口被水污染（淡水或海水）后可能会因水源性生物而导致感染。虽然这样的生物感染都不常见（即使在洪水过后），但是对上述初始治疗无效的患者，应该考虑这种可能性。通常涉及感染的水传播生物包括：气单胞菌、非霍乱弧菌，也可能是假单胞菌或其他的革兰阴性杆菌。复方新诺明、阿莫西林/克拉维酸和新的氟喹诺酮类（左氧氟沙星、莫西沙星、加替沙星）可治疗气单胞菌属引起的感染，氟喹诺酮类还可以治疗假单胞菌和多种其他革兰阴性菌引起的感染。在沿海水域或与贝类或海洋野生动物接触后发生的伤口感染，临床医生应考虑可能为弧菌引起的感染。创伤弧菌引起的伤口感染可能需要广泛的清创，并且有很高的死亡率。这些感染通常表现为大疱性皮损（可能为出血性）。有基础肝病或其他免疫性疾病的人为创伤性弧菌感染的高危人群。疑似此类感染时，推荐使用头孢他啶和多西环素联合治疗。

（5）其他注意事项

1）不论存在何种创伤，均应警惕其发生其他伤害。

2）尽可能确保适当的转诊、随访及重新评估。

3）不洁的水、土和沙可引起感染，甚至微量的污物也能污染伤口。

4）穿刺伤可以把衣服碎片和杂物带入伤口从而引起感染。

5）挤压伤比剪切伤更容易引发感染。

（王广芬　廖丹　杨乐　罗万军　覃婷）

近年,美国 CDC 推出了医院感染的监测定义,包括常见部位感染如呼吸机相关事件和感染、导管相关血流感染、尿管相关尿路感染、手术部位感染以及特殊部位医院感染等判断标准,SIFIC 团队成员翻译了这些监测定义,将对我国的医院感染监测提供非常有价值的参考。

一、感染监测的几个核心概念

为了更加标准化判断入院时存在的或者医疗相关的感染,掌握以下几个概念或规则对完成监测非常重要。

(一) 7 天感染窗口期(7-day infection window period)

指可以满足任何一个感染诊断条件的 7 天时间,即第一次诊断检测阳性或无诊断检测方法时即为第一次描述有阳性的症状和体征(如腹泻)那一天的前后 3 天(注:诊断检测仅指以下 5 种:标本采集和微生物培养,影像学检查,体检,医生诊断,开始治疗)。

(二) 感染日期(date of event, DOE)

在感染窗口期内,第一次满足某项感染的诊断标准的时间即为感染日期。感染日期一定在 7 天感染窗口期内。

(三) 入院时存在的感染(present on admission, POA)

如果感染发生在入院前两天或入院后两天内,这种感染称为 POA。鉴于对重复感染期的考虑,如果感染发生在入院前两天的任何一天,它的感染日期都认为是入院第一天。

(四) 医院感染(healthcare-associated infection, HAI)

如果感染发生在入院第三天及之后,这种感染称之为 HAI。

(五) 14 天重复感染期(14-day repeat infection timeframe, RIT)

从感染第一天起至之后的 14 天内不会有新的相同类型的感染重复出现,期间即使同一感染部位有不同病原体检出也不应认为是新的感染,而是应该属于同一次感染。RIT 经常用于血流感染,尿路感染和肺部感染中。

(六) 继发性血流感染归因期(secondary bloodstream infection attribution period)

指阳性的血培养是由于原发感染灶病原体入血导致继发血流感染的时间段,这个时间段是感染窗口期和 RIT 的累加。根据感染发生日期的不同,继发性血流感染归因期从 14 天到 17 天不等。

要考虑是继发性血流感染,那么血标本应该在继发性血流感染归因期内采集并满足以下条件之一:

1. 血标本中检出的病原体至少有一个跟原发灶的致病菌一致。

2. 血培养阳性必须是原发灶感染的判定标准之一。

(七) 致病菌分布规则(pathogen assignment guidance)

这个规则告诉我们在 RIT 内或继发血流感染归因期内,标本培养获得相同或不同的病原体该如何处理。应注意以下几点:

1. 在 RIT 内即使发现新的致病菌也不应该认为是新的感染而是同一次感染。

2. 原发感染应该先于继发性血流感染。

3. 血标本中的病原体可能同时会有不止一个来源。

二、常见部位医院感染监测定义

（一）呼吸机相关事件（ventilator-associated event，VAE）

VAE 是通过一些客观指标综合判断的事件，包括使用呼吸机状态稳定或改善一段时间后出现了恶化、出现感染或炎症的证据以及实验室呼吸道感染的证据。主要包括 VAC、IVAC 和疑诊 VAP。

<u>呼吸机相关并发症（ventilator-associated condition，VAC）</u>

患者同时满足以下 2 条：

（1）使用机械通气＞2 天；

（2）年龄≥18 岁。

排除标准：满足以下任意 1 条：

（1）非机械通气患者，如非侵入性正压通气等；

（2）高频通气或体外膜肺氧合（extracorporeal membrane oxygenation，ECMO）；

（3）年龄＜18 岁。

VAC 是指在患者每日的最低呼气末正压通气（positive end-expiratory pressure，PEEP）或 FiO_2 保持稳定或逐日降低的状态维持≥2 天或以上，之后连续≥2 天出现每日最低 PEEP 升高≥3 cm H_2O 或每日最低 FiO_2 升高≥20％。

<u>与感染相关的呼吸机相关并发症（infection-related ventilator-associated complication，IVAC）</u>

IVAC 是指在机械通气的第 3 天或 3 天以后，并且在氧合开始恶化（VAC 出现）的前后 2 天内，患者同时符合以下两个标准：

（1）体温＞38 ℃ 或＜36 ℃，或白细胞计数≥12 000 个/mm^3 或白细胞计数≤4 000 个/mm^3；

（2）开始使用新的抗菌药物，且连续使用时间≥4 天。

<u>疑诊 VAP（possible ventilator-associated pneumonia）</u>

疑诊 VAP 是指在机械通气的第 3 天或 3 天以后，并且在氧合开始恶化的前后 2 天内，符合以下条件之一[①]：

（1）下列标本中任一个定量或半定量培养阳性（不需要脓性分泌物）：

- 气管抽出物培养阳性，≥10^5 cfu/ml 或相应的半定量结果。

- 支气管肺泡灌洗培养阳性，≥10^4 cfu/ml 或相应的半定量结果。

- 肺组织培养阳性，≥10^4 cfu/ml 或相应的半定量结果。

- 保护性毛刷培养阳性，≥10^3 cfu/ml 或相应的半定量结果。

（2）脓性呼吸道分泌物（每低倍镜视野≥25 中性粒细胞，≤10 个鳞状上皮细胞）并且培养阳性，阳性结果没有达到标准（1）的水平。

- 痰。

- 气管抽出物。

- 支气管肺泡灌洗。

- 肺组织。

- 保护性毛刷。

（3）以下任一条：

- 胸腔积液培养（通过胸穿或者初次安置胸腔引流管时取样，而非从留置的胸腔引流管采样）阳性。

- 肺组织病理学阳性，包括：①细支气管和肺泡中有脓肿或中性粒细胞聚集；②有肺实质被真菌侵袭的证据，有菌丝、假菌丝或酵母菌；③肺组织通过免疫组化、细胞学或显微镜检查发现有病毒感染的证据。

- 军团菌诊断实验阳性。

- 呼吸道分泌物检测流感病毒、呼吸道合胞病毒、腺病毒、副流感病毒、鼻病毒、人偏肺病毒或冠状病毒阳性。

①备注：但需除外口咽部的正常菌群、念珠菌或其他酵母菌、凝固酶阴性葡萄球菌和肠球菌，还包括一些社区相关的病原体如牙生菌、组织胞浆菌、球孢子菌、副球孢子菌病、隐球菌和肺孢子虫。

（二）中央导管相关血流感染（central line-associated bloodstream infection，CLABSI）

经实验室证实的血流感染，且发生时患者留置中心管路＞2 天，并且患者当天或 1 天前仍留置有中心管路。实验室证实的血流感染必须至少符合以下一项标准：

标准一：至少 1 套或 1 套以上的血液培养出确认的病原体，且血中微生物与其他部位感染无关。

标准二：

1. 患者至少有以下一种症状或体征：发热（＞38 ℃）、寒战、低血压（收缩压≤90 mmHg）。

2. 至少 2 套不同时段采集的血液培养分离出常见的皮肤污染菌，如类白喉杆菌（棒状杆菌属）、芽孢杆菌属（非炭疽杆菌）、丙酸杆菌属，凝固酶阴性葡萄球菌（包括表皮葡萄球菌）、草绿色链球菌、气球菌属、微球菌属，且患者体征、症状和阳性实验室结果与其他感染部位无关。

标准三：

1. ≤1 岁的婴儿至少具有下列任一项症状或体征：发热（肛温＞38 ℃）、体温过低（肛温＜36 ℃）、呼吸暂停、心动过缓。

2. 至少 2 套不同时段的血液培养分离出常见的皮肤污染菌，如类白喉杆菌（棒状杆菌属）、芽孢杆菌属（非炭疽杆菌）、丙酸杆菌属，凝固酶阴性葡萄球菌（包括表皮葡萄球菌）、草绿色链球菌、气球菌属、微球菌属，并且患儿体征、症状和阳性实验室结果与其他感染部位无关。

（三）尿管相关尿路感染（catheter-associated urinary tract infection，CAUTI）

尿路感染，且发生在：①患者留置导尿管＞2 天后且仍在留置期间；②患者留置＞2 天后且在拔管当日或次日（注：尿路感染包括有症状的尿路感染、无症状的尿路感染或泌尿系统感染。导尿管不包括假性导尿、耻骨上穿刺导管、肾造瘘管）。

（四）手术部位感染（surgical site infection，SSI）

切口浅部组织感染

感染发生在手术后 30 天以内（手术当日为第 1 天），感染仅累及切口皮肤和皮下组织。至少具有以下症状之一：①浅部切口有脓性分泌物；②通过无菌方法从表浅切口处留取的液体或组织培养出微生物；③外科医生或主治医生打开表浅切口，培养阳性或没有做培养，并且患者至少有以下症状或体征：疼痛或压痛，局部肿胀，皮肤发红，皮温升高。④外科医生或主治医生诊断的切口浅部组织感染。

切口深部组织感染

感染发生在手术后 30 天或 90 天以内，感染累及切口深部软组织（深筋膜和肌肉）。至少具有以下症状之一：①深部切口引流出脓性分泌物；②外科医生或主治医生打开表浅切口，培养阳性或没有做培养，并且患者至少有以下症状或体征：发热（＞38 ℃），局部疼痛或压痛。③再次手术探查、经组织病理学或影像学检查发现涉及深部切口脓肿或其他感染

证据。

器官腔隙感染

感染发生在手术后 30 天或 90 天以内（手术当日为第 1 天），感染累及手术有关的深筋膜和肌肉以下的器官或腔隙。至少具有以下症状之一：①器官或腔隙引流出脓性分泌物，包括闭式负压引流、开放式引流、T 管引流等；②通过无菌方法从器官或腔隙的组织或分泌物中培养出病原体；③再次手术探查、经组织病理学或影像学检查发现涉及深部切口脓肿或其他感染证据。

三、特殊类型感染监测定义

（一）骨和关节感染
骨髓炎

骨髓炎至少应符合下列标准之一：

（1）以临床诊断或治疗为目的，通过微生物培养或非培养方法，从骨组织中鉴定到病原体。

（2）经大体解剖或组织病理学检查有骨髓炎证据。

（3）患者至少有以下局部症状或体征中的其中两项：发热（＞38.0 ℃）、肿胀*、疼痛或压痛*、热*或有引流物*。并合并有下列情况之一：

1）以临床诊断或治疗为目的，通过微生物培养或非培养方法，从血液中鉴定到病原体，并且有感染的影像学证据。若影像学证据不足，结合临床相关证据（即医生治疗骨髓炎的抗菌药物使用记录）。

2）有感染的影像学证据，若影像学证据不足，结合临床相关证据（即医生治疗骨髓炎的抗菌药物使用记录）。

*无其他明确原因可以解释。

椎间盘感染

椎间盘间隙感染至少应符合下列标准之一：

（1）以临床诊断或治疗为目的，通过微生物培养或非培养方法，从椎间隙鉴定到病原体。

（2）经大体解剖或组织病理学检查有椎间隙感染的证据。

（3）患者必须至少具备下列其中一项：发热（＞38.0 ℃）、椎间盘病灶处疼痛（无其他明确原因可以解释）。并合并有下列情况之一：

1）以临床诊断或治疗为目的，通过微生物培养或非培养方法，从血液中鉴定到病原体并且有感染

的影像学证据。若影像学证据不足,结合临床相关证据(即医生治疗椎间隙感染的抗菌药物使用记录)。

2) 有感染的影像学证据,若影像学证据不足,结合临床相关证据(即医生治疗椎间隙感染的抗菌药物使用记录)。

关节或关节滑囊感染(不适用于髋关节假体植入手术或膝关节假体植入手术后)

关节或关节滑囊感染至少应符合下列标准之一:

(1) 以临床诊断或治疗为目的,通过微生物培养或非培养方法,从关节液或滑膜组织中鉴定到病原体。

(2) 经大体解剖或组织病理学检查有关节或关节滑囊感染的证据。

(3) 患者至少具备下列症状或体征的两项且无其他明确原因可以解释:肿胀、疼痛或压痛、发热、渗出、关节活动受限。并合并有下列情况之一:

1) 关节液白细胞计数升高或关节液白细胞酯酶阳性。

2) 关节液涂片革兰染色见细菌和白细胞。

3) 以临床诊断或治疗为目的,通过微生物培养或非培养方法,从血液中鉴定到病原体。

4) 有感染的影像学证据,若影像学证据不足,结合临床相关证据(即医生治疗关节或关节滑囊感染的抗菌药物使用记录)。

关节假体感染(仅髋关节假体植入术和膝关节假体植入术)

关节或关节滑囊感染至少应符合下列标准之一:

(1) 以临床诊断或治疗为目的,通过微生物培养或非培养方法,从至少 2 处假体标本(组织或体液)中鉴定到同一病原体。

(2) 存在与关节相通的窦道。

(3) 具备下列次要标准中的其中 3 项:

1) 血清 C 反应蛋白升高(>100 mg/L);红细胞沉降率>30 mm/h。

2) 滑膜液白细胞计数升高(>10 000 cells/µl)或滑膜液白细胞酯酶检测＋＋及以上改变。

3) 滑膜液中性粒细胞(PMN)百分比升高(>90%)。

4) 假体周围组织的组织学分析有阳性改变(中

性粒细胞>5 个/高倍视野)。

5) 以临床诊断或治疗为目的,通过微生物培养或非培养方法,单次从假体标本(组织或液体)中鉴定到病原体。

(二) 颅内感染(脑脓肿,硬膜下或硬膜外感染,脑炎)

颅内感染至少应符合下列标准之一:

1. 以临床诊断或治疗为目的,通过微生物培养或非培养方法,从脑组织或硬脑膜鉴定到病原体。

2. 经大体解剖或组织病理学检查有脓肿或颅内感染证据。

3. 患者至少具备下列症状或体征的其中两项:头痛*、头晕*、发热(>38 ℃)、局部神经症状*、意识状态改变或意识模糊*。并合并有下列任意一项:

1) 经针吸、穿刺或活检获得的脑组织或脓肿,显微镜下检查到病原体。

2) 有感染的影像学证据,若影像学证据不足,结合临床相关证据(即医生治疗颅内感染的抗菌药物使用记录)。

3) IgM 抗体效价达诊断水平或双份血清 IgG 呈 4 倍增加。

4. 年龄≤1 岁的婴儿,至少满足以下任意两项症状或体征:发热(>38 ℃)、低体温(<36 ℃)、呼吸暂停*、心动过缓*、局部神经系统体征* 或意识水平改变*(如烦躁、拒食、嗜睡)。

且至少合并有下列任意一项:

1) 经针吸、穿刺或活检获得的脑组织或脓肿,显微镜检查到病原体。

2) 有感染的影像学证据。若影像学证据不足,结合临床相关证据(即医生治疗颅内感染的抗菌药物使用记录)。

3) IgM 抗体效价达诊断水平或双份血清 IgG 呈 4 倍增加。

* 无其他明确原因可以解释。

脑膜炎或脑室炎

脑膜炎或脑室炎至少应符合下列标准之一:

1. 以临床诊断或治疗为目的,通过微生物培养或非培养方法,从脑脊液中鉴定到病原体。

2. 患者至少具备下列其中两项:

1) 发热(>38 ℃)或头痛(注:仅有发热和头痛不能作为满足诊断的两个要点)。

2）脑膜刺激征*。

3）脑神经征*。

且至少具备下列一项：

1）脑脊液白细胞增多、蛋白质含量升高、葡萄糖降低。

2）脑脊液革兰染色阳性。

3）以临床诊断或治疗为目的，通过微生物培养或非培养方法，从血液中鉴定到病原体。

4）IgM 抗体效价达诊断水平或双份血清 IgG 呈 4 倍增加。

3．年龄≤1 岁的婴儿，至少具备下列其中两项：

1）发热（＞38 ℃）低体温（＜36 ℃）或呼吸暂停、心动过缓或烦躁（注：仅有上述临床症状不能作为满足诊断的两个条件）。

2）脑膜刺激征*。

3）脑神经征*。

且至少具备下列一项：

1）脑脊液白细胞增多、蛋白质含量升高、葡萄糖降低。

2）脑脊液革兰染色阳性。

3）以临床诊断或治疗为目的，通过微生物培养或非培养方法，从血液中鉴定到病原体。

4）IgM 抗体效价达诊断水平或双份血清 IgG 呈 4 倍增加。

＊无其他明确原因可以解释。

无脑膜炎的脊髓脓肿

无脑膜炎的脊髓脓肿指硬膜外或硬膜下腔脓肿，未侵犯到脑脊液或邻近骨骼组织，至少应符合下列标准之一：

1．以临床诊断或治疗为目的，通过微生物培养或非培养方法，从脊髓硬膜外或硬脊膜下腔脓肿鉴定到病原体。

2．经大体解剖或组织病理学检查发现脊髓硬膜外或硬脊膜下腔脓肿。

3．患者至少具备以下局部症状或体征中的一项：发热（＞38 ℃），背部疼痛*或压痛*、脊神经根炎*、下身轻瘫*或截瘫*。（＊无其他明确原因可以解释）。

且至少具备下列一项：

1）以临床诊断或治疗为目的，通过微生物培养或非培养方法，从血液中鉴定到病原体，且有影像学脊髓脓肿证据。

2）有影像学脊髓脓肿证据。

（三）心血管系统感染

心肌炎或心包炎

诊断心肌炎或心包炎至少应符合下列标准之一：

1．以临床诊断或治疗为目的，通过微生物培养或非培养方法，从心包组织或心包液中鉴定到病原体。

2．患者至少具备以下症状或体征中的两项：发烧（＞38.0 ℃），胸痛*，奇脉*或心脏扩大*。

且至少具备下列一项：

1）心电图出现符合心肌炎或心包炎的异常变化。

2）心脏组织学检查显示有心肌炎或心包炎。

3）双份血清 IgG 抗体效价呈 4 倍增加。

4）超声心动图、CT 扫描、磁共振成像（MRI）或血管造影检查显示有心包积液。

3．年龄≤1 岁的婴儿，至少具备以下症状或体征中的其中两项：发热（＞38.0 ℃），体温过低（＜36.0 ℃），呼吸暂停*，心动过缓*，奇脉*，或心脏扩大*。

且至少具备下列一项：

1）心电图出现符合心肌炎或心包炎的异常变化。

2）心脏组织学检查显示有心肌炎或心包炎。

3）配对血清 IgG 抗体效价呈 4 倍升高。

4）超声心动图、CT 扫描、磁共振成像（MRI）或血管造影检查显示有心包积液。

＊无其他明确原因可以解释。

心内膜炎

心内膜炎包括了天然的或人工瓣膜心内膜炎，至少应符合下列标准之一：

1．以临床诊断或治疗为目的，通过微生物培养或非培养方法，从患者的心脏赘生物、栓塞赘生物（如实质器官脓肿）或心内脓肿中鉴定到病原体。

2．患者的心脏赘生物、栓塞赘生物（如实质器官脓肿）或心内脓肿组织病理学检查显示有病原体。

3．心内赘生物或心内脓肿组织病理学检查显示有心内膜炎。

4．超声心动图检查发现至少有以下依据之一*：

1）心脏瓣膜或心脏支撑结构上发现赘生物。

2）心内脓肿。

3）人工瓣膜上新发现有部分裂开。

且至少具备下列一项：

1）以临床诊断或治疗为目的，通过微生物培养或非培养方法，至少 2 套不同血标本（当日或次日）鉴定出典型的感染性心内膜炎病原体（即草绿色链球菌，牛链球菌，嗜血杆菌属，伴放线杆菌，人心杆菌，啮蚀艾肯菌，金氏菌属，金黄色葡萄球菌）。

2）以临床诊断或治疗为目的，通过微生物培养或非培养方法，从血液中鉴定出 Q 热立克次体，或抗 I 相 IgG 抗体效价＞1∶800。

5. 至少具备下列任意三项：

1）心内膜炎史、人工心脏瓣膜、未矫正的先天性心脏病、风湿性心脏病、肥厚性阻塞性心肌病病史，或静脉注射毒品史。

2）发热（＞38.0℃）。

3）血管检查显示有主动脉栓塞（即，脑栓塞、肾梗死、脾梗死或脓肿、栓塞导致的心肌缺血或坏疽）、脓毒性肺栓塞、细菌性动脉瘤（影像学、术中所见，或组织病理学检查显示），颅内出血，结膜出血或 Janeway 损害。

4）免疫学检查显示有：肾小球肾炎（尿常规检查显示有白细胞或红细胞管型）、Osler 结节、Roth 斑或类风湿因子阳性。

且至少具备下列一项：

1）以临床诊断或治疗为目的，通过微生物培养或非培养方法，至少 2 套不同血标本（当日或次日）鉴定出典型的感染性心内膜炎病原体（即草绿色链球菌，牛链球菌，嗜血杆菌属，伴放线杆菌，人心杆菌，啮蚀艾肯菌，金氏菌属，金黄色葡萄球菌）。

2）以临床诊断或治疗为目的，通过微生物培养或非培养方法，从血液中鉴定到 Q 热立克次体，或抗 I 相 IgG 抗体效价＞1∶800。

6. 至少符合下列条件中的任意一项[+]：

1）超声心动图检查显示心脏瓣膜或心脏支撑结构上有赘生物。

2）超声心动图检查显示有心内脓肿。

3）超声心动图检查新发现有人工瓣膜裂开。

并且至少具备以下三项：

1）心内膜炎史、人工心脏瓣膜、未矫正的先天性心脏病、风湿性心脏病、肥厚型阻塞性心肌病病

史，或静脉注射毒品史。

2）发热（＞38.0℃）

3）血管检查显示有主动脉栓塞（即，脑栓塞、肾梗死、脾梗死或脓肿、栓塞导致的心肌缺血或坏疽）、脓毒性肺栓塞、细菌性动脉瘤（影像学、术中所见，或组织病理学检查显示），颅内出血，结膜出血或 Janeway 损害。

4）免疫学检查显示有肾小球肾炎（尿常规检查显示有白细胞或红细胞管型）、Osler 结节、Roth 斑或类风湿因子阳性。

5）血液标本至少通过下列方式之一检鉴定出病原体：

以临床诊断或治疗为目的，通过微生物培养或非培养方法，从血液中鉴定到病原体。

以临床诊断或治疗为目的，至少 2 套不同血液标本（同日抽取或连续两天抽取）通过培养或非培养的微生物学检测方法鉴定出同一共生菌。

7. 符合以下所有标准

1）心内膜炎史、人工心脏瓣膜、未矫正的先天性心脏病、风湿性心脏病、肥厚性阻塞性心肌病病史，或静脉注射毒品史。

2）发热（＞38.0℃）。

3）血管检查显示有主动脉栓塞（即，脑栓塞、肾梗死、脾梗死或脓肿、栓塞导致的心肌缺血或坏疽）、脓毒性肺栓塞、细菌性动脉瘤（影像学、术中所见，或组织病理学检查显示），颅内出血，结膜出血或 Janeway 损害。

4）免疫学检查显示有肾小球肾炎（尿常规检查显示有白细胞或红细胞管型）、Osler 结节、Roth 斑或类风湿因子阳性。

5）血液标本至少通过下列方式之一鉴定出病原体：

以临床诊断或治疗为目的，通过微生物培养或非培养方法，从血液中鉴定到病原体。

以临床诊断或治疗为目的，至少 2 套不同血液标本（同日抽取或连续两天抽取）通过培养或非培养的微生物学检测方法鉴定出同一共生菌。

＊"心脏赘生物"包括来自起搏器或除颤仪的赘生物。

＋如果心内膜炎影像学证据不足则根据临床相关证据判断（即医生治疗心内膜炎的抗菌药物使用记录）。

纵隔炎

纵隔炎至少应符合下列标准之一：

1. 以临床诊断或治疗为目的,通过微生物培养或非培养方法,从纵隔组织或积液中鉴定到病原体。

2. 经手术或组织病理学检查发现有纵隔炎证据。

3. 患者至少具备下列症状或体征其中一项：发烧(>38.0 ℃)、胸痛*、胸骨松动。

且至少具备下列一项：

1) 纵隔处有脓性引流液。

2) 影像学检查显示纵隔增宽。

4. 年龄≤1 岁的婴儿,至少具备下述症状或体征一项：发热(>38.0 ℃),体温过低(<36.0 ℃),呼吸暂停*,心动过缓*,胸骨松动*。

且至少具备下列一项：

1) 纵隔处有脓性引流液。

2) 影像学检查显示纵隔增宽。

* 无其他明确原因可以解释。

动脉或静脉感染

注释：如果患者存在血管内感染的同时也符合血流感染的诊断标准,应报告为血流感染。

诊断动脉或静脉感染,至少应符合下列标准之一：

1. 以临床诊断或治疗为目的,通过微生物培养或非培养方法,从取出的动脉或静脉中鉴定出病原体。

2. 经大体解剖或组织病理学检查有动脉或静脉感染。

3. 患者至少有下列症状或体征一项：发烧(>38.0 ℃),血管灶处有痛*、红*、热*。

且血管内导管尖端半定量培养>15 cfu。

4. 血管病灶处有脓性引流物。

5. 年龄≤1 岁的婴儿,至少具备以下症状或体征一项：发热(>38.0 ℃),体温过低(<36.0 ℃),呼吸暂停*,心动过缓*,嗜睡*,血管病灶处红*、热*、痛*。

且血管内导管尖端半定量培养>15 cfu。

* 无其他明确原因可以解释。

（四）眼耳鼻喉或口腔感染

结膜炎

结膜炎至少应符合下列标准之一：

1. 以临床诊断或治疗为目的,通过微生物培养或非培养方法,从眼结膜或邻近组织(如眼睑、角膜、睑板腺或泪腺)的结膜刮屑或脓性分泌物中鉴定到病原体或病毒。

2. 患者眼结膜或眼睛周围疼痛或发红,且同时具备下列一项：

1) 分泌物的革兰染色可见白细胞和病原体。

2) 有脓性分泌物。

3) 结膜分泌物或结膜刮屑的镜检可见多核巨细胞。

4) IgM 抗体效价达诊断水平或双份血清 IgG 呈 4 倍增加。

耳和乳突感染

耳和乳突感染至少应符合下列标准之一：

1. 外耳炎至少应符合下列标准之一：

(1) 以临床诊断或治疗为目的,通过微生物培养或非培养方法,从外耳道脓性分泌物鉴定出病原体。

(2) 患者有下述局部症状或体征之一：发热(>38.0 ℃),疼痛*,红斑*及外耳道脓性分泌物革兰染色可见病原体。

2. 中耳炎须至少满足下列标准之一：

(1) 以临床诊断或治疗为目的,通过微生物培养或非培养方法,从通过侵入性操作(如鼓膜穿刺术)进入患者中耳道采集的脓液中鉴定到病原体。

(2) 患者至少有下列局部症状或体征两项：发热(>38.0 ℃),疼痛*,炎症*,鼓膜内陷或弹性下降*,或耳内流脓*。

3. 内耳炎须至少满足下列标准之一：

(1) 以临床诊断或治疗为目的,通过微生物培养或非培养方法,从通过侵入性操作进入患者内耳道采集的脓液中鉴定到病原体。

(2) 医生诊断为内耳感染。

4. 乳突炎须至少满足下列标准之一：

(1) 以临床诊断或治疗为目的,通过微生物培养或非培养方法,从乳突积液或组织样本中鉴定到病原体。

(2) 患者至少有下列局部症状或体征两项：发热(>38.0 ℃),疼痛或压痛*,耳后肿胀*,红*,头痛*,或面部瘫痪*。

且同时具备下列一项：

1) 乳突积液或组织革兰染色检出病原体。

2) 有感染的影像学证据,若影像学证据不足,结合临床相关证据(即医生治疗乳突炎的抗菌药物使用记录)。

　　＊无其他明确原因可以解释。

眼部感染——除结膜炎外的眼部感染

　　除结膜炎外的其他眼部感染,至少应符合下列标准之一:

　　1. 以临床诊断或治疗为目的,通过微生物培养或非培养方法,从眼前房水、眼后房水或玻璃体液中鉴定到病原体。

　　2. 患者至少具备下列两项症状或体征且无其他明确原因可以解释:眼睛疼痛,视力障碍或前房积脓,且在发病或症状恶化的 2 天内使用抗生素治疗。

口腔感染(口腔、舌、牙龈)

　　口腔感染至少应符合下列标准之一:

　　1. 以临床诊断或治疗为目的,通过微生物培养或非培养方法,从口腔内脓肿或脓性分泌物中鉴定到病原体。

　　2. 经侵入性操作、大体解剖或组织病理学检查有口腔脓肿或其他口腔感染的证据。

　　3. 患者至少具备下列一项症状或体征且无其他明确原因可以解释:口腔溃疡、炎性黏膜白斑,或口腔黏膜斑。

　　且同时具备下列一项:

　　1) 以临床诊断或治疗为目的,通过微生物培养或非培养方法,鉴定到病原体或病毒。

　　2) 黏膜刮屑或渗出液镜检可有多核巨细胞。

　　3) IgM 抗体效价达诊断水平或双份血清 IgG 呈 4 倍增加。

　　4) 黏膜刮屑或渗出液镜检可见真菌成分(如革兰染色,KOH)。

　　5) 发病或症状恶化的 2 天内使用抗生素治疗。

鼻窦炎

　　鼻窦炎至少应符合下列标准之一:

　　1. 以临床诊断或治疗为目的,通过微生物培养或非培养方法,从经侵入性操作从患者鼻窦腔采集的体液或组织中鉴定到病原体。

　　2. 患者至少具备下列症状或体征之一:发热(＞38.0 ℃),鼻窦疼痛或压痛＊,头痛＊,有脓性分泌物＊或鼻塞＊,且有鼻窦炎影像学证据。

　　＊无其他明确原因可以解释。

上呼吸道感染,咽炎,喉炎,会厌炎

　　上呼吸道感染至少应符合下列标准之一:

　　1. 患者至少具备下列两项症状或体征:发热(＞38.0 ℃),咽喉红肿＊,咽喉痛＊,咳嗽＊,声音嘶哑＊,或咽喉部有脓性分泌物＊。

　　且具备下列情况之一:

　　1) 以临床诊断或治疗为目的,通过微生物培养或非培养方法,从上呼吸道(即喉,咽和会厌)鉴定到病原体。

　　注:不包括痰液,因为痰液不是上呼吸道标本。

　　2) IgM 抗体效价达诊断水平或双份血清 IgG 呈 4 倍增加。

　　3) 医生诊断的上呼吸道感染。

　　2. 经大体解剖、组织病理学或影像学检查有脓肿。

　　3. 年龄≤1 岁的婴儿,至少有具备下列两项症状或体征:发热(＞38.0 ℃),低体温(＜36.0 ℃),呼吸暂停＊,心动过缓＊,流涕＊,或咽喉部有脓性分泌物＊。

　　且具备下列情况之一:

　　1) 以临床诊断或治疗为目的,通过微生物培养或非培养方法,从上呼吸道(即喉,咽和会厌)鉴定到病原体。

　　注:不包括痰液,因为痰液不是上呼吸道标本。

　　2) IgM 抗体效价达诊断水平或双份血清 IgG 呈 4 倍增加。

　　3) 医生诊断的上呼吸道感染。

　　＊无其他明确原因可以解释。

(五) 消化系统感染

艰难梭菌感染

　　至少应符合下列标准之一:

　　1. 未成形粪便标本中检测到产毒艰难梭菌。

　　2. 经手术(包括内镜检查)或组织病理学检查有伪膜性结肠炎。

胃肠炎(不包括艰难梭菌感染)

　　胃肠炎至少应符合下列标准之一:

　　1. 急性腹泻(12 小时以上水样便),且排除其他非感染性因素(如诊断性测试、非抗生素类治疗、慢性疾病的急性发作或心理应激反应)。

　　2. 至少具备下述两项症状或体征:恶心＊、呕吐＊、腹痛＊、发热(体温 38.0 ℃以上)或头痛＊。

　　且符合下列情况之一:

　　1) 以临床诊断或治疗为目的,通过微生物培养或非培养方法,从粪便或直肠拭子中鉴定到肠道病原体。

2）粪标本镜检查到肠道病原体。

3）血液或粪便中肠道病原体抗原/抗体检验结果为阳性。

4）粪标本组织培养的细胞病理变化判定系肠道病原体所致。

5）IgM 抗体效价达诊断水平或双份血清 IgG 呈 4 倍增加。

＊无其他明确原因可以解释。

<u>胃肠道感染（如食管、胃、大小肠和直肠），不包括胃肠炎、阑尾炎、艰难梭菌感染。</u>

胃肠道感染，不包括肠胃炎和阑尾炎，至少应符合下列标准之一：

1. 经大体解剖或组织病理学检查有脓肿或其他胃肠道的感染证据。

2. 患者至具备下列 2 项局部症状或体征，且与相应的组织或器官感染相符合，包括：发热（体温＞38.0 ℃）、恶心＊、呕吐＊、疼痛或压痛＊、吞咽痛＊或吞咽困难＊。

且符合下列情况之一：

1）以临床诊断或治疗为目的，通过微生物培养或非培养方法，从引流液或侵入性操作获得的活检组织或来自无菌放置引流管时引流出的液体中鉴定到病原体。

2）革兰染色阳性，或真菌氢氧化钾染色阳性，或引流液或侵入性操作获得的活检组织或来自无菌放置引流出的液体镜检出多核巨细胞。

3）以临床诊断或治疗为目的，通过微生物培养或非培养方法，从血液中鉴定到病原体。有感染的影像学证据，若影像学证据不足，结合临床相关证据（即医生治疗胃肠道感染的抗菌药物使用记录）。

4）有感染的影像学证据，若影像学证据不足，结合临床相关证据（即医生治疗胃肠道感染的抗菌药物使用记录）。

5）经内镜检查有感染证据（如假丝酵母菌食管炎、直肠炎）。

＊无其他明确原因可以解释。

肝炎（急性）

肝炎的诊断须符合以下标准：

患者至少具备以下两项症状或体征：发热（体温＞38.0 ℃）、厌食＊、恶心＊、呕吐＊、腹痛＊、黄疸＊或之前 3 个月内有输血史。

且具备下列情况之一：

1）实验室检验急性甲肝病毒、乙肝病毒、丙肝病毒和丁型肝炎病毒阳性，且发病时间与住院时间相吻合。

2）在尿液或口咽分泌物中检测到巨细胞病毒（CMV）。

＊无其他明确原因可以解释。

<u>腹腔感染</u>［包括胆囊、胆道、肝（病毒性肝炎除外）、脾、胰腺、腹膜、横膈下腔和其他腹腔内组织和部位］

腹腔感染应符合下列标准之一：

1. 以临床诊断或治疗为目的，通过微生物培养或非培养方法，从腹腔内脓肿或脓性物质中鉴定到病原体。

2. 具备以下条件：

1）经大体解剖或组织病理学检查有脓肿或其他腹腔感染证据。

2）经大体解剖或组织病理学检查有脓肿或其他腹腔感染证据，且以临床诊断或治疗为目的，通过微生物培养或非培养方法，从血液中鉴定到病原体。同时血液中鉴定到的病原体至少含有一种以下病原体：拟杆菌属、假丝酵母菌属、梭状芽孢杆菌、肠球菌、梭状芽孢杆菌菌属、消化链球菌属、普氏菌属、韦荣球菌属或肠杆菌属。

3. 患者至少具备两项下列症状或体征：发热（体温 38.0 ℃）、恶心＊、呕吐＊、腹痛＊或黄疸＊。

并具备下列情况之一：

1）以临床诊断或治疗为目的，通过微生物培养或非培养方法，从引流液或侵入性操作获得的活检组织或来自无菌放置引流管时引流出的液体中（如闭式引流、开放式引流、T 管引流、CT 引导下穿刺引流。）中鉴定到病原体，或细菌革兰染色阳性。

2）以临床诊断或治疗为目的，通过微生物培养或非培养方法，从血液中鉴定到病原体。有感染的影像学证据，若影像学证据不足，结合临床相关证据（即医生治疗腹腔感染的抗菌药物使用记录）。血液中鉴定到的病原体至少含有一种以下病原体：拟杆菌属、假丝酵母菌属、梭状芽孢杆菌、肠球菌、梭状芽孢杆菌菌属、消化链球菌属、普氏菌属、韦荣球菌属或肠杆菌属。

＊无其他明确原因可以解释。

坏死性小肠结肠炎

1. 婴儿坏死性小肠结肠炎（年龄≤1 岁），至少应符合下列标准之一：

婴儿至少应有下述一种临床表现和下述一项影像学检查结果：

至少一种的临床表现：

1）胆汁溢出（注释：排除经幽门放置胃管后的胆汁溢出）。

2）呕吐。

3）腹胀。

4）不明原因血便（无肛裂）。

并满足以下任一项影像学检查结果：

1）肠壁积气。

2）门静脉积气。

3）腹腔积气。

2. 婴幼儿坏死性小肠结肠炎至少有一项以下术中发现：

1）术中发现广泛性的肠坏死（波及肠范围有 2 厘米以上）。

2）术中发现肠壁积气，不论是否伴有肠穿孔。

（六）除肺炎外的下呼吸系统感染

其他下呼吸道感染

其他下呼吸道感染至少应符合下列标准之一：

1. 以临床诊断或治疗为目的，通过微生物培养或非培养方法，患者标本革兰染色阳性，从肺组织、胸腔积液标本中鉴定到病原体（胸腔积液标本是在胸腔穿刺时采集，或在初次放置胸腔引流管时采集，而不是从留置胸腔引流管中采集）。

2. 经大体解剖或组织病理学检查有肺脓肿或其他感染证据（如脓胸）。

3. 患者有脓肿或感染的影像学证据。

（七）生殖道感染

子宫内膜炎

子宫内膜炎至少应符合下列标准之一：

1. 以临床诊断或治疗为目的，通过微生物培养或非培养方法，从子宫内膜体液中或组织（包括羊水）中鉴定出病原体。

2. 患者至少具备两项下列症状或体征：发热（>38.0 ℃），疼痛或触痛（子宫或腹部）*，或子宫脓性引流。

＊无其他明确原因可以解释。

外阴切口感染

外阴切口感染至少应符合下列标准之一：

1. 阴道分娩患者外阴切口脓性引流。

2. 阴道分娩患者外阴切口有脓肿。

注意：NHSN 认为外阴切开术不是手术。

其他男性或女性生殖道感染（附睾，睾丸，前列腺，阴道，卵巢，子宫，绒毛膜羊膜炎，或其他盆腔深部组织，不包括子宫内膜炎或阴道穹窿感染）

其他男性或女性生殖道感染至少应符合下列标准之一：

1. 以临床诊断或治疗为目的，通过微生物培养或非培养方法，从感染部位的组织或体液（除尿液）中鉴定到病原体。

2. 经大体解剖或组织病理学检查有脓肿或其他感染证据。

3. 有以上列出的其他男性或女性生殖道感染部位之一疑似感染，并且有以下 2 种局部症状或体征：发热（>38.0 ℃），恶心*，呕吐*，疼痛或压痛*，或尿痛*。

且合并下列一项：

1）以临床诊断或治疗为目的，通过微生物培养或非培养方法，从血液中鉴定到病原体。

2）发病或症状恶化 2 天内使用抗生素治疗。

＊无其他明确原因可以解释。

阴道穹窿感染

阴道穹窿感染至少应符合下列标准之一：

1. 子宫切除术后，经大体解剖检查阴道穹窿部有脓性引流。

2. 子宫切除术后，经大体解剖检查阴道穹窿部有脓肿。

3. 子宫切除术后，以临床诊断或治疗为目的，通过微生物培养或非培养方法，从阴道穹窿部体液或组织中鉴定到病原菌。

（八）皮肤和软组织感染

乳房脓肿或乳腺炎

乳房脓肿或乳腺炎至少应符合下列标准之一：

1. 以临床诊断或治疗为目的，通过微生物培养或非培养方法，从感染乳腺组织或穿刺液中鉴定到病原体。

2. 经大体解剖或组织病理学检查有乳房脓肿或者其他感染证据。

3. 发热（>38.0 ℃）并伴有乳腺局限性炎症。

且发病或症状恶化的两天内使用了抗生素治疗。

烧伤感染

烧伤感染必须符合下列标准：

有烧伤创口外观或特征的改变,如快速焦痂分离,或焦痂变深棕色、黑色或紫色且以临床诊断或治疗为目的,通过微生物培养或非培养方法,从血液中鉴定到病原体。

新生儿包皮环切感染

新生儿(≤30 天)包皮环切感染至少应符合下列标准之一:

1. 新生儿环切部位有脓性分泌物。

2. 新生儿至少具备下列症状或体征的一项且无其他明确原因可以解释:红斑、肿胀或压痛,且以临床诊断或治疗为目的,通过微生物培养或非培养方法,从环切部位鉴定到病原体。

3. 新生儿至少具备下列症状或体征的一项且无其他明确原因可以解释:红斑、肿胀或压痛,且以临床诊断或治疗为目的,通过微生物培养或非培养方法,从环切部位鉴定到病原体。

且发病或症状恶化的 2 天内使用抗生素治疗。

褥疮感染(包括浅表和深部感染)

褥疮感染必须符合下列标准:

患者至少具备下列症状或体征的两项且无其他明确原因可以解释:红斑、压痛或褥疮创口边缘肿胀,且以临床诊断或治疗为目的,通过微生物培养或非培养方法,从穿刺液或溃疡边缘活检组织中鉴定到病原体。

皮肤感染(皮肤和/或皮下)

皮肤感染至少应符合下列标准之一:

1. 具备下列至少一项:

1)脓性引流。

2)脓疱。

3)囊。

4)疖(不包括痤疮)。

2. 患者至少具备下列症状或体征的两项且无其他明确原因可以解释:疼痛或压痛、肿胀、红斑,或发热,且至少具备下列一项:

1)以临床诊断或治疗为目的,通过微生物培养或非培养方法,从该部位穿刺液或引流液鉴定出病原体,如果病原体是下列皮肤常驻菌,则该病原菌必须为唯一鉴定出的病原体。这些常驻菌包括:假白喉菌(棒状杆菌属)、芽孢杆菌属(非炭疽芽孢杆菌)、丙酸杆菌属、凝固酶阴性葡萄球菌(包括表皮葡萄球菌)、草绿色链球菌、气球菌属、微球菌属。

2)感染组织镜下见多核巨细胞。

3)IgM 抗体效价达诊断水平或双份血清 IgG 呈 4 倍增加。

软组织感染〔肌肉和/或筋膜(如坏死性筋膜炎、感染性坏疽、坏死性蜂窝织炎、感染性肌炎、淋巴腺炎或淋巴管炎)〕

软组织感染至少应符合下列标准之一:

1. 以临床诊断或治疗为目的,通过微生物培养或非培养方法,从组织或引流液中鉴定到病原体。

2. 感染部位有脓性引流。

3. 经大体解剖或组织病理学检查有脓肿或其他感染证据。

脐部感染

新生儿(≤30 天)脐部感染至少应符合下列标准之一:

1. 脐部有红斑或引流,并且具备下列至少一项:

1)以临床诊断或治疗为目的,通过微生物培养或非培养方法,从引流液或穿刺液中鉴定到病原体。

2)以临床诊断或治疗为目的,通过微生物培养或非培养方法,从血液中鉴定到病原体。

2. 脐部有红斑或者化脓。

(九)泌尿系统感染(以前称 OUTI)(肾、输尿管、膀胱、尿道或腹膜后或肾周软组织)

泌尿系统感染至至少应符合下列标准之一:

1. 以临床诊断或治疗为目的,通过微生物培养或非培养方法,从患者的体液(并非尿液)或感染部位的组织中鉴定出病原体。

2. 经大体解剖、侵入性检查或组织病理学检查有脓肿或其他感染证据。

3. 患者有下述症状或体征之一:

发热(>38.0 ℃)。

局部疼痛或压痛*。

并且至少具备下列一项:

1)从感染部位引流出脓液。

2)以临床诊断或治疗为目的,通过微生物培养或非培养方法,从血液中鉴定到病原体。有影像学检查感染证据,若影像学证据不足,结合临床相关证据(即医生治疗泌尿系统感染的抗菌药物使用记录)。

4. 年龄≤1 岁的婴儿,至少有下列症状或体征之一:

发热(>38.0 ℃)。

低体温（<36.0 ℃）。

呼吸暂停*。

心动过缓*。

嗜睡*。

呕吐*。

并且至少具备下列一项：

1）从感染部位引流出脓液。

2）以临床诊断或治疗为目的，通过微生物培养或非培养方法，从血液中鉴定到病原体。有影像学检查感染证据，若影像学证据不足，结合临床相关证据（即医生治疗泌尿系统感染的抗菌药物使用记录）。

　　*无其他明确原因可以解释。

（张立国　周密　赵东丽　殷黎　张杰
李兰兰　潘瑜　吴春霖　刘玉岭　谭莉　宫小慧
马慧　秦瑞　杨乐　廖丹　覃婷　胡潇云　徐子琴
王广芬　覃金爱　陈文森　乔甫　干铁儿）